AF319727

TRAITÉ DESCRIPTIF

MALADIES DE LA PEAU

CORBEIL. — IMPRIMERIE CRÉTÉ.

TRAITÉ DESCRIPTIF

DES

MALADIES DE LA PEAU

SYMPTOMATOLOGIE ET ANATOMIE PATHOLOGIQUE

PAR MM.

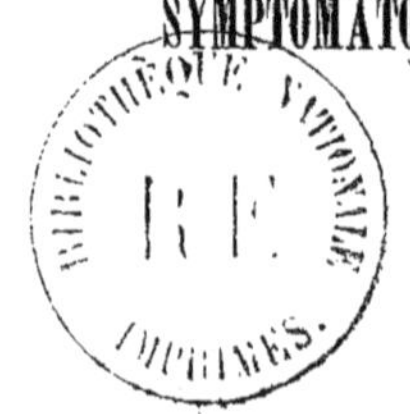

HENRI LELOIR
PROFESSEUR A LA FACULTÉ DE MÉDECINE DE LILLE
MEMBRE CORRESPONDANT DE L'ACADÉMIE DE MÉDECINE

ÉMILE VIDAL
MEMBRE DE L'ACADÉMIE DE MÉDECINE
MÉDECIN DE L'HOPITAL SAINT-LOUIS

OUVRAGE ACCOMPAGNÉ D'UN ATLAS DE 54 PLANCHES EN CHROMOLITHOGRAPHIE

PARIS

G. MASSON, ÉDITEUR
LIBRAIRE DE L'ACADÉMIE DE MÉDECINE
120, Boulevard Saint-Germain, en face de l'École de Médecine

1889

Depuis près d'un quart de siècle l'étude des maladies de la peau est entrée dans une voie nouvelle. Les progrès considérables qui ont été accomplis en France et dans les pays étrangers, les précieuses et remarquables acquisitions faites en ces dernières années, ont permis d'établir la dermatologie sur un terrain de plus en plus scienti-fique. L'histologie, perfectionnant chaque jour ses instruments et sa technique, nous montre aujourd'hui ce qu'on était dans l'impuissance de voir il y a quelques années. Grâce surtout aux recherches de Ranvier, de Unna, etc., elle nous a révélé les plus minutieux détails de la structure de la peau à l'état normal. Elle nous permet d'en suivre pas à pas les altérations dans l'état pathologique et éclaire d'un jour tout nouveau la pathogénie des dermatoses.

Nous n'insisterons pas sur l'importance théorique et pratique de l'étude histologique des maladies de la peau.

Sans le secours du microscope, le diagnostic d'un très grand nombre d'affections cutanées serait souvent presque impossible ; sans lui on ne peut comprendre exactement la nature, l'individualité et la valeur nosologique des diverses dermatoses.

En dermatologie, plus peut-être que dans toutes les autres branches de la médecine, il faut, pour bien se rendre compte du processus morbide, « penser anatomiquement », suivant la juste et belle expression de Charcot.

L'étude de l'histologie pathologique de la peau est de date récente, et les quelques renseignements précis que nous possédons sur ce sujet se trouvent disséminés dans des mémoires spéciaux. Un bon nombre des recherches faites il y a plusieurs années sont incomplètes ou erronées, soit que ceux qui les ont faites n'eussent pas encore les connaissances suffisantes, soit que la technique fût encore imparfaite.

Ces examens, dans la plupart des cas, ont été pratiqués sur des lambeaux de peau recueillis sur le cadavre et non sur le vivant, ainsi qu'il est absolument nécessaire de le faire pour des lésions de structure aussi délicates que celles du tégument.

On trouve, il est vrai, dans différents ouvrages, des descriptions d'anatomie pathologique de la peau; mais dans ces descriptions les auteurs se laissent parfois entraîner à des théories inutiles ou fausses et ne s'arrêtent pas suffisamment à l'exposition du fait anatomique, à laquelle ne peuvent malheureusement pas suppléer les figures trop schématiques que renferment ces livres.

Nous pouvons affirmer, sans crainte d'être contredits, qu'il n'existe pas un seul traité des maladies de la peau dans lequel les lésions histologiques soient reproduites d'une façon suffisante. Dans des questions aussi difficiles une bonne figure vaut mieux que cent pages de texte.

Travaillant depuis dix ans au livre que nous publions aujourd'hui, ayant accumulé une riche collection de préparations micrographiques, toutes recueillies sur le vivant, nous pouvons réunir, dans l'atlas de notre *Traité descriptif des maladies de la peau*, des planches originales, représentant l'histologie de presque toutes les formes connues d'affections cutanées.

Nous avons fait dessiner sous nos yeux, par un de nos plus habiles et plus célèbres dessinateurs, M. Karmanski, les plus belles et les plus démonstratives de nos préparations. Nous avons donné toute notre attention à leur exacte reproduction en chromolithographie. Notre éditeur, que nous ne saurions trop remercier, n'a reculé devant aucun sacrifice pour nous permettre de publier le texte de notre livre et les planches de notre atlas, dans des conditions exceptionnelles de perfection.

La chromolithographie, avec des planches à trois et quatre couleurs, nous permettait seule de montrer les réactions histo-chimiques caractéristiques de la plupart des éléments, avec les colorations qui servent à les distinguer, aux différents degrés de leurs altérations ou de leur évolution.

Nos figures sont la reproduction exacte des lésions histologiques que nous avons observées. Notre description pourrait être incomplète que nos chromolithographies ne perdraient rien de leur valeur. Elles représentent exactement la coupe microscopique et conservent toute la valeur d'un fait bien observé, permettant de rectifier les interprétations erronées, pouvant même, par comparaison avec d'autres exemples semblables, faire trouver des détails caractéristiques qui auraient pu échapper à nos investigations.

Nous avons pensé faire une œuvre utile en publiant un ouvrage consacré à la description de la lésion. Nous l'étudions en la suivant dans son évolution, en indiquant les caractères objectifs qui appartiennent à la symptomatologie, et en l'analysant dans sa structure intime, dans son histologie pathologique.

La dermatologie est actuellement dans une période de transformation. Les découvertes se succèdent rapidement ; de toutes parts surgissent de nouveaux travaux, et le mouvement scientifique est si actif qu'une classification, alors même qu'elle paraîtrait possible, ne pourrait être qu'éphémère.

Une classification vraiment philosophique devrait être fondée sur la pathogénie.

Si la connaissance de la cause et de la nature des diverses dermatoses n'est pas encore assez avancée pour permettre un classement par ordre pathogénique, il n'est pas impossible cependant d'entrevoir déjà ce que pourraient être quelques-unes des principales divisions.

L'une, celle des affections parasitaires, qui s'enrichit chaque jour grâce aux découvertes de Pasteur, de Koch et de leurs écoles, est en voie d'accroissement rapide et tend à prendre une importance considérable.

Les travaux de Brown-Séquard, de Charcot, de Vulpian, de Weir-Mitchell, etc., et des recherches nouvelles publiées en ces derniers temps, ont démontré et spécifié le rôle joué par le système nerveux, central ou périphérique, dans la production de certaines lésions du tégument. Ces remarquables découvertes permettent, dès maintenant, de constituer la grande classe des maladies de la peau, que nous étudierons sous le nom de DERMATONEUROSES.

A côté des lésions cutanées de cause externe, déterminées par des substances étrangères, les topiques irritants, les poisons, les médicaments, etc., on rangerait dans la division des *Toxicodermies* les dermatoses engendrées par ces produits toxiques, élaborés par l'organisme, dont les effets pathogénétiques ont été démontrés par les ingénieuses et savantes expériences de Bouchard.

Cette classification basée sur la pathogénie, dont nous ne faisons qu'indiquer trois des principales divisions, sera celle dont les dermatologistes devront s'inspirer dans leurs essais de classification, lorsque les causes et la nature des affections cutanées seront mieux connues.

Un tel essai nous a paru prématuré. Bien certains que l'état actuel de la science ne permet pas une classification méthodique, nous nous sommes décidés à suivre l'ordre alphabétique, adoptant ainsi le mode de classement le plus commode pour nos lecteurs.

H. L. — E. V.

Juillet 1889.

TRAITÉ DESCRIPTIF

DES

MALADIES DE LA PEAU

ACHROMIE

Sous les noms d'*achromie* (α privatif, χρῶμα couleur), de *leucodermie*, d'*atrophie pigmentaire*, on désigne le défaut de coloration de la peau par absence du pigment normal. Cette décoloration est congénitale ou acquise:

1° L'*achromie congénitale* ou *albinisme* peut être générale ou partielle.

L'albinisme général est caractérisé par l'absence du pigment de la peau, de celui des cheveux et de celui de la choroïde.

La peau dans toute son étendue (*albinismus universalis*) est délicate, fine, luisante, d'un blanc généralement pâle, mais souvent un peu rosé. Les cheveux, fins et soyeux, sont blancs ou d'une teinte blanchâtre tirant un peu sur le jaune. Les poils des autres régions du corps sont fins et de couleur blanche. Les pupilles ont un aspect rosé, ou rouge brillant, produit par l'absence de pigment dans la choroïde. L'iris est d'un bleu très pâle ou rosé. Les albinos ont généralement les yeux très sensibles à la lumière, ce qui cause chez eux la mobilité très grande des pupilles et souvent le nystagmus.

L'*albinisme partiel* a été plus fréquemment observé chez les nègres que dans les autres races qui cependant n'en sont pas exemptes, mais chez lesquelles la difformité est d'autant moins apparente que la peau est naturellement moins colorée. Chez les individus de race noire atteints d'albinisme partiel (nègres pies, piebald negroes, nègres mouchetés), des taches blanches plus ou moins étendues, plus ou moins nombreuses, et de formes variées, se détachant sur le fond noir de la peau, lui donnent un aspect tacheté qui rappelle la robe mouchetée de certains animaux.

Les taches blanches persistent pendant toute la vie. Elles grandissent proportionnellement au développement du corps pendant la croissance.

Chez les individus de race blanche elles passent souvent inaperçues, et lorsque la peau est de couleur claire, il faut un examen attentif pour les faire découvrir.

Ce qui distingue ces taches achromiques de celles du vitiligo, c'est que la zone qui les entoure n'est pas plus colorée qu'à l'état normal. Lorsqu'elles ont pour siège le cuir chevelu ou une région pileuse, les poils sont blancs et il n'est pas excessivement rare de voir, chez des enfants ou des jeunes gens, une ou plusieurs mèches de cheveux blancs rendre apparent l'albinisme partiel.

Il peut être héréditaire tout aussi bien que l'albinisme général.

2° L'*achromie acquise* est tantôt un phénomène concomitant à d'autres altérations cutanées, tantôt un accident consécutif. On l'observe dans la sclérodermie en plaques, dans la morphée (*morphæa alba plana*), dans la lèpre anesthésique, dans les vergetures et dans les stries atrophiques. Elle peut se produire consécutivement à une compression prolongée pendant des années, par exemple sous les pelotes d'un bandage (Rayer). Elle survient constamment lorsque la couche papillaire du derme a été détruite et qu'il y a eu formation d'un tissu cicatriciel. Au début ces taches blanches sont entourées d'une auréole pigmentée qui disparaît à la longue.

Beaucoup d'auteurs font du *vitiligo* une achromie acquise idiopathique; nous ne partageons pas leur opinion et, considérant que les taches décolorées sont entourées d'une zone pigmentée plus foncée que la peau saine, nous regardons le vitiligo comme une dyschromie.

Anatomie pathologique. — Dans l'achromie congénitale (*Leucodermia congenialis*), que celle-ci soit généralisée (*albinismus universalis*) ou partielle (*albinismus partialis*), les seules lésions que l'on constate sont une disparition complète du pigment que les cellules profondes du corps de Malpighi, et en particulier la couche des cellules perpendiculaires, doivent renfermer à l'état normal.

L'on ne trouve pas dans l'épiderme qui entoure la tache achromique une augmentation du pigment, comme cela s'observe dans le vitiligo.

E. Lesser (1) a même observé dans un cas, outre la disparition totale du pigment au centre de la tache, un retour insensible vers la pigmentation normale, à la périphérie de celle-ci.

Ces taches achromiques congénitales suivent parfois le trajet des nerfs cutanés (comme le font certains nævi); il serait intéressant d'examiner l'état des nerfs cutanés sous-jacents. L'un de nous a eu l'occasion d'étudier l'état des nerfs cutanés dans deux cas de taches achromiques congénitales,

(1) E. Lesser, *Anomalien der Haütfärbung*, in *Ziemssens Handbuch der speciellen Pathologie und Therapie*, t. XIV, fasc. 2, p. 184.

qui, toutefois, ne suivaient pas le trajet des nerfs. Les nerfs cutanés étaient sains, contrairement à ce qu'il avait trouvé dans le vitiligo (1).

L'histologie de *l'achromie acquise idiopathique* (Kaposi) sera faite à propos du vitiligo. Il ne s'agit pas ici d'ailleurs d'une achromie, mais bien d'une dyschromie, comme E. Besnier et l'un de nous l'ont fait observer contrairement à Kaposi (2).

Quant aux achromies acquises symptomatiques consécutives, bien que caractérisées également par une disparition du pigment intra-épidermique, on conçoit que leur anatomie variera un peu suivant leur cause première.

L'achromie des poils sera étudiée à l'article CANITIE.

ACNÉ

Sous le nom d'acné beaucoup d'auteurs comprennent toutes les lésions et tous les troubles de sécrétion qui peuvent se produire dans les glandes sébacées.

Laissant de côté pour le moment ce qui a trait aux modifications de la sécrétion du sébum, et devant les étudier plus loin (voy. SÉBORRHÉE), avec tous les détails que comporte cette importante question, nous ne considérerons ici que les lésions qui, en dehors des néoplasies, peuvent atteindre les glandes sébacées, et nous décrirons :

1° L'*acné non inflammatoire*, comprenant l'acné ponctuée ou acné comedon, l'acné cornée, le milium ou grutum et les tumeurs sébacées ;

2° L'*acné inflammatoire*, à laquelle se rattachent l'acné simple, l'acné indurée, l'acné phlegmoneuse, l'acné chéloïdienne et l'acné rodens ;

3° L'*acné rosée*, avec l'*acné hypertrophique*, qui forment les deux degrés extrêmes de la couperose ;

4° L'*acné molluscum contagiosum* (*molluscum contagiosum* de Bateman), que l'anatomie pathologique, malgré l'opinion de quelques auteurs, démontre être une altération — peut-être parasitaire — des glandes sébacées.

(1) Voir H. Leloir, *Recherches cliniques et anatomo-pathologiques sur les affections cutanées d'origine nerveuse*. Paris, A. Delahaye, 1881.
(2) Leloir, *idem, ibidem*.

I. — ACNÉ NON INFLAMMATOIRE.

L'acné non inflammatoire doit être considérée comme le type de l'acné. — C'est une véritable altération folliculaire, principalement de nature sébacée.

Elle est essentiellement constituée par des altérations intrinsèques du follicule pilo-sébacé, amenant des troubles dans la sécrétion de celui-ci; — et par la rétention plus ou moins complète de ces produits de sécrétion altérés.

Cette rétention des produits de sécrétion doit faire rejeter les séborrhées du groupe des acnés non inflammatoires, contrairement à ce qu'ont pensé plusieurs auteurs.

La description de l'acné non inflammatoire comprend l'étude successive de l'acné ponctuée ou acné comédon, de l'acné cornée, du milium (ou grutum), des kystes sébacés.

L'acné non inflammatoire, et en particulier l'acné ponctuée ou comédon peut en irritant le derme ambiant, donner lieu à un certain degré d'inflammation périfolliculaire et aboutir ainsi à l'acné inflammatoire.

Acné ponctuée. — **Comédon**. — *Varus comedo d'Alibert*. — *Acne comédon*. — La forme la plus fréquente de l'acné non inflammatoire est l'acné ponctuée. Elle est caractérisée par des points noirâtres qu'Alibert comparait à des grains de poudre fichés dans la peau, parfois isolés, souvent très rapprochés les uns des autres, se produisant le plus ordinairement sur le nez, le front, le menton, le dos, la région antérieure de la poitrine, et d'autant plus abondants que la région est plus riche en glandes sébacées. Ces points de coloration noire occupent l'orifice des conduits excréteurs des glandes sébacées. En les examinant à la loupe, on voit souvent le comédon entouré comme d'une collerette blanchâtre, formée par le soulèvement de l'épiderme et faisant un relief qui donne sous le doigt la sensation de petites élevures. En pressant les parties de la peau atteintes par l'acné punctata, on fait sortir une matière concrète d'un blanc grisâtre, tirant plus ou moins sur le brun ou sur le noir, et qui s'énuclée sous l'apparence d'un petit ver blanc à tête noire.

C'est à ce bouchon qui obstrue et distend le conduit excréteur qu'on donne le nom de *comédon*. Quand on l'a extrait, on constate que le conduit est assez dilaté et reste béant.

La cause de cette accumulation du sébum altéré doit-elle être attribuée, comme le veut Virchow, à une atonie de l'organe, qui ne peut chasser les produits qu'il sécrète? Ou bien faut-il croire, avec Biesiadecki, qu'un des poils satellites de la glande butte par son extrémité effilée contre la paroi du conduit excréteur et, se recourbant vers les culs-de-sac glandulaires, apporte un obstacle à l'excrétion ?

N'y aurait-il pas plutôt, comme le supposait déjà Samuel Plumbe, et comme nous le pensons, un trouble de sécrétion de la glande sébacée et une altération de son produit qui, devenant plus consistant, obstruerait le conduit excréteur ?

Dans quelques cas, on trouve des orifices largement dilatés, remplis de gros comédons noirâtres, ayant jusqu'à 2 et 3 millimètres de diamètre. D'autres fois, et ce fait a été signalé par Ohmann Dumesnil (1), on voit deux orifices, parfois même trois ou quatre conduisant à un gros amas comédonien profondément enchâssé dans le derme et remplissant un cul-de-sac glandulaire.

C'est à ces gros comédons que devrait être réservé le nom de *tanne* qui a été appliqué indistinctement aux petits comédons de l'acné ponctuée et aux kystes sébacés de tous volumes.

L'un de nous, dans son service de l'hôpital Saint-Louis, a vu sur la peau de la région latérale de la poitrine, réunis en un groupe occupant un espace ovale d'environ six centimètres sur quatre, de petits kystes sébacés, de gros comédons à larges orifices, d'autres à deux ou trois orifices (tannes) et, dans un angle de la surface atteinte par ces lésions, les comédons durs, les productions de l'*acné cornée*.

Anatomie pathologique. — Le *comédon* provient de la distension de la glande sébacée ou pilo-sébacée et de son conduit par la matière sébacée, accumulée et altérée.

Si l'on presse un comédon, l'on en fait sortir un petit bouchon filiforme, jaunâtre ou grisâtre, ayant la forme d'un petit ver blanc, terminé par un point extérieur simulant une tête noire.

Ce bouchon est uniquement formé de matière sébacée altérée, entourée d'une sorte de manchon de cellules épidermiques cornées. Il renferme souvent un ou plusieurs petits poils, en général enroulés sur eux-mêmes. Dans plusieurs cas nous avons pu compter jusqu'à 4, 8, 10 et même 12 poils dans un seul comédon. L'on peut parfois aussi y trouver des masses épidermiques disposées en forme de globes, comme dans l'épithéliome.

Les très vieux comédons renferment parfois des cristaux de cholestérine et même de leucine et de tyrosine.

La couleur noire de l'extrémité du comédon semble provenir de l'entrée des agents extérieurs (air, poussières, etc.).

Unna cependant considère cette couleur noire comme due à de la matière

____

(1) Ohmann Dumesnil, *Double comedo* in *Saint-Louis medical and surgical Journal*, 1888.

pigmentaire libre ou renfermée dans les cellules épidermiques et de même nature que celle que l'on trouve dans les cellules des cheveux, les cornes des animaux (1).

Dans le comédon, leur grand axe dirigé parallèlement au grand axe du follicule, et la tête tournée en dedans, l'on trouve souvent un ou plusieurs individus de ce parasite décrit en 1841-42 par Henle et par Simon, l'*Acarus folliculorum* ou *Demodex folliculorum*.

En général ces parasites sont isolés, ou seulement au nombre de 2 ou 3 dans le comédon. D'ailleurs tous les comédons sont loin d'en renfermer. On les trouve surtout dans les comédons de la face des sujets à peau grasse. Ce petit acarien ne joue aucun rôle dans la pathogénie de l'acné. On le trouve aussi bien dans les glandes sébacées de sujets dont la peau est absolument saine que dans les gros comédons de l'acné punctata. Leur habitat est la matière sébacée et certains auteurs ont été jusqu'à dire que leur présence maintenait les glandes sébacées en bon état.

On ne trouve pas de Demodex chez les très jeunes enfants. Cependant Geber en a trouvé chez des enfants de 2 à 4 ans. Les *Demodex folliculo-rum* varient un peu d'aspect et de longueur suivant le stade de leur développement, comme on peut le constater dans les figures de la page 7.

Un parasite absolument semblable au *Demodex folliculorum*, si ce n'est pas le même parasite, produit chez le chien une affection cutanée grave, caractérisée par des pustules, des croûtes, de l'alopécie, de vives démangeaisons. « L'on voit donc, disent Gruby et Spacks, qui ont étudié cette affection particulière du chien, un parasite qui existe chez l'homme à l'état normal, déterminer chez le chien une maladie très sérieuse. »

Mégnin, Monniez, ont également étudié ce demodex de la gale noire du chien, affection à laquelle cet animal succombe fréquemment.

Sur les coupes de peau passant par un comédon, on constate : que ce bouchon siège dans le conduit du follicule pilo-sébacé ; qu'il renferme souvent plusieurs poils follets gênés dans leur développement et dont l'extrémité supérieure est retournée ; que, dans les vieux comédons, les cellules malpighiennes de la paroi interne du follicule pilo-sébacé ont une grande tendance à se cornifier et forment autour de lui une sorte de bouchon de cellules cornées desséchées et dont l'évolution est arrêtée ; que le conduit du follicule pilo-sébacé est dilaté (2).

L'accumulation de la matière sébacée, l'altération de celle-ci, la dilatation du follicule pilo-sébacé, les décompositions chimiques qui se produi-

---

(1) Unna, *Woraus besteht der Schwarze Punkt der Comedonen. Archives* de Virchow, 1880.

(2) Consulter également le travail de Ohmann Dumesnil sur une variété particulière de comédon : le double Comédon (*Saint-Louis medical and surgical Journal*, 1888).

sent à la longue dans le comédon, etc., expliquent comment celui-ci peut dans certains cas jouer le rôle d'épine inflammatoire et devenir le point de départ de la formation d'une papule et d'une pustule d'acné simplex.

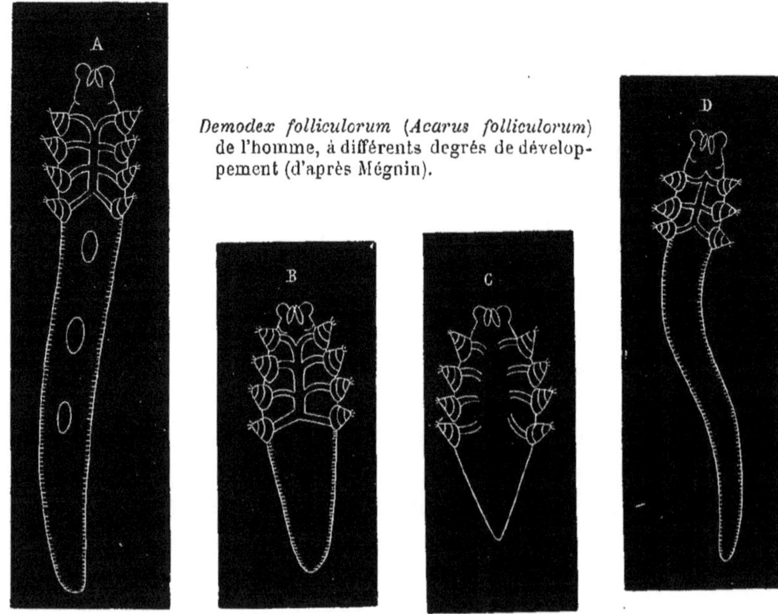

Demodex folliculorum (*Acarus folliculorum*) de l'homme, à différents degrés de développement (d'après Mégnin).

Fig. 1.

Acné cornée. *Acné sébacée cornée de Hardy.* — Caractérisée par des pointes dures, dépassant le niveau de la peau, atteignant souvent trois ou quatre millimètres de longueur, l'acné cornée a été étudiée d'abord par Cazenave et plus tard par Hardy, qui en fait une espèce des acnés dues à une hypersécrétion de la matière sébacée.

Exceptionnellement isolées, ces aspérités sont presque toujours agminées sur une plaque circonscrite, d'étendue assez limitée, dépassant rarement 2 ou 3 centimètres. Cette plaque est hérissée de pointes assez régulièrement espacées, jaunâtres, brunâtres ou noires, donnant au toucher la sensation d'une râpe. Chacune de ces productions cornées est enchâssée par sa racine dans le conduit du follicule pilo-sébacé qui lui a donné naissance. En pressant à leur base, on les fait saillir davantage et on peut même les expulser en entier, bien qu'elles soient assez friables. L'orifice du follicule reste béant comme après l'expulsion d'un comédon.

C'est sur la peau de la face, de la région cervicale postérieure, sur celle du dos, de la région fessière, qu'on rencontre de préférence cette rare variété d'acné, qui peut persister pendant des mois et des années, sans provoquer d'inflammation périfolliculaire.

Anatomie pathologique. — L'acné cornée, dont nous avons donné les premiers la description anatomo-pathologique (1), doit être également décrite dans ce premier groupe des acnés non inflammatoires, car elle s'enflamme très rarement.

C'est une folliculite pilaire caractérisée par un épaississement considérable de l'épiderme corné du follicule pilaire. Elle est en quelque sorte au follicule pileux normal ce que le comédon est au follicule sébacé normal.

La lésion qui la constitue siège dans le follicule pileux ou dans le goulot du follicule pilo-sébacé.

Elle est caractérisée (voir planche I, figure 4) par une dilatation notable du follicule pileux dont l'épiderme corné est considérablement épaissi.

Cependant cet épiderme corné si épaissi présente, surtout dans ses parties profondes, des cellules encore vivaces, comme le démontre leur noyau fortement coloré en rouge par le carmin et leur protoplasme également coloré par ce réactif.

Il existe donc dans les parties profondes de la couche cornée des cellules encore vivaces, non cornifiées, au-dessus du *stratum lucidum*, ce qui indiquerait une kératinisation incomplète ou anormale. Cette persistance de la vitalité de la couche cornée dans ses parties profondes se rapproche, bien qu'à un degré moindre, de celle que nous avons décrite dans le psoriasis (2). Souvent cet épiderme corné si épaissi tend à se cliver, à se dédoubler vers sa partie moyenne (voir planche I, figure 4).

Les poils se trouvent pour ainsi dire étouffés par cette cornification si prononcée. Ils constituent souvent avec la couche cornée qui les englobe une sorte de bouchon corné adhérent aux parties superficielles de la couche cornée (voir planche I, figure 4).

Le *stratum lucidum* de Œhl et la couche granuleuse persistent. La couche granuleuse paraît même un peu plus épaissie qu'à l'état normal et ses cellules sont fortement chargées d'éléidine.

Le corps de Malpighi est notablement épaissi, hypertrophié par places ; il envoie des prolongements dans l'épaisseur du derme comme dans les papillômes.

La couche de cellules perpendiculaires, au lieu de se présenter sous forme d'une seule rangée de cellules en palissade, contient jusqu'à 2 et 3 couches

---

(1) H. Leloir et E. Vidal, *Recherches anatomiques sur l'acné. Comptes rendus de la Société de biologie*, avril 1882.

(2) Voir Leloir et Vidal, *Note sur l'histologie du psoriasis. Comptes rendus de la Société de biologie*, mars 1882.

de cellules en palissade superposées. Cette disposition de la couche des cellules perpendiculaires se rapproche beaucoup de celle que Neumann a signalée à propos du psoriasis (voir planche I, figure 4).

Les papilles du derme sont très allongées, un peu élargies ; leurs vaisseaux dermiques superficiels sont dilatés et entourés çà et là de manchons de cellules embryonnaires (voir planche I, figure 4).

Mais en somme, au début, cette forme d'acné ne s'accompagne que d'une infiltration embryonnaire du derme relativement minime. Aussi n'existe-t-il pas ou à peine d'inflammation du derme ambiant, de périfolliculite (1).

Milium ou **grutum.** — Le canal excréteur de la glande sébacée vient-il à s'oblitérer, il se fait une rétention complète du sébum. Ce qui vient à l'appui de cette opinion, c'est ce qu'on peut voir accidentellement dans les cicatrices du lupus vulgaire, soit spontanées, soit consécutives aux scarifications. Il se forme de petites granulations blanchâtres, arrondies, de la grosseur d'un grain de millet et auxquelles on a donné le nom de *milium* ou *grutum*. Elles sont isolées, rarement conglomérées, presque toujours superficielles, sous-épidermiques et forment un petit relief à la surface de la peau. Il suffit alors de diviser l'épiderme pour les enlever, sous forme de petits glomérules blanchâtres. Quelquefois elles sont situées plus profondément dans l'épaisseur même du derme où elles forment de petits points noueux, dont la partie saillante est moins colorée que la peau voisine et assez durs pour donner sous le doigt une sensation de résistance qui ferait penser à un petit calcul enchâssé dans la peau.

Les grains blanchâtres du milium superficiel peuvent se rencontrer en très grand nombre, surtout aux paupières et de préférence sur la paupière inférieure, au front, et vers les tempes. La peau peut en être comme granitée.

Il n'est pas rare d'en voir sur la peau du scrotum ; c'est dans cette région qu'ils prennent le volume relativement considérable d'une graine de chènevis ou même celui d'une lentille dont ils peuvent avoir la forme aplatie.

Anatomie pathologique. — Ces petits grains arrondis, légèrement saillants, pour la plupart du volume d'un grain de mil à celui d'une tête d'épingle, sont constitués par une capsule renfermant des cellules épidermiques sèches, arrangées comme des pelures d'oignon, semblables aux globes épidermiques du cancroïde, mais dont l'évolution est complètement arrêtée. Le centre de ces globes est granuleux, formé de matières grasses. La capsule d'enveloppe est constituée par une mince couche de tissu fibreux ; elle paraît être entièrement close de toutes parts.

(1) D'après Darier (*Comptes rendus de la Société de biologie*, avril 1889), l'acné cornée serait produite par des psorospermies.

Les corpuscules du milium siègent dans les couches supérieures du derme. Leur mode de formation n'est pas encore bien nettement connu, mais tout porte à croire qu'ils se développent dans les follicules sébacés ou pilo-sébacés.

Dans certains cas, ils subissent une sorte de dégénérescence calcaire, et l'on a trouvé des miliums formés de phosphate et de carbonate de chaux rappelant un petit gravier urinaire (1).

Kystes sébacés. — *Tannes*. — *Loupes sébacées*. — *Mélicéris*. — *Tumeurs mélicériques*. — La rétention du sébum peut donner lieu à des productions pathologiques d'un volume bien plus considérable que celui du milium et former des kystes sébacés qui pourront devenir aussi gros qu'une noisette ou même qu'une noix. Sur le cuir chevelu, là où ils peuvent atteindre les plus grandes dimensions, nous en avons vu d'aussi volumineux qu'un œuf de poule. Ces kystes forment à la surface de la peau une saillie hémisphérique. Ils sont mobiles avec le derme dans l'épaisseur duquel ils sont développés. En les pressant entre les doigts on constate leur forme sphérique. Sur la partie la plus saillante de la tumeur, on voit souvent l'ouverture du follicule indiquée par un point noirâtre ou blanchâtre. On le rend apparent en pressant sur le kyste et bien souvent, alors même que l'orifice n'est pas distinct, on peut faire sortir, comme un vermicelle extrêmement fin, un peu de la matière blanchâtre de consistance mélicérique qui est contenue dans le kyste. D'autres fois la pression ne suffit pas pour expulser une petite quantité de cette matière, l'obstruction du canal est complète ; mais on reconnaît l'emplacement qu'il occupait par la minceur plus grande de la paroi à ce niveau. Il suffit d'une légère piqûre de scarificateur, ou même d'aiguille, pour donner issue à la matière sébacée, ce qui fournit le signe pathognomonique de la nature de la tumeur.

Anatomie pathologique. — L'accumulation de matière sébacée augmentant encore dans le follicule et ses parois s'épaississant encore davantage, il peut se produire ainsi de véritables kystes d'origine sébacée, lesquels se rapprochent beaucoup comme structure des kystes folliculaires que nous allons décrire à propos de l'acné pilaris.

Ces kystes présentent une capsule fibreuse qui peut être entièrement isolée par la dissection. Cette capsule est tapissée par une couche de cellules perpendiculaires du corps de Malpighi, en dedans de laquelle se trouve un corps de Malpighi avec ses cellules caractéristiques. Ces kystes

(1) Quant à l'affection désignée par Wagner (*Archiv für Heilkunde*, 1866) sous le nom de colloïd milium, elle ne doit pas être étudiée ici. Ainsi que l'a démontré E. Besnier (Sur un cas de dégénérescence colloïde du derme, *Annales de Dermatologie*, 1879), dans cette maladie, le siège de la dégénérescence colloïde est tout à fait indépendant des glandes sébacées.

renferment un liquide jaunâtre dans lequel nagent des cellules épithéliales, ou une masse caséeuse formée d'épiderme et de matière sébacée altérée, parfois des poils follets, de la leucine, de la tyrosine, de la cholestérine (cholestéatômes).

Le contenu de ces kystes peut se calcifier.

On peut presque toujours retrouver le conduit du follicule pilo-sébacé dont l'occlusion a été l'origine du kyste.

Ces kystes sébacés s'enflamment rarement.

Telle est l'étude des lésions de l'acné non inflammatoire.

C'est par elle que nous devions commencer l'étude de l'acné, car les lésions de l'acné inflammatoire sont le plus souvent consécutives à celles de l'acné non inflammatoire.

II. — ACNÉ INFLAMMATOIRE.

L'acné inflammatoire commence par une élevure papuleuse, rougeâtre, plus ou moins conique, dont la pointe ne tarde pas à prendre une teinte jaunâtre et à devenir purulente.

La formation d'une papulo-pustule est la règle ; la résolution de la papule est l'exception. Dans ce cas elle pâlit graduellement et s'affaisse en laissant un peu de desquamation. Le volume des pustules d'acné varie de celui d'une petite tête d'épingle à celui d'un gros pois.

Pour la plupart elles sont acuminées ; parmi les plus grosses on en rencontre quelques-unes d'hémisphériques. Indolores, ou à peine sensibles lorsqu'elles sont petites, elles peuvent donner lieu à des picotements et à une cuisson désagréable lorsqu'elles sont plus volumineuses.

On en distingue plusieurs variétés : l'acné simple, l'acné indurée, l'acné phlegmoneuse et l'acné polymorphe des sujets lymphatiques.

Acné simplex. — *Acné pustuleuse disséminée.* — *Acné vulgaire.* — Dans l'*Acné simple*, les papulo-pustules sont petites, régulières, presque toutes du volume d'une tête d'épingle, entourées d'une auréole rouge très limitée. La sensation de fourmillement ou de picotement qu'elles déterminent est peu sensible, souvent même passe inaperçue. Elles sont isolées les unes des autres, discrètes, ce qui est un des caractères de cette variété ; il n'est pas rare, cependant, d'en voir deux ou trois assez rapprochées pour que la rougeur de leur base vienne à se toucher et à se confondre. Au début, on voit au centre de la petite pustule le comédon ou le poil autour duquel elle s'est formée.

Leur évolution est rapide. Dès le second jour leur pointe est jaunâtre, et en la piquant on peut en faire sortir une gouttelette de pus. Si la pustule est suffisamment grosse, en la pressant on en extrait, mélangés avec le pus, des fragments de matière concrète grasse, blanchâtre, qui sont des produits sébacés plus ou moins altérés. Abandonnée à elle-même, la papulo-pustule ne tarde pas à s'ouvrir ; le pus se concrète en une petite croûte jaune ou brune qui, en tombant, laisse une cicatricule rougeâtre dont, plus tard, un petit point blanc indiquera la trace. Il est souvent si minime qu'il faut un examen minutieux à la loupe pour le constater. C'est cette forme d'acné qu'on observe dans la jeunesse, ce qui lui a fait donner par quelques auteurs le nom d'*acné juvenilis*.

Elle se développe surtout vers l'époque de la puberté. Il n'est pas rare de constater l'exacerbation d'une éruption déjà existante, ou de voir de nouvelles pustules revenir périodiquement chez un certain nombre de femmes, vers l'époque menstruelle.

La disposition à cette affection disparaît avec l'âge. L'*acné simplex* est généralement une éruption de la jeunesse.

Elle atteint les régions abondamment pourvues de glandes sébacées. C'est sur le front, surtout vers les tempes, sur le nez et plus spécialement sur les ailes du nez, sur les joues, sur la peau du dos et sur celle de la région antérieure de la poitrine qu'on l'observe le plus communément.

Acné indurée. — Quand les papulo-pustules sont très volumineuses et arrivent à former des sortes de protubérances, à base profonde, dure et violacée, quand l'évolution est lente, on a les signes de l'*acné indurée*. D'un rouge violacé, elle atteint souvent le volume d'un pois. Relativement douloureuse quand elle commence à entrer en suppuration, elle est le siège de picotements et d'une chaleur désagréable. Lorsque le pus a été évacué soit par une ponction, soit par rupture spontanée de la pustule, on voit persister pendant assez longtemps une induration violacée. Cette cicatrice, qui blanchira à la longue et sera indélébile, est plus ou moins épaisse, plus ou moins souple, et chez certains sujets forme un petit relief au-dessus du niveau de la peau. Il n'est pas très rare de voir des individus, et le plus souvent des hommes dont la partie supérieure du tronc et surtout la région dorsale et celle des épaules sont criblées de ces cicatrices en même temps que des pustules d'acné indurata, à divers degrés d'évolution, les unes d'un rouge violacé, les autres en suppuration ou couvertes de croûtelles, sont en activité.

Les tissus périphériques peuvent être envahis par la propagation inflammatoire et il n'est pas rare qu'il s'y forme de véritables abcès intradermiques ou sous-dermiques, dont quelques-uns peuvent atteindre le volume d'une amande, c'est ce que nous avons désigné sous le nom d'*acné phlegmoneuse*. La saillie de ces petits abcès, leur mollesse, souvent leur fluctuation, la rougeur livide de la peau qui les recouvre, permettent de les reconnaître facilement.

Les diverses variétés d'acné inflammatoire que nous venons de décrire peuvent se trouver réunies chez un même individu qui y sera prédisposé par sa constitution lymphatique. C'est sur le visage, sur la région anté-rieure de la poitrine, sur le dos, sur les épaules qu'on observe cette éruption acnéique multiforme. On y trouve réunis l'acné ponctuée (comédon), l'acné pustuleuse, l'acné indurée, l'acné phlegmoneuse, les cicatrices d'acné indurée et celles d'abcès dermiques, c'est ce que nous appelons *l'acné polymorphe des sujets lymphatiques*.

Anatomie pathologique. — La pathogénie de l'acné inflammatoire est très complexe.

Tantôt c'est le follicule pileux ou pilo-sébacé qui doit être incriminé.

Dans d'autres cas, au contraire, ce sont les lésions du follicule sébacé qui sont l'origine de la papulo-pustulation périfolliculaire.

Les lésions du follicule pileux ou pilo-sébacé sont une cause puissante d'acné inflammatoire, soit qu'elles agissent en transformant le follicule en une véritable épine irritative enchâssée dans l'épaisseur du derme ; soit que, dans d'autres cas, des microbes pathogènes, pénétrant dans la cavité du follicule et de là dans le derme ambiant, soient l'origine d'une périfolliculite suppurée inflammatoire. Enfin, dans d'autres circonstances, certains poisons, virus, certains microbes pathogènes contenus dans le sang, et tendant à s'éliminer par la peau et en particulier par les glandes de la peau (entourées d'un si riche lacis vasculaire), déterminent autour des follicules pilo-sébacés une inflammation périfolliculaire aboutissant à la périfolliculite papuleuse et suppurée.

Sur des coupes passant par le milieu de papulo-pustules d'*acné enflammé pilaire* (voir planche I, figure 1), on peut constater que la cavité du follicule pileux est fortement dilatée, qu'elle est remplie de cellules cornées, de globules de pus granuleux formant des masses caséeuses plus ou moins adhérentes les unes aux autres. Dans la cavité du follicule, on trouve parfois un ou deux poils follets (voir planche I, figure 1).

Sur les préparations convenablement colorées, l'on constate presque toujours la présence d'une assez grande quantité de micrococci en points isolés, doubles, ou en chaînettes, parfois de petites bactéries, dans le pus que l'on fait sourdre en pressant la pustule d'acné.

La gaine interne du follicule, qui est formée de cellules crénelées ana-logues à celles du corps muqueux, semble complètement intacte, ainsi que Cornil l'a bien indiqué dans son mémoire sur l'anatomie pathologique de l'acné (1).

Le derme qui entoure le follicule présente des signes très prononcés d'hypérémie ; les vaisseaux nombreux qui forment un lacis autour du follicule pileux sont fortement dilatés et gorgés de sang ; ils sont entourés de cellules lymphatiques qui paraissent être un produit de diapédèse. Par places, on peut constater que les cellules du tissu conjonctif tendent à proliférer.

Il est certain que le pus contenu dans l'intérieur du follicule provient du derme ambiant enflammé. En effet, nous avons eu la chance exceptionnelle de rencontrer des boutons d'acné pilaire, où le follicule pileux dilaté rempli de cellules épithéliales ne renfermait pas encore de pus, mais où il existait dans le derme, accolés, soit à la partie profonde, soit aux régions latérales du follicule, des îlots purulents plus ou moins volumineux qui ne demandaient qu'à se faire jour dans la cavité du follicule. Il est évident que dans ces cas une légère pression avait suffi pour déchirer la membrane interne du follicule et permettre au pus de fuser dans la cavité de celui-ci.

Ceci nous explique pourquoi, lorsqu'on presse une pustule d'acné, l'on fait d'abord sortir par l'orifice du follicule pilo-sébacé une certaine quantité de matière sébacée. Si l'on continue à presser, l'on extrait par l'orifice de la glande quelques gouttes de pus. Simon (2) avait donc bien raison, quand il faisait remarquer que le pus des pustules d'acné provient non du follicule pilo-sébacé lui-même, mais du derme. Ainsi donc, le pus formé autour du follicule s'ouvre dans celui-ci par suite de la chute de l'épithélium de la membrane interne du follicule.

Cette inflammation périfolliculaire est plus ou moins profonde, suivant le cas.

Il arrive parfois que, dans les formes papuleuses de l'acné pilaire, les régions supérieures du derme, celles qui avoisinent le conduit glandulaire soient seules atteintes, comme l'ont fait remarquer Biesiadecki et Kaposi.

Dans les pustules, l'inflammation périfolliculaire est presque toujours profonde et ne se limite pas à la périphérie du conduit du follicule pilo-sébacé.

Dans les pustules anciennes, il existe des îlots de pus étendus dans le derme qui entoure le follicule. Cette infiltration peut siéger d'un seul côté du follicule, ou lui être sous-jacente, ou l'englober en entier (voir Planche I, fig. 1).

(1) Cornil, *Journal de l'anatomie et de la physiologie*, 1879.
(2) Simon, *Die Hautkrankheiten dursch Anatomische Untersuchung erlaütet*, Berlin, 1851.

Dans les cas légers, il arrive souvent que la région supérieure de la paroi folliculaire correspondant au conduit soit seule détruite.

Dans les formes plus intenses, le follicule peut être presque entièrement ou même totalement détruit par la suppuration périfolliculaire.

Comme nous l'avons dit dans notre mémoire de 1882 (1), cette périfolliculite suppurée explique pourquoi l'acné pustuleuse, même la plus légère, laisse toujours à sa suite des cicatrices, quelque minuscules, quelque microscopiques qu'elles soient.

On constate souvent dans l'épiderme (voir planche I, fig. 3) avoisinant le follicule pileux, de petits nids purulents, de véritables petits abcès intra-épidermiques, siégeant au milieu d'un réticulum d'origine épithéliale plus ou moins désagrégé : réticulum et nids purulents qui se sont formés d'après le mécanisme de l'altération cavitaire décrite en premier par l'un de nous(2).

Les glandes sébacées ne nous ont pas paru prendre part à l'inflammation dans ces degrés encore peu accentués d'acné pilaire, ainsi que l'avait d'ailleurs déjà remarqué Bazin (3) et ainsi que l'a surtout montré Cornil (4). « Dans cette forme d'acné pilaire, dit Cornil, les glandes sébacées ne m'ont paru prendre aucune part active à l'inflammation. »

Lorsque l'inflammation a duré plus longtemps, lorsqu'elle a été plus intense, on voit ces formes d'acné pilaris se transformer en acné indurata (voir planche I, fig. 2).

Dans ces gros boutons d'acné indurata, on peut constater que le follicule pileux est énormément dilaté, que son orifice est rempli de cellules cornées, que sa cavité devenue presque kystique contient des cellules épidermiques cornées et des globules de pus altérés.

Les couches épidermiques qui constituent les parois du follicule sont fortement épaissies. Ce sont les mêmes couches que celles du reste de l'épiderme : couche cornée, couche granuleuse, couche de Malpighi. Mais l'hypertrophie épithéliale porte principalement sur ces deux dernières couches, et surtout, pour ne pas dire uniquement, sur la couche de Malpighi. La couche granuleuse est épaissie et riche en éléidine, ce qui indique une tendance à la kératinisation du follicule (voir planche I, figure 2).

En certains points le tissu conjonctif qui entoure la cavité du follicule dilaté, présente des papilles très nettes, qui pénètrent dans l'épaisseur de

<hr>

(1) H. Leloir et E. Vidal, *Recherches anatomiques sur l'acné.* Soc. de Biologie, 1882.

(2) H. Leloir, *Altération spéciale des cellules épithéliales. — Archives de physiologie*, 1878, et *Formation des vésicules et des pustules sur la peau et les muqueuses. Archives de physiologie*, 1880.

(3) Bazin, art. ACNÉ du *Dictionnaire encyclopédique des sciences médicales.*

(4) Cornil, *loc. cit.*

la couche de Malpighi hypertrophiée du follicule. Ce tissu conjonctif présente des signes très prononcés d'inflammation : il est rempli de cellules embryonnaires formant çà et là de véritables nids purulents ; ses vaisseaux sont dilatés et gorgés de sang ; les papilles voisines de l'ouverture du follicule sont également enflammées ; elles sont hypertrophiées et remplies de cellules rondes.

Enfin le follicule est complètement englobé par l'inflammation et la suppuration, mais cette inflammation et cette suppuration sont toujours plus accentuées au niveau de l'extrémité inférieure du follicule.

La suppuration péri-folliculaire finit par détruire plus ou moins complètement l'épithélium de la membrane interne du follicule pour pénétrer dans la cavité de celui-ci. Le plus souvent cette profonde et intense suppuration péri-folliculaire détruit presque totalement le follicule pilo-sébacé.

Chose remarquable, la membrane interne du follicule demeure souvent intacte au niveau des régions supérieures du conduit du follicule, alors que tout le reste de la glande est presque totalement ou totalement détruit et transformé en une cavité pleine de pus.

Souvent plusieurs follicules sont englobés par l'infiltration inflammatoire dans l'acné indurata. Cet envahissement des follicules voisins peut tenir à l'extension de l'inflammation.

Il est probable toutefois que la pression exercée sur les glandes par le tissu enflammé, pression d'autant plus forte que le tissu est moins extensible, pression atteignant par conséquent son maximum au niveau des orifices glandulaires, doit, en obstruant ceux-ci, jouer un certain rôle dans la rétention des produits de sécrétion folliculaire et dans la propagation du mal à d'autres follicules, comme l'a justement indiqué Behrend. Aussi cet auteur recommande-t-il le râclage avec la curette de Volkmann pour détruire l'obstruction des follicules (1).

Les grosses glandes sébacées sont en général à peu près respectées dans cette forme d'acné.

Cependant nous ne pouvons affirmer d'une façon absolue, comme l'a fait Cornil, « que dans les jeunes boutons d'acné, les glandes sébacées ne sont nullement en cause » et que « l'acné indurata chronique consiste uniquement dans une inflammation chronique du follicule pileux. Elle constitue un intermédiaire entre l'acné pilaire et les kystes sébacés ».

Ainsi donc, dans les formes que nous avons décrites d'acné pilaris et d'acné indurata, il semble que les glandes sébacées ne prennent pas une part *active* à l'inflammation.

(1) Behrend, *Zur Pathogenese und Behandlung der Acne disseminata. Wochenschrifts Deutsche medic.*, 1881.

Toutefois elles peuvent être atteintes d'une façon *passive*. D'ailleurs, il ne faudrait pas refuser d'une façon absolue aux glandes sébacées tout rôle dans la production de ces formes d'acné, car le follicule pileux et la glande sébacée sont en somme unis d'une façon intime et constituent un tout indissoluble : le follicule pilo-sébacé. De sorte que l'ouverture de la glande sébacée tout au moins se trouve prise en même temps que le follicule.

Mais les glandes sébacées des poils follets, auxquelles les follicules pileux de ces dits poils sont pour ainsi dire annexés, comme des appendices, et qui sont en général bien plus profondément situées et plus volumineuses, semblent réellement ne prendre que très rarement une part active à l'inflammation (par leur corps glandulaire tout au moins), tandis que leur conduit se trouve toujours plus ou moins atteint.

Lorsque l'inflammation périfolliculaire est encore plus accentuée, plus étendue, qu'elle atteint les couches profondes du derme et même l'hypoderme, l'on a l'*acné phlegmoneuse*, avec ses gros abcès intradermiques.

Sur certains boutons d'acné indurata un peu globuleux et anciens, le follicule pileux chroniquement enflammé est transformé en un véritable kyste, renfermant de l'épiderme corné d'aspect sébacé et quelques poils follets.

Les glandes sébacées peuvent-elles par leurs altérations jouer le même rôle que les follicules pileux dans la production de l'acné pustuleuse? Certes oui. Il serait contraire aux faits d'affirmer que les acnés pustuleuses doivent toujours être considérées comme des périfolliculites pilaires suppurées.

Les lésions de l'acné punctata, le comédon, que nous avons étudiés plus haut, peuvent dans certains cas devenir une véritable épine inflammatoire entée dans l'épaisseur du derme, un véritable corps étranger, et peut-être même les modifications chimiques de ce bouchon viennent-elles encore augmenter les causes d'irritation, comme nous l'avons fait observer en 1882 dans notre mémoire sur l'anatomie pathologique de l'acné (1).

Alors le derme environnant s'irrite; il se produit une inflammation et une suppuration périfolliculaire, le comédon a donné lieu à une acné pustuleuse.

Que l'inflammation soit plus intense et plus persistante, l'on aura l'*acné pustuleuse indurée* et même l'*acné phlegmoneuse*. On conçoit donc que le traitement de cette forme d'acné est l'expulsion du corps étranger, du comédon.

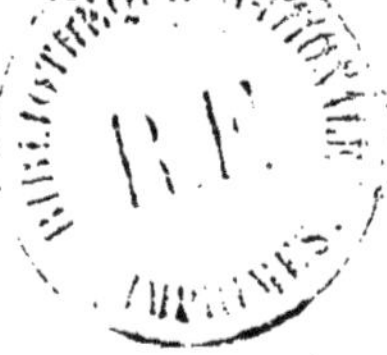

(1) *Loc. cit.*

Ces acnés pustuleuses présentent à peu de chose près la même anatomie pathologique que l'acné suppurée d'origine pilaire.

Les acnés pustuleuses que nous venons d'étudier sont des périfolliculites suivies de folliculites suppurées provenant de troubles de fonctionnement du follicule pilo-sébacé, qui, rempli de cellules cornées ou de matière sébacée durcie et altérée, etc., constitue un véritable corps étranger plongé dans l'épaisseur du derme dont il a amené l'inflammation et la suppuration consécutives.

Dans d'autres cas, ces périfolliculites semblent dues soit à l'introduction d'un microbe pathogène (1), ou d'une substance irritante dans la cavité du follicule pilo-sébacé, soit, au contraire, à l'élimination de certains médicaments toxiques, virus, microbes, par la surface cutanée et en particulier par les glandes cutanées.

Dans ces deux derniers cas, les troubles de fonctionnement du follicule pilo-sébacé ne seront plus primitifs comme dans le premier cas, mais secondaires aux altérations du derme ambiant et des vaisseaux et nerfs qu'ils renferment.

Nous avons vu que par suite de l'inflammation suppurative du tissu qui avoisine le follicule pilo-sébacé, l'acné pustuleuse, si légère soit-elle, laisse toujours à sa suite des cicatrices, quelque microscopiques qu'elles soient dans certains cas.

Ces cicatrices dues à l'inflammation nécrobiotique péri-folliculaire et à la destruction partielle ou totale du follicule peuvent être très prononcées, lorsque la périfolliculite a été fortement nécrobiotique.

Bien que, en général, les grosses pustules d'acné suppurée soient suivies de cicatrices plus marquées que les petites pustules, il faut savoir toutefois que cette règle n'est pas absolue. Il est des sujets chez lesquels une petite pustule d'acné laisse à sa suite une cicatrice bien plus prononcée qu'une pustule d'acné indurée et même phlegmoneuse chez tel autre sujet.

Il s'agit là de différences dans la réaction inflammatoire du derme et de l'hypoderme dont la cause nous échappe.

(1) A propos de ces acnés produites par un microbe pathogène, lire l'important travail de Dieckerhoff et Grawitz sur l'Acné contagiosa du Cheval et son Etiologie (*Archives de Virchow*, t. CII, p. 1). L'origine contagieuse de cette acné produite par un microbe pathogène y semble démontrée péremptoirement.

Au niveau des cicatrices d'acné, on constate que l'épiderme très aminci ne présente pas de papilles au-dessous de lui. L'épiderme repose sur du tissu fibreux disposé en faisceaux parallèles à la surface de la peau. Plus profondément on trouve des faisceaux de tissu fibreux à direction oblique.

La traction déterminée par ces faisceaux fibreux sur les follicules pilo-sébacés sains du voisinage semble parfois déformer ceux-ci. Il n'est pas impossible qu'il en résulte des troubles dans la sécrétion desdits follicules.

Les cicatrices d'acné peuvent dans des cas exceptionnels devenir chéloïdiennes.

Acné chéloïdienne. — *Acné chéloïdique* (Bazin), *acné kéloïdienne* (Lailler). — L'acné peut être le point de départ, *chez des sujets prédisposés*, de tumeurs chéloïdiennes. C'est surtout à la nuque, à la racine des cheveux, et aussi sous le menton, dans la région sus-hyoïdienne, partout en un mot où les frottements sont fréquents, qu'on les observe le plus communément.

Elles donnent lieu à des tumeurs hémisphériques ou ovales, à des indurations disposées en plaques ou en bandes plus ou moins saillantes formées par la réunion de plusieurs chéloïdes pilaires conglomérées. Au début cette petite chéloïde est vasculaire, rougeâtre, rosée ou violacée, parsemée de petits vaisseaux, visibles surtout à la périphérie de la saillie développée autour du follicule pilo-sébacé.

Au centre on voit fréquemment deux ou trois poils et même davantage. Ces poils sont mal plantés, divergents en tous sens; ils sont en général plus gros que les poils normaux.

La lésion envahissant les follicules du voisinage, on voit ces élevures chéloïdiennes, réunies sur une même ligne formant une sorte de bande transversale, longeant la racine des cheveux, siégeant à la partie supérieure de la nuque, parallèlement au col des vêtements dont les frottements habituels pourraient donner raison de cette localisation.

Cette bande est traversée par des cheveux raidis et disposés parallèlement à la manière des crins d'une brosse.

En se réunissant, ces lésions forment des tumeurs dures, aplaties, d'autant moins colorées qu'elles sont plus volumineuses.

Chez les sujets atteints de cette complication de l'acné, nous avons presque toujours trouvé des pustules d'acné pustuleuse ou indurée, et nous avons pu observer une transition graduelle entre ces formes inflammatoires de l'acné et l'induration chéloïdienne.

Lorsque ces chéloïdes conglomérées forment des tumeurs un peu volumineuses, elles deviennent assez fréquemment le siège de douleurs névralgiques, dues sans doute à la compression des filets nerveux par le tissu inodulaire.

La méthode des scarifications quadrillées assez profondes pour atteindre toute l'épaisseur de la tumeur amène le plus souvent la cessation instantanée de ces douleurs ainsi d'ailleurs que de celles qui s'observent dans les autres variétés de chéloïde, comme l'a montré l'un de nous (1).

Anatomie pathologique (planche IV, figure 1). — L'étude de l'acné kéloïdienne fait partie des acnés pilaires inflammatoires.

On sait que l'on décrit sous ce nom, depuis Bazin, une affection propre à la région de la nuque.

Dans leurs savantes annotations à la traduction de Kaposi, MM. E. Besnier et Doyon ont proposé de donner à cette affection « le nom de sycosis papillomateux et chéloïdien de la nuque, ou simplement de « sycosis » en raison de la localisation *probable* (*non démontrée*) de la lésion dans le follicule pilaire.

L'un de nous a eu l'occasion d'exciser à Lille chez trois malades de sa clientèle privée, en 1882 et 1883, des morceaux de peau qui lui ont permis d'établir en 1884, dans ses cliniques professées à l'hôpital Saint-Sauveur (2), les caractères anatomo-pathologiques de cette affection.

Il a ainsi pu démontrer histologiquement que « l'acné kéloïdienne n'est autre chose qu'une périfolliculite pilaire dans laquelle le tissu embryonnaire qui entoure les follicules, au lieu d'aboutir à la suppuration, comme dans les folliculites suppurées ordinaires, tend à la formation d'un tissu scléreux. C'est une périfolliculite pilo-sébacée chronique à tendance scléreuse (3). »

Sur des préparations d'acné chéloïdienne, colorées par le picro-carmin ou l'éosine, on observe, en effet, les altérations suivantes (planche IV, fig. 1) :

L'épiderme est un peu épaissi. Les prolongements interpapillaires des corps de Malpighi sont un peu hypertrophiés et allongés.

Le derme est notablement altéré dans toute son étendue. On y constate une sorte de trame fibreuse formée de tissu fibreux épais, à faisceaux obliques ou perpendiculaires à la surface de la peau, séparés par de rares cellules plates. Ces faisceaux sont diversement entrelacés et forment en plusieurs points des gaines fibreuses épaisses aux follicules pileux.

Entre ces travées de tissu fibreux, il existe des amas de cellules embryonnaires disposées en îlots ou en bandes.

Ces cellules embryonnaires forment souvent des manchons autour des

(1) E. Vidal, *Leçons sur le traitement chirurgical des maladies de la peau*, in *France médicale*, 1881, pages 685, 698, 736, 783.

(2) Voir : *Exposé des titres et travaux scientifiques* de M. Leloir. *Leçons sur les périfolliculites pilo-sébacées, sur l'acné kéloïdienne de la nuque*, p. 53, Lille, 1886.

(3) Leloir, *Exposé des titres et travaux scientifiques*, p. 54.

vaisseaux sanguins qui abondent dans ce tissu pathologique fortement vascularisé.

Un certain nombre de follicules pileux sont entièrement ou presque entièrement englobés par ces amas de cellules embryonnaires disposés en bandes ou irrégulièrement. Au niveau d'autres follicules pileux, l'on observe au contraire une particularité très importante au point de vue de la compréhension du processus de l'affection : le follicule est entouré par un manchon de tissu fibreux, lequel est lui-même englobé et plus ou moins dissocié dans ses parties périphériques par un manchon ou par des îlots ou bandes de cellules embryonnaires.

Il semblerait donc que le processus puisse s'interpréter ainsi : sous l'influence de l'inflammation chronique non suppurative, il se forme autour des follicules pileux des amas de cellules embryonnaires ; celles-ci à leur tour se transforment en tissu scléreux ; le processus scléreux marche du centre vers la périphérie.

Notons en outre que le tissu pathologique est riche en vaisseaux. Ceux-ci sont entourés d'amas de cellules embryonnaires ou parfois de gaines épaisses de tissu fibreux.

Les altérations histologiques présentent donc une grande analogie avec la structure de chéloïdes jeunes et vasculaires.

Leur point de départ paraît être le follicule pileux.

Il s'agit donc bien ici d'une périfolliculite pilaire à tendance chéloïdienne, comme l'avait présumé cliniquement E. Besnier.

Sur des préparations colorées au moyen de la méthode de Gram, l'on trouve parfois, dans les vaisseaux et dans les amas de cellules embryonnaires, des micrococci disposés en points doubles ou en amas zooglœïques, mais le fait est loin d'être constant.

Nous ne saurions actuellement attribuer la moindre valeur pathogénique à l'existence de ces micrococci, que le **D. G.** Marcassi a décrits ultérieurement dans cette affection (1) et qu'il considère comme jouant un rôle dans le développement de l'acné chéloïdienne.

L'opinion de Marcassi nous paraît prématurée. Il est impossible de classer les zooglœes de cet auteur parmi les microbes pathogènes avant que leurs caractères histochimiques, leur évolution, leur multiplication et leur inoculabilité aient été nettement et complètement établis.

Acné rodens. — *Acné ulcéreuse.* — *Acné atrophique* de Bazin. — *Acné à cicatrices déprimées ou arthritique* de E. Besnier. — *Acné varioliforme* des Allemands. — *Acné frontalis seu necrotica* de Cœsar

---

(1) Giorgo Marcassi, *Dermatite chéloïdienne de la nuque,* in *Giornale Italiano delle mal. vener. e della pelle,* 1887.

Bœck. — Il est une forme d'acné encore assez mal connue, décrite par quelques auteurs sous le nom d'acné atrophique, dénomination qui avait été, à tort du reste, employée par Chausit pour désigner le lupus acnéique (*lupus erythematosus discoïdes*). C'est l'acné varioliforme de l'École allemande qu'il ne faut pas confondre avec l'acné varioliforme de Bazin ; celle-ci n'est autre chose que le *molluscum contagiosum* de Bateman.

A cause de l'eschare qu'elle produit et de la cicatrice déprimée qu'elle laisse à sa suite, nous proposons de lui donner le nom d'*acné rodens*. Elle a été confondue à tort par Devergie avec l'impetigo sous le nom d'*impetigo rodens*. L'aspect de cette lésion est caractéristique. Débutant par le follicule pileux, on voit se former une petite croûtelle jaunâtre, sans saillie, ne dépassant pas, ou dépassant à peine le niveau de la peau et souvent traversée par les poils. Cette croûte s'élargit, atteint fréquemment le diamètre d'une lentille, devient brune, est adhérente et paraît comme enchâssée à la façon d'une eschare sèche dans la peau, dont la coloration à peine modifiée est parfois un peu violacée autour des lésions. En pressant sur les plus larges et les plus anciennes, sur celles qui sont sur le point d'être éliminées spontanément, on peut faire sourdre par les bords une gouttelette de pus venant de la profondeur. Mais à la période d'état, en général la croûte est sèche. Vient-on à la soulever, on voit qu'elle pénètre assez profondément dans le derme et qu'elle couvre une ulcération à fond rougeâtre, inégal et à bords taillés à pic.

Sur celles dont la croûte se détache spontanément, on voit sur les bords de l'ulcération que la cicatrice commence en même temps que se fait l'élimination. Rougeâtre d'abord ou même violacée, cette cicatrice, qui ressemble à s'y méprendre à celle d'une pustule de variole, finit par blanchir. On voit alors, comme par exemple sur le front ou sur le nez, réunis en un même groupe, tous les degrés d'évolution de l'*acné rodens* : des cicatrices plus ou moins anciennes et des croûtes de lésions en activité, les unes minuscules et au début, les autres plus larges, d'autres enfin commençant à se détacher. Il semblerait dans certains cas que la lésion reparaît sur une cicatrice, alors que le follicule pileux n'avait pas été détruit par la première atteinte.

L'acné rodens peut être circonscrite ou diffuse.

Circonscrite elle atteint de préférence le nez, le front, la région des tempes et s'y cantonne pendant des années.

L'acné rodens diffuse peut s'étendre à un grand nombre de follicules pilo-sébacés et se répartir inégalement sur de larges surfaces, par exemple sur le cuir chevelu dont elle envahit de préférence les régions antérieures, sur le front, sur les joues, vers l'angle de la mâchoire, et aussi sur la région sternale, mais surtout dans la région dorsale qu'elle peut occuper dans presque toute son étendue.

Cette forme diffuse, qui d'après Bazin et E. Besnier appartiendrait à la diathèse arthritique, a été plus souvent observée par nous chez des sujets d'une constitution lymphatique.

La forme circonscrite, par sa localisation, par sa disposition en groupes, par les caractères de ses croûtes et de ses ulcérations, ressemble tellement à certaines variétés de syphilides ulcéreuses (S. tuberculo-croûteuses) qu'il est très difficile de les distinguer et qu'elles sont souvent prises l'une pour l'autre.

Anatomie pathologique. — Il est une variété d'acné qui, par son aspect spécial, les cicatrices prononcées et constantes qu'elle laisse à sa suite, mérite d'attirer l'attention de l'anatomo-pathologiste; nous voulons parler de l'acné à cicatrices déprimées ou acné atrophique, décrite par E. Besnier, sous le nom d'acné impetigo, d'acné arthritique, et qui correspond à l'acné varioliforme des Allemands. Les dermatologistes, jusqu'à présent, ne possédaient aucun renseignement sur l'anatomie pathologique de cette affection, dont le siège est encore indécis pour beaucoup d'entre eux.

Nous avons eu l'occasion d'examiner deux pustules de cette variété d'acné.

Ces pustules avaient été recueillies sur le front d'un malade atteint de cette affection. Elles étaient déjà un peu anciennes.

Nous avons néanmoins pu constater que la lésion siégeait au niveau d'un follicule pilo-sébacé, comme l'indiquait le vestige de l'orifice de ce follicule.

Quant au follicule pilo-sébacé, il était complètement détruit. Il n'existait plus trace du follicule pileux ni des grosses glandes sébacées attenantes que nous constations sur d'autres points de la coupe, au niveau des régions saines de la peau.

A la place du follicule, il n'y avait plus qu'une masse de cellules embryonnaires ayant à peu près conservé la forme de la glande. Cette masse, fortement granulo-graisseuse au centre, paraissait renfermée dans une sorte de cavité oblongue (rappelant sans doute la forme du follicule pilo-sébacé disparu), laquelle s'ouvrait dans un conduit qui n'était autre que le vestige de l'orifice du follicule.

Le derme et l'hypoderme entourant cette masse de cellules embryonnaires étaient également infiltrés de cellules rondes.

L'épiderme avoisinant l'orifice du follicule présentait les altérations des périodes avancées de la transformation cavitaire de ses cellules, signe certain de pustulation, comme l'a montré l'un de nous (1).

En somme, cette variété d'acné paraît être caractérisée au point de vue histologique par une périfolliculite pilo-sébacée nécrobiotique profonde, avec destruction complète du follicule pilo-sébacé et processus de vésico-pustulation accentuée dans l'épiderme sus-jacent au follicule (2).

III. — ACNÉ ROSÉE (COUPEROSE).

La pustule d'acné étant un des éléments essentiels de la couperose à sa période d'état, celle-ci ne pouvait être éloignée des acnés auxquelles elle appartient par sa symptomatologie et par son anatomie pathologique. L'enchaînement des processus morbides, leur marche lentement progressive, les différents degrés que présentent les altérations des glandes sébacées en font une affection typique à laquelle on donne le nom de couperose. C'est cette dénomination que nous avons adoptée comme permettant de grouper tous les symptômes dans la même description, sans préjuger en rien de la nature de la maladie.

Prenant l'affection à sa période initiale, à la congestion — d'abord passagère, puis permanente, — nous en suivons toute l'évolution, étudiant le développement des pustules, la dilatation variqueuse des capillaires et des veinules jusqu'à l'hypertrophie des glandes sébacées et aux hyperplasies qui caractérisent l'*acné hypertrophique*.

Acné rosée. — L'*acné rosée* ou couperose est en réalité une acné développée sur une peau chroniquement congestionnée. Des pustules acnéiques disséminées çà et là sur une surface rouge plus ou moins étendue, tel est l'aspect de la lésion. .

Un de ses caractères est de siéger presque exclusivement à la face, au front, au menton, mais surtout au nez et aux joues. Elle atteint parfois le cuir chevelu, mais seulement sur les sujets chauves. On en a vu quelques exemples au cou, à la nuque. Bazin dit même l'avoir observée une fois dans la région inguinale.

Elle débute chez la femme à l'époque de la puberté ou de la ménopause. Elle est rare, ou peu accusée chez l'homme avant la quarantième année.

(1) Leloir, *loc. cit.*

(2) Dans un intéressant travail paru au moment où nous corrigions les épreuves de notre livre, Cæsar Bœck décrit dans l'espèce de bourbillon de cet acné, outre un gros staphylococcus, un petit streptococcus. Il se garde d'ailleurs d'affirmer que ce micro-organisme soit la cause de la lésion (Cæsar Bœck, *Ueber Acne frontalis S. necrotica. Archiv für Dermotologie und Syphilis*, 1889).

On voit d'abord paraître quelques rougeurs sur les pommettes ; elles sont assez limitées, fugaces, elles se manifestent surtout pendant et après les repas, ou après l'exposition à l'air froid ou à un vent violent. Les sujets qui en sont atteints éprouvent des bouffées de chaleur, des poussées congestives fort incommodes. Ils se plaignent pour la plupart de maux de tête, de constipation, de froid aux pieds.

Les troubles gastriques et les affections utérines y prédisposent.

Les rougeurs envahissent le nez, les bouffées de chaleur deviennent plus prolongées, la coloration rouge se fonce davantage et les plaques couperosiques deviennent permanentes. On voit souvent en même temps un certain degré de séborrhée huileuse de la face et en particulier du nez.

C'est alors que surviennent les pustules d'acné. Très volumineuses, violacées, à évolution lente chez les sujets lymphatiques, elles ont le plus souvent la grosseur d'une tête d'épingle. Chez quelques personnes elles sont d'une petitesse remarquable et on peut constater, surtout, sur le nez, sur le front et sur le menton, comme un semis d'*acné miliaire*.

Lorsque la maladie est ainsi constituée de ses deux éléments : congestion et pustules d'acné, il se fait une sorte de cercle vicieux pathologique. La rougeur congestive du derme détermine de l'inflammation tout autour des glandes sébacées et amène la production de pustules ; d'autre part ces pustules acnéiques, une fois formées, donnent lieu à un travail inflammatoire assez intense qui entretient et même augmente la congestion chronique du derme de la région envahie. C'est une des raisons de la ténacité si grande de cette affection.

Il peut y avoir un autre mode de début; l'élément acnéique peut être primitif au lieu d'être secondaire. On voit se produire d'abord des pustules d'acné, puis le derme qui leur sert de base se congestionne sous l'influence de ces petites inflammations répétées ; il se fait des plaques erythémateuses sur lesquelles vont se produire d'autres pustules, et la couperose est constituée.

C'est là le premier degré ; à cette période c'est la *couperose erythémateuse* ou *erythémato-pustuleuse*.

Mais quand la congestion du derme a duré longtemps, les vaisseaux se dilatent peu à peu, se dessinent sur la peau en arborisations et en réseaux (télangiectasies) ; les capillaires deviennent volumineux, visibles à l'œil nu, et quand on regarde avec attention les parties malades, on voit que leur surface est sillonnée de veinules anormalement développées et formant des varicosités très rapprochées : c'est la *couperose variqueuse*, le deuxième degré de l'affection.

Anatomie pathologique. — Dans la couperose, le follicule pilosébacé ne peut être considéré comme la cause primordiale de la papulo-pustulation. Ici la cause première est la congestion des vaisseaux cutanés de la face, et en particulier des vaisseaux qui englobent les follicules pilo-sébacés.

La pathogénie exacte de cette congestion vasculaire nous est inconnue jusqu'ici ; toutefois, comme l'avaient soupçonné Eulenberg et Landois (1) et Misset (2), elle semble parfois être en relation avec des troubles de fonctionnement du système nerveux.

L'un de nous a, à plusieurs reprises, examiné l'état anatomique des nerfs cutanés dans la couperose d'après les procédés de technique histologique qu'il a indiqués en 1881 (3). Il n'a jamais pu constater la moindre altération des nerfs périphériques dans l'acné rosée.

Dans cette affection qu'il vaut mieux désigner sous le nom de couperose (préférable à celui d'acné rosée, car il ne préjuge rien et englobe les divers degrés de l'affection, qui peut persister longtemps à l'état congestif ou variqueux sans pustules d'acné), il n'existe d'abord que des phénomènes congestifs.

La congestion vasculaire, tout à fait au début, est surtout accentuée au niveau des vaisseaux profonds de la peau (*réseau cutané profond*). Ceux-ci sont dilatés, gorgés de sang, et souvent variqueux. Bientôt les vaisseaux qui entourent les follicules pilo-sébacés se dilatent à leur tour. Cette congestion des réseaux sanguins périfolliculaires est peut-être une des causes de la séborrhée huileuse fréquente au début de la couperose.

La stase sanguine persistant, l'hypérémie devient chronique, le nombre des vaisseaux sanguins s'accroît, et ceux-ci, très dilatés, variqueux, présentent souvent des parois amincies. Il ne tarde pas à se faire une infiltration de cellules lymphatiques autour des vaisseaux anciens et de nouvelle formation, ainsi qu'autour des follicules pilo-sébacés qui, jusque-là intacts en apparence, commencent à s'hypertrophier.

En même temps les cellules du tissu conjonctif tendent à se multiplier, et les lésions de la périfolliculite pilo-sébacée commencent à se montrer.

A un degré plus avancé, l'inflammation périfolliculaire augmente ; il se produit des îlots de suppuration le long de la gaine du poil et de l'enveloppe de la glande sébacée. Le pus chemine le long du conduit du follicule pilo-sébacé, infiltre également les papilles voisines de ce follicule ; l'épiderme voisin se prend à son tour ; il contient des nids purulents et présente les différents signes de l'altération cavitaire.

Enfin, souvent, la paroi du follicule pilo-sébacé se perfore et le pus

(1) Landois, *Wien. med. Wochenschrift*, 1867.
(2) Misset, *Étude sur la pathologie des glandes sébacées.* — Thèse de Paris, 1872.
(3) H. Leloir, *Recherches cliniques et anatomo-pathologiques sur les affections cutanées d'origine nerveuse.* Paris, 1881. — A. Delahaye et Lecrosnier.

pénètre dans l'intérieur du follicule. L'acné pustuleuse superficielle ou plus ou moins indurée de la couperose est constituée.

Plus tard, les vaisseaux se dilatent encore davantage ; les capillaires superficiels deviennent variqueux, les lésions de l'œdème chronique s'accentuent et en même temps les glandes sébacées s'hypertrophient, sécrètent davantage, et cette séborrhée produit l'aspect huileux de la couperose chronique.

Comme nous le faisions remarquer en 1882 (1), il se produit ici une sorte de cercle vicieux, la congestion chronique amenant l'hypertrophie des glandes sébacées, et celles-ci devenant à leur tour une sorte de corps étranger, cause d'irritation permanente. L'on comprend donc combien est indiquée la méthode des sacrifications quadrillées établie par l'un de nous dans le traitement de cette variété d'acné (2).

Enfin, à un stade plus avancé de l'affection, les lésions de l'œdème chronique s'accentuent davantage, l'hypertrophie des glandes sébacées augmente ; le nez et les parties voisines bourgeonnent ou s'hypertrophient en masse ; nous arrivons ainsi à l'acné hypertrophique, qui va maintenant nous arrêter.

Acné hypertrophique. — Le travail congestif, qui était superficiel au début, envahit progressivement toute la profondeur du derme et amène une prolifération de ses éléments. Sur la peau du nez épaissie et devenue luisante et huileuse, on voit les orifices des glandes sébacées se dilater considérablement et former parfois un entonnoir si large qu'on peut y introduire un tuyau de plume. En essuyant la couche grasse qui les recouvre et en regardant à la loupe, on en voit sortir des gouttelettes huileuses de sébum. En comprimant le nez on en exprime la matière sébacée sous forme de gros vermisseaux. La peau criblée de ces pertuis rappelle l'aspect de la surface d'une orange à gros grains. Le nez est grossi, mais d'une façon à peu près égale, sauf vers les ailes du nez souvent mamelonnées : c'est la *variété glandulaire de l'acné hypertrophique.*

Dans bien des cas la peau devient pachydermique et forme des saillies irrégulières, des tumeurs semi-globulaires, des sortes de tubérosités qui parfois se pédiculisent, et alors on peut voir ces difformités du nez atteindre des proportions énormes. On l'a vu avoir le volume des deux poings et recouvrir la bouche en descendant jusqu'au menton (moulages n°s 186 239 et 387 *Musée de l'hôpital Saint-Louis*). La surface est d'un rouge violet, sillonnée de grosses veines variqueuses, criblée de larges pertuis de glandes sébacées. La consistance est mollasse, inégale, dure sur certains points. En pressant, on extrait des comédons, ou on fait

(1) Leloir et Vidal, *Recherches anatomiques sur l'acné.* loc. cit.
(2) Vidal, *Leçons sur la couperose* in *France médicale*, 1879, p. 354.

suinter une matière sébacée demi-liquide, parfois mêlée de pus. Il n'est pas rare de constater la présence de petits kystes sébacés. C'est la *variété éléphantiasique de l'acné hypertrophique*, celle à laquelle on a donné le nom de *rhinophyma*.

Dans la plupart des cas d'acné hypertrophique on voit coexister ces deux variétés. Tandis que sur les côtés du nez et en avançant vers les joues on voit encore les lésions de la variété glandulaire, le lobule et les ailes du nez sont volumineux, présentent des mamelons qui indiquent que la prolifération cellulaire a envahi le derme dans ses couches les plus profondes; c'est la variété mixte de l'acné hypertrophique.

Anatomie pathologique. — Les acnés hypertrophiques sont loin de présenter une structure identique, ainsi qu'on l'a cru à tort. Comme nous l'avons fait remarquer en 1882, dans notre travail sur l'anatomie pathologique des acnés (*loc. cit.*), il faut distinguer deux variétés principales d'acné hypertrophique autour desquelles se groupent un grand nombre d'autres variétés secondaires ou mixtes résultant du mélange de ces deux formes.

D'une façon générale, il faut noter que la peau participe seule aux monstruosités, parfois considérables, de l'acné hypertrophique. Les tissus sous-jacents, les muscles, les os, les cartilages, paraissent demeurer toujours indemnes.

1° *Variété glandulaire* (voir planche II, fig. 1). — Dans une première variété d'acné hypertrophique que nous avons désignée en 1882 sous le nom de variété glandulaire, les parties atteintes, le nez par exemple, présentent en général un aspect gonflé et bosselé (rappelant une pelure d'orange à très gros grains); les conduits des glandes sébacées sont dilatés d'une façon considérable, parfois tellement considérable qu'ils peuvent admettre un tuyau de plume; la peau présente un aspect luisant dû à la séborrhée.

Dans cette forme, l'on peut constater histologiquement (voir planche II, fig. 1) que les glandes sébacées sont considérablement hypertrophiées; elles sont parfois douze et quinze fois plus volumineuses qu'à l'état normal ; les conduits des follicules pilo-sébacés sont énormément dilatés, et tapissés par un épiderme épais. Les glandes sébacées présentent des lobules volumineux formés de culs-de-sac distendus par une accumulation de cellules sébacées transparentes, réticulées, avec des granulations graisseuses brillantes. La paroi des culs-de-sac est tapissée par une ou plusieurs couches de cellules pavimenteuses. En général, les follicules pileux sont atrophiés et les poils ont disparu.

Le derme qui entoure les glandes sébacées et souvent même le derme dans toute son épaisseur, voire même les régions supérieures de l'hypoderme, sont fortement sclérosés.

Cette sclérose du derme, presque totalement transformé en tissu fibreux, est toujours plus prononcée autour des glandes sébacées.

Les glandes sudoripares, les fibres musculaires lisses du derme, sont souvent très atrophiées ; elles peuvent même disparaître complètement.

Quelques vaisseaux sanguins sont dilatés çà et là et gorgés de sang. Leurs parois sont sclérosées.

Dans d'autres cas, au contraire, on est frappé de la très petite quantité de vaisseaux que renferme le derme sclérosé et hypertrophié.

2° *Variété éléphantiasique* (voir planche III). — Dans la deuxième variété que nous avons décrite en 1882 sous le nom de variété éléphantiasique et qui paraît correspondre à ce que certains dermatologistes ont appelé le rhynophyma, les lésions du derme priment tout : les lésions glandulaires, quand elles existent, sont absolument secondaires.

Dans cette forme, la peau du sujet est beaucoup plus lisse, elle présente un grand nombre d'arborisations vasculaires, elle est hypertrophiée et épaissie comme dans la pachydermie.

Tantôt l'hypertrophie du nez se fait en masse ; tantôt il se produit des tumeurs plus ou moins pédiculées.

Histologiquement, on constate que la peau des régions ainsi atteintes présente les lésions connues de l'œdème chronique (planche III, fig. 1 et 2).

Les vaisseaux sanguins, en particulier les veines, sont dilatés et gorgés de sang.

L'on trouve souvent en certains points des coupes, de vastes sinus dilatés, constituant une sorte de tissu caverneux formé par du tissu conjonctif fibreux renfermant un nombre plus ou moins considérable de cellules rondes. Les sinus de cette espèce de tissu caverneux sont gorgés de sang ; d'autres, au contraire, vidés en partie de leur contenu, présentent le long de leurs parois des cellules endothéliales de prolifération et de desquamation, dont les noyaux sont nettement colorés par le picro-carmin (planche III, fig. 3).

Les artères présentent souvent des parois épaissies, sclérosées, et il est assez fréquent de rencontrer dans celles-ci, comme dans les veines, une prolifération de l'endothélium vasculaire.

Il existe autour des vaisseaux des manchons de cellules embryonnaires.

Le derme lui-même renferme une quantité de cellules migratrices, et ses cellules tendent à proliférer.

Par places, l'évolution est plus avancée et le derme présente des lésions accentuées d'hyperplasie scléreuse.

Çà et là on rencontre dans le derme des lacunes plus ou moins étoilées, dont l'intérieur est tapissé par une couche continue de cellules endothéliales ; ce sont des espaces lymphatiques qui sont souvent entourés de manchons de leucocytes.

Il arrive parfois que la dilatation des vaisseaux sanguins et surtout des lymphatiques cutanés soit si considérable, que le tissu prend un aspect rappelant celui d'un angiome, ou mieux, comme dans ces points c'est surtout la dilatation des vaisseaux lymphatiques qui prédomine, d'un lymphangiome. Dans ces vaisseaux lymphatiques ainsi dilatés il y a souvent prolifération de l'endothélium.

Les glandes sébacées sont intactes. On ne peut constater qu'une très légère dilatation de leur conduit excréteur et une très légère hypertrophie de la glande elle-même. Encore le fait est-il loin d'être fréquent. Il ne faut d'ailleurs pas oublier qu'à l'état normal les glandes sébacées du nez sont toujours très volumineuses.

L'épiderme paraît sain.

3° *Variétés mixtes* (voir planche II, fig. 2). — Dans ces variétés mixtes, l'on trouve mélangées, avec une prédominance plus ou moins grande des lésions suivant le cas, les altérations que nous venons de décrire à propos de la variété 1 (variété glandulaire) et de la variété 2 (variété éléphantiasique).

La figure 2 de la planche II représente un bel exemple de ces variétés mixtes. Il s'agit ici d'une variété mixte (glandulo-éléphantiasique) avec prédominance de l'état éléphantiasique, de l'œdème chronique.

IV. — ACNÉ MOLLUSCUM CONTAGIOSUM.

Molluscum contagiosum (Bateman). — *Tumeurs folliculaires* (Robert Villis). — *Élevures folliculeuses* (Rayer). — *Molluscum athéromateux* (Jacobovics). — *Ecdermoptosis* (Huguier). — *Acné molluscoïde* (Caillault). — *Acné molluscum* (Chausit). — *Acné tuberculoïde* (Devergie). — *Acné tuberculeuse ombiliquée* (Piogey). — *Verrues sébacées* (Hébra). — *Molluscum sébacé* (Hébra et Kaposi). — *Molluscum verruqueux* (Kaposi). — *Acné varioliforme* ou *ombiliquée* (Bazin). — *Molluscum épithélial* (Virchow). — *Epithelioma contagiosum* (A. Neisser).

Cette multiplicité de noms indique que la nature de cette variété d'acné n'est pas encore parfaitement déterminée.

Elle est caractérisée par de petites tumeurs qui au premier abord pourraient être confondues avec des excroissances verruqueuses. En y regardant de plus près on constate une élevure globuleuse, résistante au toucher, de même couleur que la peau et présentant parfois une semi-transparence opaline. Leur volume est variable entre celui d'un grain de millet et celui d'un pois, mais peut très exceptionnellement atteindre les dimensions plus considérables de grosses noisettes et même plus, *molluscum contagiosum giganteum*. Pour la plupart elles sont sessiles ; quelques-unes des plus petites sont acuminées ; d'autres, renflées au sommet et resserrées à la base, sont un peu pédonculées, comme ces champignons dont le pédoncule gros et court est surmonté d'une tête globuleuse. Leur caractère vraiment pathognomonique c'est de présenter un orifice plus ou moins ouvert qui leur donne un aspect ombiliqué. Cette ouverture est remplie par un bouchon assez dur, friable, blanchâtre ou grisâtre par lequel on peut par la pression faire sortir un glomérule blanc, pluri-lobulaire, dont le sommet répondant à l'orifice est plus coloré, plus dur et comme desséché au contact de l'air. Cet orifice existe toujours depuis l'apparition de la lésion jusqu'à la fin.

Le début de ces tumeurs se fait par une petite élevure papuleuse à peine visible et qui croît lentement ; dès qu'elle est perceptible, l'examen avec la loupe montre déjà le pertuis central. Leur marche est lente ; chacune de ces tumeurs peut durer plusieurs mois. En grossissant elles peuvent s'aplatir légèrement et la largeur de leur pertuis central s'accroît proportionnellement à leur volume ; toutes celles qui atteignent ou dépassent le volume d'un grain de chènevis sont ombiliquées, d'où le nom d'acné varioliforme.

L'inflammation vient-elle à les atteindre, leur base rougit, l'orifice central s'élargit en même temps qu'il laisse couler un liquide épais, d'abord lactescent, puis séro-purulent, entraînant des grumeaux de matière concrète. Une croûte se forme, qui bientôt tombera, laissant à découvert une cavité ulcérée assez longue à se cicatriser.

Rarement solitaires, ces tumeurs d'acné molluscum contagiosum se montrent ordinairement par groupes de trois, quatre et parfois plus.

Plus fréquentes chez les jeunes enfants que chez les adultes, on les voit partout où se trouvent un grand nombre de follicules sébacés, ainsi à la face, sur les paupières, sur le nez, sur le cou, sur la poitrine. Le scrotum, le fourreau de la verge aussi bien que les seins et le pourtour de la vulve, sont des régions sur lesquelles il n'est relativement pas rare de les voir se développer.

Le molluscum contagiosum est contagieux et inoculable.

La contagiosité, déjà reconnue par Bateman, qui en avait fait un des traits distinctifs de l'affection, est démontrée par un très grand nombre d'observations. Nous rappellerons celles d'Henderson, de Robert Paterson, de Devergie, de Caillault (1), de Hardy, de Liveing (2), de Dubois Havenitz, de Mittendorf (3).

L'inoculation, tentée vainement par beaucoup d'expérimentateurs, a réussi dans trois expériences. Ces trois faits d'inoculation positive sont celui de Gustave Retzius, de Stokholm (4) (après six mois d'incubation), celui de Pautry (5), élève de l'un de nous (après trois mois d'incubation), et celui de Haab, de Zurich (6) (après plus de six mois d'incubation).

Acné molluscum contagiosum généralisée. — L'acné molluscum peut, dans des cas très rares, être généralisée. Elle forme alors des tumeurs conglomérées, plus ou moins volumineuses, mollasses, composées par la réunion de très nombreuses glandes sébacées altérées.

C'est dans cette variété qu'on peut classer l'observation de Lutz (7), celle de Geber (8) et celle du malade que l'un de nous a observé à l'hôpital Saint-Louis (9).

Les régions dans lesquelles on voit la plus grande quantité d'élevures molluscoïdes et les tumeurs les plus volumineuses sont le cuir chevelu, la face, les régions pubienne et inguino-crurales, le prépuce, le scrotum.

Elles formaient des tumeurs très étendues dans les régions mammaires, dorsale, pubienne et inguino-crurale chez le malade de Lutz.

Les lésions de l'acné molluscum généralisée se présentent sous deux formes principales : elles sont discrètes ou conglomérées. Discrètes elles peuvent, comme chez notre malade, présenter en plusieurs points le type le plus parfait du molluscum contagiosum de Bateman et sur d'autres points revêtir des apparences différentes. Très petites, faisant une saillie à peine appréciable, confluentes, elles forment des tumeurs conglomérées plus ou moins volumineuses. L'éruption peut être si confluente qu'un

(1) Caillault, *Recherches sur deux variétés assez rares d'acné décrites sous le nom de molluscum contagiosum* in *Archiv. gén. de médecine*, 1851, n° de septembre et suivants. *Traité pratique des maladies de la peau chez les enfants.* Paris, 1859.

(2) Liveing, *The Lancet*, 5 octobre 1878.

(3) Mittendorf, *Deux épidémies de molluscum contagiosum* in *Transactions of the amer. ophth. Society*, 1886.

(4) G. Retzius, *Molluscum contagiosum* in *Nordisk med. Archiv*, bd. II, 1871. *Deutsche Klinik* 1871, n° 50 et 1872, n°ˢ 2 et 8.

(5) E. Vidal, *Inoculabilité de l'acné varioliforme. Société de biologie*, 15 juin 1878. *Gazette hebdomadaire*, 5 juillet 1878, p. 429. *Progrès médical*, 22 juin 1878. *Musée de l'hôpital Saint-Louis*, moulage n° 515.

(6) Haab, *Gesellschaft des Aerzte* in *Zurich*, 19 novembre 1887. *Correspondanz Blatt fur Schweizer Aerzte*, 15 avril 1888, p. 254.

(7) Lutz, *De l'hypertrophie générale du système sébacé* (Thèse de Paris, 1860).

(8) Geber, *Ein Fall von Epithelioma molluscum* (Virchow) *universale* (*Vierteljar. f. dermatologie und syph.*), 1882, p. 403.

(9) Vidal, *France médicale*, juin 1889.

examen attentif y découvre une multitude d'orifices laissant passer un comédon blanchâtre, grisâtre ou même brunâtre.

S'agit-il, dans ces cas de généralisation, d'une variété du molluscum contagiosum ? En admettant que cette dermatose soit causée par des psorospermies, doit-on soutenir, avec Darier (1), que le molluscum contagiosum discret et le molluscum contagiosum généralisé ou conglroméré ne sont pas produits par la même espèce de grégarines ou psorospermies et que, par conséquent, ce sont deux affections différentes ? Mais alors les deux espèces ne pourraient-elles pas coexister chez le même sujet, comme le ferait penser l'examen clinique de notre malade ?

Anatomie pathologique (voir planche V et planche IV, fig. 2). — L'anatomie pathologique de l'acné varioliforme a été le point de départ de très nombreuses discussions, qu'il serait réellement fastidieux de rappeler ici.

Nous nous bornerons à conseiller à ceux qu'intéresserait l'étude très longue et minutieuse de ces controverses, de consulter la thèse d'un élève de E. Besnier, le Dr René Bignon (2).

Lorsqu'on examine de petites tumeurs d'acné varioliforme, des tumeurs encore jeunes et non encore épanouies (que l'on nous passe l'expression, qui correspond absolument à la réalité des faits, comme on peut s'en assurer en comparant entre elles les figures 1 et 2 de la planche V), l'on constate d'abord que l'affection a pour siège la glande sébacée.

Il s'agit bien ici d'une altération particulière de la glande sébacée, aboutissant à la production des tumeurs de l'acné varioliforme. On s'étonne que plusieurs excellents dermatologistes, voire même d'histologistes de valeur, aient pu douter un instant du siège et du début du mal dans la glande sébacée, et se soient ingéniés à expliquer d'une tout autre façon la formation du bouton de cette variété d'acné.

La lésion a donc pour siège et pour point de départ les culs-de-sac de la glande sébacée. Une coupe perpendiculaire à la surface d'une petite tumeur d'acné varioliforme et passant par son centre montre, quand on l'examine à un faible grossissement, que cette tumeur est constituée par une série de lobules qui répondent à autant de culs-de-sac de la glande sébacée (voir planche V, fig. 1).

L'on voit également que le relief de la tumeur est formé par une élevure de la peau recouverte sur ses bords par l'épiderme normal qui, en s'invaginant pour former la glande, se continue directement, dans toutes ses couches, avec les couches épidermiques des lobules glandulaires.

(1) Darier, *Sur une forme de psorospermose cutanée. Société de biologie*, séance du 23 mars 1889.

(2) Bignon, *De l'acné varioliforme*. Thèse de Paris, 1880.

A cette période, le conduit de la glande sébacée malade n'est encore que peu dilaté et la glande sébacée ne s'est pas encore étalée en surface.

A un degré plus avancé, la glande sébacée malade s'épanouit en quelque sorte, elle s'étale en surface et s'ouvre largement (voir planche V, fig. 2).

Des coupes perpendiculaires à la petite tumeur et passant par son centre permettent alors de constater nettement les particularités histologiques suivantes que nous avions déjà indiquées d'une façon détaillée et précise dans les dessins que nous avons communiqués en 1883 à Cornil et Ranvier, lesquels nous ont fait l'honneur de les reproduire, en 1884, dans leur *Manuel d'histologie pathologique* (page 828), et qui ont été exposées dans une communication sur l'Anatomie pathologique de l'acné varioliforme confluente, faite par l'un de nous à la Société anatomique (1).

Ces descriptions confirment, en les modifiant ou les éclaircissant en plusieurs points, les recherches antérieures sur l'anatomie pathologique de l'acné varioliforme publiées par l'un de nous (2), par J. Renaut (3), par C. Bœck (4), par Kaposi (5), etc.

Sur des coupes obtenues après durcissement dans l'alcool absolu et colorées par le picro-carminate d'ammoniaque, on constate à un faible grossissement que la tumeur est formée par une élevure de la peau (constituée par la glande sébacée altérée) et recouverte sur ses bords par l'épiderme normal, dont les différentes couches, en s'invaginant, se continuent avec les couches épidermiques correspondantes des lobules glandulaires (voir planche V, fig. 1).

Ces lobules glandulaires (bourgeons ectodermiques de **J.** Renaut) sont séparés par des cloisons connectives à vaisseaux ascendants qui ne sont autre chose que les papilles du derme allongées et rétrécies en continuité avec le derme sous-jacent.

Ces papilles, les vaisseaux qu'elles renferment, le derme qui englobe la glande, paraissent absolument sains, sauf dans des cas exceptionnels où il existe à leur niveau une légère inflammation ou de petites hémorrhagies.

Ce tissu conjonctif englobe en quelque sorte la tumeur épithéliale comme une bourse à culs-de-sac multiples, disposés en doigts de gant et

(1) H. Leloir, *Bulletin de la Société anatomique*, 1883. Voir aussi H. Leloir, *Analyse critique du Mémoire de P.-G. Unna sur l'anatomie normale de la peau. Annales de dermatologie*, 1883 et *Exposé des titres et travaux scientifiques de* M. Leloir, p. 53, Lille, 1887.

(2) E. Vidal, *Comptes rendus de la Société de biologie*, 1877.

(3) J. Renaut, *Comptes rendus de la Société de biologie*, 1877, et *Annales de dermatologie*, 1888.

(4) Cœsar Bœck, *Vierteljhareschrift für Dermatologie und Syphiligraphie*, 1875.

(5) Kaposi, *Ueber das Sogenannte « Molluscum contagiosum »*, in *Viertelj f. dermat. u. syph.* 1877, p. 333.

dirigés excentriquement. Chacun de ces culs-de-sac conjonctifs renferme un lobule de la glande sébacée.

Mais ces lobules, par suite de l'altération particulière des cellules de la glande, affectent à peu près, suivant la comparaison de J. Renaut, la forme d'une larme dont la base est profonde et la pointe superficielle.

La base est formée, comme nous l'avons fait observer (1), par des cellules du type malpighien plus ou moins altérées.

La pointe est constituée par des cellules ovoïdes, globuleuses (les cellules paradoxales de l'acné varioliforme, les Molluscum-Körper des Allemands) plus ou moins séparées les unes des autres par une sorte de réticulum de cellules cornifiées (voir planche V, fig. 2).

Mais, les lobules ainsi altérés, les bourgeons ectodermiques qui remplissent la cavité glandulaire sont également, au niveau de leur pointe, séparés les uns des autres par des tractus colorés en jaune par le picro-carmin, tractus ascendants, dirigés de bas en haut et un peu de dehors en dedans. Ces tractus qui séparent les pointes des bourgeons des lobules, comme les baguettes d'un éventail séparent le tissu intermédiaire, sont constitués par des cellules entièrement cornifiées.

Ces tractus cornifiés se continuent latéralement avec des cellules cornées peu abondantes, lesquelles englobent dans une sorte de réticulum très mince et souvent incomplet les cellules ovoïdes ou paradoxales de l'acné varioliforme.

En bas, ces tractus correspondent directement à une couche normale de cellules granuleuses fortement chargées d'éléidine, dont la concavité inférieure correspond elle-même au sommet d'une des papilles du derme qui séparent les différents lobules de la glande malade (voir planche V, figure 2 et figure 3).

L'on peut donc déjà constater, à un grossissement relativement faible, que les cellules malpighiennes du lobule glandulaire se sont transformées, au niveau de la pointe du lobule malade, en deux ordres d'éléments cellulaires distincts, que l'on ne rencontre pas dans les glandes sébacées saines :

1° Des cellules cornées disposées en tractus ou en réticulum et colorées en jaune par le picro-carmin ;

2° Des cellules ovoïdes, globuleuses, colorées en jaune orange par le picro-carmin.

Cette dernière variété d'éléments cellulaires constitue les cellules paradoxales de l'acné varioliforme, les Molluscum-Körper, dont il nous faut maintenant essayer de déterminer la nature.

____

(1) Leloir, *l. cit.*

Mais, avant d'aller plus loin, remarquons dès maintenant que dans cette glande sébacée altérée, le processus sébacé est absolument supprimé.

La glande sébacée ne sécrète plus de matière sébacée. Elle produit : 1° des cellules ovoïdes ou paradoxales; 2° des cellules cornées. — Sa sécrétion est totalement modifiée.

Étudions donc de bas en haut les différentes couches épidermiques qui constituent le lobule sébacé altéré et cherchons si cette étude ne nous fournira pas quelques indications sur la nature des cellules ovoïdes, des cellules paradoxales de l'acné varioliforme.

La première rangée de cellules du lobule, rangée adjacente au tissu conjonctif, est formée par la couche des cellules malpighiennes cylindriques (couche des cellules perpendiculaires). Cette couche analogue à la couche des cellules perpendiculaires du corps muqueux paraît absolument normale (planche V, fig. 3).

Puis vient une série de couches de cellules polyédriques (cellules malpighiennes). On peut remarquer qu'un certain nombre des cellules malpighiennes centrales du lobule tendent à prendre un aspect particulier, globuleux, translucide, hyalin. C'est le début de l'altération globuleuse et de la formation des cellules paradoxales de l'acné varioliforme.

Cette altération peut déjà débuter dans les couches les plus profondes du lobule, un peu au-dessus de la couche des cellules perpendiculaires. Elle commence en général un peu plus haut, au niveau des cellules malpighiennes de la région centrale du lobule.

Suivant J. Renaut, « la zone hyaline centrale périnucléaire signalée par Ranvier pour la première fois et sur l'importance de laquelle a justement insisté depuis Leloir devient dans l'acné varioliforme le siège d'une modification spéciale » (1).

C. Bœck avait déjà émis une opinion analogue, sans d'ailleurs se rendre bien compte du rôle joué par la zone hyaline périnucléaire (2).

Pour Renaut, ce serait donc dans cette zone périnucléaire que se déposeraient les grosses granulations hyalines qui finissent par donner à la cellule son aspect colossal et globuleux.

Nous avons pu constater que les masses hyalines ne se déposaient pas nécessairement dans la zone centrale périnucléaire, qu'elles pouvaient se déposer sous forme de une ou plusieurs grosses masses brillantes en un point quelconque du protoplasma cellulaire.

Ces masses hyalines, en se multipliant et en augmentant de volume, finissent par refouler complètement le protoplasma cellulaire. La cellule

____

(1) Voir Renaut, *l. cit.*

(2) C. Bœck, *Vierteljahreschrift für Dermatologie*, 1873.

prend alors l'aspect d'une sorte de bloc hyalin qu'enveloppe la cuticule cellulaire. La cellule paradoxale de l'acné varioliforme est ainsi constituée.

Quant à la nature spéciale de cette altération cellulaire, elle a été considérée par l'un de nous comme une transformation colloïde du protoplasma de la cellule malpighienne (1).

Cette opinion, vivement combattue par J. Renaut, ne semblait pas cependant bien éloignée de la vérité à cette époque où l'on ne songeait pas à l'origine extracellulaire (parasitaire) des masses d'apparence colloïde qui infiltrent la cellule globuleuse.

En tout cas, l'on ne peut, avec J. Renaut, considérer les cellules paradoxales de l'acné varioliforme comme des cellules absolument cornifiées, comme de véritables *boules cornées* (Renaut). L'éléidine concourt si peu à la formation de ces cellules globuleuses que ces dernières existent déjà dans le fond des lobules, au-dessous de la zone où se montre cette substance (voir planche V, figure 3).

L'on ne peut non plus, avec Kaposi (2), considérer cette matière translucide et hyaline comme de la substance amyloïde. Elle ne présente aucune des réactions de cette substance.

Il est possible que la recherche attentive des microorganismes pathogènes jette un jour nouveau sur la nature particulière des cellules paradoxales de l'acné varioliforme.

Le microorganisme de l'acné varioliforme ne semble pas être un micrococcus ou une bactérie, et les recherches publiées par Majocchi (3), par Angelucci (4), etc., sont loin d'entraîner la conviction.

Il n'en est pas de même des parasites de l'ordre des protozoaires, des grégarines.

L'on sait que, il y a longtemps déjà, Virchow (5), Klebs (6) et d'autres auteurs, ont émis l'hypothèse que peut-être les grégarines jouaient un rôle dans la pathogénie de l'acné varioliforme. Mais c'est Bollinger (7), qui le premier affirma d'une façon absolue la nature parasitaire, coccidique, des

(1) Voir E. Vidal, *loc. cit.*

(2) Kaposi, *Leçons sur les maladies de la peau*. Trad. de Besnier et Doyon, 1881, t. I, p. 239.

(3) Majocchi, *Riscrche micologiche sul bacillo del molluscum contagiosum*, in *Bull. dell' Acad. med. di Roma*, 1882.

(4) Angelucci, *Centralbatt für med. Wissenchaft*, 1882.

(5) Virchow, *Ueber Molluscum contagiosum. Archives de Virchow*, 1865, et *Traité des tumeurs*.

(6) Klebs, *Handbuch der Pathologischen Anatomie*, 1868.

(7) Bollinger, *Ueber die Ursache des Molluscum contagiosum*, in *Vierteljhareschrift für Dermatologie*, 1879, et *Epithelioma contagiosum des Haushühn*, in *Archiv de Virchow*, t. LVIII.

cellules paradoxales de l'acné varioliforme, des Molluscum Körperchen, qu'il considère comme des grégarines ou des amibes permanentes.

Il dit, en outre, que l'épithélioma contagiosum de la poule domestique est une maladie identique au molluscum contagiosum de l'homme.

Cette opinion de Bollinger trouva dans Neisser (1) un ardent défenseur. Pour Neisser également, les cellules globuleuses des molluscums sont formées de grégarines.

Il est de fait que, lorsqu'on examine attentivement les cellules globuleuses de l'acné varioliforme dans leurs différents stades de développement, l'on ne peut se défendre de l'idée que ce sont des amibes ou des grégarines qui, en envahissant le protoplasma cellulaire, déterminent la formation des cellules paradoxales. L'on voit en effet, au début, une certaine quantité des cellules malpighiennes (pas toutes) être infiltrées par des masses transparentes, un peu granuleuses, au nombre de 3 à 9, rondes ou ovales, paraissant présenter une paroi distincte, qui peu à peu refoulent le noyau, le protoplasma cellulaire comme de véritables corps étrangers, et, en s'accroissant, finissent par remplir toute la cellule, laquelle perd son aspect polygonal et ses dentelures, pour se gonfler et prendre une forme globuleuse (voir planche V, fig. 3, fig. 5 et fig. 6).

Si l'on compare les cellules remplies par ces masses brillantes aux cellules saines de voisinage, qui n'ont pas été envahies par ces sortes de corps étrangers (voir planche V, fig. 3); si, d'autre part, on compare les masses brillantes qui infiltrent les cellules globuleuses aux amibes, ou mieux, aux grégarines que l'on trouve par exemple dans le foie du lapin, l'on est amené presque fatalement à se demander si la formation des cellules paradoxales de l'acné varioliforme ne tient pas à l'envahissement du protoplasma d'un certain nombre des cellules malpighiennes du lobule glandulaire par des protozoaires de l'ordre des coccidies ou des amibes.

S'il en était ainsi, les grandes divergences d'opinions qui se sont élevées entre les différents histologistes relativement à la nature des cellules paradoxales de l'acné varioliforme s'expliqueraient tout naturellement. Aucun des auteurs qui ont défendu la nature *cellulaire* des corpuscules paradoxaux de l'acné varioliforme n'aurait raison.

Nous serions en présence d'une altération d'origine *extracellulaire*, de cellules infiltrées par des parasites particuliers (amibes ou grégarines), comme l'avaient supposé Klebs et Virchow, et comme l'auraient réellement démontré Bollinger et Neisser (2).

(1) Neisser, *Monatshefte für prakt. Dermatologie*, 1882, p. 17.
(2) Nous étions en train de corriger les épreuves de ce livre, quand a paru un important travail de Neisser sur l'Acné varioliforme (A. Neisser, *Ueber das Epithelioma*

En outre de ces cellules globuleûses dont le nombre va en augmentant à mesure que l'on se rapproche de la partie moyenne du lobule, on trouve des cellules fortement chargées d'éléidine, en quelque sorte aplaties entre les cellules globuleuses.

Ces cellules, d'abord polyédriques et granuleuses, puis aplaties de plus en plus à mesure qu'on se rapproche du centre du lobule, constituent une sorte de réticulum plus ou moins complet, fortement chargé d'éléidine, dont chaque maille plus ou moins entière entoure, en partie ou en totalité, les cellules globuleuses.

L'on voit donc dans le centre du lobule évoluer simultanément et parallèlement les deux processus dont nous avons parlé plus haut et qui aboutissent, le premier à la formation des cellules globuleuses ou cellules paradoxales de l'acné varioliforme, le deuxième à la formation d'un réseau de cellules subissant la kératinisation complète (voir planche V, fig. 3).

Au niveau du stratum lucidum, cette transformation s'accentue pour devenir des plus nettes quand on arrive à la pointe du lobule correspondant à la couche cornée de la peau normale.

A ce niveau, les deux ordres de cellules, dont nous avons étudié les transformations et l'évolution dans leurs stades de début au centre du lobule, ont chacun subi leur transformation complète ou totale.

Les cellules globuleuses sont devenues les corps oviformes, les corpuscules paradoxaux que l'on trouve dans les pointes verruqueuses de l'acné varioliforme.

Les cellules chargées d'éléidine ont subi la transformation cornée totale d'après le processus indiqué par Ranvier à propos de la kératinisation normale de la peau, et constituent un réseau dont les mailles formées de cellules cornifiées englobent les cellules globuleuses ou ovoïdes (voir planche V, fig. 2 et fig. 3).

(sive *molluscum contagiosum*) in *Vierteljahreschrift für Dermatologie und Syphilis*, 1888). Dans ce travail, Neisser confirme son opinion de 1882 et celle de Bollinger. Pour lui, les Molluscum Körperchen proviennent de l'envahissement du protoplasma cellulaire par des grégarines. La membrane des cellules ainsi envahies, et probablement son protoplasma, se cornifient dans les régions supérieures du *molluscum contagiosum* pour y prendre l'aspect des corps ovalaires dont nous avons parlé. Pour lui, l'identité de l'épithélioma des poules décrit par Bollinger avec le *molluscum contagiosum* est chose évidente.

Malheureusement, Neisser n'a pu obtenir de cultures de ces grégarines qu'il décrit longuement et minutieusement, et par conséquent il n'a pu en pratiquer des inoculations. Ce sont là des desiderata d'une importance capitale qu'il faudra combler avant de pouvoir affirmer d'une façon péremptoire que les grégarines doivent être considérées comme les micro-organismes pathogènes de l'acné varioliforme.

La cuticule de ces cellules globuleuses ou ovoïdes semble d'ailleurs s'être également kératinisée, comme l'avait déjà bien observé E. Geber (1). En résumé, l'acné varioliforme est, comme nous l'avons dit, la résultante de deux altérations différentes qui frappent les cellules glandulaires des régions profondes, et qui évoluent parallèlement :

1° Une altération particulière, due peut-être à l'envahissement de la cellule par des parasites de l'ordre des grégarines, qui atteint une partie des cellules du lobule dès ses régions les plus profondes ;

2° Une altération due à la transformation cornée (par conséquent atypique) d'une partie des cellules du lobule. Cette altération débute un peu plus haut que la précédente.

A partir de la zone où elles se trouvent réunies, ces deux altérations évoluent parallèlement et simultanément, se complétant pour ainsi dire l'une par l'autre, dans la formation des pointes d'aspect verruqueux de la tumeur d'acné varioliforme.

Ces deux altérations parallèles ont complètement arrêté et remplacé en totalité le processus normal sébacé des cellules glandulaires.

Variété conglomérée de l'acné molluscum contagiosum (planche IV, fig. 2). — Il est des cas rares, où les tumeurs de l'acné varioliforme constituent des tumeurs assez volumineuses, saillantes, parfois un peu pédiculées. L'examen histologique d'un de ces cas a permis à l'un de nous (2) de constater que ces grosses tumeurs étaient formées par la réunion de plusieurs cavités présentant tous les caractères des glandes sébacées altérées de l'acné varioliforme.

Au niveau de chacun des lobules et culs-de-sac de ces tumeurs conglomérées, l'on retrouvait dans leurs détails les altérations épidermiques que nous avons décrites plus haut.

Nous n'avons pas à y revenir.

Ces tumeurs conglomérées étaient séparées les unes des autres par des tractus conjonctifs très allongés renfermant des vaisseaux également très allongés.

De ces tractus partaient, dirigés perpendiculairement à ceux-ci, des tractus conjonctifs secondaires, séparant les divers lobules de ces tumeurs épithéliales et présentant les caractères que nous leur avons assignés à propos de l'acné varioliforme ordinaire.

L'ensemble de ces tumeurs conglomérées était recouvert latéralement par un derme et un épiderme normaux (voir planche IV, fig. 2).

(1) E. Geber, *Epithelioma molluscum*, in *Verteljahreschrift für Dermatclogie*, 1882.
(2) Voir Leloir, *Acné varioliforme*, in *Bulletins de la Société anatomique*, mai 1883 et *Exposé des titres et travaux scientifiques*, 1887, p. 53 et 54.

Il est une affection qui présente une certaine analogie avec l'acné varioliforme et avec l'épithelioma contagieux des poules décrit par Bollinger : nous voulons parler de cette curieuse altération généralisée des
glandes sébacées étudiée par Bazin et par Lutz sous le nom d'hypertrophie générale du système sébacé (1).

ACRODYNIE

Le nom d'acrodynie (de ἄκρεα, extrémités, et ὀδύνη, douleur) proposé par
Chardon pour désigner la maladie épidémique qui régna dans Paris et
dans les environs pendant les années 1828 et 1829 ne tarda pas à être
employé par la plupart des auteurs à l'exclusion des dénominations de
mal des pieds et des mains, de *cheiropodalgie* (Bailly), d'*érythème épidémique* (Alibert), de *phlegmasie gastro-cutanée aiguë multiforme*, sous lesquels elle avait été primitivement décrite.

Caractérisée pas des douleurs et des engourdissements dans les membres, plus particulièrement dans les extrémités inférieures, par des troubles digestifs, par des taches érythémateuses et plus rarement par une coloration noirâtre de l'épiderme, cette singulière affection, presque toujours
épidémique, n'a été qu'exceptionnellement observée à l'état sporadique.

De Paris elle s'étendit dans les départements de Seine-et-Oise et de
Seine-et-Marne, et dura jusqu'à l'hiver de 1830. Elle atteignit près de
40,000 personnes. On en vit encore quelques cas en 1831 et même en 1832.
Depuis cette époque l'acrodynie n'a pas reparu en France sous forme
épidémique. En Belgique, en 1844, en 1845 et au commencement de 1846,
une petite épidémie atteignit plusieurs habitants de Bruxelles et beaucoup
des détenus des prisons de Saint-Bernard, de Namur et de Gand (2).

Pendant la guerre d'Orient, Tholozan (3) put recueillir vingt observations
d'acrodynie, dans les hôpitaux français de Constantinople, sur des militaires dont les uns étaient tombés malades en Crimée, les autres à Constantinople.

(1) Lutz, *Hypertrophie générale du système sébacé*. Thèse de Paris, 1860.
(2) *Bulletin de l'Académie royale de médecine de Belgique*, 1845-1846, t. V, p. 411.
(3) Tholozan, *De l'acrodynie qui s'est montrée en octobre et en novembre 1854 à l'armée
d'Orient*, in *Gazette méd. de Paris*, 1861.

Dans l'épidémie de Paris, qui peut servir de type pour la description des symptômes, des troubles nerveux caractéristiques se montraient chez tous les malades; ils étaient précédés ou accompagnés de diarrhée et de vomissements. L'érythème des pieds et des mains, des altérations de coloration de la peau, la desquamation de l'épiderme, diverses éruptions s'observaient fréquemment ainsi que l'œdème de la face et la conjonctivite.

Les phénomènes nerveux furent les plus remarquables par leur constance et par la multiplicité de leurs manifestations. De l'engourdissement, des picotements, des fourmillements et souvent aussi des élancements se faisaient sentir dans les mains et dans les pieds, plus constamment dans les extrémités inférieures. L'hyperesthésie cutanée et l'hyperesthésie musculaire, avec sentiment de chaleur insupportable, étaient souvent portées à un tel point que le moindre contact, le plus léger attouchement ne pouvaient être supportés. Chez quelques malades il y avait au contraire une anesthésie telle qu'on en vit plusieurs perdre leur chaussure, sans s'apercevoir qu'ils marchaient pieds nus.

Quelques-uns éprouvaient des soubresauts de tendons, des crampes, des spasmes; chez d'autres il existait une contracture douloureuse des extrémités, une sorte de tétanie.

Pendant la période d'invasion, les troubles digestifs étaient presque constants : inappétence, nausées, vomituritions, parfois des vomissements opiniâtres et même de l'hématémèse; fréquemment aussi une diarrhée persistante ne cessant qu'à la convalescence. Tholozan insiste sur la prédisposition créée par le choléra et la dysentérie, et sur les vingt sujets de ses observations douze virent les symptômes de l'acrodynie paraître dans la convalescence de ces maladies.

Assez souvent dès le début la face, les pieds et les mains étaient œdématiés. On observa même quelques cas d'ascite.

La conjonctivite qui se montra fréquemment dans l'épidémie de Paris et à l'armée d'Orient persistait pendant toute la durée de la maladie et coïncidait ordinairement avec l'œdème de la face.

Altérations de la peau. — Les lésions de la peau furent très variées.

Le plus fréquemment c'était un érythème occupant la paume des mains et la plante des pieds et paraissant quelquefois dès l'invasion. Très marqué au niveau des phalanges, accompagné parfois de tuméfaction, il présentait une rougeur analogue à celle des engelures (Genest). L'attention d'Alibert avait été frappée par cet exanthème, d'où le nom d'*érythème épidémique* sous lequel il désignait l'acrodynie. A Constantinople Tholozan observa aussi, mais exceptionnellement, de véritables ecchymoses.

En Belgique on constata de la cyanose avec algidité et même la complication de gangrènes partielles.

Assez souvent la peau prenait une teinte brune ou noirâtre, notamment sur l'abdomen, au cou et au pli des articulations ; rarement cette teinte superficielle s'étendait à la face.

Autour des pieds et des mains survenaient diverses éruptions ; ici des papules, ailleurs des bulles, des furoncles, des taches cuivreuses. L'épiderme notablement épaissi desquamait par larges lambeaux. C'était principalement quand il y avait eu des phlyctènes que l'épiderme se détachait largement.

Anatomie pathologique. — Aucune altération caractéristique ne fut constatée. Les lésions trouvées à l'autopsie se rapportent les unes aux complications, les autres aux suites de l'acrodynie. Cependant sur dix autopsies faites à la prison Saint-Bernard (Belgique), Tosquinet dit avoir trouvé trois fois des signes irrécusables d'inflammation de la pie-mère et de l'arachnoïde spinale. Camberlin, à la prison de Namur, constata deux fois des lésions de la moelle et de l'arachnoïde.

D'une durée moyenne de deux septénaires dans les cas sporadiques et de quinze à vingt jours dans l'épidémie de Constantinople, l'acrodynie dura trois à quatre semaines, dans l'épidémie de Paris, et un assez grand nombre de malades qui éprouvèrent des rechutes n'étaient pas encore rétablis après cinq ou six mois de souffrances.

Par ses symptômes nerveux et par ses lésions trophiques de la peau l'acrodynie se rapproche des affections dont la cause toxique agit sur les centres nerveux et plus particulièrement sur la moelle épinière.

L'un de nous (1) écrivait en 1864 : « Comme les manifestations cutanées de la pellagre, celles de l'acrodynie semblent être sous la dépendance du système nerveux. Je crois parfaitement justifiée la comparaison faite entre ces deux états morbides, l'un aigu, l'autre chronique par Rayer et par Gintrac, qui, tout en les distinguant avec soin, les rangeaient l'un à côté de l'autre dans la même classe nosographique. »

On peut en rapprocher encore les lésions cutanées de l'alcoolisme, les érythèmes pellagroïdes dont Hardy a montré de beaux spécimens à l'Académie de médecine.

On est frappé des grandes analogies qui existent entre les symptômes nerveux et les lésions cutanées de l'acrodynie comparées aux effets pro-

______

(1) Vidal, art. ACRODYNIE du *Dictionnaire encyclopédique des sciences médicales.*

duits par l'intoxication arsenicale chronique. En lisant les communications faites en 1888, à l'Académie de médecine, par les médecins d'Hyères
sur les nombreuses victimes des vins empoisonnés par l'acide arsénieux
et sur cette sorte d'épidémie qui dura plusieurs mois, on voit que les auteurs, Emile Vidal, Marquez, Dubrandy, font ressortir cette ressemblance (1).

Marquez insiste sur cette analogie dans sa relation publiée sous le titre
de : *Acrodynie et Arsénicisme* (2).

ACTINOMYCOSE

Les lésions cutanées de l'actinomycose chez l'homme ne se sont guère
présentées jusqu'à ce jour que sous forme d'abcès froids, de lymphangites
phlegmoneuses aboutissant lentement à la suppuration. Elles sont en
général secondaires à des lésions osseuses des maxillaires. Cependant
elles peuvent être primitives et, dernièrement, au *Dix-huitième Congrès de
la Société allemande de chirurgie* (Berlin, 1889), Leser, de Halle, a communiqué trois observations d'actinomycose primitive de la peau, avec intégrité
des autres organes et même des glandes lymphatiques. Albert en a cité
deux autres cas.

Dans un des cas de Leser, la marche fut presque aiguë et les symptômes
les plus graves d'une infection septique hâtèrent la terminaison. Dans les
deux autres cas, l'évolution fut chronique ; les ulcérations cutanées assez
nombreuses ressemblaient assez à des lésions tuberculeuses. Au fond de
quelques-unes de ces ulcérations l'aponévrose était perforée en plusieurs
points et, par ces perforations multiples, des cônes parasitaires, en forme de
cordons, pénétraient jusque dans la substance des muscles sous-jacents.

Paltauf (3), dans une communication faite à la *Société des médecins de
Vienne*, a pu citer 55 cas d'actinomycose humaine, dont 16 à localisation
pulmonaire ; les autres cas se rattachaient aux deux autres des trois

(1) *Rapport sur les communications relatives à l'affaire des vins empoisonnés d'Hyères*, au
nom d'une commission composée de MM. Vidal et A. Ollivier, rapporteur. *Bulletin de
l'Académie de médecine*, séance du 6 novembre 1886.

(2) Marquez, *Gazette hebdomadaire*, février 1889, p. 91.

(3) Paltauf, *Wiener medicin. Wochenschrift*, février 1887.

formes initiales, la forme abdominale ou la forme cervicale, cette dernière débutant dans le tissu conjonctif qui entoure la glande sous-maxillaire.

La caractéristique de l'actinomycose est fournie par les grains jaunâtres que contiennent le pus et les bourgeons végétants des parois des abcès. Ces grains mûriformes, dont la coloration peut varier du blanc jaunâtre au jaune safrané, sont formés par une végétation parasitaire à laquelle Hartz a donné le nom d'*actinomyces* (de ἄκτιν, étoile, et μυκὸς, champignon). Ces étoiles sont formées au centre par un amas de mycélium, tandis qu'à la périphérie se voient de nombreux hyphes articulés et composés chacun d'un tube et d'un renflement en massue, ou pyriforme, ou en forme de crosse, contenant des spores.

Les organes en massue, qui sont considérés par Harz et par presque tous les auteurs comme des gonidies, ont une longueur moyenne de 20 à 30 μ et une longueur de 10 à 20 μ, pouvant, du reste, avoir des dimensions beaucoup plus petites ou plus considérables. Ils paraissent disposés en rosaces autour du centre, auquel ils adhèrent par leur petite extrémité, l'extrémité renflée étant libre (voir fig. 2).

En dissociant les éléments d'une de ces rosaces il n'est pas rare de trouver deux ou trois gonidies sur la même tige ; parfois

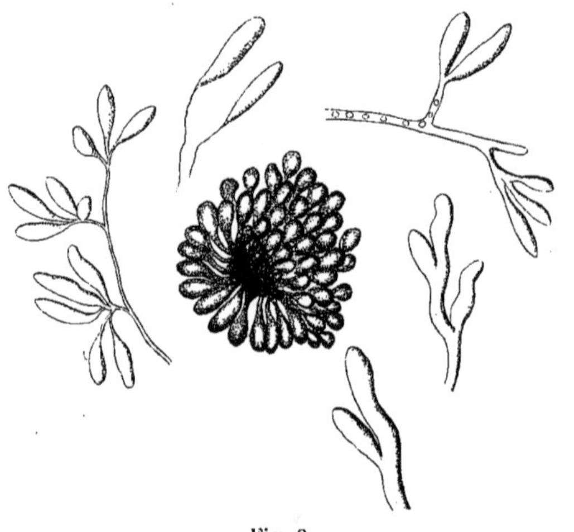

Fig. 2.

elles forment comme de petites branches, les renflements gonidiens simulant les feuilles. Mandereau (1) a vu des rameaux composés de sept, huit, dix et même douze gonidies dans l'actinomyces du bœuf. C'est dans les anciennes lésions qu'on voit cette richesse de végétation.

Les gonidies se composent d'une membrane d'enveloppe, d'un contenu très réfringent, et, dans l'intérieur de la partie renflée ainsi que dans la tige, on peut constater la présence de spores très réfringentes (fig. 2).

L'actinomyces tend à provoquer le développement de tumeurs aux-

(1) Léon Mandereau, *De l'actinomycose*. Mémoire couronné par l'Académie de médecine, prix Daudet, 1887.

quelles Johne a donné le nom d'*actinomycomes*. Ce sont des tumeurs arrondies, noueuses, dont la consistance inégale varie entre la mollesse d'un sarcome médullaire et la dureté d'un fibro-sarcome ou d'un sarcome. Elles sont formées d'un stroma de tissu conjonctif parsemé d'amas tuberculiformes, de la grosseur d'une tête d'épingle à celle d'un pois, isolés ou conglomérés. Chacun de ces néoplasmes renferme un granule jaunâtre qui est un glomérule d'actinomyces.

Les tentatives de culture de l'actinomycète n'ont pas donné de résultats constants. La reproduction des champignons sur les animaux a réussi dans les inoculations de Johne et de Ponfick, mais l'inoculation de l'actinomycose humaine est restée stérile dans les expériences d'Esser sur le bœuf et dans celles d'Israël sur le chien. Ce dernier expérimentateur aurait réussi à inoculer l'actinomycose de l'homme sur le lapin (citation de Ch. Firket) (1).

On ne connaît pas d'observation authentique de transmission des animaux à l'homme. Ils paraissent plutôt contracter la maladie à une source commune. Des recherches nouvelles sont nécessaires pour sanctionner ou pour infirmer l'opinion qui a cours en Allemagne, d'après laquelle un champignon des prairies serait le point de départ de cette affection parasitaire.

La première observation d'actinomycose qui ait été publiée a été faite en France par Lebert (2).

Le dessin qui la reproduit dans son Atlas d'anatomie pathologique (t. I, pl. II, fig. 16, 1857) représente très exactement l'actinomycète. Dans son mémoire (3) Bollinger dit formellement qu'il ne connaît qu'une planche représentant l'actinomycose et qu'elle se trouve dans Lebert.

Langenbeck avait observé dès 1845 l'actinomyces chez l'homme, dans des grains jaunâtres trouvés dans le pus, mais il ne communiqua son observation qu'en 1878 à James Israël, qui la mentionne dans son important travail (4).

Dans une revue générale, Albert Mathieu (5), et dans sa thèse inaugurale Joseph Jeandin (6) donnent une bibliographie très complète. Nous

(1) Ch. Firket, *L'actinomycose de l'homme et des animaux*, in *Revue de médecine.* Paris, 1884, p. 305.

(2) Lebert, *Corps particuliers trouvés dans le pus*, in *Traité d'anatomie pathologique générale*, t. I, p. 54.

(3) Bollinger, *Ueber eine neue Pilzkrankheit beim Rinde. Centralblatt fur die medicinischen Wissenschaften*, 7 juillet 1877, p. 481.

(4) James Israël, *Neue Beobachtungen auf dem Gebiete der Mycosen des Menschens*, in *Virchow's Archiv*, t. LXXIV, p. 15, 1878.

(5) Albert Mathieu, *Revue des sciences médicales* d'Hayem, 1886, vol. XXVIII, p. 735.

(6) Jeandin, *Étude sur l'actinomycose de l'homme et des animaux*, Genève, 1886.

y ajouterons l'indication des travaux plus récents sur l'actinomycose humaine.

A.-W. Münch, Ein Fall von actinomycosis hominis. *Corresp. Blatt f. Schweizer Aerzte* p. 97 et 129, 15 février et 1ᵉʳ mars 1887.

Kapper, Ein Fall von acuter actinomycose. *Wien. med. Presse*, n° 3, p. 94, 1887.

R. Hebb, A case of actinomycose hominis. *British med. Journal*, p. 331, 1887.

Hochenegg, Zur Casuistik der Actinomycose des Menschen. *Wiener med. Presse*, 1887, p. 537.

O. Neill, Actinomycose chez l'homme. *The Lancet*, 21 août 1886.

J. Ochsner, Un cas d'actinomycose. *Journal of Americ. med. Association*, 27 nov. 1886.

Moosbrugger, De l'Actinomycose chez l'homme. *Beïtrage z. klin. Chirurgie*. Tübingen, 1886.

Majocchi, Notes cliniques et histologiques sur un cas d'actinomycose chez l'homme. *Ateneo med. Parmense*, janv. 1887.

Skerritt, Un cas d'actinomycose chez l'homme. *Americ. Journal of the med. sciences*, janv. 1887.

V. Subbotic, Un cas d'actinomycose de la paroi abdominale. *Pester. med. chirurg. Presse*, n° 46, 1886.

Braun, De l'actinomycose chez l'homme. *Correspondblatt der Allg. Aerzte Ver. v. Thuringen*, n° 2, 1887.

O. Israel, Un cas d'actinomycose. *Berlin. Klin. Wochens.*, p. 71, 1828.

Ern. Partsch, L'actinomycose chez l'homme considérée surtout au point de vue clinique. *Volkmann's Samml. Klin. Vort.* 1888.

Majocchi, De l'actinomycose cutanée de l'homme et de quelques animaux. *Congrès de Pavie*, sept. 1888.

Duprat, L'actinomycose chez l'homme. *Bulletin méd.*, 17 oct. 1888.

Kœttnittz, Un cas d'actinomycose. *Allg. med. cent. Zeit*, n° 12, 1888.

Petrow, Étude de l'actinomycose. *Russkaia med.*, n° 38, 1888.

Bulhœs et Magalhan, Actinomycose humaine. *Brazil med.*, n° 2, 1888.

Glaser, Étude de l'actinomycose chez l'homme. *Inaug. Dissert.* Halle, 1888.

Sur un cas d'actinomycose humaine observé à l'hôpital militaire d'Ostende, par le Dʳ Lejeune. Démonstration par Ch. Firket. *Annales de la Société médico-chirurgicale de Liège*, 1889, p. 17.

Geissler, Casuistiche Beitrage zur Actinomycose des Menschen. *Breslau, Aerztl. Zeit.*, 9 mars 1889.

AINHUM

Le nom d'*Aïnhum* appartient au langage des nègres africains, de la tribu des Nagos, et répond au sens de couper, de scier. Sous ce nom ils désignent une affection qui détermine l'amputation spontanée d'un ou de plusieurs orteils. Cette dénomination a été employée par le Dr J.-F. da Silva Lima qui, le premier, a décrit cette maladie.

Son premier mémoire publié en 1867, dans la *Gazeta medica de Bahia* (13 et 15 novembre), a été traduit par Le Roy de Méricourt (1). Une monographie plus complète de l'auteur brésilien a été lue, en son nom, à l'Association dermatologique américaine, dans sa quatrième réunion (2); on n'a ajouté que peu de choses à la description qu'il a faite de cette singulière affection.

Ce qui caractérise l'Aïnhum, c'est l'amputation spontanée d'un orteil, — presque toujours du cinquième — avec hypertrophie et altération graisseuse de la partie amputée.

Un sillon annulaire, semblable à celui que produirait un lien constricteur, se montre à la racine d'un orteil.

Au début, il n'est pas complètement circulaire; il commence par le pli digito-plantaire sur les faces plantaire et interne et s'étend peu à peu aux faces externe et dorsale. Graduellement le cercle devient complet et se rétrécit. L'étranglement de l'orteil va en progressant.

Cette constriction permanente et progressive amène des modifications dans l'extrémité du doigt située au-delà du sillon. Elle se tuméfie, atteint souvent le double, et même le triple, de son volume normal. Le gonflement commence à partir de la rainure. De là des formes diverses : tantôt l'extrémité de l'orteil est conique, tantôt elle est en massue, ou bien ovoïde ou même presque sphérique, quand la tuméfaction atteint jusqu'à l'extrémité unguéale. Le gonflement n'est jamais œdémateux, il est ferme; sa surface est lisse. Quand il est très prononcé il peut prendre une consistance résistante à la surface, molle en profondeur, qui rappelle celle d'un fibro-lipôme.

Par suite de l'étranglement de la base et du développement de l'extrémité, le petit orteil, au lieu de rester parallèle au quatrième, semble s'en écarter en bas, s'en rapprocher en haut, de manière à laisser entre eux un espace vide de forme triangulaire. L'orteil tout entier subit en outre un mouvement de torsion en vertu duquel l'ongle regarde en dehors.

La plupart des auteurs disent que l'ongle n'éprouve aucun changement, cependant Hermann Weber (3) l'a trouvé déformé dans un cas et Pereira Guimarães (4) dit qu'il subit quelquefois une légère atrophie et peut même disparaître complètement.

(1) Da Silva Lima, *Études sur l'Aïnhum*, traduction par Le Roy de Méricourt. *Archives de méd. navale*, 1897, t. VIII, p. 128 et 206.

(2) Da Silva Lima, *Archives of dermatology*, 1880, p. 367.

(3) Hermann Weber, *Transactions of pathological Society*, t. XVIII.

(4) Pereira Guimarães, *Revista Medica*. Rio-Janeiro, 1876.

L'épiderme dans le fond du sillon devient rugueux, s'épaissit inégalement, forme de grosses écailles épidermiques qui recouvrent souvent une fissure ou même une ulcération (voir *Musée de l'hôpital Saint-Louis*, le moulage en cire n° 1245 envoyé à la Société de chirurgie par Pereira Guimarães, de Rio-de-Janeiro).

Les ulcérations, d'autant plus fréquentes que l'Aïnhum est plus ancien, peuvent être provoquées par des causes externes, telles que traumatisme, contact de substances irritantes, malpropreté, etc.

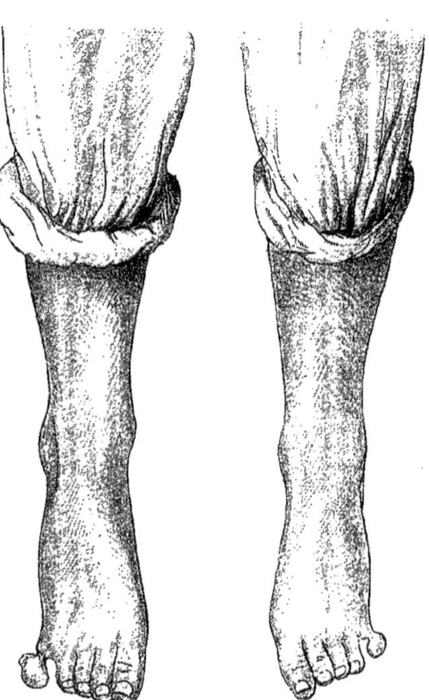

Fig. 3. — D'après J.-F. Da Silva Lima.

Le pédicule va se rétrécissant de plus en plus, la phalange s'amincit, finit par disparaître et être remplacée par du tissu fibreux. L'extrémité de l'orteil devient mobile, comme flottante, gêne la marche et est dès lors exposée à tous les traumatismes. C'est à ce moment que les douleurs paraissent ou deviennent plus intenses si, par exception, elles existaient déjà, douleurs irradiées souvent vers la racine du membre, sur le trajet du nerf saphène externe. Dans cette période terminale, quand le pédicule n'a pas été tranché par le chirurgien ou par le malade, il s'ulcère et finit par se détacher spontanément. La cicatrisation se fait très rapidement.

Une des particularités les plus caractéristiques de l'Aïnhum c'est sa localisation aux orteils et presque constamment au cinquième orteil. Da Silva Lima, Pereira Guimarães, Hall, Batista Santos, Pottopidan de Bahia, Emilio Cani de Buenos-Ayres, ont vu l'affection se développer sur le quatrième orteil. Corre l'a observée, par exception, sur le troisième. Crombie a décrit un cas dans lequel le quatrième orteil du pied droit et le quatrième et le cinquième du pied gauche étaient atteints.

Sur environ 50 observations, recueillies par Da Silva Lima, on trouve que le cinquième orteil était atteint 45 fois et le quatrième 5 fois seulement. Quand le quatrième orteil est envahi, il arrive très fréquemment que le cinquième l'est aussi, soit simultanément, soit peu de temps après.

L'Aïnhum atteint souvent les deux petits orteils ou même les quatrièmes *symétriquement*, ce qui tendrait à faire penser à une analogie entre cette affection et les lésions trophiques de la sclérodactylie, et en particulier de celles de la sclérodermie mutilante.

Beaucoup plus commun chez les hommes que chez les femmes, à ce point que sur 40 cas recueillis par Pereira Guimarães on ne trouve qu'une seule femme, l'Aïnhum est très rare avant l'âge adulte et n'a pas été observé avant l'âge de douze ans ; on l'a vu plusieurs fois ne commencer que pendant la vieillesse.

Cette affection est héréditaire ; Dupouy (1) a publié une observation dans laquelle le père et les deux frères du malade étaient atteints par l'Aïnhum.

Da Silva Lima, dans sa première publication (*loc. cit.*, 1867), avait dit que l'Aïnhum était une affection spéciale à la race africaine. Dans son second mémoire de 1880 il reconnaît comme appartenant au véritable Aïnhum les faits observés sur les Malgaches de Nossi-Bé par Corre (2), sur les Indous par Collas (3). Les observations de ce dernier prises sur les Indous de race croisée (rameau Tamoul) sont moins probantes que les faits de Thomas, d'Eugène Rochard (4) et Quétand, que les quatre cas relatés par D.-G. Crawford (5) tous appartenant à des Indous.

L'Aïhum peut-il être congénital? L'affirmative a été soutenue par Francisque Guyot (6), qui a publié des faits d'amputations congénitales et de strictures annulaires également congénitales observées chez des négrillons et coexistant avec des syndactylies congénitales. Ce sont des faits de strictures et d'exérèses congénitales résultant le plus souvent de constrictions exercées par des brides pseudo-membraneuses de l'amnios qui, en s'enroulant autour des membres ou des doigts, peuvent arriver à les couper complètement, ainsi que le démontrent les observations de Montgomery (7), de Braun, de Simonart, de Schrœder, de Levert, de A. Charpentier (8).

---

(1) Dupouy, *Archives de médecine navale*, 1881, p. 386.

(2) Corre, *Une observation d'Aïnhum à Nossi-Bé*, in *Archives de méd. navale*, 1879.

(3) Collas, *Note sur la maladie décrite sous le nom d'Aïnhum observée chez les Indous.* *Archives de méd. navale*, t. VIII. 1867.

(4) E. Rochard, *Archives de méd. navale*, 1883, t. XXXIX, p. 460.

(5 Crawford, *Edimbourg med. Journal*, juin 1886, p. 1120.

(6) Francisque Guyot, *Archives de méd. navale*, t. XXXII, p. 440, et *Progrès médical*, 7 mai 1881.

(7) Montgomery, *An exposition of the symptoms of pregnancy.* London, 1856.

(8) A. Charpentier, *Traité des accouchements*, 1883, t. I, p. 921.

S'appuyant sur les faits de Guyot et sur ceux de Lannelongue (1), de Menzel (2), de Chancerel, de Verneuil (3) ainsi que de Trélat, Fontan (4), dans son mémoire sur la question de l'Aïnhum, après avoir admis que l'affection peut être congénitale chez les nègres, en arrive à conclure que cette forme congénitale se rencontre chez toutes les races et dans tous les climats et que par conséquent l'Aïnhum n'est pas une maladie spéciale aux races colorées.

Ces mutilations congénitales ne doivent pas être confondues avec l'Aïnhum, qui n'a jusqu'ici été observé que chez des individus de couleur, qui ne s'observe qu'après l'âge de puberté, et peut même commencer pendant la vieillesse.

On n'a pas encore vu l'Aïnhum se produire sur un adulte de race blanche, tandis que les mutilations congénitales, strictures et exérèses telles que celles des cas de Fontan, de Francisque Guyot, Trélat, Proust, Legroux, etc. (voir *Musée de l'hôpital Saint-Louis*, moulages nᵒˢ 908, 1419, 1420 et 1421), ont été maintes fois observées.

On a encore confondu avec l'Aïnhum la sclérodermie symétrique des extrémités, dans sa forme mutilante. L'observation de Mirault d'Angers et l'examen anatomique de Verneuil (5) sur un doigt de la malade qui en fait le sujet, appartiennent à la sclérodermie. C'est avec raison que Coliez (6) qui a publié la fin de l'observation la range dans les sclérodermies. C'est un de ces faits aujourd'hui bien connus de sclérodermie symétrique des extrémités (sclérodactylie) avec arthropathies, atrophies osseuses, sphacèle et mutilation des doigts.

Les causes de l'Aïnhum sont encore inconnues. La lésion est sans retentissement sur l'état général et paraît indépendante d'un état morbide antérieur. Elle commence par la peau et les altérations multiples qu'elle produit sont consécutives à l'étranglement produit par l'anneau fibreux qui va chaque jour se rétrécissant. Ce qui vient à l'appui de l'opinion de ceux qui pensent que la peau est primitivement atteinte, c'est qu'en débridant l'anneau scléreux, perpendiculairement à la direction du sillon, Da Silva Lima (7) a pu arrêter la marche progressive de l'Aïnhum et avoir raison d'espérer la guérison de ses deux opérés.

(1) Lannelongue, *Bulletins de l'Académie de Médecine*, 25 novembre 1881 et *Gazette hebdomadaire*, 1881, p. 757.

(2) Menzel, *Spontane dactylose*, in *Archiv f. klin. Chirurgie*, XVIᵉ vol., p. 667.

(3) Verneuil, *Mémoires de Chirurgie*, t. I, p. 601.

(4) Fontan, *La question de l'Aïnhum*, in *Archives de Médecine navale*, 1882, t. XXXVII, p. 177.

(5) Mirault d'Angers et Verneuil, *Affection singulière et non décrite des doigts et des mains*, in *Gazette hebdomadaire*, 1863, p. 113 et 131.

(6) Coliez, *Du Sclérème des adultes*. Thèse de Paris, 1873, p. 26.

(7) Da Silva Lima, *American Archives of Dermatology*, oct. 1880, p. 377.

Anatomie pathologique. — Les premières études anatomo-pathologiques ont été faites en 1867 par Wucherer, à la demande de Da Silva Lima. Voici ce qu'il a constaté : quand on coupe le pédicule d'un coup de bistouri ou d'un coup de ciseau, la surface de section est concave, ce qui est causé par la rétraction du tissu fibreux.

L'épiderme est épaissi, rugueux. Dans les cas les plus avancés, la première phalange avait entièrement disparu, et de la seconde il ne restait que quelques vestiges osseux. L'altération graisseuse envahit l'extrémité de l'orteil en voie d'amputation spontanée. Les cavités osseuses s'élargissent, se remplissent de larges globules de graisse jaunâtre.

On trouve des amas de cellules embryonnaires et une prolifération de tissu conjectif autour des vaisseaux sanguins.

Moncorvo de Figueiredo (1), Pereira Guimarães (2), Corré de Buenos-Ayres et Pirovano (3) ont constaté les mêmes lésions. Des recherches plus récentes de H. Wile (4), Campbell de Morgan et John Wood (5), Hermann Weber (6), Duhring (7), Cornil (8), Eugène Rochard et Bonnafy (9), de C.-H. Eyles (10), nous fournissent des renseignements positifs sur l'anatomie pathologique de l'Aïnhum.

Les examens microscopiques de Menzel (11) et de Suchard (12), qui sont cités dans la plupart des publications récentes, se rapportent à des mutilations congénitales, et les lésions qu'ils ont décrites sont différentes de celle de l'Aïnhum.

Nous regrettons de n'avoir pu nous procurer une pièce anatomique d'Aïnhum ; c'est d'après les publications des auteurs, dont nous avons donné les indications bibliographiques, que nous avons cherché à décrire l'anatomie pathologique.

L'épiderme est considérablement développé, surtout dans sa couche cornée qui est très compacte, mais cependant facilement séparable en plusieurs plans. Son épaississement, qui peut atteindre jusqu'à 5

(1) Moncorvo de Figueiredo, *Archives de méd. navale*, août 1866, t. XXVI, p. 127.
(2) Pereira Guimarães, *Revista Medica de Rio* et *Arch. de méd. navale*, 1877, t. XXVIII, p. 147.
(3) Corré et Pirovano, *Revista medico-quirurgica*. Buenos-Ayres, 1876.
(4) H. Wile, *Journal of Medical Sciences*, 1884, p. 151.
(5) Campbell de Morgan et John Wood, *Transactions of pathol. Society*, t. XIX, p. 448.
(6) Hermann Weber, *eodem loco*, t. XVIII, p. 277.
(7) Duhring, *The American Journal of Med. Sciences*, 1884, p. 150.
(8) Cornil, *Comptes rendus de la Société de Biologie*, 1869, p. 202.
(9) E. Rochard, *Archives de méd. navale*, 1883, t. 39, p. 460.
(10) C.-H. Eyles, *Histologie de l'Aïnhum*, in *The Lancet*, 25 sept. 1886, t. II, p. 576.
(11) Menzel, *Spontane dactylolyse*, in *Archiv f. klin. Chirurgie*, t. XVI, p. 667.
(12) Suchard, *Bulletins de la Société anatomique*, 1881, p. 690 et *Progrès médical*, 1828, p. 100.

millimètres (Eyles), augmente à mesure qu'on se rapproche du pédicule.

Les prolongements interpapillaires sont les uns très allongés et les autres très élargis ; ainsi que la couche papillaire ils atteignent un volume anormal. Le tissu conjonctif est infiltré de cellules embryonnaires.

Les capillaires des papilles et ceux des couches supérieures du chorion sont très dilatés et remplis de globules du sang. Ces capillaires sont entourés de cellules embryonnaires mélangées de cellules fusiformes en voie d'évolution fibreuse.

La tunique adventice des artères et leur tunique moyenne sont notablement épaissies (H. Wile). L'hyperplasie de la tunique interne peut aller jusqu'au rétrécissement et à l'oblitération des plus petites artérioles (Eyles).

On a souvent constaté que des deux artères collatérales de l'orteil, l'externe restait seule perméable, l'interne étant oblitérée au niveau du sillon.

Les vaisseaux lymphatiques peuvent être très distendus (H. Wile).

Les nerfs ne paraissent pas avoir été suffisamment étudiés ; aucun auteur ne mentionne leur altération.

Les lésions des glandes ne sont pas bien déterminées ; elles varient naturellement suivant l'ancienneté de l'Aïnhum.

La compression par le tissu fibreux de l'anneau amène l'atrophie des glandes sudoripares sous-jacentes à l'étranglement.

Le tissu fibreux envahit graduellement l'espace compris entre l'os et la peau, en confondant dans une même masse le périoste, les tendons et l'hypoderme.

Partout où il y a du tissu fibreux, on le trouve augmenté, et il finit par remplacer tous les autres tissus préexistants.

Les *lésions des os* sont celles de l'ostéite raréfiante. En général, le processus marche régulièrement en partant du périoste. Vers le centre, la destruction de l'os se fait avec beaucoup de rapidité et très irrégulièrement ; l'os se creuse dans presque toute son étendue ; les cavités qui s'y forment se remplissent d'un réticulum de tissu fibreux délicat, avec vaisseaux capillaires et globules de graisse. Le tissu médullaire se vascularise, s'infiltre de cellules embryonnaires et se transforme graduellement en tissu fibreux. En coupant en travers, on ne voit qu'une lame mince et déchiquetée de tissu osseux entourant ce qui paraît être de la moelle, et le pénétrant par des prolongements irréguliers.

Au niveau du sillon, dans sa partie la plus profonde, le réseau muqueux de Malpighi est aminci et les papilles sont complètement atrophiées (Cornil). Le corps papillaire finit brusquement.

Au-dessous le derme et l'hypoderme sont confondus en des faisceaux très serrés de tissu conjonctif mélangé de tissu jaune élastique.

Presque tous les auteurs qui ont fait l'histologie pathologique de l'Aïnhum, H. Wile, Duhring, Eyles, etc., mentionnent la prolifération des fibres élastiques. C'est un caractère important pour différencier cette affection des strictures congénitales. Dans l'examen histologique fait par Suchard sur un pouce de la main d'un négrillon de six semaines, atteint de lésions congénitales multiples, le tissu fibreux tendu transversalement dans le fond du sillon, ayant son maximum d'épaisseur au milieu, était sans mélange de fibres élastiques.

Cette abondance de fibres élastiques dans l'anneau fibreux de l'Aïnhum rapproche cette lésion de la sclérodermie, dans laquelle Forster, Auspitz, Hébra, Duret et Lagrange, l'un de nous (1), etc., ont constaté la prolifération en quantité considérable de fibres élastiques.

Au point de vue anatomo-pathologique, l'Aïnhum pourrait être considéré comme une sclérodermie partielle, linéaire, circulaire, d'origine inconnue, peut-être deutéropathique, chez des sujets prédisposés par la race et par l'hérédité, et consécutive à des traumatismes, à des fissures, à des piqûres d'insectes, etc. Toutes les causes, qui peuvent amener une inflammation chronique, ont été relevées dans un bon nombre d'observations, sans qu'il soit encore possible de déterminer leur action pathogénétique sur l'Aïnhum qui, comme nous l'avons déjà dit, paraît jusqu'à ce jour être une affection spéciale aux races de couleur.

ALOPÉCIE

L'*alopécie* est un état anormal du cuir chevelu ou des parties habituellement couvertes de poils, caractérisé par l'absence ou par la chute des cheveux ou des poils.

La dénudation du cuir chevelu est le plus souvent désignée sous le nom de *calvitie*. Elle peut être naturelle ou accidentelle et d'origine pathologique.

L'alopécie naturelle, celle qui ne reconnaît pas pour cause un état pathologique, peut être congénitale ou sénile.

---

(1) Vidal, *Leçons sur la Sclérodermie*, in *Gazette des hôpitaux*, 10 oct. 1878, p. 939.

I. — ALOPÉCIE CONGÉNITALE.

L'*alopécie congénitale*, extrêmement rare quand elle occupe la totalité du cuir chevelu — si tant est qu'on l'ait observée — est généralement partielle et peut exister sur de larges surfaces. Elle forme des plaques plus ou moins étendues, le plus souvent multiples, parfois uniques, sur lesquelles on remarque l'absence de poils, sans que le cuir chevelu paraisse altéré.

La peau est lisse, unie, mais n'est pas décolorée. Les surfaces dénudées sont à peu près glabres; la loupe y montre un duvet fin et grêle, comme sur le reste de la peau de l'enfant. Il est très rare que ces vestiges de poils soient complètement absents et que l'alopécie soit absolue.

Cet état peut être transitoire, persister pendant la première et la seconde année, mais il y a peu d'exemples qu'il soit prolongé pendant toute la vie.

La nature de l'alopécie congénitale nous est inconnue. La coïncidence fréquente avec des anomalies des dents et des ongles doit la faire considérer comme une dystrophie cutanée. Il n'est pas rare de la voir chez plusieurs individus d'une même famille, et elle est le plus souvent d'origine héréditaire.

Anatomie pathologique. — Nous ne savons que très peu de chose sur l'anatomie pathologique de cette variété d'alopécie : Schede [1] a pratiqué l'examen histologique de morceaux du cuir chevelu excisés sur un garçon de treize ans et une fille de six mois (frère et sœur), atteints d'alopécie congénitale absolue. Dans ces deux cas il constata : que les glandes voisines étaient bien développées et normales; que les rudiments des cheveux étaient représentés par des tubes droits, situés dans les couches profondes de la peau. Ces tubes constitués par une couche de cellules épithéliales cylindriques, tapissés en dedans par une couche de cellules polygonales, et remplis de cellules épithéliales comprimées en espèces de globes épidermiques, lui parurent correspondre à la gaine externe du poil.

Jones et Aitkens [2], en pratiquant l'examen du cuir chevelu d'un sujet atteint d'alopécie congénitale, constatèrent qu'il était transformé en un tissu aréolaire renfermant des cellules graisseuses et un amas de granulations. Çà et là, l'on trouvait des follicules pilo-sébacés altérés. L'épiderme était atrophié.

II. — ALOPÉCIE SÉNILE.

L'*alopécie sénile*, résultat habituel et presque fatal des progrès de l'âge,

[1] Schede, *Langenbecks Archiv für klinische Chirurgie*, t. XIV, p. 158-187.
[2] Jones et Aitkens, *Dublin Journal of medical Sciences*, sept. 1875.

est d'autant plus fréquente et d'autant plus complète que l'on avance davantage vers la vieillesse.

Plus commune chez les hommes que chez les femmes, elle débute en général de quarante à quarante-cinq ans. Progressant très lentement, surtout au début, elle se manifeste d'abord, au sommet de la tête, par une tonsure limitée par des cheveux de plus en plus éclaircis. Elle gagne graduellement, s'étend du vertex vers les régions antérieures, en dénudant les tempes et le front.

Elle est précédée ou accompagnée d'un état de dépérissement du cheveu, qui, devenant de plus en plus mince, s'atrophie et est presque réduit à l'état de duvet.

Il est rare que l'alopécie sénile soit complète et dénude la totalité du cuir chevelu ; le plus souvent la région occipitale et les régions pariétales restent couvertes de cheveux d'autant plus épais qu'ils se rapprochent davantage de la nuque.

Lorsque la calvitie est déjà ancienne, la peau du cuir chevelu forme contraste par sa coloration avec la peau colorée du visage ; elle devient jaunâtre, lisse, luisante ; elle semble amincie, atrophiée et comme tendue sur les os du crâne.

L'alopécie sénile peut être *prématurée*, commencer vers l'âge de vingt-cinq à trente ans (*Alopecia præsenilis*). Dans ce cas elle est ou héréditaire ou symptomatique d'une séborrhée sèche (*Alopecia pityrodes* de Pincus, *Eczema séborrhéique sec* de Unna), que nous étudions plus loin.

Anatomie pathologique. — Les lésions histologiques que l'on peut observer sur des coupes de cuir chevelu atteint d'alopécie sénile varient un peu suivant l'ancienneté, la chronicité de cette alopécie et une foule d'autres circonstances, ainsi que l'a fait remarquer, il y a longtemps déjà, J. Pincus (1).

Suivant Kaposi (2), ces altérations ne se rencontreraient pas sur des têtes devenues récemment chauves, mais seulement sur des cuirs chevelus depuis longtemps dépourvus de cheveux. Aussi Kaposi se demande-t-il si les altérations observées dans le derme sont bien primitives, et si elles ne seraient pas plutôt secondaires à la chute des cheveux.

Suivant Pincus (*loc. cit.*), Michelson (3), l'alopécie sénile est la résultante des altérations vasculaires et en particulier de l'endartérite qui atteint les

---

(1) J. Pincus, *Archives de Virchow*, t. XXXVII, 1866. *Archives de Virchow*, t. XLI, 1867. *Berliner klinische Wochenschrift*, t. VI, p. 356, 1869, et *Berliner Klinische Wochenschrift*, 1875.

(2) Kaposi, *Pathologie und Therapie der Hautkrankeiten*. Wien, 1887, p. 675.

(3) Michelson, *Anomalien der Haarwachsthums in Ziemssens Handbuch der speciellen Pathologie und Therapie*, t. XIV, fasc. 2, p. 112.

vaisseaux cutanés. Les réseaux capillaires du derme et en particulier ceux qui englobent les follicules pilo-sébacés sont en partie détruits.

Ces lésions vasculaires ont pour conséquence une atrophie portant sur les différentes couches de la peau (Pincus, *loc. cit.*). L'épiderme est aminci. Le derme est atrophié, ratatiné, ses faisceaux fibreux sont atrophiés, leurs fibres ont subi çà et là la dégénérescence vitreuse, colloïde ou granuleuse. Çà et là on trouve dans le derme des amas de granulations pigmentaires.

L'hypoderme est également très aminci. Les follicules pileux s'atrophient notablement; cependant leur orifice demeure relativement large, ce qui leur donne l'aspect d'un entonnoir parfois rempli de cellules cornées ou de poils lanugineux. L'on trouve dans certains cas, dans le fond du follicule, des amas de noyaux pigmentés, indiquant une ébauche avortée de formation du poil (Michelson, *loc. cit.*).

Les glandes sébacées résistent longtemps. A une période avancée de l'alopécie on peut encore trouver des glandes sébacées normales. Les glandes sudoripares paraissent également à peine atteintes (Pincus), on trouve assez souvent un amas de cellules embryonnaires autour de leur glomérule (Michelson).

L'un de nous (1) a souvent examiné les nerfs cutanés du cuir chevelu des vieillards, recueillis aussitôt après la mort, et préparés d'après la méthode technique qu'il a indiquée en 1881. Il les a toujours trouvés sains.

Les fibres musculaires de la peau sont conservées, mais d'ordinaire granulo-graisseuses.

III. — ALOPÉCIE PATHOLOGIQUE OU SYMPTOMATIQUE.

L'*alopécie pathologique* ou *symptomatique* comprend toutes les formes causées ou entretenues par un état pathologique général ou local.

L'*alopécie symptomatique de cause générale* est fréquente pendant la période de convalescence de toutes les maladies graves ou de longue durée, alors même que le cuir chevelu n'a été le siège d'aucune éruption. C'est ainsi qu'elle se manifeste souvent à la suite des couches, de la fièvre typhoïde, du typhus, etc. Elle est presque constante pendant la convalescence des fièvres éruptives et surtout pendant celle de la scarlatine.

On la voit encore se produire dans les affections chroniques, comme par exemple chez les phtisiques et chez les sujets épuisés par de longues suppurations.

(1) H. Leloir, *Recherches cliniques et anatomo-pathologiques sur les affections cutanées d'origine nerveuse*, Paris, 1881.

Toutes les causes de débilitation, la misère, les excès, les veilles, peuvent concourir à la provoquer ou à l'entretenir.

Dans la syphilis l'alopécie est un symptôme qui peut à lui seul révéler la maladie, ou tout au moins mettre sur la voie du diagnostic. C'est à la période secondaire, en même temps que la roséole, les papules et les adénopathies, qu'elle se manifeste.

Les cheveux deviennent ternes, lanugineux, secs et cassants et tombent à la moindre traction.

La chute qui éclaircit, par clairières, toute l'étendue du cuir chevelu et tend à le dénuder, est en général plus active sur les régions du sommet de la tête, du front et des tempes. Elle peut parfois être générale, produire une calvitie complète, l'alopécie des sourcils, de la barbe et des autres régions velues.

L'alopécie symptomatique de cause locale est produite, dans un très grand nombre de cas, par une affection cutanée du cuir chevelu.

Passagère dans les affections qui ne détruisent pas les bulbes pileux comme l'érysipèle, comme la dermatite exfoliatrice. comme l'eczéma aigu, l'impétigo, la trichophytie tonsurante (teigne tondante) et dans le plus grand nombre des cas de pelade, elle peut être généralisée et devenir même irrémédiable dans les formes décalvantes de la pelade, abandonnées à elle-même pendant des mois et des années (voy. PELADE).

Les affections qui atteignent le bulbe pileux, telles que les inflammations péri-folliculaires, l'acné pilaire, les folliculites sycosiformes, en détruisant la papille, produisent des alopécies partielles, d'étendue proportionnelle à celles de la lésion. C'est ainsi que se fait l'alopécie de la lèvre supérieure dans la folliculite agminée sycosiforme (eczéma sycosiforme, impétigo sycosiforme), dans les variétés d'acné pilaire de la barbe et en particulier dans cette forme lupoïde que les dermatologistes américains nomment *Lupoïd acne* (voy. FOLLICULITES). C'est également en détruisant le follicule que le lupus vulgaire, le lupus érythémateux, la morphée, et que le favus (*l'achorion Schœnleini* envahissant l'épaisseur du derme), déterminent l'alopécie avec formation d'un tissu cicatriciel (voy. LUPUS VULGAIRE, LUPUS ÉRYTHÉMATEUX, MORPHÉE, FAVUS).

L'alopécie d'origine nerveuse sera étudiée aux articles : DERMATONEUROSE et PELADE sous le nom de *Péladoïde trophonévrotique*, d'après la dénomination qui lui a été donnée par l'un de nous (1).

Alopécie pityriasique. — *Alopécie pityrodes* (Pincus). — *Séborrhée sèche* (Hébra). — *Alopécie furfuracée* (Kaposi). — *Pityriasis capitis* (De-

(1) H. Leloir, *Pelade et Peladoïdes.* Bulletin de l'Académie de médecine, 1888.

vergie). — La séborrhée du cuir chevelu, et surtout la séborrhée sèche, est une des causes les plus fréquentes de la calvitie prématurée. Vers l'époque de la puberté, chez les individus ayant une disposition héréditaire, mais plus généralement de trente à quarante. ans, chez ceux qui ont encore, ou qui ont eu une chevelure assez abondante et parfois assez grasse, on observe d'abord des démangeaisons, puis une tendance de plus en plus marquée à la sécheresse des cheveux et de la peau. La prédisposition de ceux qui, comme les rhumatisants, transpirent facilement et dont la tête est souvent couverte de sueur est manifeste.

Des démangeaisons plus ou moins vives, plus ou moins fréquentes, réveillées par les écarts de régime, par les veilles, par toutes les causes excitantes, sont, avec la sécheresse de la peau, les premiers symptômes observés. Bientôt cette sécheresse se manifeste par une très fine desquamation furfuracée, dont les petites squames se détachent, soit spontanément, soit sous l'action du grattage ou sous celle du peigne ou de la brosse, et tombent sur les vêtements ou restent parsemées dans la chevelure.

A mesure que l'affection devient plus ancienne, elle tend à s'étendre. Partie du vertex, elle atteint les régions antérieures de la tête et s'avance graduellement et symétriquement vers les régions temporales. Les démangeaisons deviennent souvent plus fréquentes et plus prononcées ; la desquamation pityriasique est de plus en plus active, les cheveux deviennent secs, cassants et, deux ou trois ans après le début de l'affection, ils commencent à tomber dans les régions atteintes, tandis qu'aux régions occipitales et pariétales ils restent abondants avec apparence saine du cuir chevelu.

Quelques années plus tard, la chute des cheveux continuant, on les voit s'éclaircir de plus en plus sur les régions atteintes, et le cuir chevelu dégarni devient apparent. Non seulement les cheveux tombent, mais bien plus ils s'atrophient et se réduisent à un duvet de plus en plus fin et court, jusqu'à ce que la peau devenue presque glabre ou même tout à fait chauve paraisse luisante et amincie. Dans ces cas il y a, en même temps que la séborrhée sèche, une alopécie prématurée par lésion des follicules pileux.

Il n'est pas rare de voir sur le front, sur les points en contact avec la coiffure, et aussi sur le sommet ou sur d'autres points de la tête, des éruptions érythémateuses ou eczémateuses d'autant plus fréquentes que le sujet prend moins de soins de propreté.

Quand la séborrhée et la chute des cheveux durent depuis plusieurs années, depuis huit ou dix années et plus, il n'est guère à espérer de voir repousser de nouveaux cheveux, et la calvitie devient définitive.

L'alopécie symptomatique de la séborrhée concrète et de l'eczéma séborrhéique (de Unna) sera étudiée aux articles Eczéma et Séborrhée.

Anatomie pathologique. — L'anatomie pathologique de cette affection a été l'objet de mémoires importants de la part. de J. Pincus (1), de Malassez (2) et de Chincholle (3).

C'est sur ces travaux et en particulier sur les belles recherches de Malassez, dont nous avons pu constater l'exactitude au point de vue anatomo-pathologique, dans des recherches faites également par nous sur ce sujet, que nous appuierons en grande partie notre description.

L'épiderme du cuir chevelu, dans l'alopécie pityriasique au premier degré, ne présente que les altérations du pityriasis. Sa couche cornée est

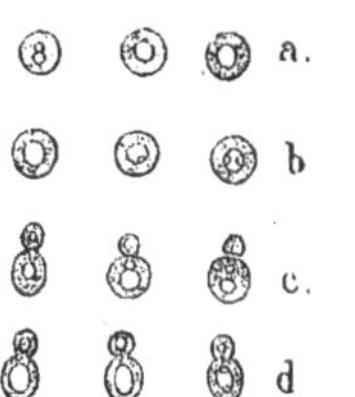

Fig. 4. — Spores de Malassez isolées.

a, spores rondes, pleines; *b*, les mêmes, vides; *c*. spores bourgeonnantes, pleines; *d*, les mêmes, vides. — Grossissement de 1000 diamètres.

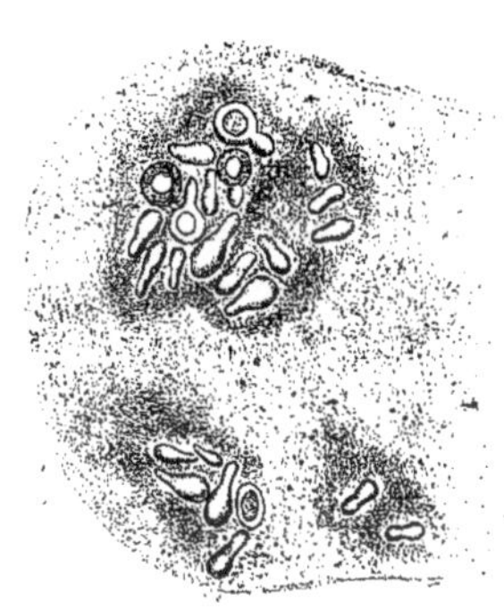

Fig. 5. — Cellule épidermique du cuir chevelu affecté d'alopécie pityriasique, couverte de spores (d'après Malassez).

dissociée, infiltrée de spores. Nous avons pu constater qu'un certain nombre des cellules des régions profondes de la couche cornée avaient conservé leur vitalité comme l'indiquait la coloration en rose de leur protoplasma, l'existence d'un noyau nettement coloré en rouge, dans les préparations teintes au moyen du picro-carmin.

Ce sont là d'ailleurs des lésions appartenant aux processus desquamatifs, ainsi que nous l'avons montré en 1882 (4).

Nous avons pu en outre, dans un certain nombre de cas, constater une grande diminution, voire même la disparition de la couche granuleuse et de l'éléidine que renferme cette couche.

(1) J. Pincus, *Archives de Virchow*, 1866, 1867, 1875.

(2) Malassez, *Note sur l'anatomie pathologique de l'alopécie pityriasique* et *Note sur le champignon du pityriasis simple*, in *Archives de physiologie*, 1874.

(3) Chincholle, *Thèse de Paris*, 1874.

(4) H. Leloir et E. Vidal, *Note sur l'histologie du psoriasis. Société de biologie*, 1882, et H. Leloir, *Éléments d'histologie cutanée normale appliquée à l'étude des lésions élémentaires de la peau*, in *Bulletin médical du Nord*, juillet 1886.

Le *parasite* qui infiltre l'épiderme et qui, d'après Malassez qui l'a décrit le premier, jouerait un grand rôle dans la production des squames épidermiques (1), est formé uniquement de spores. Ces spores sont en

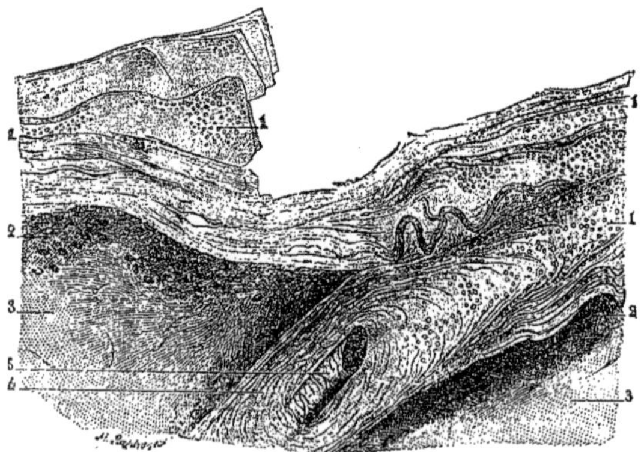

Fig. 6. — Coupe perpendiculaire de la peau affectée d'alopécie pityriasique (250 diamètres. d'après Malassez).

1, couche cornée de l'épiderme se dissociant en lamelles infiltrées de spores; 2, corps muqueux ; 3, derme ; 4, partie supérieure d'un follicule pileux dilaté par des squames pityriasiques; 5, cheveu atrophié.

général allongées et bourgeonnantes ; les plus volumineuses ont de 4 à 5 μ. dans leur plus grand diamètre, et présentent une largeur de 2 μ à 2,5 μ. Les plus petites ont seulement une longueur de 2 μ. Elles siègent dans la

(1) L'origine parasitaire de cette variété d'alopécie n'est pas admise par tout le monde, malgré les recherches de Malassez. Beaucoup de dermatologistes considèrent le champignon de Malassez comme un accident et non comme une cause de la maladie. Pour eux, cette alopécie serait due à une dystrophie fibro-conjonctive du tégument crânien, sur laquelle le champignon de Malassez végéterait, plutôt comme une conséquence accidentelle que comme une cause du mal. L'un de nous en particulier a, dans ses leçons sur le pityriasis (E. Vidal, *Du pityriasis*, in *Progrès médical*, 1877), insisté sur ce fait que l'on rencontre des spores ayant des caractères absolument identiques à ceux de Malassez dans une foule d'autres circonstances. « On les trouve dans les squames, dans les croûtes, dans tous les produits d'élimination d'affections cutanées; vous les verrez végéter sur la surface de la peau saine, et M. Nystrom les a même trouvées sur le linge humide. » (E. Vidal, *loc. cit.*)

Toutefois, l'on ne doit pas oublier que l'eczéma séborrhéique si magistralement décrit par Unna (*Das seborrhoische Eczem. Monatshefte für praktische Dermatologie*, 1887), lequel siège et débute si souvent au niveau du cuir chevelu, paraît être en relation intime avec cette variété d'alopécie. Or l'origine parasitaire de cet eczéma séborrhéique semble aujourd'hui démontrée depuis les recherches de Unna.

Notons en outre que Lassar et Bishop (*Die Uebertragbarkeit der alopecia præmatura. Monatshefte für praktische Dermatologie*, 1882, p. 131) auraient reproduit l'alopécie chez des cobayes et des lapins, en enduisant ces animaux avec une pâte faite avec des squames recueillies sur la tête d'un sujet atteint de cette affection. De nouvelles expériences nous paraissent d'ailleurs devoir être entreprises dans ce sens.

couche cornée de l'épiderme qu'elles irritent, entre les cellules qu'elles dissocient.

Malassez a insisté sur ce point qu'elles pénètrent dans les follicules pileux, mais seulement au voisinage du point d'émergence du poil et peu profondément. Elles ne descendent pas au delà de l'orifice des glandes sébacées.

D'après Malassez, l'alopécie proviendrait : 1° de l'action mécanique du champignon qui dissocie les lamelles épithéliales ; 2° de l'irritation de l'épiderme par ce champignon et de la desquamation incessante qui en est la conséquence ; 3° de l'obstruction de la partie du follicule pileux sus-jacente à l'orifice des glandes sébacées annexes, laquelle empêcherait l'accroissement régulier du poil et déterminerait secondairement une irritation du follicule, surtout dans les parties voisines du bulbe. Au niveau de ces régions voisines du bulbe, la paroi du follicule subirait d'abord une hypertrophie ascendante amenant une diminution du calibre du poil (deuxième période de l'alopécie), et finalement une oblitération du follicule : « Cette oblitération du follicule qui survient à la troisième période de l'alopécie, *marche de bas en haut, de la papille vers l'orifice cutané*, elle est due moins à l'accolement des parois qu'au développement intra-cellulaire d'un tissu de nouvelle formation. Ce tissu est tout d'abord pauvre en fibrilles et se rapproche assez du tissu muqueux, il possède des vaisseaux assez volumineux qui suivent l'axe du follicule et semblent n'être plus qu'un prolongement de ceux de la papille... ; plus tard ce tissu s'organise en tissu fibreux dense et homogène ; le follicule n'est plus qu'un cordon fibreux dans lequel plus rien n'indique l'existence d'une cavité antérieure (1). »

Par suite de l'atrophie croissante des cavités folliculaires, les cheveux diminuent peu à peu de longueur ; leur bulbe se rapproche de plus en plus de la surface cutanée (Malassez).

Bientôt leur diamètre lui-même devient de plus en plus petit, et ce ne sont plus alors seulement des « Spitzenhaare » ou cheveux courts et de courte durée que produit le follicule, mais des poils follets et lanugineux (Pincus), qui disparaissent à leur tour quand le follicule pileux est détruit dans le dernier stade de l'affection.

« La structure des cheveux est également modifiée, la couche épidermique persiste, mais la substance corticale perd plus ou moins son pigment, la moelle disparaît, et le bulbe change complètement d'aspect. » (Malassez.)

(1) Malassez, *Note sur l'anatomie pathologique de l'alopécie pityriasique*, in *Archives de physiologie*, 1874, p. 472.

On ne trouve jamais de spores dans l'intérieur du cheveu : le parasite ne pénètre jamais celui-ci.

Le *derme* ne présente aucun changement appréciable dans le premier stade de l'alopécie (Malassez). Dans le deuxième stade, il s'atrophie au contraire notablement.

Il est probable que cette altération du follicule qui se fait de bas en haut explique en partie pourquoi l'atrophie du derme se fait de bas en haut, comme Pincus l'avait déjà remarqué il y a longtemps.

Cette atrophie, bien étudiée par Pincus, réduit le derme aux deux tiers de son épaisseur dans le deuxième degré du mal, et à la moitié de son épaisseur dans le troisième degré de la maladie.

La surface libre du derme perd son apparence papillaire, d'où l'aspect lisse et comme tendu que présente la peau du cuir chevelu : les faisceaux conjonctifs du derme s'épaississent, deviennent plus rigides ; les fibres élastiques deviennent plus abondantes ; les faisceaux musculaires de la peau diminuent notablement.

Les *glandes sébacées* paraissent hypertrophiées dans les premiers stades de l'affection, ce qui expliquerait la séborrhée.

Dans les stades ultimes, Malassez les a souvent trouvées fortement atrophiées.

Malassez a au contraire constaté, et nous avons pu constater après lui une augmentation de volume des *glandes sudoripares* : « Ce n'est pas seulement le glomérule qui est devenu plus volumineux, les tubes eux-mêmes ont augmenté de diamètre. » (Malassez, *loc. cit.*, page 475.)

Il est bon de rapprocher ce fait des recherches récentes de Unna sur la séborrhée (1). L'on sait que Unna fait jouer un rôle majeur aux glandes sudoripares du cuir chevelu, dans la sécrétion de la matière grasse qui enduit la tête des sujets atteints de cette affection.

Tout ceci expliquerait peut-être pourquoi les malades, atteints ou devant être atteints de cette variété d'alopécie, présentent si souvent des sueurs exagérées au niveau du cuir chevelu.

L'*hypoderme*, le tissu graisseux sous-dermique s'épaississent notablement (Pincus). Les faisceaux conjonctifs deviennent plus épais, leurs mailles se rétrécissent. Il en résulte que le derme se trouve fixé plus solidement aux parties sous-jacentes par cette espèce de processus d'induration (Pincus).

Les *vaisseaux* ne paraissent pas altérés, contrairement à ce qui s'observe dans l'alopécie sénile (Pincus).

Quant aux *nerfs*, ceux-ci, examinés d'après la méthode technique in-

(1) Unna, *Wass wissen wir von der Seborrhöe?* in *Monatshefte für praktische Dermatologie*, 1887.

diquée par l'un de nous (Leloir, *loc. cit.*), nous ont toujours paru absolument sains.

ANÉMIE CUTANÉE

L'anémie cutanée est un symptôme commun à un grand nombre d'états physiologiques ou pathologiques. Suivant qu'elle dépend d'une cause d'anémie générale ou d'un trouble local dans la circulation, elle est générale ou partielle.

I, — ANÉMIE CUTANÉE GÉNÉRALE.

Dans l'anémie totale de la peau, comme dans celle de tous les autres organes, il y a tantôt une diminution de la masse du sang en circulation dans les vaisseaux (*olighémie*), tantôt un abaissement plus ou moins considérable du nombre des globules rouges, la quantité du sérum restant normale, ou même étant augmentée (*aglobulie* ou mieux *hypoglobulie*).

Dans l'état syncopal, dans la frayeur confinant à la lipothymie, à la suite des hémorrhagies abondantes, les capillaires de la peau n'étant plus remplis par le liquide sanguin, le tégument se décolore, pâlit, prend une teinte blanchâtre, tirant plus ou moins sur le jaune, parfois couleur de cire, parfois même cadavérique. La peau est moins turgescente qu'à l'état normal. Elle se ride à la suite des maladies aiguës graves, dont l'insuffisance de nutrition est la conséquence inévitable. Dans les affections chroniques, dans la tuberculose, dans la leucocythémie, dans la diathèse cancéreuse, etc., la peau anémiée est d'un blanc plus ou moins jaunâtre, d'un blanc sale, ou d'une teinte terreuse : elle peut devenir sèche et rude (*xérodermie*), ou bien s'humecter d'une sueur froide. Quand la sécheresse est très marquée, l'épiderme se desquame en petites lamelles furfuracées, sèches ou grasses, qui donnent à la peau cette teinte grisâtre ou bistrée, cet aspect sale, terreux, caractéristique de l'état de cachexie.

Dans la chlorose, qui est le type de l'hypoglobulie, la coloration de la peau est jaune cire vierge ou parfois même jaune verdâtre.

Souvent la température est abaissée, comme par exemple dans l'état syncopal, pendant ou après des hémorrhagies abondantes, etc. Souvent aussi on constate des troubles de la sensibilité qui généralement est diminuée.

II. — ANÉMIE CUTANÉE PARTIELLE.

L'anémie partielle est toujours due à un resserrement des vaisseaux, soit par action mécanique, soit par une influence vaso-motrice exagérant le tonus vasculaire. Elle peut être limitée à une partie du corps, à un membre, à une portion de membre, par exemple sous la compression d'un agent constricteur, d'un bandage, etc. L'application de la bande d'Esmarch en offre l'exemple le plus saisissant.

On peut la faire naître sous la pression du doigt, alors même que la peau était antérieurement hyperhémiée ; cette anémie partielle provoquée, qui cesse dès que la pression n'est plus exercée, est un caractère clinique qui aide à distinguer les hyperhémies des inflammations.

L'application prolongée d'un corps froid fait pâlir la peau et la rend exsangue ; c'est le premier degré de la congélation. Cette décoloration est aussi complète que possible lorsqu'on fait l'anesthésie locale ; une tache anémique, d'un blanc mat, indique le commencement de congélation de la peau. Il y a dans ce cas une double cause d'anémie : le refroidissement agissant directement sur les capillaires et une action réflexe sur les nerfs vaso-constricteurs.

Les expériences de Letamendi (1) que l'un de nous a répétées souvent et a modifiées le démontrent surabondamment (2). Quand l'anesthésie locale a été poussée à un certain degré, lorsque la partie soumise à la pulvérisation d'éther rougit, en se couvrant d'un givre produit par la congélation de la vapeur d'eau de l'air ambiant, une incision, une piqûre et même un choc, provoque l'excitation des vaso-constricteurs et fait apparaître instantanément la tache blanche caractéristique de l'anémie par congélation.

Toutes les fois que l'anémie locale se manifeste spontanément, elle peut être attribuée à un trouble de l'innervation. Les recherches physiologiques de Vulpian (3) ont démontré que l'anémie partielle de la peau, dont le phénomène, dit du doigt mort, est un des plus typiques, se rattache à une excitation des vaso-constricteurs. Les capillaires, par exagération du tonus vasculaire, se contractent spasmodiquement, se vident de sang ; la peau pâlit, s'affaisse, se ride et devient froide et insensible (*ischémie*).

<hr>

(1) Letamendi, *Independencia medica* de Barcelone, 1ᵉʳ et 11 mai 1875. — *Analyse*, par Cardenal, in *Archives de physiologie*, 1875, p. 769.

(2) E. Vidal, *Contribution à l'étude de l'anesthésie locale par l'éther; moyens de l'obtenir rapidement*, in *Bulletin de la Société de biologie*, 19 mai 1883, p. 374.

(3) Vulpian, *Leçons sur l'appareil vaso-moteur*. Paris, 1875.

C'est ce que nous avons vu se produire sous l'influence du froid, ce qu'on peut provoquer avec un courant électrique, c'est ce que peut déterminer la lésion d'un nerf ou bien encore un trouble de l'innervation, comme dans l'hystérie, comme on le voit encore sous l'influence d'une vive douleur et même d'une émotion. C'est cette constriction vasculaire par action réflexe sur les vaso-constricteurs qui rend compte du phénomène de la syncope ou asphyxie locale des extrémités, comme l'a très bien établi Maurice Raynaud (1) dans plusieurs de ses publications.

L'œdème quelle qu'en soit la cause : état dyscrasique, gène circulatoire, albuminurie, diathèse strumiprive ou myxœdème, etc., s'accompagne toujours d'anémie cutanée; elle est aussi un des symptômes de l'œdème partiel, même dans ses formes les plus aiguës et les plus fugaces, comme dans celui des élevures blanches (pomphi) de l'éruption d'urticaire.

Anatomie pathologique. — L'anémie cutanée est caractérisée, au point de vue anatomique, par l'absence plus ou moins complète de sang dans les vaisseaux cutanés (*olighémie, ischémie*), ou par la diminution de la matière colorante du sang, que celle-ci provienne de la diminution du nombre des globules rouges du sang ou de l'hémoglobine qu'ils renferment (*leucémie*).

L'anémie cutanée ne constitue pas à proprement parler une lésion de la peau.

L'on conçoit cependant, en se plaçant au point de vue de l'anatomie pathologique générale, que l'anémie puisse, en se prolongeant, amener des troubles nutritifs dans les éléments cellulaires de la peau, conduire à une série d'altérations qui, débutant par l'atrophie, peuvent aboutir au terme ultime nécrose.

Ces troubles nutritifs sont une des causes de la sécheresse de la peau, avec desquamation épidermique, que l'on observe chez les sujets cachectiques, épuisés (*Pityriasis tabescentium*).

La décoloration de la peau déterminée par l'anémie due à l'absence plus ou moins complète du sang dans les vaisseaux cutanés s'explique facilement.

Il n'en est pas de même des taches jaunâtres ou verdâtres que présente la peau dans les anémies dues à une diminution de la matière colorante du sang (anémie dyscrasique).

(1) Maurice Raynaud, *De l'asphyxie locale et de la gangrène symétrique des extrémités* (*Thèse inaugurale*. Paris, 1862). — Article *Gangrène symétrique des extrémités*, in *Nouveau dictionnaire de médecine et de chirurgie pratiques*, 1872, t. XV, p. 636. — *Nouvelles recherches sur la nature et le traitement de l'asphyxie locale des extrémités*, in *Arch. générales de méd.*, 1874, p. 5 et suiv.

Dans ces cas, le sang se comporte au point de vue spectroscopique comme une solution faible d'hémoglobine.

Or les expériences spectroscopiques de Preger ont montré que les solutions concentrées d'hémoglobine ne laissent passer que les rayons rouges du spectre, tandis que les solutions diluées d'hémoglobine laissent, au fur et à mesure de leur dilution, passer les rayons verts et jaunes du spectre.

Telle serait la cause de la coloration verdâtre et même jaunâtre de la peau dans certaines anémies dyscrasiques.

ANTHRAX. — *Voy*. Furoncle.

ATROPHIE CUTANÉE

L'atrophie de la peau peut être générale ou partielle.

I. — ATROPHIE GÉNÉRALE.

Le type le plus ordinaire est fourni par les modifications qui se font dans la texture de la peau en avançant vers la vieillesse. La régression de ses parties constituantes amène graduellement l'atrophie du tissu cellulaire sous-cutané, du derme et de ses différents éléments. La peau amincie perd son élasticité ; au lieu d'être tendue, comme elle l'est dans la jeunesse, elle devient flasque, se plisse facilement, conserve les plis et forme des rides persistantes. Elle se décolore, prend des teintes jaunâtres, tirant plus ou moins sur le brun, suivant les sujets. Elle est sèche, rude au toucher et souvent elle devient le siège d'une desquamation furfuracée plus ou moins active (xérodermie des vieillards).

Anatomie pathologique. — Dans l'atrophie cutanée sénile on constate un amincissement assez notable, parfois même très prononcé de la peau (Cruveilhier, *Traité d'anatomie*), amincissement et atrophie qui, ainsi que l'ont fait remarquer Virchow (*loc. cit.*), Charcot (*Traité des maladies des vieillards*), correspondent aux métamorphoses tout à fait analogues que subissent les autres organes dans la vieillesse et sont la conséquence du marasme cellulaire sénile.

On observe, au niveau du derme, les modifications suivantes à un degré plus ou moins prononcé : les papilles dermiques sont atrophiées, aplaties, ratatinées ; les faisceaux du tissu conjonctif qui tend à se scléroser présentent assez souvent des granulations pigmentaires ; les lacunes du tissu conjonctif sont souvent moins nettes, moins prononcées qu'à l'état normal ; il y a là une véritable atrophie du système lacunaire lymphatique du derme, surtout frappante lorsqu'on compare la peau d'un vieillard à celle d'un enfant (1).

. Comme l'a bien montré Patenostre (2) dans un travail fait sous la direction de Bouchard, les fibres élastiques du derme présentent des altérations notables : elles se fendillent, se brisent, et peuvent même, en se fragmentant en granulations, prendre l'aspect d'un pointillé assez serré. Ces altérations des fibres élastiques nous rendent compte de la perte d'élasticité de la peau des vieillards.

Les lésions de dégénérescence signalées dans le derme des vieillards par différents auteurs sont excessivement rares. Lorsqu'on les rencontre elles ne s'observent qu'en quelques points des préparations, et ne nous paraissent guère pouvoir être élevées au rang de *variétés* de l'atrophie sénile. Ce sont là plutôt des complications très rares dont la pathogénie est fort complexe. Tel est le cas de la dégénérescense colloïde de la peau des vieillards de Rokitansky (3) et Virchow (4), que O. Weber (5) a étudiée sous le nom de dégénération amyloïde, et que Neumann (6) a ensuite appelée gonflement vitreux.

Il en est de même de la dégénérescence graisseuse du derme, que l'on n'observe guère qu'en cas de dégénérescence athéromateuse des artères (Bouchard, Patenostre).

Quant aux dégénérescences troubles du derme, à petits grains et à gros grains, décrites par Neumann (*loc. cit.*), nous avouons ne les avoir jamais observées, tout au moins comme cet auteur les décrit et nous nous demandons s'il ne s'agit pas, dans ce cas, d'altérations des fibres élastiques analogues à celles étudiées par Patenostre.

Les lésions du tissu cellulaire sous-cutané sont très variables suivant

(1) Cette atrophie du système lacunaire lymphatique du derme chez le vieillard, cette hypertrophie du même système chez l'enfant, doit évidemment expliquer en grande partie les différences qui existent chez l'un et chez l'autre, au point de vue de l'absorption et en particulier de l'inoculation des microbes pathogènes, comme l'un de nous y a insisté dans ses leçons (Voir Leloir, *Leçons sur le lymphatisme, la scrofule et la tuberculose*, in *Bulletin médical*, 1888).

(2) Patenostre, *Etude sur les altérations de la peau chez les vieillards*. (Thèses de Paris, 1877).

(3) Rokitansky, *Pathologische Anatomie*, 1859.

(4) Virchow, *Spec. Path. und Therapie*, t. I, p. 306.

(5) O. Weber, *Handbuch der allgemeinen Chirurgie von Pitha und Billroth*, 1865, p. 349.

(6) Neumann, *Lehrbuch der Hautkrankeiten*, 1880, p. 410 et suivantes.

les cas. Les cellules graisseuses sont atrophiées ou même ont complètement disparu. Nous avons parlé d'ailleurs plus haut des lésions de l'hypoderme à propos de l'alopécie sénile.

Les fibres musculaires lisses sont atrophiées, granuleuses, ce qui
explique, avec les lésions des fibres élastiques, la diminution de contractilité de la peau chez les vieillards et les rides et plis qui en sont la
conséquence.

Les vaisseaux sanguins présentent des altérations notables. Les artérioles sont rétrécies, leurs parois sont souvent malades, athéromateuses,
et leur fragilité explique peut-être la production des taches ecchymotiques
limitées que l'on observe parfois, sur le dos des mains et la surface
d'extension des avant-bras chez les vieillards (Bouchard, Patenostre).

Les veinules au contraire sont souvent dilatées d'une façon anormale,
ce qui paraît tenir à l'altération de leurs fibres musculaires lisses.

Les nerfs cutanés paraissent notablement atrophiés. Nous n'avons pu
cependant y trouver de signes de névrite parenchymateuse. Les papilles
nerveuses ont subi une atrophie des plus remarquables et des plus
frappantes. Ces altérations du système nerveux rendent évidemment
compte de la diminution de la sensibilité cutanée que l'on observe chez
les vieillards.

Les lésions des poils et follicules pileux ont été étudiées plus haut à
propos de l'alopécie sénile. Elles consistent en général en une atrophie du
bulbe pileux.

Les glandes sébacées présentent des altérations notables qui rendent
compte de l'état de sécheresse de la peau des vieillards. Elles sont en
général atrophiées quand elles se rendent à un poil de duvet; elles peuvent
aussi dans ce cas s'enkyster et donner lieu à la formation de grains de
milium. Quand le poil est gros, les glandes sébacées sont fréquemment
normales ou même hypertrophiées; elles peuvent parfois, dans ce cas,
s'enkyster et donner lieu à la production de véritables kystes sébacés. Les
glandes sébacées sont assez souvent hypertrophiées quand le poil est
tombé.

Les altérations des glandes sudoripares ne paraissent pas être en
rapport avec la diminution de la sueur et la sécheresse de la peau des
vieillards. Quelques auteurs ont signalé un déplacement de l'orifice
glandulaire, en particulier au niveau des glandes de la peau du front, qui
allonge le trajet du conduit glandulaire [Kölliker (1), Neumann (2)].

Neumann, Patenostre ont décrit dans le conduit excréteur des glandes

(1) Kölliker, *Microscopische Anatomie*, t. II, 1850.
(2) Neumann, *loc. cit.*

sudoripares des masses brunâtres ou jaunâtres qui les obstruent et qui paraissent être composées de cellules épithéliales nécrosées du conduit glandulaire, ou de la sueur altérée. Cependant ces lésions ne paraissent pas suffisantes pour expliquer la diminution de la sueur chez les vieillards, et peut-être l'examen histologique des nerfs glandulaires pourrait-il fournir quelques données utiles sur cette question.

Ces modifications de la structure du derme s'accompagnent toujours d'altérations également très nettes du côté de l'épiderme.

La couche cornée est souvent épaissie et se desquame.

La couche granuleuse est moins chargée d'éléidine qu'à l'état normal et souvent très amincie. La couche de Malpighi est amincie, aplatie, ratatinée, et ses prolongements interpapillaires sont très peu accentués ou manquent totalement.

La couche des cellules perpendiculaires et les couches profondes des cellules du corps de Malpighi sont souvent assez fortement pigmentées, ce qui explique les teintes brunâtres que prend en général la peau des vieillards.

Outre ces différentes lésions, il se forme parfois sur la peau sénile des productions verruqueuses plates recouvertes d'un épiderme corné assez épais.

II. — ATROPHIE CUTANÉE PARTIELLE.

L'atrophie cutanée partielle comprend plusieurs variétés :

A. — L'atrophie partielle idiopathique;

B. — Les stries atrophiques et les vergetures;

C. — L'atrophie partielle symptomatique d'une lésion d'origine nerveuse centrale ou périphérique.

A. Atrophie partielle idiopathique. — C'est une affection rare qui n'occupe le plus souvent que des points limités de la peau, sous forme de taches blanchâtres, jaunes ou d'un brun clair, arrondies ou ovalaires, dont le diamètre le plus ordinaire varie entre celui d'une pièce de 2 francs et celui d'une pièce de 5 francs, mais dont quelques-unes peuvent atteindre de 5 à 6 centimètres de longueur. Les plus récentes et les plus petites sont blanchâtres, les plus anciennes et les plus grandes prennent une teinte brunâtre.

Le tégument sous-jacent est aminci, réduit à la moitié, au tiers de son épaisseur normale et, lorsqu'on le pince entre les doigts, paraît aussi mince qu'une peau de gant. Il est flasque, se ride facilement, paraît parfois comme plissé, et laisse voir très apparent le relief des veines qu'il recouvre. On ne peut en suivre le trajet que sur les plaques atrophiées ; tout autour ces veines disparaissent sous la peau saine.

Sur la même malade, une jeune fille de treize ans et demi, nous avons compté plus de vingt de ces plaques d'atrophie cutanée. Sur l'une d'elles qui occupait le cuir chevelu, l'alopécie était complète.

Sur toutes, la sensibilité était conservée.

Une variété d'atrophie partielle idiopathique, congénitale ou acquise, beaucoup plus rare, peut occuper des surfaces encore plus étendues et la presque totalité de la peau. Nous n'en connaissons que quatre cas. Le premier a été observé par Buchwald (1) sur un homme de trente-six ans. L'atrophie avait débuté à l'âge de vingt et un ans ; elle occupait les deux cuisses et était très prononcée aux genoux.

Le second cas est dû à Behrend (2), c'est celui d'un enfant de dix-sept mois atteint d'une atrophie cutanée congénitale occupant tout le corps, à l'exception des fesses.

Le troisième publié par Touton (3) a été observé par lui sur un homme de cinquante-sept ans. L'atrophie avait débuté vers l'âge de trente-cinq ans par les extrémités inférieures et supérieures et s'étendait vers la racine des membres.

Le quatrième est celui qui a été relaté par Alexis Pospelow (4). Il a trait à une femme de cinquante ans. L'atrophie cutanée avait commencé à l'âge de dix-sept ans, à la suite d'un refroidissement et occupait tout le membre supérieur gauche, y compris l'épaule et la main, et du même côté la cuisse, le genou, la région jambière et le pied. Au dire de la malade, l'atrophie cutanée du membre inférieur aurait commencé plusieurs années après celle du membre supérieur.

Dans ces cas la peau amincie, jaunâtre ou brunâtre, est réduite à l'épaisseur d'une feuille de parchemin et devient si flasque qu'elle se plisse en rides très nombreuses, comme on le voit sur le dessin qui accompagne l'observation de Pospelow.

Ces quatre observations ont été prises sur des sujets en apparence bien portants ; c'est ce qui a permis de supposer que l'atrophie était idiopathique. Nous ne connaissons encore aucun cas de ce genre, dans lequel

(1) Buchwald, *Ein Fall von diffuser idiopathischer Haut-Atrophie. Viertel. f. Dermat. u. Syph.*, 1883, p. 553.

(2) Behrend, *Ein Fall idiopathischer angeborner. Haut-Atrophie. Berlin. Klin. Woch.*, 1885, n. 6, p. 88.

(3) Touton, *Ein Fall von erworbener idiopathischer Atrophie der Haut. Deutsche medicin. Wochensch.*, 1886, p. 118.

(4) Pospelow, *Cas d'une atrophie idiopathique de la peau. Annales de dermatologie et de syphiligraphie*, 1886, p. 505, avec une planche.

on ait eu l'occasion d'examiner les centres nerveux. Nous ne serions pas étonnés qu'une étude plus complète puisse permettre, dans un avenir prochain, de ranger ces atrophies cutanées dans les lésions trophiques dépendant d'une altération du système nerveux, à côté de celles que nous étudierons plus loin.

Anatomie pathologique. — Pospelow a pratiqué l'examen histologique d'un morceau de peau excisé sur sa malade et a constaté une atrophie notable de toutes les couches de la peau (épiderme, derme), des follicules pilo-sébacées, et des muscles du chorion. Les artères étaient saines ainsi que les nerfs. Les veines étaient dilatées et leurs parois tuméfiées.

Les lésions histologiques de la peau, au niveau des *stries ou taches d'atrophie partielle dite idiopathique*, consistent surtout en un amincissement notable de l'épiderme dont les prolongements inter-papillaires ont disparu (Hebra) (1), en un effacement complet des papilles dermiques par suite d'une sorte de traction de leur tissu conjonctif de haut en bas (Langer) (2), en un écartement en forme de bandes du tissu fibreux. En outre, les pelotons graisseux du tissu cellulaire sous-cutané ont disparu et il n'existe plus d'ordinaire que les larges mailles rhomboïdales de leur charpente.

Les vaisseaux, les glandes sébacées et sudoripares, les follicules pileux sont très atrophiés ou même ont totalement disparu.

Il serait intéressant de connaître exactement l'état des nerfs cutanés, au niveau de ces stries ou macules atrophiques qui paraissent parfois être d'origine tropho-neurotique, comme l'a signalé Er. Wilson (3).

Des recherches en ce sens n'ont pas encore été faites.

B. Stries atrophiques. Vergetures. — Les stries atrophiques ou vergetures sont rangées, par la plupart des auteurs, dans les atrophies partielles idiopathiques de la peau. Bien qu'elles ne soient pas le résultat d'un processus atrophique, l'amincissement et la dépression du tégument étant un de leurs caractères les plus distinctifs, nous avons cru devoir les étudier avec les atrophies.

Elles se forment d'une façon tout à fait latente et ne disparaissent jamais. Rosées, rouges ou violacées quand elles sont récentes, elles pâlissent peu à peu et finissent par présenter cet aspect demi-transparent, cette teinte d'un blanc nacré qui leur donne un faux air de cicatrices. L'épiderme des vieilles vergetures, devenu trop large par suite de la dis-

<hr>

(1) Hebra, *Traité des maladies de la peau.* Traduction Doyon, t. II, p. 260.
(2) Langer, *Anzeiger der K. K. Gesellschaft der Aerzte in Wien*, mai 1879.
(3) Er. Wilson, *On Diseases of the Skin*, 3ᵉ édition, p. 404.

tension subie par le derme, est froncé ou ridé transversalement ; la peau très amincie est souple, molle et se plisse entre les doigts.

Résultant de toutes les causes diverses qui, en amenant la distension de la peau, peuvent causer la rupture des fibres du derme, on les observe dans la jeunesse alors que la peau a toute sa résistance et sa contractilité.

Elles sont bien plus fréquentes chez les femmes que chez les hommes. B.-S. Schultze les a constatées 36 fois sur 100 chez des personnes du sexe féminin n'ayant jamais eu de grossesse, et 6 fois sur 100 chez des individus du sexe masculin.

Les causes les plus ordinaires sont : la grossesse, les tumeurs de l'abdomen, l'embonpoint exagéré pendant l'adolescence (1), la croissance rapide, surtout celle des jeunes convalescents.

Elles se produisent de préférence sur les régions qui forment saillie, comme par exemple le ventre, les hanches, les fesses, les cuisses, les épaules, les seins.

Les vergetures sont sous forme de stries très allongées, plus larges à leur milieu qu'à leurs extrémités, longues de plusieurs centimètres, larges de quelques millimètres. Transversales ou obliques sur la peau de l'abdomen, rayonnées autour des seins, elles sont dans le sens de l'extension et transversales sur les membres.

Ainsi que l'a fait remarquer Bouchard (2), c'est à la région antérieure de la cuisse, au-dessus de la rotule, et à la partie inférieure du bras, au-dessus de l'olécrane, dans le sens de l'extension, que ces stries atrophiques, toujours transversales, se produisent dans la convalescence de la fièvre typhoïde, pendant la croissance rapide qui a lieu souvent, chez les adolescents, au déclin de cette maladie. Le développement de la peau ne se faisant pas aussi rapidement que l'accroissement du squelette, il se produit une distension qui aboutit à ces vergetures.

Anatomie pathologique. — L'histologie pathologique des atrophies symptomatiques secondaires à une distension de la peau par une tumeur, par l'utérus gravide, etc., et désignées sous le nom de *vergetures*, a été bien décrite dans ces derniers temps par Troisier et Ménétrier (3).

---

(1) Un des plus remarquables exemples de ces stries atrophiques ou vergetures par obésité a été publié par R.-W., Taylor, *Linear atrophy of the skin*, in *New-York Med Journ.*, 2 janv. 1886.

(2) Bouchard, *Bulletin de la Société clinique de Paris*, 1866, p. 1.

(3) Troisier et Ménétrier, *Lésion de la peau au niveau des vergetures*, in *Bulletins de la Société médicale des hôpitaux de Paris*, octobre 1887 ; *Note sur les altérations du tissu élastique de la peau au niveau des vergetures*, in *Comptes rendus de la Société de biologie*, octobre 1887, et *Histologie des vergetures*, in *Archives de méd. expérimentale*, 1889, p. 131.

Au niveau des vergetures l'épiderme aminci ne paraît pas autrement altéré ; les faisceaux fibreux du derme sont striés en bandes parallèles dirigées transversalement d'un bord à l'autre de la vergeture ; ils sont légèrement dissociés.

Cette disposition contraste avec celle des parties voisines, où les faisceaux fibreux, intimement entrelacés, forment un feutrage serré et résistant comme cela s'observe dans le derme normal. Les papilles dermiques sont aplaties ou même ont complètement disparu. Les fibres élastiques se sont rompues en partie au niveau de la vergeture et en se rétractant se ratatinent en quelque sorte de chaque côté de la vergeture ; aussi le réseau élastique est-il très raréfié au niveau de celle-ci.

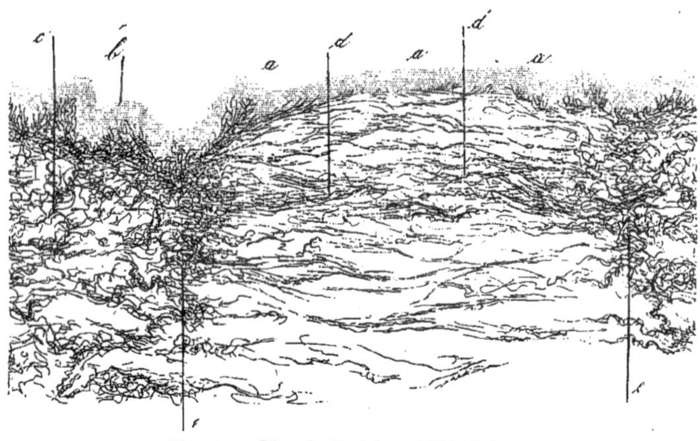

Fig. 7. — D'après Troisier et Ménétrier.

a, surface épidermique de la vergeture ; *b*, épiderme de la peau saine ; *c*, réseau élastique normal du derme ; *d*, fibres et fibrilles élastiques étirées au niveau de la vergeture ; *e*, condensation du réseau élastique sur la limite de la vergeture par rétraction des fibres rompues.

Les fibres élastiques ne nous ont pas paru modifiées dans leur structure. La coloration rouge des vergetures récentes tient probablement à l'amincissement de la peau, qui rend plus apparent le réseau sanguin superficiel, et la décoloration ultérieure est sans doute le résultat de l'oblitération progressive des vaisseaux étirés. Le froncement de l'épiderme au niveau des vieilles vergetures tiendrait à ce que la distension ayant cessé l'épiderme est trop large au niveau de la vergeture.

En somme, d'après Troisier et Ménétrier, la vergeture est produite uniquement par l'élongation des éléments constituants de la peau, en un point circonscrit, avec rupture de quelques-uns de ces éléments.

C. **Atrophie partielle symptomatique** d'une lésion d'origine nerveuse ou périphérique. Elle peut être la suite d'une paralysie infantile, d'une de ces paralysies partielles qui s'observent dans le cours ou pendant la convalescence des fièvres éruptives graves, de la diphtérie, etc.

C'est un cas de ce genre qui a été présenté par l'un de nous (1) à la Société de biologie dans la séance du 14 juillet 1877. La malade, une femme de vingt-six ans, avait vu l'atrophie de la peau commencer à l'âge de huit ans, à la suite d'un affaiblissement des deux bras et de la jambe droite consécutif à une maladie fébrile grave. C'est sur ces membres que l'atrophie cutanée occupait de grandes étendues, formant sur la jambe droite une large bande de toute la hauteur du mollet et occupant sur les bras presque toutes les régions innervées par le nerf cubital, mais sans régularité symétrique.

L'atrophie cutanée est un des signes les plus importants de l'affection décrite sous le nom de *tropho-névrose faciale* par Romberg (2), étudiée par Bergson, Schott, Brunner, Moore, Virchow, Emminghaus. Dans la thèse de Lande (3) elle est désignée sous le nom d'*aplasie lamineuse progressive* et dans l'étude de H. Fremy (4) sous celui de *tropho-névrose faciale.*

Cette affection, qui produit à la longue une atrophie remarquable des divers tissus d'une moitié de la face, a une marche progressive, essentiellement chronique. Elle débute le plus souvent dans l'adolescence, parfois même dès l'enfance. Les âges extrêmes de début, dans les observations publiées jusqu'à ce jour, sont trois ans et vingt-deux ans. Les deux sexes lui fournissent un contingent à peu près égal.

Elle est souvent précédée de troubles sensitifs, de douleurs névralgiques, dans la partie de la tête qui doit être le siège de l'atrophie. La céphalalgie fronto-pariétale revenant par accès, durant parfois pendant trois ou quatre jours, cessant pour se reproduire après quelques jours, est un des symptômes de début. Elle peut persister, avec ces alternatives de rémissions et d'exacerbations, pendant toute la durée de la marche progressive de la tropho-névrose.

L'atrophie commence par la peau, dont un point se décolore, forme une tache d'abord blanchâtre qui graduellement change de couleur, devient plus foncée, jaunâtre, puis prend des teintes tirant sur le brun. Soit presque simultanément, soit progressivement, d'autres taches apparaissent,

---

(1) E. Vidal, *Atrophie cutanée : lésion trophique consécutive à une paralysie d'origine périphérique,* in *Bulletins de la Société de biologie,* 1877, p. 335.

(2) Romberg, *Klinische Ergebnisse gesammelt von Henoch,* Berlin, 1846.

(3) Lande, *Essai sur l'aplasie lamineuse progressive, atrophie du tissu conjonctif, celle de la face en particulier (Tropho-névrose de Romberg,* Thèse de Paris, 1869 et *Archives générales de médecine,* t. XV, 1870).

(4) H. Frémy, *Étude critique de la tropho-névrose faciale,* Paris, 1872.

souvent dans le voisinage de la première, et un certain nombre, en s'étendant, peuvent devenir confluentes. Leur siège le plus ordinaire est au voisinage du sourcil, ou bien au-dessous de l'œil ou sur la région préauriculaire ; on les voit encore sur la partie moyenne de la région du maxillaire inférieur.

Elles sont circulaires ou allongées, mal limitées sur leurs bords qui se confondent graduellement avec la peau saine.

En ces points, en même temps que la peau subit des changements de coloration, elle s'atrophie ; la tache prend un aspect déprimé, comme cicatriciel. L'amincissement est tel que saisie entre les doigts la peau atrophiée ne paraît pas plus épaisse qu'un morceau de parchemin.

Les vaisseaux ne semblent pas avoir souffert. Dilatables sous l'action des moindres irritations, ils montrent leurs plus fines ramifications sous les parties atrophiées du tégument, alors qu'au pourtour, cachées sous la peau saine, elles ne sont plus visibles.

La sécrétion sébacée est moindre qu'à l'état normal, sur les points atteints, tandis que la sécrétion sudorale ne paraît pas diminuée.

Si l'atrophie atteint le cuir chevelu, les cheveux se décolorent, blanchissent, tombent peu à peu et la plaque atrophiée devient tout à fait chauve.

L'atrophie atteint la peau, le tissu cellulaire sous-cutané, les muscles et même les os, dont elle arrête le développement quand elle a commencé pendant l'enfance. De là une asymétrie de la face d'autant plus prononcée que l'enfant était plus jeune quand il a été atteint de la tropho-névrose faciale.

L'exemple peut-être le plus remarquable de cette affection est celui d'un homme de quarante-deux ans, nommé Otto Schwahn, que nous avons vu à l'hôpital Saint-Louis. Il avait été examiné dans les principales cliniques de l'Europe, et Virchow (1) l'avait présenté à la Société médicale de Berlin. Le début remontait à l'âge de neuf ans. Chez lui, comme chez plusieurs de ces malades, l'atrophie unilatérale atteignait le voile du palais, l'isthme du gosier, la voûte palatine et même la langue, dont la moitié gauche était atrophiée, surtout dans sa portion médiane.

Dans plusieurs cas cette hémiatrophie de la langue a été observée. La moitié asymétrique est petite, ratatinée, comme chiffonnée à sa surface et se dévie du côté de l'atrophie, quand elle est projetée hors de la bouche.

La température de la peau atrophiée, généralement normale, a paru parfois un peu diminuée. La contractilité des muscles lisses du derme paraît conservée.

(1) Virchow, *Ueber neurotische Atrophie*, in *Berlin. klin. Wochenschrift*, 1880, p. 410 et 417, Extrait in *Revue des sciences* de Hayem, 1883, vol. XXI, p. 582.

Pas de troubles fonctionnels; les mouvements volontaires et la contractilité électrique des muscles paraissent à peu près normaux.

Des contractions fibrillaires ont été constatées dans plusieurs cas.

En général la sensibilité est normale. Parfois il y a un peu d'hyperesthésie ou d'hypéralgésie.

Les lésions atrophiques de la peau sont distribuées inégalement, comme capricieusement, sur le trajet du nerf trijumeau et de ses branches.

Elles sont presque toujours circonscrites au territoire de ce nerf. Exceptionnellement on en a vu l'extension à la région sous-maxillaire et à la partie latérale du cou.

La ligne médiane n'est ordinairement pas dépassée; l'affection n'envahit qu'un côté, d'où la dénomination d'*hémiatrophie faciale progressive* proposée par Grasset (1).

La tropho-névrose peut cependant atteindre les deux côtés de la face. Nous ne connaissons qu'un seul fait de cette atrophie faciale bilatérale; c'est celui qui a été publié par Flashar (2).

La marche est très lente, peut durer plus de vingt ans ; irrégulièrement progressive, elle a des temps d'arrêt qui peuvent se prolonger pendant plusieurs années.

On ne connaît pas encore l'anatomie pathologique de la tropho-névrose faciale non plus que sa pathogénie. Pour Virchow, l'examen des trois malades qu'il a présentés, en 1880, à la Société médicale de Berlin (*loc. cit.*) permettrait de penser que cette atrophie est symptomatique d'altérations des nerfs périphériques consécutives aux lésions locales inflammatoires qui, dans les trois cas, ont précédé le début.

Les atrophies consécutives à une pression exercée de dehors en dedans, par exemple, par des cors, des durillons, etc., seront étudiées aux articles correspondants.

Quant aux lésions dites atrophiques de la peau consécutives à des lésions syphilitiques du tégument, des tubercules non ulcérés, etc., elles ne peuvent en aucune façon, comme le démontre l'examen histologique, être considérées comme des atrophies ou des vergetures. Ce sont de véritables cicatrices par résorption interstitielle (3).

(1) Grasset, *Traité pratique des maladies du système nerveux*, 1880, p. 668.

(2) Flashar, *Ein Fall von bilateraler neurotischer Gesichtatrophie*, in *Berlin. Klin. Woch.*, 1880, p. 441. Analyse in *Revue des sciences médicales* de Hayem, 1883, t. XXI, p. 384.

(3) H. Leloir, *Leçons sur les lésions élémentaires de la peau*, in *Journal des connaissances médicales*, mai 1887.

Les atrophies cutanées consécutives à certains eczémas chroniques, aux érysipèles à répétition, à certaines dermatites chroniques, etc., présentent une anatomie pathologique et une histologie pathologique variable suivant ces différents cas. Ce ne sont d'ailleurs pas, à proprement parler, des atrophies de la peau, mais des processus inflammatoires, ou œdémateux chroniques, pouvant aboutir à la destruction plus ou moins complète de quelques-uns ou de la plupart des éléments du derme.

Il en est de même de l'atrophie cutanée qui se montre sous les croûtes faviques. Il ne s'agit pas ici, en effet, d'une atrophie par compression comme l'ont écrit Hébra, Kaposi et d'autres dermatologistes, mais bien de cicatrices consécutives à l'inflammation du derme et à son altération déterminées par le champignon, comme nous le verrons à l'article Favus.

BOUTON DES PAYS CHAUDS

Bouton, clou ou ulcère de Biskra, d'Alep, de Gafsa, du Nil, du Caire, de Bagdad, de Delphes, de Crête, de Delhi, du Sindh, de Bombay, de Guzerat, de Cambay, de Pendjeh. — Pyrophlyctide endémique (Alibert). — *Dermatose ulcéreuse* (Larrey et Poggioli). — *Bouton des Zibans* (Guyon). — *Chancre du Sahara* (L.-E. Bertherand). — *Bouton ou ulcère d'Orient* (Villemin). — *Impetigo annua* (Duteuil de Bagdad). — *Ulcère des pays chauds* (Sirus-Pirondi).

L'attention était attirée depuis longtemps sur le bouton d'Alep par un article de Requin (1) et par une bonne monographie de Guilhou (2) lorsque peu de temps après la conquête de l'Algérie on commença à connaître le bouton de Biskra. Le premier en 1847, Poggioli l'étudiait sous le nom de *maladie cutanée nouvelle observée à Biskra* (Thèses de Paris, juillet 1847).

Depuis lors les travaux se sont multipliés et ils ont permis d'arriver à reconnaître que les affections décrites sous les noms de bouton, de clou ou d'ulcère du Caire, de Delhi, d'Alep, de Gafsa, du Nil, de Bombay, de Guzerat, de Cambay, du Sindh, du Pendjeh, de Delphes, de Crête, etc., sont identiques au bouton de Biskra : c'est la même maladie décrite sous des noms différents, suivant les contrées où on l'observe.

(1) Requin, *Gazette médicale*, 1832.
(2) Guilhou, *Essai sur le bouton d'Alep, Thèses de Montpellier*, 1833.

Dans un même pays cette affection est parfois aussi décrite sous des appellations diverses qui se rapportent soit à l'affection présumée, soit encore aux variétés qu'elle présente, suivant les individus, ou d'autres fois aux localités qui sont les principaux foyers de développement.

Voici quelques-unes des expressions imagées des Arabes : bouton d'un an, petite année, mal des dattes, bouton des Zibans, etc.

C'est la pyrophlyctide endémique d'Alibert, la dermatose ulcéreuse de Larrey et de Poggioli, le chancre du Sahara de L.-E. Bertherand, le bouton ou l'ulcère d'Orient de Villemin, l'impetigo annua de Duteuil (de Bagdad), l'ulcère des pays chauds de Sirus-Pirondi, etc.

Nous avons adopté la dénomination de *Bouton des pays chauds*, la préférant à celle d'ulcère des pays chauds qui pourrait s'appliquer également à l'ulcère de Mozambique, à l'ulcère de Cochinchine, à l'ulcère du Tonkin, etc. — Le bouton des pays chauds peut survenir tantôt primitivement, tantôt et le plus souvent on le voit se produire secondairement. Laveran, qui a fait sur le clou de Biskra des recherches très intéressantes, l'a vu succéder aux lésions les plus dissemblables, telles que l'acné, l'impétigo, les brûlures, la vaccine, ou à des lésions banales, telles qu'une écorchure ou une piqûre d'insecte.

Il signale ce fait que, pendant la période endémique qui correspond aux mois de septembre et d'octobre, les moindres plaies peuvent se transformer en boutons de Biskra. Sériziat a même prétendu qu'il fallait une excoriation cutanée pour que le bouton se développât.

Il s'observe à tout âge, aussi bien chez l'homme que chez la femme, quelle que soit la constitution du sujet : il sévit du mois de septembre au mois de février, dit Laveran; à partir du mois de janvier ou de février on n'observe plus guère de nouveaux cas.

Il est un fait intéressant à signaler, c'est qu'il n'est pas nécessaire de séjourner à Biskra pour être atteint du bouton. On a vu des voyageurs qui n'avaient fait que traverser Biskra et qui ne furent cependant pas épargnés.

Il semble exister une période d'incubation, entre le moment où le microbe pénètre dans l'économie et le moment où il manifeste sa présence par la lésion cutanée; il s'écoule un laps de temps, encore à déterminer, mais qui n'en est pas moins réel. Un malade, traité dans le service de l'un de nous à l'hôpital Saint-Louis, avait quitté Biskra depuis dix-huit jours et l'Algérie depuis quinze jours, lorsque apparurent chez lui les premières manifestations cutanées. Brocq a pu remarquer le même fait chez un malade qu'il observait l'année dernière, alors qu'il suppléait à l'Hôtel-Dieu M. Moutard-Martin. La durée de l'incubation dépassait également quinze jours.

Quoi qu'il en soit, il faut retenir ce fait que le bouton peut se développer sur une peau qui est dépouillée de sen épiderme et qui se trouve ainsi dans des conditions favorables d'inoculabilité, mais aussi qu'il peut apparaître primitivement.

Il se montre de préférence à la face et sur les membres, au niveau des parties découvertes ; le clou de Biskra est rare sur le tronc.

Parfois il s'annonce par un léger prurit ; celui-ci précède de un ou deux jours l'efflorescence cutanée. Bien souvent les deux phénomènes sont contemporains.

C'est d'abord une petite élevure rosée semblable à une lésion d'acné au début. Bientôt cette papule prend un aspect différent : elle se développe, sa pointe devient jaunâtre. On a alors un petit tubercule conoïde, rougeâtre, autour duquel l'épiderme s'exfolie. La petite croûtelle qui s'est formée au centre du tubercule est d'abord comme enchâssée, puis, si on la soulève, on aperçoit une petite ulcération présentant des bords dentelés ou arrondis, taillés à pic, un fond sanieux laissant suinter un liquide séro-purulent peu abondant.

L'ulcération se creuse sous la croûte. Ses bords deviennent œdémateux, s'infiltrent, se soulèvent. On voit au pourtour apparaître de petites saillies qui, à leur tour, se recouvrent de croûtes et évoluent avec les mêmes caractères que l'élevure primitive. Ces ulcérations peuvent se réunir soit entre elles, soit à la première, et l'on a ainsi une surface ulcérée plus ou moins considérable. Cette dernière peut s'étendre irrégulièrement soit par la périphérie, soit par l'adjonction de nouvelles ulcérations, et elle arrive à atteindre les dimensions d'une pièce de un franc ou de deux francs. Il en est même de beaucoup plus larges : dans une observation de Bertherand, toute une région fessière était envahie par ces ulcérations réunies entre elles.

L'ulcération, au début, est recouverte d'une croûte, arrondie ou ovalaire, jaune, quelquefois d'un brun verdâtre ou noirâtre, sèche, légèrement mamelonnée. Si le malade arrache cette croûte, on peut la voir se reformer, mais le plus ordinairement l'ulcération reste à nu ; son fond se déterge et l'on voit alors, de la façon la plus nette, ces granulations irrégulières et ces pertuis purulents qui sont des symptômes caractéristiques.

L'affection est entrée dans sa période d'état et la durée de celle-ci paraît être en moyenne de quatre ou cinq mois. On voit alors la croûte se dessécher de plus en plus, puis l'ulcération s'arrêter dans sa marche envahissante ; à ce moment son fond végète, se recouvre de bourgeons charnus un peu durs, papillomateux, et ce fond, d'abord granuleux, puis franchement bourgeonnant, est caractéristique. Il tend à s'élever et la cicatrice se forme peu à peu, débutant bien souvent par la partie centrale. On voit persister, pendant un certain temps, l'infiltration de la périphérie ainsi que la coloration violacée. Puis la cicatrice s'affaisse, en même temps qu'elle passe graduellement et successivement par des teintes diverses : violacée, terreuse, d'un jaune brun, ou blanche au centre et entourée d'un cercle brunâtre, rappelant alors les cicatrices qui succèdent aux syphilides ulcéreuses. Plus tard elle devient lisse et blanche; mais elle ne disparaît jamais complètement, surtout lorsque la croûte s'étant détachée dès les premiers temps de l'ulcération, celle-ci a été le siège d'une suppuration abondante.

A moins de traumatisme ou de complications, le bouton de Biskra est pendant toute son évolution aussi indolore qu'à la période initiale. Les bords sont à peine injectés; les lymphatiques de la région ne s'enflamment pas.

Telle est la forme typique du clou de Biskra; mais cette affection peut présenter dans son évolution plusieurs variétés :

Tantôt l'ulcération est profonde, envahissante, pouvant s'étendre au loin : c'est la *variété ulcéreuse érodante*, forme grave qui détermine des cicatrices déprimées, irrégulières.

Tantôt le fond est comblé par des granulations exubérantes; il revêt un aspect papillomateux des plus prononcés ; la perte de substance disparaît sous cette couche villeuse, c'est la *variété papillomateuse* ou *villeuse*.

D'autres fois, et c'est la forme la plus commune, l'affection reste à l'état de papule croûteuse et tend à rester sèche : c'est la *variété papulo-crustacée*.

Il est enfin des cas dans lesquels les boutons avortent; ils restent stationnaires sans s'ulcérer et ils deviennent le siège d'une desquamation foliacée très fine. On est alors en présence de la *variété abortive papulo-tuberculeuse*, qui peut guérir en trois mois, sans former de croûtes.

Parfois les lésions sont très multipliées et groupées dans une région envahissant d'assez larges surfaces; c'est la *forme cohérente ou confluente*.

Les complications du clou de Biskra sont assez rares. La lymphangite, l'érysipèle, la phlébite, peuvent compliquer ce bouton tout aussi bien qu'une plaie simple. Dans les formes graves, qu'on observe principalement sur des sujets débilités, sur des alcooliques, on a pu voir survenir des accidents sérieux, des phlegmons, du sphacèle; on a même cité des cas de mort.

La durée du bouton varie de trois mois à un an : elle est en moyenne de six à sept mois.

Rarement il n'existe qu'un seul bouton. Le plus souvent on en compte plusieurs, deux, trois, quatre, et il n'est pas rare d'en voir sur le même sujet vingt, trente, quarante, et même davantage. Cette multiplicité n'a pas lieu de surprendre quand on sait que le clou de Biskra est inoculable et auto-inoculable (A. Laveran) (1).

Les parties découvertes du corps sont plus exposées que les autres à devenir le siège du bouton ; on le trouve, par ordre de préférence, sur les avant-bras, les mains, la face, les jambes. On l'a vu sur la verge où il peut avoir une telle ressemblance avec le chancre simple (chancre mou) que le diagnostic reste indécis pendant quelques jours (A. Laveran).

Les récidives du bouton de Biskra sont possibles et ne sont pas très rares, si le sujet reste exposé à une nouvelle contamination ; une première atteinte ne met pas à l'abri d'une réinoculation.

Nous avons pris, comme type de notre description du *Bouton des Pays Chauds*, le clou de Biskra, le mieux connu des médecins français et celui que nous avons eu nous-même l'occasion d'observer en France et en Algérie.

Non seulement en Algérie, mais encore en Tunisie, comme en Égypte, en Syrie, en Arabie, en Perse et jusque dans l'Inde et l'Afghanistan, on observe des lésions cutanées semblables au bouton de Biskra et qui portent des noms différents suivant les localités.

Déjà les analogies multiples qui existent entre toutes ces lésions avaient permis de les considérer comme des modalités d'une même affection. Aujourd'hui c'est identité qu'il faut dire. S'il est des variétés dans l'évolution de la maladie, elles n'infirment en rien l'unité du processus. Le début, le siège, l'aspect même de la lésion et de la cicatrice qui lui succède, les lésions anatomiques, les conditions étiologiques, etc., démontrent l'unité de la maladie.

Récemment le docteur Hickmann (2) a étudié le clou de Delhi. Il a pratiqué des inoculations sur des animaux, puis de l'homme malade à l'homme sain, et des auto-inoculations à l'homme malade. Ces inoculations ont réussi ; elles ont donné des résultats identiques à ceux qui ont été fournis par le bouton de Biskra.

Plus récemment encore, M. le docteur Heydenreich, envoyé en mission sur les frontières de l'Afghanistan, a observé une épidémie de boutons de Pendjeh, qui sévissait sur l'armée russe, et, outre les mêmes résultats positifs d'inoculation, il a pu retrouver dans ce clou les mêmes microbes qu'il avait signalés avec M. Duclaux dans le clou de Biskra.

Le docteur Johnstone, chirurgien major de l'armée anglaise dans les Indes, a vu, à l'hôpital Saint-Louis, le jeune homme à propos duquel

____

(1) A. Laveran, *Contribution à l'étude du bouton de Biskra* in *Annales de dermatologie et de syphiligraphie*, 1880, p. 173.

(2) J. Hickman, *Le clou de Dehli* in *The Practitioner*, vol. XXXVI, janvier 1886, p. 18.

l'un de nous a fait une leçon sur le bouton de Biskra (1), et il a affirmé que l'affection de ce malade était absolument la même que le bouton de Delhi (*Delhi-boil* ou *Delhi-sore*).

En 1876, Weber (2) montrait que le bouton de Biskra est contagieux et inoculable.

Comme exemple de contagion, il citait ce fait d'un pharmacien militaire qui, s'étant essuyé au bain, avec la serviette d'un ami affecté du bouton de Biskra, était atteint à son tour quelques jours après.

Il prouvait, en outre, que le bouton est inoculable, en pratiquant expérimentalement sur un médecin militaire, puis sur un employé de Biskra, des inoculations qui devenaient bientôt positives.

Déjà un certain nombre d'inoculations avaient été tentées antérieurement. Desgenettes avait essayé vainement de reproduire le bouton d'Alep. A. Willemin (3) expérimenta également sur des Alépins ; il réussit quatre fois sur seize sujets inoculés, dont deux fois sur dix chez des enfants. Les inoculations de Boinet et Deperet (4) avec le bouton de Gafsa, celles d'Hickman avec le clou de Dehli, celle d'Heydenreich (5) avec le clou de Pendjeh, ont aussi fourni des preuves démonstratives de l'inoculabilité du bouton des pays chauds.

Les faits les plus probants de contagion sont ceux qui se sont produits, loin des pays dans lesquels la maladie est endémique, sur des sujets n'ayant jamais quitté la France.

C'était le cas des deux militaires dont Boinet et Depéret ont relaté les observations. L'un était l'infirmier qui soignait, au camp de Sathonay, les soldats porteurs de clous de Gafsa, revenant de Tunisie, où ils avaient été atteints ; le second, venu de Saint-Étienne, n'ayant, pas plus que le précédent, jamais quitté la France, avait contracté l'affection au contact de ces malades.

De nombreuses expériences ont montré que le bouton des pays chauds est auto-inoculable et qu'il peut être inoculé et réinoculé à plusieurs reprises sur le sujet atteint de cette affection pendant l'évolution des boutons. C'est ce qui explique qu'une atteinte antérieure n'assure pas l'immunité.

Cette auto-inoculation qui peut se faire par le grattage peut rendre

(1) E. Vidal, *Du bouton de Biskra* in *Semaine médicale*, 6 avril 1887, p. 133.

(2) Weber, *Etude sur le clou de Biskra* in *Recueil de mémoires de médecine et de chirurgie militaires*, 1876, t. XXXII, p. 44.

(3) A. Willemin, *Mémoire sur le bouton d'Alep* in *Gazette méd. de Paris*, 1854, p. 200 et 206.

(4) Boinet et Depéret, *Lyon médical*, n° 16, 20 avril 1884.

(5) L. Duclaux et Heydenreich, *Annales de physiologie*, août 1884.

compte de la multiplicité des boutons que l'on rencontre parfois chez le même malade.

La contagion peut-elle se faire médiatement par l'intermédiaire des mouches et des moustiques, comme cela a été démontré pour le charbon? La possibilité de ce mode de transmission a été admise par Seriziat (1), cité par Laveran. S'il en était vraiment ainsi on connaîtrait peut-être une des raisons pour lesquelles le bouton de Biskra règne endémiquement pendant certains mois de l'année.

Anatomie pathologique (voir planche VI). — Les lésions histologiques du clou ou bouton de Biskra sont constituées par des altérations siégeant dans l'épiderme, le derme et parfois même l'hypoderme.

Ces altérations présentent une grande analogie avec celles que l'on observe au niveau des tubercules cutanés en général et de ceux du Lupus vulgaire en particulier.

L'anatomie pathologique du clou de Biskra est, en effet, entièrement comprise dans cette définition donnée par l'un de nous du tubercule considéré en tant que lésion élémentaire de la peau : « C'est une néoplasie siégeant dans le derme, de nature inflammatoire, non résolutive spontanément, tendant par conséquent à la destruction partielle ou totale des tissus dans lesquels elle s'est développée, renfermant un micro-organisme pathogène (2). »

De même que pour le Lupus, les lésions histologiques que l'on observe au niveau de l'*épiderme*, varieront suivant les cas, ainsi que l'un de nous l'a montré dans ses cliniques reproduites en partie dans la thèse d'un de ses élèves, le docteur Loustalot (3). Tantôt l'épiderme se détruit par le mécanisme de l'altération cavitaire décrite en premier par l'un de nous (4) et par la formation consécutive de nids purulents intra-épidermiques, d'après le processus général de la vésico-pustulation. Ces cavités renferment, outre d'abondants globules de pus, de nombreux globules rouges, ainsi que l'ont montré Kelsch, cité par Weber (5) et Laveran (6).

---

(1) Seriziat, *Etudes sur l'oasis de Biskra*, 2º édit. Paris, 1875.

(2) H. Leloir, *Leçons sur les lésions élémentaires de la peau étudiées au point de vue clinique et anatomo-pathologique*, in *Cliniques de l'hôpital Saint-Sauveur*, 1884, et *Journal des connaissances médicales*, mai 1887.

(3) H. Leloir, *Clinique de l'hôpital Saint-Sauveur*, 1886, in thèse de Loustalot : *le Bouton de Biskra*. Thèse de Lille, 1886.

(4) H. Leloir, *Archives de physiologie*, 1878, 1880.

(5) Weber, *Étude sur le clou de Biskra* in *Recueil de Mémoires de médecine et chirurgie militaires*, 1876.

(6) Laveran, *Traité des maladies et épidémies des armées*. Paris, 1875. — *Contribution à l'étude du Bouton de Biskra*, in *Annales de dermatologie*, 1880, p. 173.

Ainsi se forment les pustules ecthymatiformes de certains clous de Biskra.

Tantôt c'est par la formation de phycténules purulentes, c'est-à-dire par un processus de clivement se faisant en général au niveau du stratum granulosum, que s'opère la destruction épidermique.

Plus souvent, surtout au niveau des clous plus anciens et papillomateux que l'on observe dans nos hôpitaux chez les malades revenant d'Afrique, on constate au niveau de l'épiderme les altérations suivantes qui ont été exposées par l'un de nous (1) (voir planche VI, fig. 1 et fig. 2).

L'épiderme corné est épaissi légèrement en certains points, il est tombé en d'autres. Un certain nombre des cellules de la couche cornée présentent un noyau et un protoplasma nettement colorés par le carmin, ce qui indique une tendance à la desquamation, comme nous l'avons montré en 1882 (2).

La couche granuleuse est un peu épaissie, ses cellules renferment beaucoup d'éléidine.

Le corps de Malpighi, épaissi par places, envoie profondément des prolongements larges et ramifiés dans le derme, comme cela s'observe dans certaines affections cutanées dermiques tendant à prendre la disposition papillomateuse. En un mot, ces lésions rappellent celles de certains lupus papillomateux (3).

Les lésions du derme sont les plus essentielles ; elles ont été exposées également par l'un de nous dans la thèse du docteur Loustalot (*loc. cit.*) (voir planche VI, fig. 1 et fig. 2).

Le derme est infiltré de cellules embryonnaires qui se groupent en certains points pour former des îlots, des nodules, donnant à la coupe, si on l'observe à un grossissement moyen, l'aspect général d'une coupe de peau infiltrée par le Lupus vulgaire.

Cette infiltration de cellules embryonnaires est surtout dense autour des vaisseaux, qu'elle englobe à la manière d'un manchon, et autour des glomérules des glandes sudoripares.

Elle paraît suivre également le trajet des fentes lymphatiques.

L'infiltration du néoplasme spécifique sous forme d'ilots ou d'infiltration diffuse présente son maximum d'intensité au niveau du derme et au centre du clou.

<hr>

(1) Leloir, in *thèse de Loustalot (loc. cit.)*.

(2) Leloir et Vidal, *Note sur l'histologie du psoriasis*, in *Comptes rendus de la Société de biologie*, mars 1882.

(3) Leloir et Vidal, *Anatomie pathologique du lupus* in *Comptes rendus de la Société de biologie*, mars 1882.

Sur les parties périphériques du clou, l'infiltration est beaucoup moins abondante, plus diffuse ; elle se borne à dissocier plus ou moins les faisceaux conjonctifs qui sont assez souvent altérés et comme vitreux. Cet infiltrat périphérique s'étend jusque dans des territoires cutanés paraissant sains à l'œil nu.

Sur plusieurs coupes pratiquées dans certains clous, l'infiltration diffuse, les ilots, peuvent s'observer jusque dans l'épaisseur de l'hypoderme.

Nous n'avons rencontré que dans un seul cas des cellules géantes, et encore étaient-elles peu nettes et peu nombreuses. Riehl (1) a, au contraire signalé dans cette affection de nombreuses cellules géantes. Nous n'avons pas non plus trouvé dans nos préparations ces masses hyalines en forme de boules ou de gouttes signalées par Riehl et renfermant d'après cet auteur un micrococcus spécial.

Au centre du clou, les follicules pilo-sébacés sont détruits. Il en est de même en partie des glandes sudoripares.

Les vaisseaux sanguins présentent des parois infiltrées de cellules embryonnaires, un épaississement de leur couche moyenne et une oblitération de leur calibre due à la prolifération des cellules endothéliales de celle-ci (endartérite et endo-vascularite oblitérantes).

Les nerfs examinés soit sur la coupe, soit isolément par dissociation, sont sains.

***

Les faits de contagion et d'inoculation expérimentale du clou Biskra publiés par nombre d'auteurs doivent porter à croire que le clou de Biskra est de nature contagieuse et microbienne.

Le clou de Biskra paraît en effet être produit par un microorganisme spécial, sur la nature exacte duquel on est d'ailleurs encore loin d'être fixé.

Il faut d'abord noter que l'on ne rencontre que d'une façon très inconstante des microbes dans les coupes de clou de Biskra traitées et colorées d'après les procédés techniques ordinaires.

L'un de nous (2) a pratiqué quantité de coupes qu'il a colorées d'après les méthodes de Gram, d'Ehrlich, etc. Dans une seule de ces coupes il a trouvé deux micrococci disposés en points doubles entre quelques cellules embryonnaires constituant une zone d'infiltration autour des tubes du glomérule d'une glande sudoripare (voir planche VI, fig. 3).

(1) Riehl, *Zur Anatomie und Histologie der Orient-Beule* (*Vierteljahreschrift für Dermatologie und Syphiligraphie*, 1886, p. 803).
(2) Leloir, in thèse de Loustalot, *loc. cit.*

Cornil n'a pas été plus heureux. Riehl et Paltauf (*loc. cit.*) ont trouvé dans les coupes pratiquées sur un bouton d'Alep une grande quantité de micrococci en colorant les coupes avec une couleur d'aniline concentrée (Thymol-gentiane; Gentiane d'Ehrlich; Fuchsine phéniquée), puis en les lavant pendant une minute dans une solution d'acide acétique à $\frac{1}{100}$ et décolorant enfin rapidement dans l'alcool.

Ces micrococci, d'après Riehl, manquent totalement dans l'épiderme et le tissu conjonctif et ne se rencontrent que dans les cellules embryonnaires du tissu de granulation. Ils sont entourés d'une capsule; ils forment souvent des amas d'apparence hyaline à un faible grossissement, qui rappellent les apparences décrites par Cunningham (1) sous le nom de monadines.

Poncet de Cluny (2) au contraire en colorant des coupes de clou de Gafsa par la méthode de Gram a trouvé un micrococcus disposé en énormes amas zooglœiques et une bactérie de 0,5 à 1,5 μ.

La culture dans des milieux appropriés des microbes recueillis au niveau et dans le voisinage du clou de Biskra, dans le pus ou dans le sang, bien qu'ayant permis toujours de constater la présence d'un micrococcus, n'a cependant pas encore tranché la question d'une façon définitive.

Boinet et Dépéret (3) ont obtenu dans le bouillon de bœuf et de poulet des cultures d'un micrococcus ordinairement disposé en points doubles et se colorant facilement. Ces cultures inoculées au lapin auraient déterminé une ulcération assez semblable à celle que produit chez l'homme l'inoculation de la lymphe ou des croûtes du bouton de Gafsa.

Comme l'a fait observer dans sa thèse l'élève de l'un de nous, M. Bouquet (4), il est possible que le microbe décrit par Boinet et Dépéret ne présente rien de spécifique.

Quel est donc le microbe vraiment spécifique? Est-ce celui de Duclaux (5)?

Constitué par des cocci de 0,20 μ à 1 μ, en groupes de 2 granules bien ronds, à contours nets, le microbe de Duclaux se trouve dans le sang de la circulation générale et non dans la sécrétion de la plaie exposée à l'air. Quelquefois ce micrococcus forme des zooglœes volumineuses dont les éléments sont confondus.

---

(1) Cunningham, *The oriental sore as observed in India.* Calcutta, 1877.

(2) Poncet de Cluny, *Annales de l'institut Pasteur*, novembre 1887.

(3) Bonnet et Dépéret, *Du bouton de Gafsa au camp de Sathonay* in *Lyon médical*, 1884.

(4) Bouquet, *Du clou de Biskra.* Thèse de Paris, 1887.

(5) Duclaux et Heydenreich, *Étude d'un microbe rencontré chez un malade atteint de l'affection appelée clou de Biskra*, in *Archives de physiologie*, août 1884.

Inoculé au lapin dans des conditions expérimentales variables, il produit soit des accidents généraux mortels ou très graves, soit des papules qui s'ulcèrent ou présentent une certaine analogie avec le clou de Biskra.

Heydenreich a trouvé depuis dans le clou de Pendjeh un microorganisme identique à celui de Duclaux.

Chantemesse (1) obtint en cultivant des liquides recueillis au niveau ou dans le voisinage du clou, des cultures pures d'un micrococcus absolument analogue à celui de Duclaux. De même que Duclaux et Heydenreich, il produisit chez le lapin des effets variables suivant la dose de culture inoculée; tantôt une maladie aiguë, amenant la mort en vingt-quatre heures, tantôt une affection chronique s'accompagnant de lésions cutanées analogues, selon lui, à celles que l'on observe chez l'homme.

D'après Chantemesse, ce microbe qui paraît être le même que celui de Duclaux, a des caractères spéciaux morphologiques et biologiques qui ne permettent pas de le confondre avec les autres staphylococci et streptococci pathogènes connus.

En outre, Chantemesse, en inoculant à l'homme des cultures pures de son microbe, a obtenu (ce qui n'avait pas encore été fait jusque-là) une lésion cutanée rappelant le clou de Biskra et étant peut-être le clou de Biskra lui-même.

Riehl et Paltauf (*loc. cit.*) au contraire n'obtinrent aucun résultat, en essayant de cultiver sur l'agar-agar, les gélatines, le sérum, etc., des morceaux ou particules liquides de leur bouton d'Alep, dans lequel ils avaient cependant décrit deux variétés de cocci : un coccus de 0 µ. à 1 µ.; un coccus rond ou légèrement ovale entouré d'une capsule plus colorée, qui leur a paru être le véritable coccus du bouton d'Alep.

L'un de nous (2) a obtenu des cultures pures dans le bouillon Liebig, le bouillon de veau, sur la gélatine peptone, l'agar-agar, en inoculant ces différents produits avec du sang recueilli au niveau du clou, du sang de la circulation générale, du pus obtenu en soulevant une croûte, recueillis chez un soldat couvert de clous de Biskra (voir planche VI, fig. 4 et fig. 6).

« Ces cultures m'ont servi à inoculer 6 lapins, 10 cobayes, 2 chats. Je n'ai jamais trouvé aucun signe de réaction générale ou locale, ce qui m'a fort surpris, car je m'attendais, devant l'apparence objective du microbe, à obtenir le même résultat qu'avec mes inoculations de périfolliculites. Chez 2 lapins seulement il se forma au point d'inoculation deux boutons légèrement purulents, recouverts d'une petite croûte, et qui n'ont

(1) Chantemesse, *Note sur le bouton du Nil*, in *Bulletin de la Société anatomique*, octobre 1887.

(2) Leloir, in thèse de Loustalot, *loc. cit.*, p. 57.

persisté que 6 jours. Pourquoi ces résultats négatifs après l'inoculation d'un microbe, qui d'après sa constance, la pureté de sa culture, ses réactions histo-chimiques, son aspect microscopique, semble rappeler absolument le microbe que Duclaux et Heydenreich ont décrit dans le clou de Biskra ou celui que j'ai décrit dans mes périfolliculites conglomérées en placards (1). »

Ayant employé des cultures répétées et récentes, je ne puis supposer qu'il s'agisse ici d'une atténuation de virus par les cultures. Peut-être devons-nous faire jouer ici un rôle à l'ancienneté du clou de Biskra et à son apparence papillomateuse (2) ».

Remarquons enfin la grande analogie objective et biologique qui existe entre le microbe du clou de Biskra décrit par Duclaux et Heydenreich et le micrococcus étudié par l'un de nous dans l'affection décrite en premier par lui sous le nom de périfolliculite conglomérée en placards et qui présente une grande analogie clinique avec le clou de Biskra.

Tout ce qui précède tend à montrer que, s'il est probable que le micrococcus de Duclaux est le micro-parasite du bouton de Biskra, cela n'est pas cependant encore démontré d'une façon absolument certaine.

Considérant l'opinion fort accréditée qui met dans l'eau de Biskra la cause du clou, l'un de nous a recherché, avec son élève M. Loustalot (3), si l'eau de Biskra ne contenait pas le micrococcus nocif. Il a trouvé dans cette eau un micrococcus (voir planche VI, fig. 6), qui, cultivé, présentait la plus grande analogie objective avec celui de ses périfolliculites conglomérées. Des cultures de ce microbe inoculées à des lapins et des cobayes n'ont d'ailleurs produit aucun accident chez ces animaux. Il n'en a pas été de même pour un chien, qui mourut après avoir présenté une paralysie du train postérieur (comme les lapins de Duclaux) et des abcès multiples remplis de micrococci. Si nous signalons ces recherches sur l'eau de Biskra, ce n'est pas que nous voulions leur donner une importance exagérée; elles nous paraissent, en effet, absolument insuffisantes. Il n'était cependant peut-être pas inutile de les signaler pour amener de nouvelles et plus complètes recherches dans ce sens.

Erratum. — Dans la synonymie du bouton des pays chauds, page 78, ligne 6, et dans la page 79, ligne 9, *lisez :* A. Willemin *au lieu de :* Villemin.

BROMIDROSE. — *Voy.* AFFECTIONS DE L'APPAREIL SUDORIPARE.

(1) Leloir, *Sur une variété nouvelle de Périfolliculites suppurées conglomérées en placards. Annales de dermatologie,* 1884.

(2) Leloir, in thèse Loustalot, *loc. cit.*

(3) Leloir, *loc. cit.*

CANITIE

La *canitie*, ou *poliose* (*canities* des latins, πολίωσις des Grecs), est la décoloration partielle ou générale du système pileux. Le nom de canitie est souvent employé pour désigner spécialement la décoloration des cheveux ; le terme de poliose est à peu près inusité en France ou regardé comme synonyme de canitie pour indiquer la décoloration des poils en général. E. Besnier et Doyon (1) proposent de reprendre ce nom de poliose dans le sens de décoloration des poils ou du système pileux dans son ensemble. Nous préférons employer dans le sens le plus compréhensif le terme de canitie, parce qu'il est généralement en usage, et nous l'appliquerons aussi bien à la décoloration des poils qu'à celle des cheveux.

Physiologique et survenant graduellement avec les progrès de l'âge, la canitie est le fait d'une regression vitale inhérente à la sénilité : c'est la *canitie sénile*. Elle peut être anomale, prématurée et survenir longtemps avant l'âge habituel, soit héréditairement, soit accidentellement, soit dans le cours d'affections du système nerveux ou à la suite de maladies générales graves, ou comme symptomatique d'affections cutanées ; c'est la *canitie prématurée*.

La canitie congénitale, admise par E. Wilson comme une des variétés de la canitie, n'est qu'un symptôme de *l'achromie congénitale* (albinisme) *générale ou partielle* que nous avons étudiée (p. 1).

I. — CANITIE SÉNILE.

La *canitie sénile*, ou pour mieux dire physiologique, commence en moyenne vers l'âge de trente à quarante ans. Mais les périodes extrêmes s'étendent dans des limites impossibles à préciser. Tel sujet verra paraître ses premiers cheveux blancs avant la trentième année, tandis que tel autre conservera jusqu'à soixante ans, parfois même au delà, la couleur naturelle de sa chevelure ou commencera seulement à cet âge à avoir quelques cheveux blancs.

La canitie ne se manifeste pas simultanément sur toutes les régions couvertes de poils. Elle débute presque toujours par les cheveux, mais tous les points du cuir chevelu ne sont pas envahis également ni en même temps.

____

(1) Besnier et Doyon, *Traduction de Kaposi*, note, t. II, p. 155.

D'abord partielle, presque toujours symétrique, elle commence le plus souvent sur la région des tempes. Quelques rares cheveux blancs paraissent d'abord, puis peu à peu leur nombre s'accroît. C'est ensuite le sommet de la tête qui se met à grisonner et les régions pariétales sont à leur tour atteintes par la canitie. Graduellement et par une progression lente, la décoloration gagne toutes les régions, les dernières envahies restant encore grises alors que celles par lesquelles la canitie a débuté sont déjà tout à fait blanches.

A mesure que la décoloration fait des progrès, la chevelure grisonne de plus en plus, tire graduellement vers le blanc et, avec les progrès de l'âge, finit par devenir tout à fait blanche, d'un blanc un peu jaunâtre chez la plupart des vieillards ou, ce qui est moins fréquent, d'un blanc pur, brillant, comme celui de la soie blanche.

. La canitie se manifeste plus tardivement à la barbe qu'au cuir chevelu. Cependant chez quelques sujets la décoloration des poils de la barbe, alors même qu'elle a commencé longtemps après celle des cheveux, fait des progrès plus rapides et la barbe est déjà presque blanche que la chevelure est à peine grisonnante. C'est en général vers l'angle des mâchoires et sur les côtés du menton que les poils commencent à grisonner. Les parties de la barbe qui ne sont pas habituellement rasées, les moustaches ou les favoris, conservent leur couleur bien plus longtemps que les parties soumises à l'action quotidienne du rasoir.

Par le fait même de l'involution sénile la canitie est le plus souvent accompagnée d'alopécie, la chevelure se dégarnissant à mesure qu'elle blanchit. Cependant ces deux conséquences des progrès de l'âge ne sont pas fatalement liées l'une à l'autre ; on voit un certain nombre de vieillards conserver une chevelure blanche assez abondante jusqu'à un âge très avancé.

Les auteurs ne sont pas d'accord sur les causes physiologiques de la décoloration du poil : ils ne s'entendent pas non plus sur la question de savoir par quelle extrémité du poil elle commence. Tandis que les uns soutiennent que c'est par la racine, d'autres prétendent que c'est par la pointe; d'autres enfin prétendent que le poil coloré tombe et est remplacé par un poil blanc.

D'après ce que nous avons observé, la décoloration du cheveu ou du poil de la barbe se fait graduellement et s'accentue davantage à mesure qu'il pousse; elle commence par conséquent par la racine. Nos observations longtemps poursuivies confirment celles de Pincus, de F. Hebra et de Kaposi, de Wertheim, de Neumann, de Brown-Séquard, etc.

On voit des cheveux encore bruns à la pointe devenir d'un gris de moins en moins foncé à mesure qu'on avance vers la racine et que le pigment devient de plus en plus rare. Le pigment est très inégalement distribué.

Nous avons dans notre collection des cheveux dont la moitié dans le sens de la longueur est noire, tandis que l'autre moitié est blanche. Nous avons vu aussi deux ou trois stries longitudinales colorées alternant avec des stries blanches.

Anatomie pathologique. — Quand on examine au microscope des cheveux atteints de canitie sénile ou de canitie prématurée ou présénile, on constate que ceux-ci sont d'autant plus dépourvus de granulations pigmentaires que le cheveu est plus blanc.

Contrairement à l'opinion de certains dermatologistes, opinion qui d'ailleurs ne s'appuie sur aucune recherche histologique, rien ne prouve que la décoloration du poil dépende uniquement de la disparition du pigment dans la papille de celui-ci.

Au contraire, comme l'avait déjà indiqué Michelson (1), il est possible que la papille produise du pigment en quantité suffisante, mais que celui-ci ne puisse pour différentes raisons pénétrer le poil.

Les prolongements des cellules pigmentaires qui siègent dans la papille s'étendent à l'état normal d'abord entre les cellules épithéliales de la matrice du poil, puis abandonnent ensuite leur pigment dans les cellules des couches supérieures (3e et 4e couche), comme l'ont montré Riehl (2) et Ehrmann (3), mettant ainsi d'accord Unna (4), pour lequel le pigment du poil est extra-cellulaire, et Waldeyer (5), pour lequel le pigment du poil est intra-cellulaire.

Or il peut arriver, comme Ehrmann l'a bien montré et figuré, que dans la canitie sénile ou présénile, la papille du poil soit richement pourvue de cellules pigmentaires alors que le poil en est totalement dépourvu. Dans ces cas l'on ne peut constater aucun prolongement des cellules pigmentaires de la papille dans l'intérieur des couches cellulaires du poil. Ainsi se produirait la canitie, dans certains cas tout au moins.

Mais pourquoi ce pigment sécrété dans la papille du poil s'arrête-t-il

---

(1) Michelson, *Anomalien des Haarwachstums und der Haarfärbung. Ziemssens Handbuch der Speciellen pathologie. Handbuch der Hautkrankeiten*, t. II, p. 153.

(2) G. Riehl, *Zur Kentniss des Pigmentes im menschlichen Haar. Vierteljahresschrift für Dermatologie und Syphilis*, 1884, p. 35.

(3) Ehrmann, *Physiologie und Pathologie des Hautpigmentes. Vierteljahresschrift für Dermatologie und Syphilis*, 1885, p. 524, 1886, p. 68, 1885, planche XXV, fig. 10 et 11.

(4) Unna, *Beitrage zur Histologie und Entwicklung der menschlichen Oberhaut* in *Archiv für microscopische Anatomie*, 1876.

(5) Waldeyer, *Atlas der menschlichen und thierischen Haare*, 1884.

au niveau du poil? pourquoi ne pénètre-t-il pas celui-ci? Ce sont là des questions auxquelles on ne peut répondre que par des hypothèses.

II. — CANITIE PRÉMATURÉE.

La canitie peut se produire prématurément soit physiologiquement par suite d'une disposition héréditaire, soit accidentellement ou pathologiquement. Nous la diviserons en :

A. *Canitie héréditaire.*

B. *Canitie rapide.*

C. *Canitie survenant dans le cours de troubles ou d'affections du système nerveux central.*

D. *Canitie survenant dans le cours ou à la suite d'affections générales graves.*

E. *Canitie symptomatique d'une affection de la peau.*

A. Canitie héréditaire. — L'hérédité joue un grand rôle dans la canitie tant au point de vue de l'âge auquel elle commence qu'à celui de sa distribution. Dans certaines familles, de père en fils, la chevelure blanchit dès l'âge adulte, alors que la barbe conservera pendant bien des années sa couleur primitive ; dans d'autres familles c'est la barbe qui commencera à grisonner de bonne heure.

La marche de la canitie sera souvent la même chez les héritiers que chez leurs ascendants ; elle commencera par les mêmes régions et suivra à peu près la même progression.

Les sujets engendrés par des parents âgés, ayant déjà des cheveux blancs, sont plus prédisposés à la canitie prématurée que leurs frères et sœurs aînés et elle sera chez eux notablement plus précoce.

B. Canitie rapide. — Un certain nombre de faits de canitie rapide et même presque subite, se produisant sous l'influence d'une émotion excessive, d'une très violente terreur, sont devenus historiques. Les cheveux de Thomas Morus, le chancelier de Henri VIII, devinrent blancs pendant la nuit qui suivit sa condamnation à mort. Ceux de Ludovic Sforza blanchirent dans une nuit lorsqu'il tomba au pouvoir de Louis XII, son mortel ennemi. L'exemple de Marie-Antoinette cité comme un fait de canitie presque subite est révoqué en doute par Charcot qui, dans une très intéressante revue critique (1), prouve, par les citations des historiens, que la

______

(1) Charcot, *A propos d'un cas de canitie survenue très rapidement*, in *Gazette hebdomadaire*, 1861, p. 445.

malheureuse veuve de Louis XVI dont les cheveux étaient tout blancs le jour où elle monta sur l'échafaud avait déjà grisonné à l'époque de la mort du roi.

On a cité aussi des faits de *canitie partielle* survenant en quelques heures. Parmi les plus intéressants, nous mentionnerons celui que cite Lorry (1) : Le roi Henri IV aurait vu blanchir en vingt-quatre heures les parties de sa barbe et de ses cheveux que, dans son chagrin et son accablement, il avait tenues constamment dans ses mains, au moment des massacres de la Saint-Barthélemy.

L'historien Guerrazi rapporte un fait de canitie partielle produite dans des circonstances semblables : Le seigneur d'Andelot, en apprenant le supplice de son frère, condamné par le duc d'Albe, comme complice du comte d'Egmont, fut si violemment impressionné que la partie de la barbe et du sourcil sur lesquelles il appuyait sa main changea de couleur et devint blanche presque soudainement.

Ces exemples de canitie subite ont été révoqués en doute par nombre d'auteurs, entre autres par Haller, Reissner (2), Bœrensprung (3), F. Hebra (4), Kaposi (5).

D'après Rayer (6) il existe des exemples très authentiques de canitie presque subite. Schenk, Hannemann et Pechlin, cités par Voigtel (7), ont rapporté chacun un cas de canitie rapide ou presque subite, à la suite d'une terreur profonde.

Bichat (8) dit avoir connu une personne qui, frappée par une nouvelle funeste, blanchit dans l'espace d'une nuit.

Cassan (9) a publié dans les *Archives générales de médecine* l'observation d'une femme de trente-trois ans, la nommée Pérat, femme Leclère, qui, citée comme témoin devant la Chambre des pairs pour déposer dans le procès de Louvel, éprouva une révolution si grande que dans l'espace d'une nuit ses cheveux blanchirent complètement.

Quelque difficiles à expliquer que soient ces faits, a-t-on le droit de les regarder comme apocryphes? L'observation du docteur P. Parry (10), re-

(1) Lorry, *De morbis cutaneis*, édit. Cavelier, 1777, p. 602.
(2) Reissner, *Beitrage zur Kentniss der Haare*. Breslau, 1854, p. 126.
(3) Baerensprung, *Die Hautkrankheiten*, Erlangen, 1859, p. 114.
(4) F. Hébra, *Traité des maladies de la peau*, trad. Doyon, vol. 2, p. 188.
(5) Kaposi, *Pathologie und Thérapie der Hautkrankheiten*, 3ᵉ édit., p. 670.
(6) Rayer, *Traité des maladies de la peau*, t. III, p. 733.
(7) Voigtel, *Handbuch der pathol. Anatomie*, Bd. 1ᵒ p. 90.
(8) Bichat, *Anatomie générale*, t. IV, p. 815.
(9) Cassan, *Archives générales de médecine*, janvier 1827.
(10) P. Parry, *Dublin, Medical Press*, numéro du 8 mai, 1861, p. 332.

produite par Charcot, lui semble, ainsi qu'à nous, apporter une démonstration péremptoire. Un homme de cinquante-quatre ans, un cipaye révolté, ayant été fait prisonnier, dépouillé de ses vêtements et menacé de mort, fut saisi d'une telle terreur qu'il tremblait de tous ses membres. « Sous nos yeux même, dit le docteur Parry, et dans l'espace d'une demi-heure à peine, ses cheveux que nous avions vus d'un noir brillant grisonnèrent uniformément sur toutes les parties de la tête. Un sergent qui avait fait le prisonnier s'écria tout à coup : « Il tourne au gris (*he is turning gray*) » et appela le premier notre attention sur ce singulier phénomène dont nous pûmes ensuite, ainsi que plusieurs autres personnes, suivre l'accomplissement dans toutes ses phases. La décoloration des cheveux s'opéra d'une manière graduelle, mais elle devint complète et générale dans le court espace de temps qui a été indiqué. »

Hardy (1) a été consulté en 1870, pendant le siège de Paris, par un homme très intelligent, dans une haute position sociale, n'ayant aucun intérêt à déguiser la vérité et dont un côté de la barbe avait blanchi, en une nuit, après l'exposition à un froid très vif pendant plusieurs heures d'un service militaire.

Brown-Séquard (2) a constaté sur lui-même qu'un certain nombre de poils avaient blanchi par la racine en deux ou trois jours.

Les faits de canitie plus ou moins complète se produisant en cinq ou six jours sont moins rares. Bichat en cite quatre. Richter en a observé plusieurs qu'il communiqua à J. Moleschott (3) dans l'ouvrage duquel ils sont mentionnés.

Dans un cas de délirium tremens, observé par le professeur Mosler et rapporté par Landois de Greifswald, les cheveux blanchirent en quelques jours. Landois constata par l'examen microscopique que cette décoloration était due à une infiltration d'air ou de gaz dans la substance du cheveu. Cette décoloration par des bulles gazeuses masquant le pigment a été invoquée pour expliquer les canities subites (E. Wilson, Pincus).

Anatomie pathologique. — L'anatomie pathologique des canities survenant subitement, brusquement, n'existe pour ainsi dire pas.

Ces canities brusques ne s'expliquent guère que par la disparition subite du pigment du poil.

Or, quoi qu'on en ait dit, de pareils faits sont indéniables, et c'est pousser trop loin le scepticisme que de mettre en doute des faits

(1) Hardy, *Traité des maladies de la peau*, 1886, p. 63.
(2) Brown-Séquard, *Archives de physiologie*, 1869, p. 442.
(3) J. Moleschott, *Physiol. Skizzenbuch*, Giessen, 1861, p. 232.

observés par des hommes comme Rayer, Fuchs, Landois, Raymond, Michelson, etc. etc.

Dans le cas de Landois (1), cas dont les préparations furent présentées à la quarantième réunion des naturalistes et médecins allemands, la couleur blanche des cheveux paraissait ne tenir qu'à une apparition subite et excessive de bulles d'air ou de gaz dans le corps des cheveux. Dans ce cas les bulles gazeuses semblaient masquer le pigment qui était conservé. Le sujet de cette observation avait blanchi en une nuit.

Waldeyer admet d'ailleurs également l'influence de la production interstitielle de gaz dans les cheveux pour expliquer comment ceux-ci blanchissent dans certains cas.

C. Canitie dans les affections du système nerveux central. — Cette canitie peut être partielle et alors elle est presque toujours liée à une décoloration de la peau, à un vitiligo. La relation de cette lésion trophique des nerfs cutanés avec l'aliénation mentale et l'épilepsie (Morselli, Beigel), avec l'ataxie locomotrice (Duncan-Bulkley, Debove, Barthélemy), avec une tumeur cérébrale (Bourneville et Poirier) (2), est démontrée par maints exemples. L'un de nous (3) a publié une observation de vitiligo chez un aliéné épileptique, une autre de vitiligo de la main dans un cas de pachyméningite cervicale, et une troisième de vitiligo survenu à la suite d'un traumatisme violent de la nuque.

Comme exemples manifestes d'influence nerveuse sur la canitie, on peut citer les observations de Nettleship (4), Hutchinson et Jacobson, qui ont vu les cils devenir blancs dans l'ophthalmie sympathique consécutive à la destruction de l'œil opposé.

Les névralgies très douloureuses et très prolongées, les accès fréquents de migraine cause à laquelle E. Wilson croit pouvoir attribuer la fréquence plus grande de la canitie chez les femmes, toutes les causes d'insomnie rebelle, les travaux intellectuels excessifs, les veilles prolongées sont des agents d'excitation du système nerveux souvent mentionnés dans les causes de la canitie prématurée.

Anatomie pathologique. — Les canities survenant dans le cours d'affections du système nerveux central ou périphérique, et dont l'un de nous

(1) L. Landois, *Archives de Virchow*, t. XXXV, 1866, p. 575.

(2) Bourneville et Poirier, *Tumeur du lobe fronto-pariétal gauche*, in *Progrès médical*, 1879.

(3) H. Leloir, *Recherches cliniques et anatomo-pathologiques sur les affections cutanées d'origine nerveuse*, p. 33 et suivantes. Paris, 1881.

(4) Nettleship, *The Lancet*, 22 décembre 1883.

a relaté un grand nombre d'observations dans son livre sur les affections cutanées d'origine nerveuse (1), sont à peine connues au point de vue anatomo-pathologique.

L'un de nous (2) a cependant constaté que dans le *vitiligo*, affection dont il a démontré l'origine nerveuse dans un grand nombre de cas, les poils sont dépourvus de pigment au niveau de la tache blanche et que les nerfs cutanés qui arrivent à ces plaques présentent les lésions de la névrite dite parenchymateuse.

D. Canitie dans le cours ou à la suite de maladies graves. — On a vu, ce qui est assez rare au moins pendant la jeunesse, la canitie survenir dans le cours ou à la suite de maladies graves, telles que l'érysipèle du cuir chevelu, la fièvre typhoïde, le typhus, etc.

Wallenberg (3) rapporte le cas intéressant d'une scarlatine qui s'accompagna d'une desquamation exceptionnellement généralisée; les cheveux, les poils de la surface du corps et les ongles tombèrent. Les cheveux repoussèrent blancs comme ceux des albinos.

De même que l'alopécie, la canitie est assez souvent prématurée chez les rhumatisants et chez les goutteux.

Les affections qui sont assez douloureuses pour causer l'insomnie, lorsqu'elles se prolongent pendant des semaines et des mois, peuvent faire blanchir les cheveux prématurément.

Anatomie pathologique. — L'on ne sait rien de précis sur l'anatomie pathologique des cheveux qui se mettent à blanchir rapidement dans le cours d'affections générales graves comme Alibert, Beigel, Compagne, etc., en ont relaté des exemples.

E. Canitie symptomatique d'une affection de la peau. — Quelques affections cutanées peuvent déterminer une canitie générale ou partielle. Nous avons vu que l'érysipèle du cuir chevelu peut faire blanchir les cheveux, que le vitiligo détermine sur les parties de la peau dont les filets nerveux sont altérés, ainsi que l'a démontré le premier l'un de nous (4), la décoloration des cheveux. Cette canitie partielle est limitée exactement aux plaques blanches de vitiligo.

(1) H. Leloir, *Recherches cliniques et anatomo-pathologiques sur les affections cutanées d'origine nerveuse*, Paris. A. Delahaye, 1881, p. 31 et suivantes.

(2) H. Leloir, *Ibidem*, p. 48 et suivantes.

(3) Wallenberg de Danzig, *Ein Fall von bleibender Veränderung der Haar und Hautfarbe nach Scarlachfieber* in *Vierteljahrreschrift f. Dermat. und Syphil.*, 1876, p. 63 et London *Medical Record*, 15 juin, 1876.

(4) H. Leloir, *Recherches cliniques et anatomo-pathologiques sur les affections cutanées d'origine nerveuse*, Delahaye, 1881.

La pelade, qu'elle soit d'origine trophonévrotique, ou que survenue par contagion elle soit de pathogénie vraisemblablement parasitaire, qu'elle soit de forme dite décalvante qu'elle tende à se généraliser ou, au contraire, qu'elle soit limitée à quelques plaques (variété achromateuse de Bazin), a pour symptôme une canitie partielle. Les premiers poils qui commencent à repousser sur le cuir chevelu ou à la barbe sont d'abord à l'état de duvet blanchâtre, puis à mesure qu'ils grossissent, la coloration blanche de la région malade est plus manifeste et tranche avec la coloration pigmenté des cheveux ou des poils du voisinage.

Chez des individus qui ont passé l'âge moyen de la vie et surtout chez ceux qui commencent à grisonner, cette canitie partielle peut persister indéfiniment, ainsi que l'a observé Hardy. Généralement, soit spontanément, soit par l'action souvent répétée du rasoir, soit après épilation des cheveux blancs (E. Besnier), soit à la suite de topiques stimulants et plus rapidement encore après la vésication réitérée, les cheveux ou les poils reprennent leur couleur normale. C'est probablement à des cas de pelade qu'il faut rapporter la plupart des observations des auteurs qui ont vu des faits de canitie survenant rapidement être suivis, après un temps plus ou moins long, d'une recoloration complète et normale de la chevelure ou de la barbe.

CANITIE ANNELÉE.

Canitie annelée, canitie par segments, canitie striée, canitie intermittente, Trichonosis versicolor, Trichodyschroia (Erasmus Wilson).

Les cheveux, dans cette variété très rare de canitie, présentent alternativement des segments colorés et des segments blancs, comme les poils de quelques mammifères, parmi lesquels le piquant du porc-épic fournit le spécimen le plus volumineux et le plus remarquable. Des faits de ce genre ont été observés par Karsch (1), G. Simon (2), E. Wilson (3), Spiess, Landois (4). Cette forme de canitie peut atteindre simultanément toute la chevelure, comme chez l'enfant de sept ans qui a été observé par E. Wilson, et dont les cheveux sont déposés au Musée de Hunter, n° 535.

On peut rapprocher de ces faits celui dont Richelot (5) a donné l'obser-

(1) Karsch, *De capillitii humani coloribus quædam dissertatio*, 1846.
(2) G. Simon, *Hautkrankheiten*, Berlin, 1851, p. 382.
(3) E. Wilson, *Diseases of the Skin*, 6ᵉ édit., 1867, p. 732. *Lectures on dermatology*, 1876, 77, 78, p. 170.
(4) Landois, *Virchow's Archiv*, XXXV, p. 575 et XLV, p. 113.
(5) Richelot, *Annales des maladies de la peau et de la syphilis*, publiées par Cazenave, t. II, p. 224, février 1845.

vation à la Société médico-pratique de Paris. C'est à la fois un exemple de canitie survenant pendant les troubles nerveux d'une chlorose très prononcée et un exemple de cheveux striés. Chez une jeune fille de dix-sept ans, les cheveux originairement de couleur châtain clair, se décolorant par la racine, poussèrent blancs pendant la durée de la chlorose. Le traitement ferrugineux guérit la canitie. En même temps que les couleurs revenaient au visage et aux muqueuses, les cheveux reprenaient leur couleur normale à leur racine. Quand la malade fut guérie, les cheveux présentaient trois zones dont deux colorées séparées par une zone blanche. Ils étaient châtains à la pointe et à la racine et blancs dans une étendue intermédiaire de plusieurs centimètres. Pendant les années suivantes la canitie ne se reproduisit pas.

Dans la canitie annelée, comme l'a fait remarquer E. Wilson, les cheveux conservent leur forme cylindrique; c'est ce qui les distingue des *cheveux moniliformes* que nous étudierons à part (voy. TRICHONODOSE MONILIFORME). Des exemples de ces nodosités en chapelet des cheveux, *Ringelhaare* (E. Lesser (1), *Aplasia pilorum moniliformis* (G. Behrend) ont été rapportés par Walter G. Smith, de Dublin, par Mac Call Anderson, par Payne, par G. Thin, par Lailler et par son élève Luce, par Hallopeau et Lefèvre et par Arnozan.

Anatomie pathologique.—L'anatomie pathologique des cheveux présentant alternativement des anneaux bruns et blancs, des *pili annulati* et des cheveux décolorés partiellement, est entourée de la plus grande obscurité.

Landois (2) a émis à cet égard l'hypothèse que, sous l'influence d'irritations intermittentes des nerfs trophiques et vaso-moteurs, il se produit un cheveu dans lequel se développent périodiquement des gaz.

CARCINOME, CANCER DE LA PEAU. — *Voy*. TUMEURS.

CHARBON BACTÉRIDIEN

Charbon, charbon malin, charbon bactéridien, pustule maligne.

Sous le nom de charbon, les anciens auteurs confondaient toutes les tumeurs inflammatoires et gangréneuses de la peau et du tissu cellulaire

(1) E. Lesser, *Ein Fall von Ringelhaaren* in *Viertelj. f. Dermat. und Syphil.*, 1886, p. 51.
(2) L. Landois, *Archives de Virchow*, t. XLV, p. 113.

sous-cutané. Le concours institué par l'Académie de Dijon, à la fin du siècle dernier, provoqua la publication des mémoires de Chambon (1), de Thomassin (2), de Ch. Chabert (3), d'Enaux et Chaussier (4), qui établirent la nature spécifique de la pustule maligne et sa transmission des animaux à l'homme.

La symptomatologie de la pustule maligne a été bien étudiée par Rayer (5), par L. A. Raimbert (6), Bourgeois (d'Étampes) (7) et, en dernier lieu, par Straus dans ses remarquables leçons à la Faculté de médecine de Paris.

Pour l'historique on peut consulter la *Pathologie interne*, de Joseph Frank, chap. viii des maladies de la peau, l'*Étude historique sur le charbon*, de L. A. Raimbert (*Gazette médicale de Paris*, 1867) et le livre de Straus (8). Au chapitre de l'Anatomie pathologique nous donnons l'historique abrégé de la bactéridie et de la spore charbonneuses.

L'agent infectieux du charbon (*bactéridie du charbon* de Davaine, *Bacillus anthracis* de Cohn), suivant les voies par lesquelles il est introduit dans l'organisme, produit sur l'homme les lésions du charbon externe ou du charbon interne.

Le *charbon externe* se manifeste presque constamment sous la forme de *pustule maligne* et exceptionnellement sous celle d'*œdème malin*.

Le *charbon interne*, de beaucoup le plus fréquent chez les animaux, est au contraire très rare chez l'homme. L'ingestion de viandes charbonneuses crues ou incomplètement cuites, l'ingestion des bactéridies ou de leurs spores produit le *charbon intestinal*. La pénétration de ces spores dans les organes de la respiration cause le *charbon pulmonaire*.

I. — CHARBON EXTERNE.

Le charbon externe ou charbon cutané peut se présenter sous l'une ou l'autre des deux formes suivantes : A, *pustule maligne*; B, *œdème malin*.

(1) Chambon, *Traité de l'anthrax ou de la pustule maligne*, Neuchâtel, 1781.

(2) Thomassin, *Dissertation sur le charbon malin de la Bourgogne ou la pustule maligne*, Bâle, 1782.

(3) Ch. Chabert, *Traité du charbon ou anthrax*, Paris, 1782.

(4) Enaux et Chaussier, *Méthode de traiter les morsures des animaux enragés et de la vipère, suivie d'un précis de la pustule maligne*, 1785. Mémoire couronné par l'Académie de Dijon.

(5) Rayer, *Traité théorique et pratique des maladies de la peau*, 1835, t. II, p. 22.

(6) L. A. Raimbert, *Traité des maladies charbonneuses*, Paris, 1859 et art. *Charbon* du *Dictionnaire de médecine et de chirurgie pratique*, 1867.

(7) Bourgeois, *Traité pratique de la pustule maligne et de l'œdème malin*, Paris, 1861.

(8) Straus, *Le charbon des animaux et de l'homme. Leçons faites à la Faculté de médecine* de Paris, 1887.

A. Pustule maligne. — La *pustule maligne* est une lésion propre à l'homme et qu'on n'observe jamais avec tous ses caractères particuliers chez les animaux. Davaine a essayé de la reproduire sur le cobaye en provoquant une vésicule par la brûlure et en introduisant dans la vésicule du sang charbonneux. Il a obtenu, comme dans les expériences faites en ces derniers temps par Straus (1), les tumeurs de l'œdème charbonneux, une lésion se rapportant plutôt à l'œdème malin qu'à la pustule maligne.

Après une période d'incubation indéterminée, souvent très courte et ne dépassant guère 48 heures, après un peu de démangeaison au niveau du point où le germe charbonneux a pénétré et où doit se montrer la pustule, souvent même sans être précédée de cette sensation prurigineuse, paraît une tache rouge ressemblant à une piqûre de puce, d'où le nom vulgaire de *puce maligne* donné autrefois en Bourgogne à la pustule maligne.

Sur cette tache s'élève bientôt une petite vésicule aplatie, quelquefois même comme ombiliquée (Raimbert), de couleur grisâtre ou brunâtre, contenant un peu de liquide séreux, parfois plus ou moins coloré par du sang. Lorsqu'elle est ouverte, ce qui arrive promptement, cette vésicule laisse à découvert une escharre d'un rouge livide, qui bientôt se dessèche en prenant une teinte plus noirâtre.

Raimbert (de Châteaudun) dit que parfois, au lieu de la pustule initiale, c'est un bouton solide, une papule qui précède immédiatement l'escharre. Exceptionnellement Bourgeois (d'Étampes) a vu, au lieu de commencer par une petite vésicule, le charbon externe débuter par une belle bulle jaune ambrée bien remplie de sérosité et parfaitement tendue.

L'escharre, jaunâtre ou rougeâtre au début, bientôt d'un jaune brun, passe rapidement au noir le plus foncé. Elle est déprimée, comme enchâssée dans un empâtement œdémateux plus ou moins étendu et sur une base indurée.

Déjà autour de la vésicule l'épiderme est souvent grenu et commence à se soulever, c'est le début des vésicules secondaires (*vésicules satellites* de Straus) qui se groupent, en cercles plus ou moins réguliers, autour de l'escharre et qui sont un des signes les plus caractéristiques de la pustule maligne. Très petites à leur apparition, elles augmentent rapidement de volume et, à mesure que l'escharre s'étend, il s'en forme de nouvelles à sa périphérie.

Dans les régions du corps où le derme a le plus d'épaisseur, l'escharre et l'aréole de vésicules sont en général plus larges et la tuméfaction se manifeste plus lentement parce que le tissu cellulaire est atteint moins

____

(1) Straus, *loc. cit.*, p. 193.

rapidement. Dès qu'il est envahi, et c'est en général au deuxième, troisième ou quatrième jour, la peau avoisinant l'eschare devient d'un rouge livide, se tuméfie et ne tarde pas à être le siège d'un œdème dur qui s'étend rapidement et peut envahir toute la face, tout un membre, une partie ou la totalité du tronc. Les lymphatiques superficiels se dessinent sous forme de traînées rouges et les ganglions correspondants sont tuméfiés. Il n'est pas rare de voir les veines sous-cutanées indurées et sensibles à la pression (Straus).

Pas de douleur vive, les malades éprouvent plutôt une sensation de pesanteur et d'engourdissement, au niveau de la lésion.

La période d'intoxication générale est signalée par du malaise, une courbature générale, des frissons réitérés, de la céphalalgie, de la fièvre, et s'accompagne souvent de tendance à la lipothymie. Dans la plupart des cas, ces symptômes généraux commencent du troisième au cinquième jour après le début de la pustule.

Même pendant la période de la fièvre la plus forte, la température s'élève très rarement au-dessus de 40° centigrades. Elle baisse rapidement dans les dernières heures qui précèdent la mort.

La fièvre peut manquer complètement et ce défaut de réaction est souvent signalé dans les cas les plus rapidement mortels.

Bourgeois (d'Étampes) (1) dit que le délire est très rare et que le plus souvent la mort a lieu sans agonie, au milieu de la connaissance la plus parfaite.

La mort arrive le plus ordinairement du sixième au neuvième jour. Raimbert a vu mourir plusieurs malades le quatrième ou le cinquième jour après la rougeur initiale de la pustule maligne.

Les malades peuvent succomber brusquement, sans aggravation notable des signes locaux et sans apparition de symptômes généraux en apparence graves. D'après une observation d'Enaux et Chaussier la pustule maligne pourrait se terminer par la mort après la courte durée de 24 heures.

La terminaison est presque toujours funeste si la pustule maligne est abandonnée à elle-même. Elle peut cependant guérir spontanément. Raimbert, Bourgeois et nombre de médecins exerçant dans les pays où les affections charbonneuses sont fréquentes, ont observé des cas de guérison spontanée, en comptant pour tels ceux dans lesquels il n'a été fait qu'un traitement illusoire, comme par exemple l'application de feuilles de noyer, de cataplasmes, etc.

Lorsque la tendance à la guérison se manifeste, soit avant l'apparition

____

(1) Bourgeois, *Traité pratique de la pustule maligne et de l'œdème malin.* Paris, 1861, p. 60.

des symptômes généraux, soit même très exceptionnellement quand ils ont déjà commencé à se produire, l'eschare s'arrête dans son extension, se circonscrit par une ligne jaunâtre ou jaune rougeâtre, purulente, et le travail d'élimination commence en même temps que la tuméfaction œdémateuse va diminuant. L'eschare ne se détache qu'au bout de dix à vingt jours et cette élimination, qui se fait généralement avec très peu de suppuration, peut, dans quelques cas, s'accompagner d'abcès et même d'accidents de pyémie survenant tardivement comme dans une observation de Verneuil.

La pustule maligne est ordinairement unique, cependant on a pu en voir deux et même trois sur le même sujet.

L'inoculation peut se faire soit par une piqûre comme chez les ouvriers en crins, les aplatisseurs de cornes, les trieurs de laine, les mégissiers, etc., soit par une coupure, comme sur les bouchers, les bergers, etc., soit par l'absorption du virus à la surface d'une plaie, d'une écorchure, comme chez les porteurs de viandes à la halle, soit même par l'intermédiaire des mouches, comme l'ont démontré les expériences de Raimbert et de Davaine.

En raison de ces causes, le charbon externe a toujours ou presque toujours pour siège les parties découvertes du corps. C'est à la face, au cou, sur les bras, sur les épaules, sur les régions antérieures de la poitrine, qu'on le constate le plus souvent. La pustule maligne est plus rare aux jambes et tout à fait exceptionnelle sur le tronc et sur les cuisses, parties du corps protégées par les vêtements.

La possibilité de la transmission de la pustule maligne de l'homme à l'homme est démontrée par les faits positifs de Thomassin, de Maucourt, de Hufeland, de Raimbert, de Neydig, de Frœnkel et Orth.

B. Œdème malin. — Bourgeois (1) a, le premier, attiré l'attention sur la gravité de certains œdèmes dont il a reconnu la nature charbonneuse et qu'il a étudiés dans son livre. Il paraît ne l'avoir observé que sur les paupières et il donne une excellente description de l'*œdème malin des paupières*.

En 1865, dans le sang et dans les ecchymoses de l'estomac d'un malade mort d'œdème malin des paupières à l'Hôtel-Dieu d'Orléans, dans le service de Debrou (2), Davaine reconnaît les bactéridies du charbon; les cobayes qu'il inocule avec ce sang succombent au charbon.

D'après Raimbert, l'œdème malin a été observé aux paupières, aux lèvres, à la langue, sur les régions supérieures et latérales de la poitrine et aux membres supérieurs.

(1) Bourgeois, *Traité de la pustule maligne et de l'œdème malin*, Paris, 1861, ch. v, p. 105.
(2) Debrou, *Observation d'œdème malin des paupières, terminé par la mort, avec autopsie, et remarques sur la pustule maligne.* In *Archives générales de médecine*, 1865, vol. II, p. 407.

Aux paupières la tumeur est caractéristique. C'est un gonflement diffus de ces voiles membraneux, sans douleur, causant à peine de la démangeaison. Les deux paupières, et surtout la supérieure, sont œdémateuses, comme demi-transparentes, d'une teinte jaunâtre ou bleuâtre. En vingt-quatre ou quarante-huit heures, elles s'indurent, se touchent au point qu'il devient difficile de découvrir l'œil. La conjonctive est assez souvent le siège d'un chemosis séreux ou ecchymotique.

La peau des paupières, lisse, sans apparence de bouton pendant les premières heures (Bourgeois), devient le plus souvent grenue et des phlyctènes remplies d'un liquide séreux ou séro-sanguinolent ne tardent pas à se montrer. Sous ces phlyctènes la peau est mortifiée, noirâtre. Les phénomènes locaux et généraux rappellent, mais avec plus de gravité et de rapidité, ceux de la pustule maligne.

Sur les membres supérieurs et, par exemple, sur la région antérieure de la poitrine, l'œdème malin débute par un gonflement mou, pâteux, tremblotant, sans changement de couleur ; ce gonflement s'étend rapidement.

En général, les symptômes généraux surviennent dès le deuxième ou troisième jour et la terminaison est plus promptement funeste que celle de la pustule maligne.

Straus (1) fait remarquer que cet accident initial du charbon rappelle beaucoup l'œdème gélatiniforme, tremblotant, que l'on observe sous la peau chez les moutons ou chez les rongeurs à l'endroit où a été pratiquée l'inoculation charbonneuse expérimentale.

II. — CHARBON INTERNE.

Le charbon interne, causé par la pénétration des bactéridies charbonneuses ou de leurs spores dans le tube digestif ou dans les voies pulmonaires, produit chez l'homme un état analogue à la fièvre charbonneuse des animaux. Les anciens observateurs, entre autres Fournier (2), Bertin, etc., l'avaient déjà indiqué, mais l'étude n'en a été complétée qu'en ces dernières années, grâce aux recherches de Buhl, Waldeyer, Münch (de Moscou), E. Wagner. Le charbon interne comprend deux variétés : A, *le charbon intestinal;* B, *le charbon pulmonaire.*

A. Charbon intestinal (*Mycosis intestinalis*). — Le charbon intestinal a été observé à la suite de l'ingestion de viandes charbonneuses crues ou n'ayant subi qu'une cuisson insuffisante pour détruire les bactéridies

---

(1) Straus, *loc. cit.,* p. 190.
(2) Fournier, *Observations et expériences sur le charbon malin,* Dijon, 1769.

et leurs spores, comme dans les deux observations très probantes
d'Œmler (1).

Des aliments souillés par des poussières, contenant des spores charbonneuses, peuvent provoquer le charbon intestinal. C'est à cette cause
que Münch (2), E. Wagner (3), Albrecht (de Saint-Pétersbourg), ont at-
tribué les faits qu'ils ont observés sur des ouvriers en crins ou en pelle-
teries.

B. Charbon pulmonaire (*Bronchial Mycosis* de Greenfield). — Produit par l'inhalation de poussières charbonneuses, une des formes les
plus fréquentes chez les animaux et surtout sur ceux des races ovines et
bovines, le charbon pulmonaire a, comme le charbon intestinal, été observé chez des ouvriers maniant les crins et les laines.

Une épidémie qui a sévi sur les chiffonniers de Vienne, en 1878 (*Ha-
dernkrankheit*) et qui a été étudiée par Schlemmer, Klob, Heschl et Frisch,
a été attribuée à des germes charbonneux contenus dans des chiffons de
provenance russe. Des ouvriers en papiers qui maniaient des chiffons de
même origine furent également atteints.

Le triage des laines de provenance asiatique est une cause de charbon
pulmonaire qui a été surtout meurtrière en Angleterre, sur les trieurs de
laine de Bradford (*Woolsorters disease*) et dont le Dr Bell (4), de Bradford,
reconnut un des premiers la nature. Dans cette épidémie il constata
plusieurs fois des faits de pustule maligne.

En 1880, une commission dont faisaient partie le Dr Spear (5) et le
professeur Greenfield constata la nature charbonneuse de la maladie des
trieurs de laine. Ne trouvant pas dans le tube digestif les lésions de la
mycose intestinale, alors que les altérations anatomiques siégeaient surtout dans les organes de la respiration, ce qui était concordant avec les
symptômes thoraciques observés pendant la vie, Greenfield en conclut
que l'épidémie des *sorters* de Bradford est une forme spéciale du charbon,
à localisation initiale pulmonaire, et qu'il propose d'appeler *bronchial
mycosis*.

(1) Œmler, *Experimentelle Beitrage zur Milzbrandfrage*, in *Arch. f. Wissensch. und
pract. Thierheilkunde*, 1876, fasc. 4, p. 277, cité par Straus, *loc. cit.* p. 181.

(2) Münch (de Moscou), *Mycosis intestinalis und Milzbrand* in *Centralblatt f. medic.
Wissensch.* 1871, p. 802.

(3) Wagner, *Die Intestinal mycose und Ihre Beziehung zum Milzbrand* in *Archiv der Heilkunde*, t. XV, 1874, p. 1.

(4) F. H. Bell, *On « Woolsorters disease »*. The Lancet, 1880, t. 1. p. 872.

(5) John Spear. *Report to the local government Board upon the so-called « Woolsorters
disease »* in *The Lancet*, 1881, t. II, p. 156.

Le *charbon symptomatique* de Chabert ou *charbon bactérien*, le *Rausch-brand* des Allemands, que les ingénieuses et savantes expériences de MM. Arloing, Cornevin et Thomas (1) ont démontré être d'une espèce distincte de celle du charbon bactéridien, est la maladie infectieuse dont, sous le nom de *bacterium Chauvœi*, ils ont fait connaître le parasite spécial, anaérobie, assez mobile, différent de la bactéridie charbonneuse qui est aérobie. Ce charbon bactérien atteint surtout les jeunes animaux des espèces ovines et bovines. On ne l'a pas encore observé sur l'homme.

Anatomie pathologique. — Le charbon est une maladie infectieuse causée par la pénétration dans l'organisme d'un bacille spécial, découvert et décrit en premier par Davaine et Rayer (août 1850).

La bactéridie charbonneuse est étudiée ensuite par Davaine, par Pollender (1855), Brauell (1857), Delafond (1860). La spore de la bactérie charbonneuse est découverte en 1876 par Koch.

En 1877, Pasteur parvient à cultiver la bactéridie de Davaine.

Enfin Pasteur et Toussaint arrivent, après une série de recherches désormais historiques, à atténuer les cultures de bactéridies charbonneuses et à en faire un vaccin préservatif.

On trouve dans le livre magistral de I. Straus (2) un exposé complet de la maladie charbonneuse.

Nous n'avons pas à nous occuper ici des lésions anatomo-pathologiques du charbon des animaux.

Chez l'homme, l'affection charbonneuse peut débuter de trois façons différentes.

1° *Par la peau.* — Cette forme, résultat de l'inoculation cutanée accidentelle, est de beaucoup la plus fréquente chez l'homme.

Dans ces cas, l'accident initial est la pustule maligne, lésion cutanée propre à l'homme, car chez les animaux l'inoculation du virus charbonneux ne donne jamais lieu à la pustule maligne, mais à l'œdème charbonneux.

2° *Par les voies digestives.* — C'est le charbon intestinal résultant de l'ingestion de substances infectées par les bactéridies ou les spores charbonneuses, et, en particulier, de l'ingestion de viandes charbonneuses.

---

(1) Arloing, Cornevin et Thomas, *Recherches expérimentales sur la nature de l'affection appelée charbon symptomatique. Lyon médical,* 1880 et 1881. Compte rendu de M. Bouley à l'*Académie des sciences,* 3 octobre 1881, et à l'*Académie de médecine,* 4 octobre 1881. *Le charbon symptomatique du bœuf. Charbon bactérien,* in-8, 2ᵉ édition. Paris, 1887.

(2) I. Straus, *Le charbon des animaux et de l'homme. Leçons faites à la Faculté de médecine de Paris (Progrès médical,* 1887).

3° *Par les voies respiratoires.* — C'est le charbon pulmonaire, forme très rare décrite chez les chiffonniers de Vienne et chez les trieurs de laine de Bradford en Angleterre (*woolsorters disease*), qui est due à la pénétration dans les voies respiratoires de poussières chargées de spores charbonneuses.

Quel que soit le siège de l'introduction primitive du virus charbonneux, celui-ci finit (si l'art ne réussit pas à enrayer le mal, ce qui est rare) par envahir l'organisme, et le sujet meurt.

A l'autopsie d'un sujet mort du charbon (homme, animal), on constate les altérations suivantes, plus ou moins accentuées suivant les cas : sang noir, poisseux, incoagulable ; veines gorgées de sang ; congestions viscérales multiples ; rate énorme, noire, ramollie, diffluente (sang de rate) ; muqueuse intestinale et parfois stomacale parsemée d'ecchymoses noires, de plaques de gangrène, de saillies noirâtres d'aspect furonculeux ; poumons remplis de foyers congestifs ou apoplectiques.

Tous ces tissus, tous ces liquides, et en première ligne le sang, la rate, les ganglions, la moelle des os, sont virulents, car ils renferment la bactéridie ou la spore charbonneuse.

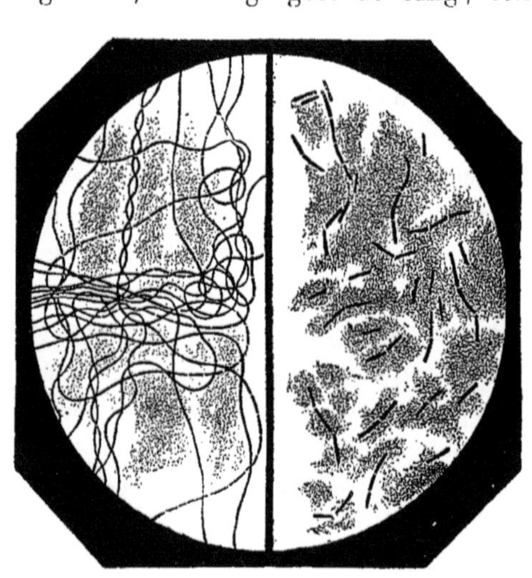

Fig. 8. — Culture de la bactéridie. — Bactéridies dans la pulpe de la rate.

Cet organisme pathogène, pour l'étude détaillée duquel nous renvoyons au travail de I. Straus (*loc. cit.*) et au traité de Cornil et Babès (*les Bactéries*), se présente sous l'aspect de bâtonnets immobiles, relativement volumineux, isolés ou articulés, rigides ou recourbés en forme de crosse et se colorant d'une façon intense par les couleurs d'aniline.

Si on les cultive dans un liquide approprié, on voit les bacilles se développer rapidement et fournir de longs écheveaux contournés en anses et enchevêtrés comme des paquets de corde. Ces filaments sont les uns tout à fait transparents, les autres inégalement réfringents par suite de la formation de spores dans leur intérieur. Ces spores, découvertes par Koch, constituent de petits corps ovoïdes, réfringents, dont le plus petit diamètre est un peu moindre que celui des bâtonnets. Elles deviennent d'autant plus abondantes que le liquide de culture est plus pauvre.

Les bacilles charbonneux sont aérobies. Ils peuvent se cultiver en présence de l'air à toute température entre 16° à 17°.

Les microorganismes de la putréfaction les détruisent (Pasteur).

La vitalité de ces organismes et leur résistance aux agents physiques est considérable. Cette résistance appartient surtout aux spores charbonneuses.

Nous n'avons pas à considérer ici autre chose que l'affection survenant chez l'homme à la suite de l'inoculation cutanée du virus charbonneux, c'est-à-dire la pustule maligne.

L'anatomie pathologique de la pustule maligne a été étudiée par différents auteurs. La première recherche histologique sur la constitution de cette lésion cutanée est due à Davaine (1). Viennent ensuite les descriptions histologiques de Wagner (2), de Koch (3), de Cornil (4), de Turner (5). Mais la description la plus complète qui ait été faite de la pustule maligne au point de vue histologique est assurément due à I. Straus (6).

C'est principalement sur ce travail que nous appuierons notre description.

D'après Davaine, du premier au troisième jour après l'inoculation, la pustule maligne se manifeste par un soulèvement de l'épiderme (1re période).

Cette vésicule contenant une sérosité brunâtre remplie de bactéries occupe le milieu du corps muqueux, au-dessous de la couche cornée. Les bactéries sont situées dans des lacunes entourées de cellules épithéliales normales. Elles y forment un feutrage épais et se prolongent en tous sens entre les cellules (Davaine).

Cette description de Davaine s'appuie sur l'examen d'une pustule datant de trois jours.

I. Straus a récemment examiné une pustule maligne datant de trois jours également, et dans ce cas, le siège du mal était au contraire nettement dermique à cette période.

On conçoit donc que I. Straus dise qu'il est difficile actuellement de

<hr>

(1) Davaine, *Recherches sur la nature et la constitution anatomique de la pustule maligne*, in *Comptes rendus de l'Académie des sciences*, 1865.

(2) Wagner, *Archiv der Heilkunde*, 1874, t. XV, p. 23.

(3) Koch, *Mittheilung aus den Kaiserlichen Gesundheitsamts*, 1881, t. I, p. 41.

(4) Cornil et Babes, *Les Bactéries*, 1885, p. 503.

(5) Turner, *Médico-chirurgical transactions*, t. LXV, p. 252, 1882.

(6) I. Straus, *Contribution à l'anatomie pathologique de la pustule maligne*, in *Annales de l'Institut Pasteur*, t. I, 1887.

décider quelle est la lésion initiale de la pustule maligne et si cette lésion à l'origine est épidermique ou dermique.

Cependant Cornil et Ranvier se rattachent à l'opinion de Davaine et considèrent l'affection comme de nature primitivement épidermique. Quoi qu'il en soit, le derme ne tarde pas à être atteint, à se remplir de bactéries, et l'on voit apparaître sous la vésicule une induration lenticulaire, aplatie, irrégulière, reconnaissable au toucher et de couleur livide (Cornil et Ranvier).

C'est la gangrène qui commence (Cornil et Ranvier).

Cette eschare, située au-dessous des vestiges du corps muqueux, recouvert lui-même par une sorte de croûte, est formée par le corps papillaire et la partie supérieure du derme mortifiés.

Cette masse nécrosée, où toute structure a disparu ainsi que toute coloration nucléaire, présente dans la masse homogène qui la constitue une infiltration bactéridienne extrêmement abondante et à l'état de pureté (Straus).

L'eschare est séparée des parties ambiantes du derme encore vivantes par un rempart épais de cellules embryonnaires fortement colorées. C'est à ce niveau que les bactéridies sont de beaucoup le plus abondantes et en nombre considérable (I. Straus).

En dehors de cette espèce de ligne de démarcation entre le mort et le vif, se voient le derme et l'hypoderme, infiltrés d'une façon diffuse par de nombreuses cellules embryonnaires et par un exsudat albumineux interstitiel, c'est l'œdème inflammatoire aigu. A ce niveau les bactéridies, très nombreuses, sont répandues en quelque sorte d'une façon diffuse ainsi que les cellules embryonnaires et ne paraissent présenter aucune connexion avec les vaisseaux sauguins (I. Straus). Les follicules pileux, les glandes sébacées et sudoripares, opposent une résistance remarquable à l'invasion bacillaire (I. Straus).

Au pourtour de l'eschare centrale, les papilles du derme, très allongées et élargies, sont remplies de leucocytes dont le noyau se colore bien, et surtout de bactéridies tellement nombreuses que les papilles paraissent bourrées presque exclusivement par un feutrage serré de bacilles (Wagner).

« L'épiderme qui recouvre le corps papillaire au poutour de l'eschare centrale est sain sur sa plus grande étendue. Les bacilles qui remplissent les papilles s'arrêtent en général au niveau des cellules profondes du corps muqueux de Malpighi. Les cellules malpighiennes présentent leur ordonnance et leur aspect normaux. Par places cependant un certain nombre de ces cellules présentent une dilatation vésiculaire du protoplasma, avec formation de l'altération cavitaire décrite par Leloir (1) dans les processus inflammatoires de l'épiderme. Çà et là aussi on voit un certain nombre de bactéridies charbonneuses qui commencent à s'insinuer entre les couches profondes des cellules du corps muqueux. C'est l'ébauche de l'invasion de l'épiderme par les bactéridies, invasion que l'on peut étudier à l'état de fait accompli sur d'autres points de la préparation (I. Straus). »

En ces points on voit les bactéridies, émergeant de la papille, forcer la barrière opposée par le revêtement épidermique, envahir le corps

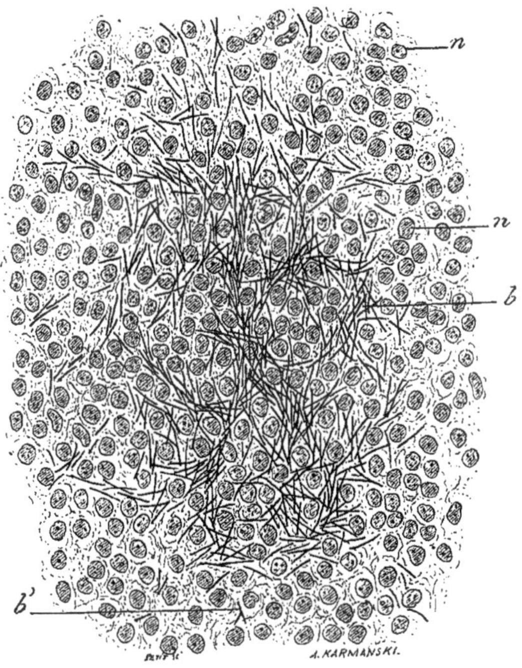

Fig. 9. — Coupe de l'hypoderme dans un cas de pustule maligne (cas de Leloir). On remarquera dans cette préparation l'infiltration du tégument par d'abondantes cellules lymphatiques entre lesquelles se trouvent de nombreuses bactéridies.

muqueux de Malpighi et amener enfin une mortification rapide de l'épiderme et la formation d'eschares microscopiques. C'est par ce mécanisme que l'eschare centrale s'étend vers la périphérie et que se forment les eschares satellites. Le plus souvent le processus s'accompagne d'un travail de vésiculation soulevant la couche cornée de l'épiderme au-dessus de l'eschare. Ainsi se forment les vésicules secondaires qui bordent l'eschare centrale (I. Straus).

(1) H. Leloir, *Archives de physiologie*, 1878-1880.

Dans l'œdème charbonneux qui entoure la pustule, les bactéridies se rencontrent exclusivement dans le tissu cellulaire lâche sous-dermique. Le chorion et le corps papillaire n'en renferment point. Il y a là un contraste frappant avec ce qui se passe au niveau et dans le voisiage immédiat de la pustule, où la végétation bacillaire est surtout intense dans le derme et le corps papillaire.

Au niveau de l'œdème charbonneux, les bactéridies acquièrent des dimensions plus grandes qu'au niveau de la pustule ou dans le sang, et présentent un commencement d'allongement filamenteux (I. Straus).

A mesure que la pustule vieillit, on voit disparaître les bacilles au niveau des parties supérieure et centrale de la lésion.

Les bacilles du charbon existent encore cependant pendant un certain temps (huit à dix jours par exemple) à la base de la pustule maligne ; mais à la longue les bacilles, remplacés par les bactéries de la putréfaction, peuvent disparaître complètement au niveau de la pustule maligne (Koch, Cornil).

L'absence des organismes charbonneux à la base de certaines pustules anciennes explique les résultats variables, souvent négatifs, des inoculations et des cultures tentées avec le liquide qui s'y trouve (Cornil et Ranvier).

CHÉLOIDE

Chéloïde, kéloïde, kelis.

Le nom de chéloïde, de χηλή, pince d'écrevisse, et εἶδος, ressemblance, a été créé en 1817, par Alibert (1), pour désigner l'affection à laquelle il avait primitivement donné le nom de cancroïde qui prêtait à la confusion. Plus tard Alibert au lieu de chéloïde écrivit kéloïde, sans donner les raisons de ce changement. Avec Littré et Robin, avec Bazin, avec E. Besnier et Doyon, nous adoptons l'orthographe de *chéloïde*, qui est concordante avec l'étymologie grecque.

La kéloïde d'Addison (2), celle qu'il étudia sous le nom de vraie

(1) Alibert, *Quelques recherches sur la chéloïde*, in *Mémoires de la Société médicale d'émulation*, 8ᵉ année. Paris, 1817, p. 744.

(2) Addison, *On the Keloïd of Alibert and on true Keloïd*, in *Medico-chirurg. Transactions*, t. XXXII, 1854.

kéloïde (*true keloïd*), n'appartient pas plus aux tumeurs chéloïdéennes que la *chéloïde blanche* de Bazin (art. CHÉLOÏDE du *Dictionnaire encycl. des sciences médic.*). Sous ces deux noms, ces auteurs ont décrit la Morphée (*Morphœa alba*) qui, par sa symptomatologie et par son anatomie patho-logique, se rapproche plus de la sclérodermie que de la chéloïde.

Vaguement indiquée, en 1790, par Retz (1) sous le nom de *dartre de graisse*, la chéloïde ne commença vraiment à être distinguée que par Alibert (2). C'est avec raison qu'en 1810 il réclamait la priorité de ce dia-gnostic en écrivant : « J'ai le premier fait connaître cette singulière affec-tion qui est d'un grand intérêt pour l'observation. »

Alibert, Biett, Cazenave, Rayer, ont eu surtout en vue dans leur descrip-tion la chéloïde spontanée.

La fausse chéloïde d'Alibert, celle qui se développe consécutivement à une cicatrice, a été étudiée d'abord avec les hypertrophies et les végé-tations cicatricielles, dont elle était regardée comme une variété. Les premiers chirurgiens qui ont contribué à compléter sur ce point les no-tions fournies par Alibert et à mieux faire connaître la chéloïde cicatri-cielle sont : en Amérique J. C. Warren (3), Burnett (4); en Angleterre, Cæsar Hawkins (5), Macpherson (6), en France, Velpeau (7), Follin (8).

La chéloïde peut être primitive et se développer spontanément (*chéloïde spontanée, kéloïde vraie, kelis genuina d'Alibert*); c'est la variété la plus rare.

Le plus souvent elle a pour origine une cicatrice préexistante, soit récente, soit même ancienne, elle est alors secondaire : c'est la *chéloïde cicatricielle (kéloïde fausse, kelis spuria d'Alibert)*.

Ces deux variétés de la tumeur chéloïdienne ayant un certain nombre de caractères différents au point de vue symptomatique, nous étudierons successivement : 1° *la chéloïde spontanée*; 2° *la chéloïde cicatricielle*.

(1) Retz, *Des maladies de la peau et de celles de l'esprit*, Paris, 1790, p. 55.

(2) Alibert, *Précis théorique et pratique des maladies de la peau*. Paris, 1810 et *Mono-graphie des dermatoses ou traité théorique et pratique des maladies de la peau*, 2e édit., 1835, vol. II, p. 195.

(3) John C. Warren, *Surgical observations on tumours*. Boston, 1837, p. 40.

(4) Burnett, *American Journal of medical science*, 1853, p. 369.

(5) C. Hawkins, *Cases of warty tumours in cicatrices*, in *Medico-chirurgical Transactions*, 1835, t. XIX, p. 19 et *Lectures on tumours*, in *London medical Gazette*, 1838, t. XXI, p. 995.

(6) Macpherson, *On tumours of cicatrices*, in *London medical Gazette*, 1844, t. XXXV, p. 346.

(7) Velpeau, *Leçon sur la nature et le traitement de la kéloïde*, in *Gazette des hôpitaux*, 1845, p. 229.

(8) Follin, *Étude sur les végétations des cicatrices*, in *Gazette des hôpitaux*, 1849, p. 299.

I. — CHÉLOIDE SPONTANÉE OU PRIMITIVE.

La chéloïde spontanée débute par une petite saillie, rougeâtre ou rosée, dure, papuliforme, arrondie ou ovalaire. Tantôt l'affection commence dans la peau saine par un seul petit noyau, tantôt par plusieurs qui se développent simultanément, ou en se suivant très rapidement, et affectent pour la plupart une disposition symétrique.

Cette symétrie est un des caractères distinctifs des chéloïdes spontanées.

L'accroissement de cette petite tumeur est tantôt lent, tantôt rapide. Arrivée à une certaine dimension, elle reste stationnaire ; ce temps d'arrêt peut se prolonger pendant plusieurs mois et même pendant plusieurs années. Sur le même sujet on peut voir des chéloïdes de volumes très variés : les unes petites en période d'accroissement ou à la période stationnaire, d'autres très volumineuses, tendant encore à augmenter ou momentanément arrêtées dans leur expansion.

Souvent la chéloïde s'accroît en longueur sous forme d'une bande, d'un bourrelet, d'un doigt allongé, « kéloïde cylindracée d'Alibert ». D'autres fois le centre s'affaisse, s'aplatit, les bords s'exhaussent et la tumeur, formant au-dessus des téguments une saillie dont la hauteur la plus ordinaire varie entre 2 et 5 millimètres, prend l'apparence d'une plaque à peu près plane, ou un peu convexe, ou à centre déprimé en cupule. Tantôt quadrilatère, tantôt ovalaire, elle revêt parfois des formes bizarres, s'étendant au pourtour par des digitations, des prolongements dont l'apparence a été comparée à celle des pinces d'écrevisse.

La superficie conserve à peu près l'aspect de la peau normale ; l'épiderme ne paraît pas altéré. En examinant à la loupe la surface de la tumeur, on y reconnaît les orifices des canaux des glandes sudoripares et sébacées, lesquelles, comme nous le verrons en parlant de l'anatomie pathologique, sont conservées. Les poils ne sont généralement pas détruits ; le plus souvent cependant ils sont plus fins, plus soyeux, réduits à l'état de duvet.

Les gouttelettes de sueur qu'on peut voir perler à la surface de la peau, lorsque le corps est en transpiration, ou bien à la suite d'une injection de pilocarpine, démontrent que les fonctions sudoripares sont intactes ou à peine altérées.

L'intégrité relative de la superficie du tégument, aussi bien au pourtour qu'au centre de la tumeur formée par la néoplasie, en prouvant que celle-ci a commencé dans l'épaisseur du derme, est un signe pathogno-

Leloir et Vidal.   8

monique pour distinguer la chéloïde spontanée ou primitive de la chéloïde cicatricielle ou secondaire.

La tumeur que forme la chéloïde ne dépasse pas l'épaisseur de la peau; elle reste toujours mobile sur les parties sous-jacentes.

Le derme est profondément envahi par le néoplasme. Dans les chéloïdes très étendues, les scarifications profondes, dont l'un de nous (1) a fait une méthode de traitement de ces tumeurs, permettent de mesurer l'épaisseur de la néoplasie. Nous évaluons la hauteur de la partie de la tumeur qui est en relief au-dessus du niveau de la peau au tiers de l'épaisseur totale de la chéloïde. Ainsi en supposant que la saillie au-dessus du tégument soit de 5 millimètres, le derme est envahi dans une épaisseur de 10 millimètres et, par conséquent, l'épaisseur totale de la chéloïde est de 15 millimètres.

La couleur est rosée, en général plus foncée que celle de la peau environnante pour les tumeurs de nouvelle formation ; d'autres fois elle est plus pâle et même blanchâtre, surtout sur les chéloïdes les moins récentes. Il n'est pas rare de voir, à la surface et à la périphérie, de petits vaisseaux capillaires dilatés, formant des arborisations vasculaires qu'Alibert comparait aux lignes rougeâtres qu'on aperçoit sur la rhubarbe de Chine.

La coloration peut devenir plus intense sous l'action des excitants locaux et généraux. Plusieurs auteurs affirment que la menstruation a une influence analogue à celle de ces diverses causes de congestion.

La chéloïde est d'une consistance ferme, résistante, élastique, qui rappelle plutôt celle d'un tendon que celle d'un cartilage. Elle ne diminue pas par la pression.

Elle est parfois indolente, d'autres fois plus ou moins sensible à la pression et aux frottements, ou spontanément douloureuse. Ce sont des picotements, des démangeaisons ou des douleurs pongitives, qui peuvent troubler le sommeil et devenir intolérables.

L'un de nous a soigné à l'hôpital Saint-Louis et complètement soulagé, en deux séances de scarifications, un homme qui était obligé de porter une espèce de petite cuirasse, pour protéger contre les frottements, causes de douleurs très vives, une large chéloïde de la région sternale.

Arrivées à un certain degré de développement, les chéloïdes spontanées ont tendance les unes à rester indéfiniment stationnaires, les autres à s'accroître jusqu'à atteindre des dimensions considérables. En général

_____

(1) E. Vidal, *Traitement chirurgical de quelques maladies de la peau*, in *France médicale*, 1881, p. 736 et 783. *Communication à la Société de chirurgie* (27 janvier 1881) *sur le traitement des chéloïdes par les scarifications.*

cependant elles restent arrondies ou ovalaires, et n'arrivent pas au grand volume des chéloïdes cicatricielles.

Exceptionnellement elles peuvent diminuer, s'affaisser et se terminer par résolution spontanée. Quand la chéloïde doit se résoudre et que la tendance à la résorption se manifeste, les tumeurs deviennent plus pâles et plus molles ; les bords qui étaient durs et saillants commencent à s'affaisser pour arriver graduellement au niveau de la peau. En dernier lieu le centre perd sa consistance et cesse de faire saillie. La tumeur disparaît graduellement en laissant une cicatrice blanche mince, souple, déprimée ou ridée, avec atrophie cutanée.

Cette résolution spontanée a été observée par un certain nombre d'auteurs, entre autres par Alibert, qui en cite deux exemples ; par Firmin (1), par F. Hébra, par Sedgwick, par Neumann, par Hutchinson, par de Amicis. Le professeur de Naples a vu ces petites cicatrices très superficielles ressembler beaucoup aux cicatrices atrophiques des tubercules syphilitiques non ulcérés, et terminés par résolution.

Les tumeurs de la chéloïde spontanée sont, en général, plus nombreuses et moins volumineuses que celles de la chéloïde cicatricielle. E. Wilson comptait trente-neuf tumeurs sur la poitrine et le dos d'une femme dont il donne l'observation. Kaposi a vu vingt de ces tumeurs sur un homme,

L'un de nous (2) a observé, sur un homme de trente-neuf ans, une douzaine de chéloïdes spontanées disposées sur les épaules, la nuque et le dos, d'une façon absolument symétrique.

Ory (3) a constaté l'existence de plus de vingt chéloïdes spontanées sur un homme de trente-huit ans.

Une femme de trente-cinq ans dont l'observation très complète (obs. 1) a été publiée dans le mémoire de Schwimmer (4) présentait 105 chéloïdes réparties assez symétriquement sur plusieurs régions du corps.

La malade, qui a fait le sujet d'une très intéressante communication du professeur de Amicis (de Naples) (5) au Congrès international de dermatologie et de syphiligraphie, avait 348 tumeurs chéloïdiennes, pour le plus grand nombre spontanées et pour un certain nombre secondaires

(1) Firmin, *De la Kéloïde*. Thèse de Paris, 1850.

(2) E. Vidal, *Compte rendu du Congrès international de dermatologie et de syphiligraphie*. Paris, 1889, p. 103.

(3) Ory, *Kéloïdes spontanées*, in *Bull. de la Société anatomique*, 1875, p. 778.

(4) Ernst Schwimmer, *Das multiple Keloïd*, in *Vierteljahresschrift f. Dermatologie und Syphiligraphie*, 1880, p. 225.

(5) Tomaso de Amicis, *Sur un cas très rare de chéloïde spontanée, multiple, observée sur une femme névropathique*, in *Compte rendu du Congrès international de dermatologie et de syphiligraphie*. Paris, 1889, p. 93, 3 planches en chromolithographie.

ou cicatricielles. Cette femme, de vingt-sept ans, névropathique, ayant eu les manifestations les plus accentuées de l'hystérie, n'avait vu que depuis trois ans les petites tumeurs naissant spontanément dans l'épaisseur de la peau envahir *symétriquement* les régions scapulo-humérales des deux côtés et les bras sur leurs régions antérieures, externes et postérieures.

Les plus nombreuses s'étaient développées sur les bras : 83 sur le bras gauche et 82 sur le bras droit, en symétrie presque parfaite. Elles étaient aussi en nombre égal, à une unité près, et disposées symétriquement sur les régions deltoïdiennes : 31 à gauche et 32 à droite.

Cette multiplicité de tumeurs est encore un caractère qui appartient aux chéloïdes spontanées. Elle indique une disposition particulière, que Bazin appelait diathèse fibro-plastique, disposition idiosyncrasique que nous croyons jusqu'ici de nature indéterminée, en vertu de laquelle soit à l'occasion du traumatisme le plus léger, d'une égratignure d'épingle (Hardy), d'une simple écorchure, à la suite d'une piqûre, d'une petite coupure, d'une éruption d'acné, etc., des chéloïdes plus ou moins nombreuses peuvent se produire.

A propos de l'acné chéloïdienne, en faisant remarquer qu'elle se manifeste *chez des sujets prédisposés* aux chéloïdes, nous avons déjà indiqué cette tendance spéciale.

Cette disposition domine l'étiologie de la chéloïde cicatricielle. D'autres causes ont encore été invoquées pour expliquer la chéloïde primitive. L'état névropathique, comme chez la malade de Tomaso de Amicis, pourrait en certains cas faire penser à une pathogénie trophonévrotique. Cette étiologie deviendrait plus probable si les observations de Kahler venaient à être confirmées. Dans une discussion sur un cas de *syringomyélie*, dans la séance du 1er février 1890 de la *Société império-royale des médecins de Vienne*, Kahler qui, avec Schultze (de Bonn), a beaucoup contribué à l'étude de la syringomyélie, fit remarquer le développement de chéloïdes circonscrites sur les extrémités supérieures et sur les épaules, en disant que d'après son expérience c'était un symptôme caractéristique de la syringomyélie. Nous devons dire que sur six malades atteints de syringomyélie observés par Déjérine, que nous avons consulté à ce sujet, pas un n'était atteint de chéloïde.

Anatomie pathologique (voir planche VII, fig. 1 et 2). L'étude histologique des chéloïdes et en particulier de la chéloïde spontanée devrait plutôt être faite au chapitre des tumeurs, à côté des fibromes et des fibrosarcomes.

Cependant, l'impossibilité qu'il y a à séparer l'étude de la chéloïde spontanée de celle de la chéloïde cicatricielle et de celle des cicatrices (en particulier de la cicatrice hypertrophique) nous force à étudier dans un chapitre à part cette affection particulière de la peau.

Pour certains auteurs, il n'y aurait pas de chéloïde spontanée, celle-ci serait toujours consécutive à une cicatrice, quelque petite qu'elle soit. Il est de fait qu'au point de vue clinique il est le plus souvent impossible de distinguer une chéloïde spontanée d'une chéloïde cicatricielle, et qu'au point de vue de l'anatomie pathologique générale on est toujours en droit de considérer comme une chéloïde toute néoformation plus ou moins régulière de tissu semblable à une cicatrice, dont le développement histologique s'arrête à n'importe quelle phase (embryonnaire, fibro-plastique, fibreuse), et qui se trouve plus ou moins bien limitée par le tissu fibreux du derme ambiant.

Toutefois, d'après Kaposi, le microscope et le microscope seul permet de distinguer la chéloïde spontanée de la chéloïde d'origine cicatricielle.

Les quelques recherches que nous avons faites dans ce sens nous portent à admettre (sauf quelques réserves) l'opinion de Kaposi.

Aussi distinguerons-nous dans l'étude de cette affection :

1° Une chéloide vraie ou spontanée ;

2° Une chéloide d'origine cicatricielle qui comprend elle-même :

a. *La cicatrice hypertrophique ;*

b. *La chéloïde cicatricielle.*

1° Chéloide vraie ou spontanée. — Sa constitution anatomique a été bien étudiée par Alibert (1), Follin (2), Schuh (3), Wedl (4) Rokitansky (5), Lebert (6), Virchow (7), et surtout bien décrite par Langhans (8), Warren le jeune (9), Kaposi (10), J. Dénériaz (11).

Quand on coupe une chéloïde vraie perpendiculairement, on voit déjà à l'œil nu ou à l'aide d'une loupe que la tumeur est formée par une masse fibreuse dense, blanchâtre, dont les fibres présentent une direction parallèle au grand axe de la tumeur.

Au microscope, on constate que l'épiderme et ses prolongements interpapillaires ont conservé leur apparence normale (voir planche VII, fig. 1).

(1) Alibert, *Description des maladies de la peau*, Paris, 1806, p. 113.
(2) Follin, *Gazette des hôpitaux*, 1849.
(3) Schuh, *Pseudoplasmen*. Vienne, 1854, p. 90.
(4) Wedl, *Histologie*. Vienne, 1859, p. 461.
(5) Rokitansky, *Path.-Anatomie*, 1856, t. II, p. 70.
(6) Lebert, *Maladies cancéreuses*, 1851, p. 682.
(7) Virchow, *Die Krankhaften Geschwülste*, t. II, p. 244.
(8) Langhans, *Archives de Virchow*, t. XL, p. 382.
(9) Warren (Junior), *Sitzungsbericht der K. Academie der Wissenschaft*, mars 1868.
(10) Hébra et Kaposi, *Traité des maladies de la peau*, t. II, p. 279, traduction Doyon.
(11) Dénériaz, *Étude sur la chéloïde.* Thèse de la Faculté de Berne, 1887.

Il en est de même des papilles du derme (voir planche VII, fig. 1). Ce sont là des particularités importantes sur lesquelles Kaposi a justement attiré l'attention, car elles montrent d'une manière toute spéciale que la chéloïde, contrairement au tissu cicatriciel, se produit dans un chorion antérieurement intact et n'est pas par conséquent une formation destinée à réparer une perte de substance. Cette persistance des prolongements interpapillaires de l'épiderme et des papilles ne se rencontre pas dans les chéloïdes secondaires ou cicatricielles et paraît exister presque toujours pour ne pas dire toujours dans les chéloïdes vraies ou spontanées. On conçoit donc de quelle utilité doit être l'examen histologique dans les cas douteux.

Sous cet épiderme et cette couche papillaire dermique sains, se trouve la tumeur enchâssée en quelque sorte dans le derme. Dans certains cas même, comme dans le cas de Radcliffe Crocker (1), on a vu les fibres du chorion refoulées, constituer à la tumeur une sorte de capsule.

La chéloïde est formée de faisceaux de tissu fibreux épais, fortement tassés les uns contre les autres, presque tous dirigés horizontalement suivant le grand axe de la tumeur.

Çà et là on trouve parfois quelques faisceaux coupant obliquement ou perpendiculairement la masse fibreuse horizontale. Ces faisceaux verticaux et obliques se perdent au-dessus et au-dessous du néoplasme dans le tissu fibreux de la couche réticulaire du derme et contiennent des traînées de cellules et des canaux de glandes sudoripares (voir planche VII, fig. 1 et fig. 2).

Ces faisceaux sont souvent séparés par des lacunes lymphatiques dont les cellules endothéliales sont gonflées ou prolifèrent abondamment.

On trouve parfois des faisceaux de tissu conjonctif en dégénérescence hyaline (Babes) (2) (voir planche VII, fig. 2).

Entre ces faisceaux se trouvent des noyaux et des cellules fusiformes (voir planche VII, fig. 1 et fig. 2), répandus principalement dans les parties jeunes de la tumeur à la périphérie de celle-ci, là où les fibres sont moins serrées.

Ce sont des cellules embryonnaires en évolution vers le tissu conjontif. Elles sont d'autant plus abondantes que la chéloïde est plus jeune. D'après Dénériaz, on trouverait des cellules géantes dans le tissu des chéloïdes jeunes.

(1) Radcliffe Crocker, *Histologie de la chéloïde à son début. British medical Journal*, 18 septembre 1886.

(2) Babes, *Das Keloid*, in *Ziemssen Handbuch der Speciellen Pathologie. Handbuch der Hautkrankeiten*, t. II, p. 436.

Les cellules jeunes se rencontrent également autour des vaisseaux du centre de la tumeur qui se trouvent comprimés par les faisceaux fibreux comme par une gaine, mais elles y sont peu nombreuses. Elles sont très abondantes au contraire autour des vaisseaux de la partie périphérique de la tumeur. Aussi, Warren, s'appuyant sur ce fait, a-t-il expliqué les récidives des chéloïdes en disant que le tissu fibreux de la tumeur prenait naissance dans ce tissu conjonctif embryonnaire qui entoure les vaisseaux en forme de gaine. Les vaisseaux serviraient en quelque sorte de prolongements, d'avant-garde à la marche envahissante du néoplasme. Les vaisseaux sanguins présentent souvent un endothélium gonflé et pourvu de noyaux très volumineux. A mesure que la chéloïde vieillit, un grand nombre de vaisseaux s'oblitèrent, surtout au centre de la tumeur, et se convertissent en des sortes de tractus fibreux. Les vaisseaux sanguins sont en général plus abondants dans les couches supérieures de la tumeur. Il est des chéloïdes très riches en arborisations vasculaires superficielles; il en est d'autres qui en sont très pauvres.

Au centre de la chéloïde, on ne trouve pas de glandes, et les vaisseaux (toujours altérés et comprimés) y sont très rares.

Au-dessus, mais surtout au-dessous de la tumeur, se trouvent des follicules pileux étranglés, avec dégénérescence épidermoïdale de leur contenu, et aussi des glandes sébacées et sudoripares aplaties et altérées (Hébra et Kaposi).

Les follicules pilo-sébacés et les glandes sudoripares deviennent plus nombreux et présentent un aspect de plus en plus normal à mesure qu'on s'avance vers les parties périphériques de la chéloïde.

Dans les chéloïdes jeunes, on constate assez souvent que les cellules rondes ou fusiformes sont surtout abondantes autour de vestiges altérés de follicules pilo-sébacés, ce qui tendrait à montrer que les chéloïdes dites spontanées ont souvent pour point de départ une lésion acnéique, et doivent par conséquent être considérées comme secondaires, ainsi que le croient plusieurs dermatologistes.

Nous avons dans deux cas examiné avec soin, d'après la technique indiquée par l'un de nous dans son travail sur les affections cutanées d'origine nerveuse (1), les filets nerveux qui se rendent à la périphérie de la chéloïde. Cet examen présentait un certain intérêt, vu les douleurs parfois très violentes dont se plaignent beaucoup de sujets atteints de cette affection et qui sont dues sans doute à la compression des filets nerveux par

<hr>

(1) H. Leloir, *Recherches cliniques et anatomo-pathologiques sur les affections cutanées d'origine nerveuse*. Paris, 1881.

la tumeur. Nous n'avons pu constater aucune altération au niveau de ces filets nerveux.

Malgré des recherches répétées, nous n'avons jamais pu, pas plus que Dénériaz, trouver le moindre microbe dans les chéloïdes spontanées.

II. — CHÉLOIDE CICATRICIELLE.

La chéloïde cicatricielle de Velpeau, fausse kéloïde d'Alibert, chéloïde secondaire, a été étudiée par C. Hawkins (1), en 1838, sous le nom de *tumeur verruqueuse des cicatrices* et, en 1849, par Follin (2) dans un très intéressant mémoire sur les *végétations des cicatrices*.

La plupart des auteurs ont confondu avec les tumeurs chéloïdiennes l'hypertrophie cicatricielle en plaques, ou en végétations, la *cicatrice hypertrophique* que nous étudierons plus loin, en la distinguant cliniquement de la chéloïde.

La chéloïde secondaire ou cicatricielle est celle qui se produit dans l'épaisseur d'une cicatrice. Suivant Kaposi, elle commencerait au-dessous du néoplasme cicatriciel ou par un point de ses bords.

Sur un sujet prédisposé, on peut voir la chéloïde survenir sur les plus minimes cicatrices, sur celles d'une égratignure d'épingle (Hardy), d'une piqûre de sangsues, de pustules d'acné, de pustules de vaccin, de l'éruption pustuleuse du thapsia (Lailler), de l'huile de croton tiglium, à la suite de l'application d'un vésicatoire, d'une pommade ou d'un emplâtre au tartre stibié, de la perforation du lobule de l'oreille, etc. C'est surtout dans les cicatrices consécutives à une perte de substance intéressant le derme dans sa profondeur, après une plaie contuse et principalement à la suite d'une brûlure, qu'on voit se produire la néoplasie chéloïdienne.

Elle peut se former non seulement dans les cicatrices récentes, vers la fin de leur évolution, mais encore après plusieurs mois et même après plusieurs années sur des cicatrices anciennes. S'il en existe plusieurs dans la même région, et à plus forte raison dans des régions différentes, toutes ne deviendront pas chéloïdiennes; une ou plusieurs peuvent être atteintes, les cicatrices voisines restant dans leur état habituel.

Bien que la chéloïde puisse se montrer dans toutes les régions de la surface tégumentaire, certaines d'entr'elles y sont plus prédisposées. Ce sont les mêmes que pour la chéloïde spontanée; la région sternale et particulièrement entre les mamelles, la région des épaules, la région cervi-

(1) C. Hawkins, *loc. cit.*
(2) Follin, *Etudes sur les végétations des cicatrices*, in *Gazette des hôpitaux*, 1849, p. 299.

cale postérieure, les fesses, les membres supérieurs et rarement les membres inférieurs.

Cette néoplasie n'est relativement pas rare, chez les femmes, autour de la cicatrice consécutive à la perforation du lobule de l'oreille ; elle peut, comme nous avons eu occasion de le voir, y devenir aussi grosse qu'une noix. Généralement les deux oreilles sont atteintes. Dans une communication à la Société anatomique, Duguet (1) a rapporté sept cas de cette chéloïde cicatricielle de l'oreille empruntés à plusieurs auteurs.

La chéloïde peut-elle être congénitale? Nous n'en connaissons qu'une seule observation, celle de Bryant, cité par Radcliffe Crocker.

Rayer pensait que la chéloïde ne se manifestait pas avant la seconde dentition. Elle peut très exceptionnellement se produire pendant les premiers mois de la vie. L'un de nous (2) a vu un enfant vacciné par quatre piqûres, sur les bras duquel la chéloïde cicatricielle avait débuté, *à l'âge de trois mois*, pendant la cicatrisation des quatre pustules vaccinales. Vers la quatrième année chacune de ces chéloïdes avait à peu près le volume d'une noisette.

La jeunesse et l'âge adulte sont les périodes de la vie pendant lesquelles les chéloïdes se manifestent pour la plupart. Il est tout à fait exceptionnel de les voir débuter pendant la vieillesse. On voit des individus qui jusqu'à l'âge de trente ou quarante ans ont eu des plaies sans chéloïdes, et chez lesquels à partir de cet âge la moindre blessure est suivie d'une chéloïde.

Le sexe ne paraîtrait avoir aucune influence sur la prédisposition à la chéloïde cicatricielle.

Tous les auteurs et en particulier les chirurgiens américains s'accordent à dire que la néoplasie chéloïdienne est beaucoup plus fréquente chez les hommes de race colorée, surtout chez les nègres, que chez les blancs.

L'influence de l'hérédité et de la consanguinité est démontrée par les observations d'Alibert, de Rayer, de Burnett, de F. Hébra, d'Erasmus Wilson, de Bryant.

Le développement ultérieur de la tumeur n'est nullement en rapport avec l'étendue de la cicatrice dans laquelle la néoplasie s'est formée. Une chéloïde très volumineuse peut avoir pour point de départ la plus petite des cicatrices.

L'un de nous (3) a vu, à sa clinique de l'hôpital Saint-Louis, une ché—

(1) Duguet, *Rapport sur une observation de chéloïde de l'oreille*, in *Bulletins de la Société anatomique*, 1871, p. 65.
(2) E. Vidal, Moulage n° 792, Musée de l'hôpital Saint-Louis.
(3) E. Vidal, *Communication à la Société de chirurgie*, 27 janvier 1881.

loïde de la région sternale, de huit centimètres de longueur sur trois centimètres de largeur, qui avait commencé dans les cicatricules consécutives aux pustules produites par une friction d'huile de croton. L'énorme chéloïde de 23 centimètres de longueur sur 10 de largeur, s'étendant de la région sternale an creux axillaire, qui est représentée en photographie dans la thèse de **Dénériaz** (1), avait succédé à des pustules d'acné.

Un petit noyau d'induration dans la cicatrice, une saillie de celle-ci indique le début de la tumeur chéloïdienne. Sa marche est en général moins lente que celle de la chéloïde spontanée. Arrivée à un certain volume, elle peut rester stationnaire pendant des mois et même pendant des années, puis reprendre un nouvel essor. Soit qu'elle se soit étendue progressivement, soit qu'elle ait eu des temps d'arrêt dans sa marche, elle dépasse les limites de la solution de continuité à laquelle a succédé la cicatrice et s'étend vers les parties saines de la peau, qu'elle envahit graduellement. Cette extension la distingue de l'hypertrophie cicatricielle (cicatrice hypertrophique), qui est fixe et ne s'avance jamais au delà des bords de la cicatrice.

En général arrondie ou ovalaire au début, quand elle n'a pas plus de 2 ou 3 centimètres de diamètre, la chéloïde peut prendre différentes formes en grandissant. Tantôt elle s'allonge en demi-cyliudre, ou bien elle s'aplatit, et plus tard ses bords s'exhaussent et envoient dans les parties saines de la peau des prolongements en forme de digitations, de pinces d'écrevisse.

Sur les chéloïdes les plus volumineuses on peut voir des saillies et des anfractuosités que Retz avait déjà observées et qu'il signalait ainsi dans sa description de la *dartre de graisse* : « Les plaques sont singulièrement entrelacées par des fibres de la même matière, de différentes grosseurs, qui ressemblent à de grosses cicatrices et forment plusieurs plis et replis, comme s'il y avait plusieurs cicatrices les unes sur les autres ou les unes auprès des autres. »

La superficie de la chéloïde secondaire, tant qu'elle n'a pas dépassé les limites de la cicatrice dans laquelle elle s'est developpée, a, comme toute cicatrice, une apparence extérieure plus ou moins nacrée, luisante et lisse, sans apparence de saillies papillaires, ni d'orifices glandulaires, ni de poils, ni de duvet. Nous avons vu au contraire qu'un des caractères distinctifs de la chéloïde spontanée c'est que la couche superficielle de la peau conserve presque intégralement son apparence habituelle.

____

(1) J. Dénériaz, *Étude sur la chéloïde.* Thèse de Berne, 1887 et *Revue médicale de la Suisse Roman le*, 1887, p. 447.

Quand la chéloïde cicatricielle a pris son extension vers les parties saines de la peau, ou voit au centre de la tumeur la cicatrice primordiale avec sa surface réduite à l'épiderme corné, telle que nous venons de la décrire, tandis qu'au pourtour, sur les parties envahies, sur les prolongements de nouvelle formation, on retrouve à la surface les caractères de la couche superficielle de la peau. Elle paraît d'autant moins altérée qu'on s'éloigne davantage de la cicatrice primitive et laisse voir, même à l'œil nu, les saillies des papilles, les orifices des glandes sébacées et sudoripares et même les poils plus ou moins atrophiés.

Qu'elle soit cicatricielle ou spontanée, la tumeur chéloïdienne ne s'enflamme pas et ne s'ulcère pas. Les scarifications intéressant la chéloïde dans presque toute sa profondeur, que l'un de nous emploie depuis une dizaine d'années dans son service de l'hôpital Saint-Louis, se cicatrisent assez rapidement pour permettre de réitérer les scarifications tous les huit jours. Jamais elles n'ont été suivies d'ulcérations.

Toutes les chéloïdes, primitives ou secondaires, ont une tendance aussi prononcée à la récidive lorsqu'elles sont opérées par cautérisation ou par exérèse. Non seulement elles se reproduisent presque infailliblement dans la cicatrice qui suit l'opération et même dans les points de suture, mais encore la nouvelle néoplasie chéloïdienne forme rapidement des tumeurs plus volumineuses que celles qui avaient été enlevées.

Cicatrice hypertrophique. — « L'observation clinique, dit Kaposi (1), nous apprend qu'au niveau de certaines pertes de substance cutanée résultant d'une opération, d'une cautérisation, d'une brûlure, d'une ulcération syphilitique, d'un lupus, etc., il peut se former des cicatrices *qui ne dépassent pas les limites de la perte de substance, mais s'élèvent plus ou moins au-dessus du niveau de la peau,* qui ont une consistance solide et une coloration rougeâtre, constituent ce qu'on appelle une cicatrice hypertrophique, mais ressemblent entièrement à une kéloïde ».

La ressemblance n'est pas aussi parfaite que semble l'indiquer le professeur de l'Université de Vienne. La cicatrice hypertrophique est plus rouge, plus vasculaire et moins dure que la chéloïde. Elle est cylindrique, ovale, ou allongée en cordon, à surface égale ou mamelonnée et végétante, mais sans prolongements digités s'étendant vers les parties saines de la peau. Elle est fixe et à aucune période de son évolution elle n'a de tendance à l'extension. Jamais elle ne dépasse les limites de la perte de substance à la suite de laquelle s'est formée la cicatrice. Elle ne détermine en général ni gêne ni douleur.

(1) Kaposi, *Kéloïde,* in *Traité des maladies de la peau d'Hébra,* traduction Doyon, t. II, p. 277.

Relativement assez fréquente chez les scrofuleux, l'hypertrophie cicatricielle se montre le plus souvent dans le sillon cervico-maxillaire, tandis que nous avons vu que la région du sternum est le siège de prédilection de la chéloïde.

La terminaison par résolution n'est pas rare pour l'hypertrophie cicatricielle ; elle est, au contraire, exceptionnelle pour les chéloïdes. Tandis que ces dernières, lorsqu'elles sont enlevées, récidivent presque toujours dans la cicatrice de l'opération et dans le trajet des sutures, l'exérèse des cicatrices hypertrophiques les guérit définitivement.

2° **Anatomie pathologique** *de la cicatrice hypertrophique et de la chéloïde cicatricielle.*

a. *Cicatrice hypertrophique.* — La cicatrice hypertrophique peut être considérée comme une sorte de chéloïde fixe. Elle n'est en effet pas envahissante et ne gagne jamais au delà de la perte de substance à laquelle elle succède, la peau avoisinante qui est restée normale. Comme le dit très bien Kaposi, « elle ne dépasse le niveau de celle-ci que sur l'étendue de la base tracée par la lésion qui a précédé son développement ».

Au microscope, on constate que l'épiderme aminci qui recouvre la cicatrice hypertrophique est totalement dépourvu de prolongements interpapillaires. Les papilles du derme font défaut.

Cet épiderme aminci repose sur du tissu fibreux dont les faisceaux disposés assez irrégulièrement forment une sorte de feutrage.

Lorsque la cicatrice hypertrophique est développée récemment, elle est « constituée par des cellules rondes ou fusiformes et par des fibres connectives fines ; sa structure ne diffère pas alors de celle du sarcome fasciculé » (1). Plus tard on y trouve surtout des faisceaux de tissu fibreux, très épais, transversaux ou obliques, séparés par de rares cellules endothéliales fréquemment gonflées et en prolifération. Il existe souvent dans les parties profondes de la coupe des faisceaux perpendiculaires qui s'entre-croisent avec les précédents.

Les faisceaux fibreux forment des gaines épaisses aux vaisseaux. Ceux-ci sont en général très abondants. Tantôt ils sont encore perméables et confondent insensiblement leurs parois épaissies et sclérosées avec le tissu fibreux environnant, tantôt (et cela s'observe surtout, comme on le conçoit d'ailleurs, dans les cicatrices anciennes) ces vaisseaux sont devenus de simples cordons blanchâtres, remplis de pigment d'origine sanguine, dont la forme ramifiée trahit la nature vasculaire.

b. *Chéloïde cicatricielle.* — Dans la chéloïde cicatricielle, comme l'a

(1) Cornil et Ranvier, *Manuel d'histologie pathologique*, t. II, p. 858.

bien fait observer Kaposi, il n'existe pas de papilles au centre de la coupe ; l'épiderme aminci est dépourvu de prolongements interpapillaires. Sous cet épiderme aminci on trouve les entrelacements irréguliers du tissu fibreux de la cicatrice. Autour de celle-ci et bien distincte d'elle, la chéloïde reparaît avec son épiderme normal, ses prolongements épidermiques interpapillaires normaux, ses papilles et ses gros vaisseaux fibreux parallèles à la surface du derme. Il y a donc ici une véritable combinaison de la chéloïde et de la cicatrice.

L'on voit, d'après tout ce qui précède, que le microscope doit jouer un grand rôle dans le diagnostic de la chéloïde et de la cicatrice hypertrophique. Plus l'état normal de la peau, des papilles et des follicules est reconnaissable à la surface de la tumeur, plus il est certain que l'on se trouve en présence d'une chéloïde vraie et non d'une cicatrice hypertrophique.

Toutefois, d'après Babes (1), on ne peut toujours reconnaître par l'examen histologique si une chéloïde est idiopathique ou bien cicatricielle ; selon cet auteur il peut survenir des chéloïdes caractéristiques qui se montrent en grand nombre et qui combleraient (au point de vue histologique) les lacunes qui existent entre la vraie et la fausse chéloïde.

CHROMIDROSE. — *Voy.* Affections de l'appareil sudoripare.

COLLOID-MILIUM

Colloïd-Milium (E. Wagner). — *Dégénérescence colloïde du derme* (E. Besnier). — *Dégénérescence colloïde nodulo-miliaire du derme* (H. Leloir). — *Hyalom der Haut* (Auspitz). — *Hyalome cutané.*

Le *colloïd-milium* qu'il serait préférable de dénommer *hyalome cutané*, nom qui ne préjuge ni son siège, ni sa nature, est une dégénérescence colloïde nodulo-miliaire du derme, dermatose très rare, sur laquelle E. Wagner (de Leipsig), en 1866, a le premier attiré l'attention et dont la symptomatologie et l'anatomie pathologique ont été très bien étudiées

(1) Babès, *Ein Beitrag zur Histologie des Keloids. Vierteljahresschrift für Dermatologie und Syphilis*, 1880, p. 237.

en 1879 (*Annales de derm. et de syph.*), par E. Besnier et Balzer et en ces dernières années par Feulard (1), en collaboration avec Balzer.

R. Liveing (2), en 1886, a publié trois nouvelles observations, malheureusement incomplètes par l'impossibilité où a été l'auteur d'obtenir des deux femmes et de l'homme chez lesquels il avait diagnostiqué la dégénérescence colloïde de la peau, les fragments cutanés nécessaires pour l'examen histologique.

Le hyalome cutané (*dégénérescence colloïde nodulo-miliaire du derme*) est caractérisé par de petites saillies arrondies, transparentes, et d'une couleur jaune citron, qui ont la fausse apparence de petites vésicules. Ces petites élevures, d'aspect luisant, rarement plus grosses, et pour la plupart plus petites qu'un grain de millet, sont inégalement réparties sur la peau de la moitié supérieure de la face, souvent par groupes, mais toujours distinctes les unes des autres, alors même qu'elles sont en très grand nombre. Quand bien même qu'elles sont très rapprochées et semblent confluentes, elles restent isolées. Lorsqu'elles sont très nombreuses et groupées très près l'une de l'autre, elles donnent à la peau, dans la région qu'elles ont envahie, une coloration jaune brunâtre, comme celle du front et des joues de la femme de cinquante-quatre ans dont E. Wagner a publié l'observation.

Au toucher, la peau paraît grenue tout en restant douce. Les petites tumeurs sont résistantes, et en pressant avec le bout du doigt on ne peut les rompre et en évacuer le contenu. Une piqûre d'aiguille n'en fait pas sortir de sérosité et, si elle pénètre plus profondément, n'amène qu'une gouttelette de sang. En les serrant entre les doigts, ou entre les mors d'une pince, on en exprime une sorte de gelée jaunâtre, translucide, une véritable matière colloïde.

C'est sur les joues, sur le nez, sur le front et sur les régions temporales, que paraît se produire de préférence la dégénérescence colloïde du derme. E. Wagner, E. Besnier, Feulard et Balzer ne l'ont constatée que dans la moitié supérieure de la face. Chez l'homme observé par Liveing, les petites tumeurs étaient nombreuses sur la face et sur le cou. Chez la jeune fille de 16 ans qui fait le sujet de sa troisième observation, la face, le cou et les bras étaient atteints.

Cette dermatose ne détermine pas même de démangeaison; elle est tout à fait indolente. Le malade de Besnier disait ne sentir un peu de

(1) Feulard et Balzer, *Nouveau cas de dégénérescence colloïde de la peau*, in *Annales de dermatologie et de syph.*, 1885, p. 312. Musée de l'hôpital Saint-Louis, moulage 1019.

(2) Robert Liveing, *Remarks on colloïd degeneration of the Skin*, in *The British medical Journal*, 27 mars 1886, p. 587.

prurit que lorsqu'il était exposé au soleil et encore ne s'en apercevait-il pas avant que son attention eût été attirée sur son affection.

Le hyalome cutané paraît, jusqu'à présent, être aussi fréquent sur les hommes que sur les femmes, 3 hommes et 3 femmes sur les 6 cas observés. Cette dermatose avait commencé à l'âge de quinze ans chez une des deux femmes observées par Liveing, à trente-trois ans chez le malade de Feulard, après quarante ans chez celui de Besnier et à cinquante-trois ans chez la malade de Wagner.

La marche est très lente, la durée longue. Chez le malade de Feulard le début remontait à sept années.

Sauf la céphalée notée dans le fait de Besnier, l'état général semblait parfait chez les sujets observés.

Anatomie pathologique. — E. Wagner (1) a démontré le premier la nature colloïde de la lésion cutanée qu'il a décrite sous le nom de colloïd-milium ; mais n'ayant pu étudier cette altération cutanée au moyen de coupes, il crut à tort qu'il se trouvait en présence d'une dégénérescence colloïde des glandes sébacées, d'un milium colloïde.

Il appartenait à E. Besnier (2) de démontrer qu'il ne s'agissait pas d'un milium colloïde, mais d'une dégénérescence colloïde du tissu conjonctif et des vaisseaux dermiques.

L'examen histologique d'un cas de dégénérescence colloïde du derme du service de Besnier, fait par Balzer, a permis à ces auteurs de constater que cette forme de lésion cutanée résulte de la dégénérescence colloïde du tissu conjonctif dermique. Elle débute dans la couche sous-papillaire lu derme, envahissant progressivement les faisceaux conjonctifs qu'elle gonfle et finit même par transformer en blocs colloïdes qui semblent formés par l'agglutination progressive des faisceaux dégénérés. A leur pourtour, le tissu conjonctif souvent intact, forme parfois une sorte de capsule (3). Cette dégénérescence peut atteindre le tissu sous-dermique.

Elle respecte les éléments cellulaires, non seulement l'épithélium des glandes, des bulbes pileux et du corps muqueux, mais même les cellules plates du tissu conjonctif. Balzer signale aussi des altérations des fibres élastiques au niveau des blocs colloïdes.

En beaucoup de points les vaisseaux papillaires et même les vaisseaux

(1) E. Wagner, *Das colloïd milium der Haut.* (*Archiv der Heilkunde*, 1866, t. VII, p. 463).

(2) E. Besnier, *Sur un cas de dégénérescence colloïde du derme* (*Annales de dermatologie* (1878-1879), t. X, p. 461 et *Gazette hebdomadaire*, 1879, p. 645). — Musée de l'hôpital Saint-Louis, moulage 614.

(3) Feulard et Balzer, *Nouveau cas de dégénérescence colloïde du derme* (*Annales de dermatologie*, 1885).

des parties plus profondes de le peau ont subi la dégénérescence colloïde de leurs parois. Pour Besnier et Balzer, le réseau vasculaire serait le point initial possible ou probable de l'altération colloïde.

Les papilles, les glandes, le corps épidermique sont refoulés par le tissu pathologique et atrophiés dans les points où la masse a pris un développement considérable. Mais il n'y a pas envahissement, encore moins lieu de début.

En un mot, cette affection ne présente aucun rapport avec les glandes cutanées en général et les glandes sébacées en particulier et la dénomination de milium colloïde qui lui a été donnée doit être rejetée.

Nous proposons donc de désigner cette dégénérescence colloïde particulière de la peau sous le nom de : *dégénérescence colloïde nodulo-miliaire du derme*, afin de la distinguer des dégénérescences colloïdes plus ou moins diffuses que l'on observe dans certains cas et de lui assigner son caractère propre, l'aspect nodulo-miliaire.

CONDYLOME. — *Voy.* Papillome.

COR

Cor, — *clavus, gemursa* des auteurs latins, — *tylosis.*

Le cor est une hyperkératose de même nature que la callosité et le durillon (voy. Kératose). Mais tandis que dans le durillon il y a seulement accumulation, sur un point limité, des cellules de l'épiderme, par suite de frottements répétés ou d'une pression continue, dans le cor il y a, indépendamment de cet épaississement épidermique circonscrit, « un noyau central, dur, qui s'enfonce sous forme de pointe dans l'épaisseur du derme » (Heurtaux). On peut donc considérer le cor comme un durillon sous lequel est venue s'ajouter une racine, un cône central. Ainsi que le fait remarquer Follin, le cor est un véritable durillon prolongé. Le cône perforant caractérise donc essentiellement le cor.

Les cors s'observent aux pieds et indifféremment dans tous les points où, sous l'influence d'une chaussure trop étroite ou trop large, s'exerce soit une compression continue et forcée, soit un frottement répété. C'est pour cette raison que l'on rencontre le plus souvent le cor au niveau des orteils. On peut aussi le trouver à la région du talon, sous la plante du pied et dans ce cas plus particulièrement au niveau des points de sustentation de la voûte plantaire, sous les têtes des métatarsiens et surtout au niveau des extrémités antérieures des trois premiers métatarsiens. On le voit aussi à la face inférieure du gros orteil ou sur son bord interne. Mais le siège de prédilection des cors est la face dorsale des phalanges, notamment au niveau des saillies articulaires; le cinquième orteil est incontestablement le plus souvent atteint. Plus les surfaces articulaires sont saillantes, plus elles sont exposées aux pressions et aux frottements de la chaussure, plus les cors sont fréquents.

La saillie formée par l'articulation de la première avec la deuxième phalange de l'orteil dit « en marteau » est constamment surmontée d'un cor. Terrier (1) fait remarquer que sous ce cor se forme le plus souvent une bourse séreuse très sujette à s'enflammer.

En dehors de ces lieux d'élection, les cors peuvent aussi siéger dans les espaces interdigitaux où ils se rencontrent en deux points : au niveau des faces latérales des orteils, déterminés alors par la pression que le troisième orteil exerce à la façon d'une clef de voûte sur les orteils voisins, rapprochés par la chaussure et d'autant plus serrés qu'elle est plus pointue ; ou encore à la base même de l'espace interdigital, produits alors par la pression des têtes phalangiennes. Pour cette dernière variété, l'espace interdigital entre le quatrième et le cinquième orteil offre une véritable prédisposition.

Il n'était pas inutile de s'étendre sur ces considérations de siège; les auteurs anglais opposent avec raison le *cor dur*, qui se développe à l'extérieur, au *cor mou* qui a pour siège les espaces interdigitaux. La symptomatologie des cors diffère en effet suivant que l'on envisage un cor siégeant en tel ou tel endroit, à la surface des orteils, par exemple, ou dans leur intervalle.

Nous prendrons pour type de notre description le cor de la première variété, le plus ordinaire, celui qui se forme sur la face dorsale et externe du petit orteil, au niveau de l'articulation de la première avec la deuxième phalange. Il se présente sous l'apparence d'un épaississement épidermique, d'une callosité plus épaisse à son centre que sur ses bords, à surface arrondie, plus ou moins surélevée, d'un gris jaunâtre, d'aspect corné, d'une dureté un peu moindre que celle de la corne. La superficie reste habituellement lisse et unie, mais parfois aussi elle est un peu inégale

____

(1) Terrier, *Note sur le traitement de l'orteil en marteau*, in *Bulletins de la Société de chirurgie*, t. XIII, 1887, pp. 210 et 328.

et rugueuse. Si l'on enlève les lamelles épidermiques superficielles, on trouve à la partie centrale du cor un point dur, plus corné, plus foncé, souvent excavé qui représente la partie extérieure de l'axe de la racine : c'est la base du cône central.

Il n'est pas rare de voir un orteil envahi par plusieurs cors qui se réunissent entre eux. On aperçoit alors à la surface une production épidermique irrégulière et unique qui envahit presque toute une phalange, mais au-dessous il y a deux ou trois racines qui s'enfoncent comme autant de pointes dans le derme. Cette disposition a fait dire que souvent le cor peut avoir plusieurs racines; c'est une erreur. La vérité est que plusieurs cors, évoluant d'abord séparément, peuvent se conglomérer ensuite en une seule masse cornée.

A la longue, la racine s'enfonçant davantage vers le derme qui s'atrophie de plus en plus, celui-ci peut être traversé comme par un clou. Cette comparaison pittoresque du cor avec un clou, dont la pointe s'enfonce vers la profondeur, tandis que la tête s'étend à la surface de la peau, est parfaitement motivée. Si après avoir enlevé, avec un instrument tranchant, les lamelles épidermiques des couches superficielles qui sont horizontales et parallèlement superposées, on examine la surface du cor, on voit qu'elle présente un aspect lisse brillant, d'apparence cornée. Parfois un infiltrat sanguin se rencontre entre ces lamelles épidermiques, sous forme d'un petit piqueté hémorrhagique, ou de véritables sugillations consécutives à des ruptures de vaisseaux capillaires dans le derme sousjacent.

Que l'on vienne à appuyer sur le point central du cor, on détermine alors une vive douleur occasionnée par la pression de la pointe du cône central sur les papilles du derme qui se trouvent au-dessous de lui. Que l'on enlève, comme à l'évidoir, l'épiderme qui constitue ce cône central, et l'on verra que cette pointe, cette racine du cor, est constituée par de petites lamelles épidermiques, concaves, emboîtées les unes dans les autres et se continuant jusqu'au derme qu'elles dépriment. Au moment où l'on enlève la dernière lamelle, on met à nu une minime excavation dans laquelle elle s'emboîtait, excavation rosée qui n'est autre que la couche la plus profonde de l'épiderme corné.

Si l'on examine au contraire un cor situé entre deux orteils, on le trouve plus mou par suite de l'humidité des surfaces. Le centre est déprimé; les bords en sont renflés, souvent un peu soulevés et détachés sur quelques points de leur pourtour; les lamelles qui le constituent sont plus excavées que celles du cor dur : c'est le *cor interdigital*, le *cor mou*, désigné vulgairement sous les noms d'œil de perdrix ou d'œil de pie.

Les petites cupules épidermiques, emboîtées les unes dans les autres, sont dans ce cas très manifestes et faciles à séparer.

Les cors de la plante du pied sont larges, à cône central très développé. D'autres fois, la surface extérieure du cor se confondant au milieu d'un épaississement épidermique généralisé à toute la région, on ne la reconnaît que par le cône central qui s'enfonce profondément vers le derme.

Parfois le cor est unique; le plus souvent il en existe aux deux pieds et, dans la plupart des cas, chaque pied présente plusieurs cors.

Quelquefois indolent le cor détermine d'abord une certaine gêne, puis il devient le siège d'élancements et parfois même de douleurs très vives. Ces douleurs surviennent sous l'influence d'une pression, d'un choc, d'un frottement, mais souvent aussi spontanément. Dans la station verticale, ou bien lorsque les extrémités sont exposées à une température élevée, ou encore pendant les chaleurs de l'été, ou après une marche un peu longue, le derme sous-jacent au cor se congestionne, les papilles se tuméfient et la moindre pression exercée sur le cor retentit douloureusement sur les extrémités nerveuses sous-jacentes.

D'autre part, le cor est très hygrométrique; cette propriété donne l'explication de ces douleurs que ressentent la plupart des personnes atteintes de cors au moment des variations atmosphériques. La racine du cor, en se gonflant par l'humidité, comprime les filets nerveux terminaux du derme.

A la suite de pressions répétées, il peut se former au-dessous des cors, dans l'hypoderme, de petites bourses séreuses. Celles-ci deviennent quelquefois le siège d'inflammation et de suppuration; elles peuvent être le point de départ, soit par contiguïté, soit parfois par communication directe avec l'articulation, d'accidents graves. On connaît les dangers que fait courir la blessure du derme, dans une tentative d'extirpation d'un cor, chez les individus qui présentent une tare morbide, comme par exemple les diabétiques, les cachectiques, etc. Il y a longtemps aussi qu'on a fait remarquer la possibilité du tétanos à la suite de la blessure d'un cor.

Ces accidents sont heureusement fort rares eu égard au grand nombre de personnes atteintes de cors. Ce qui se voit plus souvent c'est l'inflammation de la peau lorsqu'on enlève trop profondément les lamelles épidermiques qui représentent la tête du cor. Il se produit alors autour du cor une zone rouge inflammatoire.

Le cor peut disparaître spontanément par le repos absolu. On a fait remarquer que chez les paraplégiques, chez les malades immobilisés dans un appareil à fracture, les cors disparaissaient; il faut voir là, bien plutôt qu'une influence trophique, le fait de la préservation contre les frottements et la compression.

Il est difficile d'expliquer pourquoi le cor se développe. D'après Rindfleisch, lorsqu'un frottement s'exerce sur une partie qui cède, il en résulte un durillon; si au contraire la pression se fait sur une partie résistante et peu étendue, elle se limite davantage à un point central et il en résulte le cor.

Le cor peut jouer parfois le rôle de dermatoneurose indicatrice (Leloir) en annonçant, en la précédant, une affection du système nerveux central ou périphérique dont le début, sans lui, serait passé inaperçu ou n'aurait été reconnu que plus tard.

Anatomie pathologique (voir planche VII, fig. 3 et planche XLIX. — Des coupes de cors examinées histologiquement permettent de constater les lésions suivantes des différentes couches de la peau :

L'*épiderme corné* est très épaissi. Dans les préparations colorées au moyen du picro-carmin, on constate que presque toute l'épaisseur de la couche cornée est colorée en jaune par le picro-carmin et qu'à ce niveau l'épiderme présente l'aspect d'une masse homogène, un peu réfringente, dans laquelle toute trace de structure cellulaire et tout vestige des noyaux des cellules épidermiques ont complètement disparu (voir planche VII, fig. 3).

Dans les régions profondes de la couche cornée au contraire, on trouve autour de chaque cellule épidermique une mince bande colorée en rose par le picro-carmin et dont l'ensemble donne à un fort grossissement l'aspect d'un réseau rose dont chaque maille envelopperait le vestige d'une cellule épidermique. Cette teinte rosée de la coque des cellules épidermiques (1) kératinisées est due à la coloration par le carmin de l'éléidine diffusée venant du stratum lucidum et de la couche granuleuse (voir planche XLIX, fig. 2).

L'on constate souvent dans ce réseau rose correspondant au sommet des papilles du derme, une sorte de tassement et d'allongement des mailles, analogue à celui que l'on obtiendrait en étirant suivant un point limité les mailles d'un filet (voir planche XLIX, fig. 2).

Il arrive parfois qu'au niveau du centre du cor, du « noyau ou pointe du cor », les couches épidermiques cornées affectent une sorte de disposition concentrique en oignon.

______

(1) Ceci montre bien, ainsi que Unna et l'un de nous l'ont indiqué il y a longtemps, que le processus de kératinisation n'envahit pas tout le corps cellulaire comme on pourrait le croire, mais seulement la paroi externe, le manteau de la cellule (voir Leloir, *Analyse du mémoire de P. G. Unna sur l'anatomie normale de la peau. Annales de dermatologie*, 1883, p. 713).

Le *stratum lucidum* est net et riche en éléidine diffusée.

La *couche granuleuse* est épaissie, elle renferme jusqu'à quatre à huit et même neuf rangées de cellules très riches en éléidine.

Le *corps de Malpighi* paraît hypertrophié au début de la formation du cor, à cause de l'hypertrophie de ses prolongements épidermiques inter-papillaires.

Plus tard, par suite de la pression exercée par l'épiderme corné épaissi, les prolongements interpapillaires et les papilles sont enfoncés comme un clou dans le derme. Mais bientôt les prolongements interpapillaires et les papilles hypertrophiées de la base du cor ne tardent pas à être dépri-més, aplatis, au lieu de faire saillie comme dans les papillômes.

Le *derme* présente de très légers signes d'inflammation : infiltration de cellules embryonnaires, dilatation vasculaire, etc. Il s'y produit assez sou-vent de petits foyers hémorrhagiques (voir planche **XLIX**, fig. 1).

Les glomérules des glandes sudoripares sont atrophiés ; leurs conduits excréteurs au niveau de leur passage dans l'épiderme sont dilatés.

L'un de nous (Leloir) a à plusieurs reprises examiné les nerfs cutanés recueillis au-dessous de cors et durillons recueillis aussitôt après la mort sur les pieds de différents sujets. Il les a le plus souvent trouvés sains. Dans quelques cas cependant il a constaté que ces nerfs périphériques examinés d'après la technique indiquée par lui en 1881 (*loc. cit.*) présen-taient des signes évidents de névrite dégénérative atrophique, névrite dite parenchymateuse.

Pitres et Vaillard (1) ont examiné les nerfs périphériques de plusieurs sujets dont les extrémités inférieures étaient atteintes de cors, callo-sités, etc. Ils ont trouvé que les nerfs correspondant aux points atteints présentaient un nombre variable de fibres altérées à des degrés divers, et que jamais des lésions analogues ne s'observaient au niveau des nerfs des pieds de sujets sains.

Il en résulterait, selon Pitres et Vaillard, que ces hyperkératinisations, ces cors, si fréquents chez les sujets âgés, seraient de véritables troubles trophiques, au même titre que le mal perforant, qui semblerait en être le degré ou la forme la plus grave.

L'un de nous (2) avait déjà, dès 1852, constaté en disséquant des oignons, « que les nerfs circonvoisins sont constamment altérés, ordinairement

(1) Pitres et Vaillard, *Altérations des nerfs périphériques dans deux cas de maux perfo-rants plantaires et dans quelques autres formes de lésions trophiques des pieds* (*Archives de physiologie*, 1885, p. 209).

(2) E. Vidal, *Discussion sur l'anatomie pathologique des oignons*. A propos d'une com-munication de Broca (*Bulletins de la Société anatomique*, 1852, p. 133).

hypertrophiés, quelquefois divisés en filets éparpillés sur toute la surface.
de la tumeur. »

Giraldès (1) avait confirmé cette remarque en disant : « Si M. Broca
veut rechercher l'état des nerfs non seulement autour des oignons, mais
autour des cors, des durillons etc., il trouvera constamment ces renflements nerveux, qui sont bien loin d'être rares. »

Sous l'influence de la compression exercée par le cor, le derme s'atrophie à la longue, le tissu adipeux disparaît dans le point comprimé, et il
se forme même parfois une bourse muqueuse.

CORNES CUTANÉES

On voit parfois se développer sur la peau, ou sur les muqueuses du
type dermo-papillaire, des excroissances cornées qui ressemblent aux
cornes des animaux et, comme elles, croissent en longueur.

Nous ne confondons pas avec les cornes ce que quelques auteurs ont
nommé les plaques cornées, les cornes plates. Ces productions épidermiques exubérantes appartiennent les unes à des kératoses partielles, les
autres à l'ichthyose (ichthyose cornée, sauriosis d'E. Wilson) comme
par exemple celles des frères Lambert, les fameux hommes porcs-épics,
qui étaient atteints d'ichthyose hystrix et cornée et dont l'observation,
publiée par Thilésius de Leipsig et par Alibert, est citée à tort comme
fait rare de cornes cutanées.

Les plaques larges et épaisses, d'apparence cornée, de la kératodermie
palmaire et plantaire, de cette kératose des mains et des pieds aujourd'hui
bien connue, ont été regardées comme une variété des cornes cutanées
par Behrends et Sœmmering, par Abraham Haskel (2), Heurtaux (3), et
plus récemment par Walter Edmunds (4).

Les cornes, par leur étrangeté, leur grande variété de formes, leur

(1) Giraldès, *Discussion sur l'anatomie pathologique des oignons*, in *Bulletins de la Société
anatomique*, 1852, p. 134.

(2) A. Haskel, *New England Journal of medicine and surgery*, 1819.

(3) Heurtaux, art. Corne du *Dictionnaire de médecine et de chirurgie*.

(4) Walter Edmunds, *Transactions of the Pathol. Society of London*, 1887, t. XXXVIII,
p. 354.

volume parfois considérable, ont de tout temps attiré l'attention, et beaucoup d'observations ont été publiées. En 1830 Villeneuve (1), dans son rapport à l'Académie de médecine, donnait la statistique de soixante-treize cas. H. Lebert (2) en 1864 en avait réuni cent neuf cas, dont il publiait la statistique. Les dictionnaires de médecine et tous les traités des maladies de la peau consacrent un chapitre à cette curieuse affection.

Pendant son travail de formation et avant que sa pointe dépasse la surface de la peau, la corne peut être une cause de démangeaisons plus ou moins vives, plus ou moins persistantes et même, d'après quelques observations, sa sortie peut être précédée de douleurs assez intenses, qui cessent le plus souvent peu de jours après son apparition.

Lorsqu'elle se forme dans l'épaisseur de la peau, elle commence par un bouton, une saillie piriforme qui durcit à mesure qu'elle pointe vers l'extérieur. Parfois on peut la sentir sous l'épiderme avant que celui-ci soit traversé. A ce moment, il se forme autour de la base de la corne une sorte de collerette épidermique, de bourrelet circulaire, qui persistera. C'est, dit Courtois, une démarcation entre les téguments et la corne, assez semblable à celle que l'on observe à l'insertion du cordon ombilical. La corne s'accroît alors, présentant des zones circulaires qui répondent aux productions successives, aux stratifications de lamelles épidermiques. Elle prend en même temps, à mesure qu'elle s'allonge, une forme conoïde, ou celle d'un cylindre irrégulier, plus ou moins aplati, présentant alors des arêtes ou des cannelures, et dans ce cas pouvant se contourner en un ou plusieurs tours de spire.

La base adhère intimement à la surface de la peau, qui reste immobile. En certains points cependant, et sur le front notamment, la corne a pu être immobilisée sur les parties profondes, probablement, dit Heurtaux, à la suite d'un travail d'inflammation chronique qui avait fait perdre aux couches du tissu cellulaire sous-jacent leur souplesse normale.

Le sommet qui est la partie la plus dure de la corne est ordinairement simple, mais parfois il est bifurqué ; il peut même se ramifier en plusieurs branches. Chez le Mexicain Paul Rodriguez il était trifurqué (3). Dans certains cas la corne a pu présenter plusieurs branches d'origine. Telle

(1) Villeneuve, *Rapport à l'Académie royale de médecine*, lu dans la séance du 2 mars 1830 (*Archives générales de médecine*, 1830, t. XXIII, p. 459).

(2) Lebert, *Ueber Keratose oder die durch Bildung von Hornsubstanz erzeugten Krankheilen and ihre Behandlung.* Breslau, 1864.

(3) *New-York med. repository*, 1820 ; fait cité par Westrumb (*Journal compl. du Dictionnaire des sciences médicales*, t. XXXII, 1828, p. 331).

est l'observation de Courtois (1). La corne s'était développée à la suite de l'extirpation d'un kyste sébacé du bras; elle était composée à une certaine époque de sept branches arrondies d'inégale grosseur. Dans les quatre années qui suivirent, trois branches tombèrent et ne repoussèrent plus. Après une section, les quatre branches qui restaient n'en firent plus qu'une.

La couleur des cornes cutanées est généralement grisâtre ou d'un gris jaunâtre, d'autres fois elle est d'une couleur de cire brute, jaune-rougeâtre, ou brune du côté de la racine, dont la couleur est ordinairement moins foncée, tandis que vers son extrémité libre elle est brunâtre ou noirâtre.

Les unes sont droites, terminées en pointe ou par une extrémité mousse, les autres recourbées en éperon ou ergot de coq; celles-ci, à leur début notamment, ont la forme d'une petite éminence conoïde; celles-là s'allongent, se contournent en spirale et ressemblent à des cornes de bélier.

Les unes sont lisses et unies, luisantes; les autres sont rugueuses avec des saillies et des dépressions irrégulières; d'autres encore sont striées, avec des cannelures dans le sens de leur longueur.

Les unes sont opaques, les autres sont translucides. Leur consistance est dure, mais toutefois d'une dureté inférieure à celle de la corne des animaux; elle se rapproche plutôt de celle du sabot des chevaux et des ruminants.

Plus on avance vers la racine, moins elles sont résistantes; elles sont parfois dépressibles ou friables vers leur base, là où elles ont leur plus grand diamètre. L'anatomie pathologique rend compte, par la structure de cette base, de sa friabilité plus grande que celle du reste de la corne.

Les dimensions que peuvent atteindre les cornes cutanées sont très variables; certaines d'entre elles ne dépassent pas quelques millimètres; les autres peuvent arriver à une longueur de plusieurs centimètres. Elles dépassent rarement de 5 à 10 centimètres de longueur. Il y a des exemples de cornes de 29 centimètres (Dumonceau) et même de 30 centimètres (Everard Home). Alibert a vu, sur un homme de soixante-seize ans, une corne de la région sternale de plus de 24 centimètres de longueur. L'un de nous (2) a présenté, à l'Académie de médecine, une corne du cuir chevelu enlevée, sur la région de l'angle supérieur de l'occipital, par le Dr Dubrandy (d'Hyères); elle mesurait 21 centimètres de longueur et elle aurait atteint 25 centimètres si l'extrémité terminale enroulée, comme on

---

(1) Courtois, *Observation d'un kyste sébacé sécrétant, depuis trente-quatre ans, continuellement une substance ayant la forme et l'apparence d'une corne de bélier*, in *Bull. de la Société de chirurgie*, 10 décembre 1862, p. 554.

(2) E. Vidal, *Bull. de l'Académie de médecine*, séance du 15 mai 1886, p. 688.

le voit sur la figure 10, avait été étendue (Musée de l'hôpital Saint-Louis, n° 1278).

Le diamètre n'est pas toujours en rapport avec la longueur. C'est au niveau du point d'implantation qu'il est le plus grand, l'accroissement se faisant à la fois en hauteur et en grosseur par élargissement de la base.

Les unes restent courtes avec une racine large, les autres deviennent longues tout en restant assez grêles. Westrumb (1) cite une corne du cuir chevelu dont la base avait 38 centimètres (14 pouces) de circonférence.

En général on ne trouve qu'une seule corne, mais les exemples de cornes multiples ne sont pas rares. Bœtge en a vu cinq, dont quatre sur le nez et une sur la joue, Heschl, de Cracovie, en a compté seize. Les exemples les plus curieux de généralisation de ces cornes multiples, poussant dans presque toutes les régions, ont été publiés par Ingrassias, Fabrice de Hilden, Saint-Georges Ash.

Manssurow (de Moscou) (2) relate l'observation d'une femme de dix-huit ans, atteinte de cornes cutanées, au nombre de 133 qui avaient commencé à se montrer dès l'enfance. Les plus longues atteignaient 8 centimètres de longueur, les plus courtes avaient 1 centimètre. Ces cornes suivaient le trajet des nerfs cutanés principaux, ou existaient là où se trouvent le plus de follicules pilo-sébacés, par exemple, aux régions du sacrum et des lombes et aux organes génitaux.

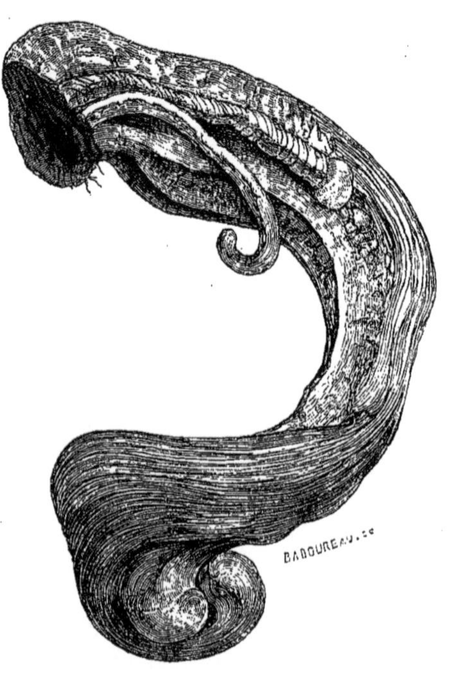

Fig. 10. — Corne du cuir chevelu (région de l'angle supérieur de l'occipital) enlevée sur une femme de cinquante et un ans.

A la base deux végétations cornées secondaires.

Un fait qui a été noté par un très grand nombre d'observateurs, entre

(1) Westrumb, *Remarques sur le développement des productions cornées anomales dans le corps humain*, in *Journal complémentaire du Dictionnaire des sciences médicales*, t. XXXII, 1828, p. 331.

(2) Manssurow (de Moscou), *Klinische Sammlung f. Dermatologie und syphilidologie* (*Monatshefte f. praktische Dermatologie*, 1890, t. X. p. 278).

autres par Bartholin, Sœmmering, Everard Home, Erasmus Wilson, Kaposi, Parkinson, Pearce Gould, Verchère et Leroy (1), etc., c'est le développement des cornes dans des kystes sébacés ou dans leur voisinage. F. Franke (2) a vu une corne dans la paroi d'un kyste sébacé qui n'était pas encore ouvert. Il existe au musée Dupuytren un kyste non ouvert à l'extérieur et qui contient déjà plusieurs petites cornes. Dans ces cas la base de la corne se continue sur la surface libre du kyste. Cette origine apparaît très nettement dans un cas cité par Alban Doran (3); autour de la corne on pouvait voir deux autres petits kystes sébacés. Dans l'observation de Dubrandy (d'Hyères) il y avait quatre kystes sébacés à côté de l'énorme corne du cuir chevelu.

Les cornes ne se développent pas seulement au niveau de kystes sébacés; dans beaucoup d'observations on les voit apparaître au niveau de verrues, de papillomes qui se transforment en cornes. Pearce Gould rapporte le fait suivant: un homme de cinquante ans présentant un phimosis congénital est opéré; la plaie se cicatrise sauf sur la ligne médiane, où apparaissent deux petites granulations qui deviendront des excroissances verruqueuses; peu à peu l'une d'elles se transforme en une corne jaunâtre, translucide, qui atteignit 1 centimètre de long. Chauffard (4) a rapporté récemment l'observation d'un cas de corne du gland développée chez un homme de soixante-neuf ans, qui avait été opéré deux ans avant d'un papillome du frein. La formation de cornes sur des cicatrices de diverses origines, de brûlures, de lupus, d'épithelioma a été maintes fois observée.

En 1862 Demarquay (5), dans un rapport à la Société de chirurgie sur une observation de corne humaine envoyée par le Dr Courtois, donnait le relevé de 59 cas par lui collationnés; voici quelques éléments de cette statistique. Les téguments avaient été le siège de cornes 53 fois et les muqueuses 6 fois seulement. Ces dernières étaient : celle du gland 6 fois, de la conjonctive 1 fois, de la langue 1 fois. Quant à la peau, elle peut, d'après cette statistique, être le siège de cornes en quelque point du corps que ce soit. C'est ainsi que le front avait présenté des cornes 10 fois, la région temporale 2 fois, la région pariétale 3 fois, la joue 4 fois, le nez 4 fois, le dos 1 fois, le sternum 3 fois, la cuisse 6 fois, le pied et la

____

(1) Verchère et Leroy, *Bull. de la Société anatomique*, 13 avril 1888.

(2) F. Franke, *Ueber Hauthörner*, in *Archiv f. klin. Chirurg.*, 1886-1887, t. XXXIV, p. 937.

(3) Alban Doran, *Horny growth from the neck* in *Transact. of the pathol. Soc.*, Londres, 1882, t. XXIII, p. 337.

(4) Chauffard, *Un cas de corne du gland* in *Bull. de la Société médicale des hôpitaux*, 26 octobre 1888, p. 434. — Musée de l'hôpital Saint-Louis, n° 434. Collection Fournier.

(5) Demarquay, *Bulletin de la Société de chirurgie*, 1863, p. 552.

jambe 5 fois, etc. On voit que la face est le siège de prédilection des cornes, puis vient la cuisse (à sa partie interne) et ensuite le tronc.

Ces résultats statistiques sont tout à fait concordants avec ceux de Lebert et ceux de Villeneuve.

En ces dernières années, il a été publié un certain nombre de faits de cornes du gland, du prépuce et du fourreau de la verge, ce qui porterait à croire qu'elles y sont relativement fréquentes.

En 1875 Pick (1) signalait 10 cas de cornes du pénis, Pearce Gould (2) en citait 14 cas. Elles occupent presque toujours la base du gland ou le sillon balano-préputial. La plupart sont d'origine papillomateuse. Elles sont quelquefois multiples; Demarquay (3) en a vu trois assez rapprochées l'une de l'autre dans le sillon balano-préputial.

Les cornes se développent à peu près aussi souvent chez l'homme que chez la femme. La statistique de Demarquay donne 19 hommes pour 30 femmes, mais dans le rapport de Villeneuve à l'Académie de médecine, en 1830, on trouve 37 femmes pour 36 hommes. Sur 90 cas, Erasmus Wilson relève 44 femmes et 39 hommes. Les cas publiés dans ces dernières années montrent que la proportion est à peu près égale entre les deux sexes.

C'est à un âge avancé que les cornes se développent de préférence. On en a bien cité quelques cas chez des enfants, mais ils appartiennent tous à la seconde enfance. Des 59 cas relevés par Demarquay, il n'y en a que 7 au-dessous de soixante ans. Le plus jeune malade avait dix-huit ans.

Généralement la corne ne détermine aucune souffrance; les mouvements qu'on lui imprime ne sont douloureux que si les téguments, au niveau du point d'implantation, sont enflammés par la pression ou à la suite d'un traumatisme. Il existe alors autour de la production cornée une zone rouge, érythémateuse, et il peut se former un abcès suivi lui-même d'une ulcération qui amène la chute de la corne.

Lorsqu'une corne succède à une plaie opératoire, elle met un temps variable pour se développer. Dans l'observation de Courtois, on la vit apparaître dès les premiers jours. Dans l'observation de Pearce Gould, il y eut un intervalle de quatre ans.

L'accroissement est en général assez lent; néanmoins dans un cas cité Pick la corne s'était accrue de 6 centimètres en six mois.

Souvent les cornes présentent une chute spontanée, mais elles repous-

<hr>

(1) Pick, *Zur kenntniss der keratosen* in *Vierteljahresschrift f. Dermat. und Syph.*, 1875, p. 315.

(2) Pearce Gould, *Transactions of the path. Society of London*, 1887, p. 355.

(3) Demarquay, *Maladies chirurgicales du pénis*. Paris, 1876.

sent ordinairement. On cite cependant un cas de Landouzy dans lequel la guérison fut définitive. Il en fut de même pour une petite corne qui, après avoir végété pendant longtemps, tomba spontanément et guérit en laissant une cicatrice déprimée sur le cuir chevelu de la malade de Dubrandy. La corne peut exceptionnellement tomber tous les ans (Sœmmering), tous les quatre ou six mois (Chauffard); puis elle se reproduit après un temps plus ou moins long, variant de quelques jours (Courtois) à plusieurs mois.

Les cornes ne sont pas en général une affection grave; on rapporte cependant quelques observations où elles ont pu être la cause plus ou moins directe de la mort. Tel est le cas rapporté par Fabrice de Hilden, dans lequel la malade finit par succomber aux douleurs produites par l'inflammation de la peau hérissée de cornes multiples.

Il est une complication des plus graves qu'il n'est pas très rare de rencontrer autour des cornes, ce sont les ulcérations cancroïdales. Des faits de ce genre avaient été signalés par Boyer, Dauxois, Denucé, Lebert. Ce dernier admettait même que l'épithelioma pouvait se développer dans 12 p. 100 des cas de corne. Plus récemment, des faits semblables ont été mentionnés par Tessier, par Pick, par Pearce Gould, par Monod, etc. A la suite de l'irritation déterminée par l'excroissance cornée, on peut voir se former à sa base une ulcération cancéreuse. Il importe de faire remarquer avec Follin qu'il est·des cas beaucoup plus rares dans lesquels la corne a succédé à un épithelioma.

Anatomie pathologique (voir planche VII, fig. 4 et 5). — Comme l'ont montré les travaux de Lebert (1), Bergh (2), Hessberg (3), Virchow (4), Rindfleisch (5), si l'on pratique l'examen histologique d'une corne cutanée, on constate que celle-ci est constituée par des cellules épidermiques cornées analogues à celles des ongles, disposées sous forme de colonnes épidermiques longitudinales soudées dans leur longueur. Mais ces colonnes elles mêmes, qui donnent à la corne un aspect fasciculé, présentent une apparence fibrillaire et sont formées par des cellules épidermiques stratifiées disposées en sortes de colonnettes longitudinales correspondant aux papilles.

(1) Lebert, *Uber Keratose*, Breslau, 1864 (*Handbuch der allgemeinen Pathologie und Therapie*, p. 429).

(2) Bergh, *Tilfälde af Hudhorn. Hospital Tidenden* XV, 1872, n° 49, 50. — *Falle von Hauthörnen. Archiv für Dermatologie und Syphilis*, 1873, p. 185. — *Nogle Tilfälde of Hudhorn. Hospital Tidenden*, 1884.

(3) Hessberg, *Beitrag zur Kenntniss der Hauthörner von Menschen und Thieren*, 1868.

(4) Virchow, *Würzburger Verhandlung*, V. 1855.

(5) Rindfleisch, *Lehrbuch der path. Gewebslehre*, 1871.

A ce propos, il nous paraît intéressant de remarquer que les recherches de Unna (1) ont montré que l'aspect ondulé présenté par l'épiderme corné, est en relation avec la disposition des papilles. La saillie de l'ondulation (voir planche VII, fig. 4, comparée avec la figure 2 de la planche XLIX représentant une coupe de callosité entourant un ulcère perforant) correspond au sommet de la papille dermique, la vallée de l'ondulation correspond au prolongement épidermique interpapillaire. Or, comme l'a montré Unna, la saillie de l'ondulation de la couche cornée constitue la partie la plus résistante de cette couche; la vallée de l'ondulation, au contraire, est le partie la plus lâche. A notre avis, ces faits rendent plus compréhensible l'aspect fasciculé que présentent les cornes cutanées. Les lignes plus rouges que l'on rencontre dans les préparations colorées au picro-carmin correspondent aux saillies des ondulations de la couche cornée, dont les cellules (coque et noyau) sont plus colorées par le carmin (ce qui tient peut-être à ce que, en ces régions, l'épiderme, plus rapproché du sommet des papilles, se trouve plus nourri). Ces bandes et lignes plus rouges constituent donc les parties les plus résistantes, en quelque sorte la charpente longitudinale de la corne.

Les cellules épidermiques, d'ordinaire accolées et superposées comme les cellules de l'ichthyose hystrix (affection avec laquelle les cornes présentent une certaine analogie, chaque pointe de l'ichthyose pouvant être à la rigueur considérée comme une colonnette minuscule et isolée d'une corne cutanée), présentent parfois une disposition concentrique semblable à celle des globes épidermiques du cancroïde (voir planche VII, fig. 5). D'autres fois elles rappellent les coupes de cavités pleines de cellules épidermiques que l'on observe dans certaines verrues, ou des coupes de glandes cutanées agrandies et remplies de cellules épidermiques cornifiées.

L'on trouve souvent dans la couche cornée, des cavités relativement grandes, englobant parfois jusqu'à la moitié de cette couche, qui sont remplies de fragments de noyaux. Or, comme cela se passe au-dessus d'un corps de Malpighi absolument intact et dépourvu de cellules migratrices, nous aurions de la tendance dans ces cas, à expliquer la production des cavités par le phénomène décrit par Unna sous le nom de dégénération nucléaire des cellules cornées.

Sur des coupes perpendiculaires de cornes cutanées, on trouve parfois, outre des espaces semi-lunaires, provenant du déssèchement de certains points de la masse cornée, des espaces ronds de tissu conjonctif présentant un ou plusieurs vaisseaux à leur centre (voir planche VII, fig. 5).

(1) Unna, *Das Fibro-Keratom* (*Deutsche Zeitschrift für Chirurgie*, 1880). — *Ueber Keratoma plantare und palmare hereditarium* (*Archiv für Dermat. und Syphilis*, 1883).

Ce sont les papilles dermiques hypertrophiées que l'on constate presque toujours à la base d'une corne cutanée, lorsqu'on la détache et qui pénètrent la masse cornée plus ou moins haut (1).

Aussi l'aspect des coupes transversales ou obliques d'une corne cutanée variera-t-il beaucoup suivant la longueur de ces papilles et la profondeur de leur pénétration dans la corne.

Les cornes cutanées sont donc le résultat d'une hyphertrophie du corps de Malpighi, lequel, ainsi que l'a bien dit Lebert, peut leur donner naissance dans tous les points de ses invaginations et de ses dévaginations. L'existence des papilles ne semble pas être toujours nécessaire à la production de cornes, comme le croyait Rindfleisch. Bätge (2), puis plus récemment un élève de Doutrelepont, Eduard Houghton (3) se sont élevés contre l'opinion de Rindfleisch.

Aussi, bien que les cornes cutanées proviennent le plus souvent de de l'hypertrophie de l'épiderme qui recouvre les papilles, peuvent-elles dans certains cas avoir pour origine l'hyperkératose de l'épiderme des glandes cutanées (follicules pileux, glandes sébacées, glandes sudoripares). Enfin les cornes pourraient parfois se développer à la surface d'une cicatrice, (Rayer, Lebert), voire même d'une peau saine en apparence.

Les cornes cutanées ne constituent donc pas une entité pathologique propre, elles peuvent être secondaires à différentes affections. En résumé, l'origine papillaire des cornes cutanées prime toutes les autres (4). La corne cutanée doit être le plus souvent considérée comme une sorte de papillome, de verrue, dont les cellules épidermiques, se conservant toutes, se superposant sans cesse et intimement soudées les unes aux autres comme celles des ongles, finissent par constituer des appendices durs et plus ou moins longs formés de couches épidermiques imbriquées les unes sur les autres. Tel était également le cas de la corne cutanée que nous avons eu l'occasion d'étudier histologiquement (voir planche VII, fig. 4 et 5).

Cette nature papillomateuse nous explique pourquoi les cornes cutanées

(1) Dans son excellent travail sur les *cornes cutanées*, Bergh rappelle avec raison, à propos des longues papilles qui les pénètrent, que chez quelques animaux l'on trouve des papilles vasculaires très allongées dans l'intérieur de certains poils et de certains piquants.

(2) Bätge, *Zur Casuistik multiplerKeratosen*, in *Deutsche Zeitschrift für Chirurgie*, 1875.

(3) E. Houghton, *Ueber Cornu cutaneum*. Thèse de Bonn, 1888.

(4) Notons à ce propos que pour certains auteurs (Auspitz, Unna) la production papillaire en général serait secondaire à la prolifération épithéliale et non antérieure à celle-ci. Nous nous bornons à citer cette opinion sans la discuter, car elle nous semble mériter confirmation, et d'autre part elle n'intéresse que secondairement l'étude des cornes cutanées.

peuvent être le point de départ d'un cancroïde; réciproquement, remarquons que parfois l'épithéliome peut débuter sous l'aspect d'une corne cutanée.

Dans des cas plus rares, la corne présente une origine glandulaire (follicule pileux, glande sébacée, glande sudoripare), et ici encore il faut distinguer les cas où la production cornée a été précédée ou non d'excroissances papillaires.

Enfin, dans des cas exceptionnels, il semble que la corne puisse se développer sur une cicatrice ou un territoire cutané sain, sans participation d'éléments glandulaires.

CYSTICERQUE

Cysticercus cellulosæ (Rudolphi). — *Cysticerque ladrique.*
Ladrerie de l'homme. — *Ladrerie sous-cutanée.*

Le cysticerque du tissu cellulaire de l'homme, ou cysticerque ladrique, est la forme intermédiaire, la larve, du *tænia solium* (ténia armé). Il en est le scolex encore muni d'une vésicule.

Constaté pour la première fois, en 1786, par Werner (1), la ladrerie de l'homme a été observée par J. Boyron (2), Lewin (3), Guttmann (4), Ed. Schiff (5), Féréol (6), Rathery (7), Duguet (8), Millard (9).

D'après Davaine les tissus les plus fréquemment envahis par le cysticerque sont par ordre de fréquence : 1° le tissu cellulaire intermusculaire

<hr>

(1) Werner, *Vermium intestinalium brevis expositionis continuatio secunda.* Leipsig, 1786, p. 7.

(2) J. Boyron, *Étude sur la ladrerie chez l'homme comparée à cette affection chez le porc.* Thèse de Paris, 1876, p. 30.

(3) Lewin, *Ueber cysticercus cellulosæ und sein Verkommen in der Haut des Menschen* (*Charite Annalen*, 1877, p. 609 et *Vierteljahresschrift für Dermatologie und syphilis*, 1877, p. 606).

(4) Guttmann, *Berliner Klinische Wochens.*, 1877.

(5) Ed. Schiff, *Vierteljahresschrift f. Dermat. und syphil.*, 1879, p. 275.

(6) Féréol, *Bull. de la Société méd. des hôpitaux*, 1879, p. 151.

(7) Rathery, *Bull. de la Société méd. des hôpitaux*, 1880, p. 62.

(8) Duguet, *Bull. de la Société méd. des hôpitaux*, 1880, p. 68.

(9) Millard, *Note sur un cas de ladrerie chez l'homme*, 1888, p. 261.

du tronc et des extrémités; 2° le cerveau; 3° l'œil. A l'exception de celle de Werner qui a trait à deux kystes ladriques du tissu cellulaire au-dessous du grand pectoral, toutes les observations des auteurs que nous venons de citer fournissent des exemples de cysticerques du tissu cellulaire sous-cutané.

Ils produisent de petites tumeurs mobiles et indolores, faisant saillie sous la peau; rondes ou ovalaires, de la grosseur d'un pois à celle d'un noyau de cerise, d'une petite olive ou même d'une petite noisette; elles sont lisses, fermes, élastiques; les unes sont dans l'hypoderme et mobiles, les autres dans les muscles et fixes. Ces dernières soulevant aussi la peau présentent un caractère de superficialité qui trompe souvent ; leur fixité est le meilleur signe de diagnostic différentiel pour préciser leur siège.

Les plus grosses de ces tumeurs peuvent être un peu molles, simuler une loupe et être opérées comme telle. C'est ainsi que Dolbeau (1) enleva un cysticerque de l'hypoderme de la peau du front d'une jeune fille que l'on croyait atteinte d'un kyste sébacé. En ouvrant cette tumeur on trouva, dans la coque fibreuse de son kyste adventif, le cysticerque ladrique, avec sa double couronne de crochets.

Ces cysticerques de l'hypoderme ne se développent pas tous simultanément et on voit leur nombre s'accroître. Dans quelques cas on en a compté plus de cinquante disséminés dans diverses régions.

D'après Cobbold la vie du *cysticercus cellulosæ* est limitée à environ huit mois; il meurt spontanément et subit la dégénérescence graisseuse et crétacée. On s'explique ainsi la disparition spontanée d'un bon nombre des tumeurs ladriques. Duguet (2), six mois après le premier examen dans lequel il avait constaté sur son malade environ quatre-vingts tumeurs ladriques, n'en retrouvait plus que sept ou huit, dont trois seulement avaient leur volume primitif, les autres avaient disparu sans laisser la moindre trace. Il y avait eu résorption complète. Lors du premier examen il y avait déjà cinq à six mois que le malade s'était aperçu des premières petites tumeurs.

Anatomie pathologique. — En incisant avec précaution une tumeur à à cysticerque, on trouve un kyste adventif, formé par une membrane de tissu conjonctif parcourue par des vaisseaux. Dans le kyste est logée une vésicule arrondie ou ovalaire, remplie d'un liquide incolore, clair, transparent comme de l'eau distillée. Vers son centre cette vésicule est déprimée en une sorte d'orifice, à bords froncés, à travers lequel par une pression on fait facilement sortir le scolex du cysticerque. La tête est celle du tænia

(1) Dolbeau, *Bull. de la Société anatomique*, 1861, p. 324.
(2) Duguet, *loc. cit.*

solium, facilement reconnaissable, avec ses quatre ventouses et sa double couronne de crochets.

On n'a pas encore constaté chez l'homme le cysticerque du *tænia medio-canellata* (ténia inerme). Ce cysticerque inerme semble appartenir exclusivement aux races bovines et plus particulièrement à celles de l'Afrique.

DERMATITES EXFOLIANTES

DERMATITE et DERMITE sont deux termes regardés comme synonymes pour désigner l'inflammation de la peau. C'est dans le sens le plus compréhensif, le plus banal, comme s'appliquant à la pluralité des inflammations cutanées que nous employons le nom de dermite. Le terme de dermatite a été pris dans ces dernières années, au moins par un certain nombre d'auteurs et par nous-mêmes, dans un sens plus restreint. On l'a fait suivre d'un qualificatif pour dénommer des dermatoses qui paraissent avoir une individualité distincte, comme, par exemple, la dermatite exfoliatrice généralisée et la dermatite herpétiforme de Duhring, deux maladies disparates, qui n'ont de commun que le premier terme de leur dénomination.

La dissemblance de ces affections ne permettait pas de les réunir dans un même cadre. Pour éviter toute équivoque, nous étudierons à part, en lui donnant le nom de *Dermatose herpétiforme récidivante*, la dermatite herpétiforme de Duhring.

Sous le titre de DERMATITES EXFOLIANTES, nous groupons : 1° la *dermatite exfoliatrice généralisée ;* 2° la *dermatite maligne chronique exfoliante* (herpétide exfoliatrice de Bazin) ; 3° la *dermatite scarlatiniforme généralisée récidivante* (érythème scarlatiniforme desquamatif récidivant).

Ces dermatites, qui n'ont commencé à être distinguées et étudiées séparément qu'en ces dernières années, étaient autrefois confondues dans le *pityriasis rubra*, nom sous lequel, depuis Bateman (1), on avait réuni, pêle-mêle, toutes les dermatoses chroniques ayant pour caractères communs la rougeur généralisée et l'exfoliation épidermique. C'est dans ce sens trop large que le pityriasis rubra (pityriasis généralisé de Rayer) a

---

(1) Bateman, *A practical synopsis of cutaneous diseases,* 3ᵉ édit., 1819, p. 46.

été étudié par Devergie et c'est également ainsi qu'il était compris en Angleterre.

Le démembrement commença avec F. Hébra. Le chef de l'École dermatologique de Vienne donna le nom de « pityriasis rubra » à une dermatose chronique, caractérisée par la rougeur généralisée de la peau, une desquamation furfuracée et une terminaison fatalement mortelle. C'est une affection très rare, un type morbide qui doit être étudié à part des dermatites exfoliantes (Voy. PITYRIASIS RUBRA).

En France, Gibert faisait connaître les caractères distinctifs d'une affection bénigne jusque-là confondue avec le pityriasis rubra, et lui donnait le nom aujourd'hui généralement accepté de *pityriasis rosé* (Voy. PITYRIASIS ROSÉ).

En 1870, dans ses *Lectures on eczema*, Erasmus Wilson (1) rapportant les observations de trois cas d'une affection qu'il considérait comme une variété curable de pityriasis rubra, et frappé de la forme de sa desquamation par larges lamelles, proposait pour désigner cette variété le nom de « eczema exfoliativum » ou celui de « Dermatitis exfoliativa ». Depuis lors cette dernière dénomination a été employée en Angleterre comme presque synonyme de pityriasis rubra et appliquée à la plupart des dermatites exfoliantes et à des affections qui sont tout à fait différentes de la maladie générale, *totius substantiæ*, que l'un de nous (2), en 1874, a le premier fait connaître en France sous le nom de *Dermatite exfoliatrice généralisée*.

Dès cette époque, il en affirmait l'individualité et les faits qu'il a pu observer depuis lors, ceux qui ont été publiés, ont corroboré sa conviction à cet égard. Son opinion a été confirmée par Brocq (3), dont la remarquable monographie a contribué amplement à mieux faire distinguer cette dermatose.

Ayant observé qu'un certain nombre de dermatoses chroniques telles que l'eczéma, le psoriasis, le pemphigus, après avoir épuisé les malades pendant de longues années et les avoir amenés à une sorte d'état cachectique, se transformaient, pour ainsi dire, se généralisaient en provoquant une desquamation considérable par larges lamelles, et se terminaient fatalement par la mort, Bazin (4) distingua cette dermatite se-

---

(1) E. Wilson, *Lectures on eczema*, 1870, p. 356 et *Lectures on Dermatologie*, 1871-1873, p. 14.

(2) E. Vidal, *Bulletins de la Société médicale des hôpitaux de Paris*, 1874, p. 256.

(3) Brocq, *De la dermatite exfoliatrice*. Thèse de Paris, 1882.

(4) Bazin, *Leçons théoriques et cliniques sur les affections cutanées de nature arthritique et dartreuse*, 2ᵉ édit., 1868, p. 437.

condaire maligne d'avec le pityriasis rubra et lui donna le nom d' « herpétide exfoliatrice ». Cette dermatite exfoliante fera le sujet de notre seconde division sous le titre de *dermatite maligne chronique exfoliante*.

Sous le nom d'érythème scarlatiniforme desquamatif récidivant, E. Besnier et Féréol ont distingué d'avec les érythèmes scarlatiniformes partiels et fugaces, d'avec le pityriasis rubra et la dermatite exfoliatrice généralisée, une dermatose caractérisée par sa généralisation, par sa desquamation en lamelles, par sa durée de quelques semaines et par ses récidives à plus ou moins longues échéances. C'est plus qu'un érythème, c'est une dermatite exfoliante que nous étudions dans notre troisième division, sous le nom de *dermatite scarlatiniforme généralisée récidivante*.

Les dermatites exfoliantes sont caractérisées par la réunion des trois symptômes suivants : A, *la généralisation des lésions à tout le tégument ;* B, *l'inflammation subaiguë ou chronique du derme ;* C, *la desquamation universelle, abondante, successive ; cette desquamation foliacée se détache par larges lamelles, au moins sur le tronc et sur les membres.*

Ce syndrome ne se rencontre que dans les trois affections que nous réunissons dans ce groupe et dont nous étudions actuellement les types les mieux établis. Ce sont : 1° *la dermatite exfoliatrice généralisée ;* 2° *la dermatite maligne exfoliante ;* 3° *la dermatite scarlatiniforme généralisée récidivante.*

I. — DERMATITE EXFOLIATRICE GÉNÉRALISÉE.

La dermatite exfoliatrice généralisée est une maladie générale, *totius substantiæ*, non contagieuse, affectant plus particulièrement la peau et le système nerveux; dans les cas les plus graves pouvant devenir mortelle avant la fin du troisième mois, dans les cas favorables ne guérissant guère avant le sixième et le septième mois, à rechutes très rares et ne récidivant pas ou très exceptionnellement. C'est une maladie de l'âge adulte se manifestant primitivement, à invasion soudaine, caractérisée par une rougeur intense se généralisant en quelques jours à la totalité du tégument cutané, par une desquamation commençant dans le cours du second septenaire, formée de très larges squames s'exfoliant en quantité considérable, pendant plusieurs mois, et enfin par une alopécie généralisée et par la chute des ongles.

Comme les pseudo-exanthèmes, la dermatite exfoliatrice généralisée a une marche cyclique et l'évolution des symptômes peut se diviser en trois périodes : A, *période d'éruption* ; B, *période de desquamation ou période d'état* ; C, *période de déclin*.

A. *Période d'éruption*. — L'éruption est rarement précédée de quelques malaises tels que nausées, frissons, mouvements fébriles avec transpiration. Quelques malades ont éprouvé pendant quelques jours de vives démangeaisons.

Un peu de prurit ou une sensation de cuisson accompagne l'apparition des plaques érythémateuses qui signalent le début de l'éruption. Ces troubles de sensibilité attirent l'attention du malade sur les rougeurs qui commencent à paraître sur sa peau. L'éruption commence tantôt par une plaque érythémateuse, tantôt par plusieurs qui sont plus ou moins grandes et plus ou moins distantes les unes des autres. Leur coloration varie du rose au rouge pourpre et devient plus foncée à mesure qu'elle s'étend.

C'est dans les régions inguinales à la partie interne des cuisses, sur les organes génitaux, aux aisselles ou encore au niveau de la ceinture, sur les fesses, que les premières rougeurs se manifestent sur un point ou simultanément sur plusieurs points. Ces plaques, dont la plupart ont commencé au voisinage des plis articulaires, s'étendent graduellement sur les bras, sur le tronc, plus tard sur les jambes, puis sur la tête. Les mains et les pieds, principalement sur leur face palmaire et plantaire, paraissent d'abord respectés ; elles ne restent jamais indemnes et après quelques semaines, quelquefois cinq ou six, la rougeur les envahit et le tégument cutané est dès lors atteint dans sa totalité.

Non seulement les premières plaques rouges s'agrandissent rapidement, mais encore il en paraît de nouvelles. La diffusion est très rapide et à la fin du premier septenaire l'éruption est généralisée. Dans quelques cas cette généralisation était faite dès le troisième jour.

La peau est rouge et sèche, sans vésicules, ni bulles ; mais déjà commencent les lésions provoquées par le malade qui, en proie à un prurit' intense et à de vives démangeaisons, se frotte, se gratte, et produit des excoriations dont le suintement rend humides les régions dans lesquelles elles ont été faites.

Parfois dans les plis de flexion, sur les régions axillaires et inguinales, sur la face interne des cuisses, sur les côtés du tronc, la peau est suintante et d'une rougeur violacée ; son aspect rappelle celui de l'eczéma.

Du sixième au douzième jour après le début de la dermatite, la peau, qui était d'abord rouge et luisante, devient d'une teinte plus foncée, terne, et commence à s'exfolier.

B. *Période de desquamation ou période d'état.* — Arrivée à cette période d'état la dermatite se caractérise par une rougeur intense, pourprée ou violacée qui, chez le premier malade que nous avons observé, nous à fait un instant penser à la scarlatine. Cette rougeur diminue sous la pression du doigt, mais sans disparaître complètement, en laissant une teinte jaunâtre des plus marquées, comme cela s'observe dans l'érysipèle, ce qui prouve qu'il y a plus que de l'hyperhémie cutanée et que le derme est infiltré par des leucocytes.

La rougeur est plus foncée, souvent même violacée sur la région du dos, sur la face interne des membres, plus particulièrement sur la face interne et supérieure des cuisses, et sur les organes génitaux.

La peau reste sèche dans la plus grande partie de son étendue, sur les membres, sur la région antérieure du tronc, etc. Cette sécheresse persiste pendant toute la durée de la maladie, même pendant la période la plus active de la desquamation.

Il n'en est plus de même au niveau des plis articulaires, dans le pli interfessier, partout où le contact de deux surfaces du tégument entretient un certain degré d'humidité. Vers la fin du premier mois, on trouve dans ces régions des fissures, des excoriations, du suintement qui, sur quelques points, se concrète en croûtes jaunâtres. Plus tard ces régions peuvent devenir le siège d'éruptions secondaires, de bulles pemphigoïdes, d'éruptions eczématiformes ou de furoncles.

Dès la fin de la première semaine, quelquefois le quatrième ou le cinquième jour, l'épiderme commence à s'exfolier par petites squames. Rapidement la desquamation se généralise, devient de plus en plus abondante et les lamelles épidermiques exfoliées deviennent plus larges. Elles tombent en si grand nombre que chaque matin on peut les ramasser par poignées dans le lit du malade. Elles ont, en moyenne, 2 à 3 centimètres de longueur sur 1 à 2 centimètres de largeur, mais on en trouve souvent de 4, 5 et même 10 centimètres ; l'un de nous a déposé, au Musée de l'hôpital Saint-Louis, des squames très étendues détachées de la région dorsale. Quelques-unes avaient plus de 20 centimètres de longueur et presque autant de largeur.

Ces lamelles épidermiques, minces, blanches, plus ou moins transparentes, ont une disposition assez particulière bien plus prononcée dans la dermatite exfoliatrice généralisée que dans les autres dermatites exfoliantes ; plus marquée que dans la dermatite maligne chronique exfoliante (herpétide exfoliatrice de Bazin) où on la rencontre également mais beaucoup plus limitée et beaucoup moins constante. Imbriquées comme les tuiles d'une toiture, ou, suivant la comparaison d'E. Wilson, comme les bractées d'un cône de houblon, les squames adhèrent par leur bord supérieur, sur des lignes presque parallèles; flottantes dans le reste de leur étendue, elles sont plus ou moins retroussées ou froncées à leur bord libre.

Cette imbrication affecte une certaine régularité là où elle est le plus manifeste, sur les régions deltoïdiennes et à la face externe des bras ainsi qu'à la face externe des cuisses. Elle semble suivre dans sa direction, les lignes de clivage de la peau indiquées par Langer, Schwerchesky et O. Simon.

On voit aussi des squames plus petites, adhérentes par le centre et dont les bords sont détachés et flottants. C'est surtout sur le cuir chevelu qu'on les observe, mélangées à de minces pellicules; on les voit encore sur d'autres régions, vers la fin de la periode de desquamation, quand les squames de plus en plus petites tendent à devenir furfuracées.

Ce n'est que très tardivement, après six semaines et même deux mois, que s'exfolie l'épiderme des mains et celui des pieds. Furfuracée ou par petites lamelles sur leurs faces dorsales, la desquamation se fait sur les régions plantaires et palmaires par larges lambeaux, parfois en un seul morceau, comme une moitié de gant. Avant d'être détachées, ces plaques d'épiderme sont fréquemment soulevées par de la sérosité qui, peu abondante, se résorbe promptement, laissant sur toute l'étendue de la paume de la main ou de la plante du pied, la couche cornée séparée des couches profondes de l'épiderme. Légèrement tuméfiée pendant les deux ou trois premières semaines, la peau semble s'épaissir et devient presque aussi consistante que dans l'œdème dur. Cet épaississement du tégument s'accompagne d'une sensation de tension et de rétraction.

Le cuir chevelu reste toujours moins coloré, alors même que la nuque devient d'un rouge sombre. Brocq a remarqué que la nuque est une des régions les plus tardivement envahies et une de celles où la dermatite dure le plus longtemps.

Le gonflement de la face et l'induration de la peau, en immobilisant les traits, donnent à la physionomie une expression toute particulière. L'ectropion des paupières inférieures et la tuméfaction des lèvres qui sont rouges, enflammées et rétrécissent l'ouverture de la bouche, sont des symptômes indiqués dans la plupart des observations.

Les oreilles sont rouges, enflées, douloureuses, excoriées et suintantes dans le pli auriculo-temporal.

Les ganglions lymphatiques se tuméfient souvent; ils deviennent durs, volumineux et restent à peu près indolents. Ce sont ceux des régions inguinales et axillaires qui sont le plus généralement congestionnés. Cette tuméfaction persiste pendant toute la durée de la période de desquamation et ne diminue que lorsque la dermatite est arrivée à son déclin; la résolution n'est complète qu'après la guérison.

Des démangeaisons très vives accompagnent l'éruption, parfois même la précèdent de quelques heures ou de quelques jours. Ces démangeaisons diminuent après les premiers jours, dès que la desquamation commence à se faire ; elles se réveillent avec violence à chaque nouvelle poussée de la dermatite. Pendant la nuit elles troublent le sommeil et s'accompagnent d'une sensation de chaleur et même de cuisson que la fièvre exaspère et rend extrêmement pénible.

La sensibilité de la peau arrive à un degré excessif. Dès que les malades sont découverts, ils sont pris d'horripilation, d'une sorte de frisson nerveux et, quelque chaude que soit la température de la chambre, ils se plaignent de l'impression pénible de froid que leur cause l'exposition à l'air.

C. *Période de déclin.* — Quand la dermatite exfoliatrice généralisée doit se terminer par la guérison, les symptômes s'amendent généralement entre la fin du deuxième mois et les premiers jours du quatrième mois, en moyenne pendant le troisième mois. La fièvre ne se montre plus le matin et diminue le soir ; elle devient irrégulière, ne se fait plus sentir tous les jours et finit par cesser tout à fait.

En même temps que les symptômes généraux s'améliorent, que le malade reprend des forces, l'exfoliation épidermique se modifie, les squames deviennent de plus en plus petites, furfuracées. L'épiderme définitif reparaît avec les caractères normaux : d'abord sur les membres inférieurs, puis dans les régions supérieures, et enfin à la face et au cuir chevelu dont la desquamation furfuracée est la dernière à disparaître. La teinte de la peau est d'abord d'une couleur rose terne, à peu près générale, qui peu à peu se sépare en îlots, de plus en plus rétrécis à mesure que le tégument reprend sa coloration normale.

Chez la plupart des malades, après la période de desquamation, la peau, en même temps que la coloration rouge disparaît, présente des taches pigmentées, plus ou moins larges, plus ou moins nombreuses, dont la teinte brune succède à la coloration rouge des plaques qui ont été les dernières à s'effacer. Cette pigmentation peut être diffuse, presque généralisée, occuper de larges surfaces, ou, en d'autres points, être disséminée sous forme de petites taches de couleur fauve ou brunâtre. Cette teinte pigmentée s'atténue graduellement et finit par disparaître complètement après quelques mois de durée.

La chute des poils et celle des ongles sont constantes dans le cours de cette maladie. A la fin du second mois, et plus ordinairement pendant le troisième mois, l'alopécie est complète, surtout au cuir chevelu, et tous les ongles sont tombés.

L'alopécie est en général très rapide, elle peut commencer vers le quinzième jour, mais le plus ordinairement elle n'est bien en activité que vers la sixième semaine. Déjà à cette époque et même dès la fin du premier mois elle peut être complète.

Les cheveux paraissent d'abord secs, frisottants, appauvris ; le duvet qui les remplace peut tomber à son tour pendant les poussées successives, les apparences de rechute, de la dermatite exfoliatrice généralisée.

La calvitie est constante ; mais l'alopécie peut ne pas atteindre toutes les régions ou les dégarnir seulement, sans faire tomber tous les poils.

La chute des ongles ne manque jamais. Ils deviennent secs, jaunâtres, ternes et se détachent en général avant la fin du troisième mois. C'est une sorte de desquamation, sans inflammation périphérique, qui se fait sans causer la moindre douleur. La séparation commence par la matrice unguéale ; les ongles se soulèvent par leur bord postérieur et se décollent peu à peu par leurs bords latéraux. Les lamelles stratifiées qui se forment entre le derme sous-unguéal et l'ongle qu'elles remplacent, lorsqu'il est tombé, s'exfolient à leur tour.

Dans les cas les moins graves, tous les ongles ne sont pas altérés à un degré égal. Les moins atteints deviennent ternes, jaunâtres ou blanchâtres, piquetés ou striés, avec sillons transversaux correspondant aux poussées successives de la dermatite ; d'autres se fendillent, s'émiettent et tombent par fragments.

C'est l'ongle du pouce et celui du gros orteil qui sont le plus souvent et le plus profondément atteints.

La première pousse de l'ongle, quand la réparation tend à se faire, est molle, épaisse, inégale, jaunâtre ; elle s'écaille, s'exfolie et se renouvelle quelquefois à deux ou trois reprises.

Lorsque la maladie est terminée, la formation unguéale nouvelle est mince, transparente et prend graduellement les caractères normaux. Cette guérison de l'ongle est lente à s'opérer ; ce n'est souvent qu'après huit ou neuf mois qu'elle est complète.

L'éruption atteint généralement les muqueuses. La conjonctive est rouge, enflammée, la muqueuse nasale est congestionnée et saigne facilement. Les lèvres sont ordinairement le siège de fissures, d'excoriations saignantes au moindre contact, couvertes de concrétions pulpeuses d'un blanc grisâtre et sur d'autres points de croûtes sèches ; elles sont tuméfiées, raides et douloureuses.

La langue pendant les premières semaines de la maladie est rouge, souvent fissurée ou superficiellement excoriée, surtout vers la pointe, et d'une sensibilité très vive. Le voile du palais, l'isthme du gosier et le pharynx sont rougés, secs, souvent couverts de mucosités desséchées ; des excoriations s'y forment assez fréquemment et rendent la déglutition assez pénible.

L'appétit n'est diminué que pendant les premiers jours, quelquefois même on observe pendant cette période de début une anorexie complète. Mais bientôt, et lorsque l'exfoliation épidermique a commencé, l'appétit revient. Ce n'est pas sans quelque étonnèment qu'on voit les malades manger pendant la période fébrile et malgré une fièvre intense. Nonobstant les apparences d'un mauvais état général, les digestions se font bien et, dans la plupart des cas, les fonctions du tube digestif ne semblent pas manifestement troublées. Pendant les premiers jours, la diarrhée n'est pas rare ; elle reparaît en général à chaque nouvelle poussée de la dermatite. Elle ne devient rebelle et grave que lorsqu'elle survient comme symptôme ultime, accompagnée parfois de vomissements.

La constipation est habituelle pendant la période de desquamation, et devient quelquefois opiniâtre. D'après Brocq, elle semblerait augmenter à mesure que la chute des squames épidermiques devient plus abondante.

L'urine ne renferme d'ordinaire ni albumine ni glucose. Nous avons vu la proportion d'urée diminuée et réduite à 11 grammes par litre.

La fièvre est un des symptômes de début et va en progressant pendant les premiers jours, augmentant d'intensité à mesure que la dermatite envahit de nouvelles régions et se généralise. Elle persiste pendant la période de desquamation.

L'exacerbation, comme dans toutes les fièvres symptomatiques, est vespérale, entre quatre et neuf heures du soir (Brocq.) Elle est annoncée souvent par un sentiment de réfrigération ou de frisson suivi bientôt d'une sensation de chaleur vive, mordicante.

Le thermomètre indique toujours un ou deux degrés de plus le soir que le matin ; la température du soir atteint parfois 40° et 40°,5, même pendant le cours du second mois. La marche de la fièvre est très irrégulière et il y a des intervalles d'apyrexie alternant avec des périodes fébriles amenées par une nouvelle poussée de la dermatite ou par des complications. Dans ces cas, la fièvre peut reparaître au delà du troisième mois.

Le malade est accablé par la prolongation de l'état fébrile et par l'énorme déperdition de squames épidermiques. Il s'affaiblit de jour en jour, et ne tarde pas à être obligé de garder le lit. L'amaigrissement est rapide, le sommeil est troublé par les démangeaisons et souvent les malades se plaignent d'insomnie. Dans les cas graves, on peut les voir tomber dans un état de cachexie intense dans laquelle surviennent des eschares gangréneuses profondes ; ils succombent à l'épuisement ou à quelque complication ultime. Parmi ces complications les plus souvent observées sont : la diarrhée incoercible, les vomissements rebelles, la congestion pulmonaire, l'albuminurie.

Une fois sur six cas, d'après la statistique de Brocq, la dermatite exfoliatrice généralisée peut être mortelle. C'est, en général, dans le cours du troisième ou du quatrième mois que l'aggravation de tous les symptômes ou une complication entraîne la terminaison funeste.

Malgré son évolution cyclique, la maladie a de grandes variétés par rapport à l'intensité, à la marche et à la durée. Dans certains cas elle est modérée, sans complications sérieuses; les alternatives de poussées fébriles et de rémissions durent de deux à trois mois pendant lesquelles l'éruption n'a que deux ou trois reprises. Dans ces cas les plus favorables la guérison peut se faire du troisième au quatrième mois. La durée moyenne est de six à sept mois. Dans quelques cas la guérison, retardée par des poussées successives, par des complications viscérales, par des paralysies, etc., ne s'est opérée que lorsque la maladie s'était prolongée pendant près d'une année.

Comme complications il n'est pas rare de voir des furoncles, des anthrax, des abcès plus ou moins volumineux.

Quand l'état général est grave, la région du sacrum, celles des trochanters, des talons, des malléoles, des coudes, etc., deviennent le siège d'érosions et même d'escharres plus ou moins profondes.

Les malades sont disposés à ces lésions trophiques graves par l'état de leur système nerveux profondément atteint par cette maladie qui peut altérer la moelle épinière comme l'a constaté Quinquaud (1) dans deux autopsies.

Nous avons vu l'affaiblissement des membres inférieurs augmenter graduellement et arriver à une parésie paraplégique. Chez le premier malade étudié par l'un de nous (2) nous avons observé une paralysie de l'extenseur propre du gros orteil qui a duré pendant plusieurs mois, malgré des séances répétées d'électrisation. L'affaiblissement intellectuel, l'hébétude, notés chez plusieurs malades, indiquent que le centre encéphalique est impressionné par la maladie.

Nous avons vu pendant la période de desquamation se développer, sur divers organes, des lésions que nous croyons pouvoir regarder comme des manifestations symptomatiques de la maladie, au même titre que les accidents cutanés. Nous avons observé de l'hydarthrose des deux genoux et des douleurs articulaires aussi vives que celles du rhumatisme articulaire

______

(1) Quinquaud, *La dermite aiguë grave primitive*, in *Bulletins de la Société anatomique*, 1879, p. 604.

(2) E. Vidal, *Bulletin de la Société médicale des hôpitaux de Paris*, 1874 p. 256.

aigu. Chez le malade que l'un de nous a présenté, en 1874, à la Société médicale des hôpitaux, une endocardite avec insuffisance de l'orifice mitral s'est développée pendant la période de desquamation. Un autre des malades de son service de l'hôpital Saint-Louis a été atteint d'une iritis vers le troisième mois de la dermatite exfoliatrice généralisée. A peu près guérie au bout d'une quinzaine de jours, cette iritis récidiva deux mois plus tard, la dermatose étant encore dans sa seconde période. On a signalé dans quelques cas un affaiblissement de la vue sans lésions apparentes. La surdité n'est pas rare, mais elle tient le plus souvent à l'obstruction du conduit auditif externe par l'accumulation de squames et de débris épidermiques.

Plus fréquente chez les hommes que chez les femmes, la dermatite exfoliatrice généralisée est une maladie de l'âge adulte. L'alcoolisme et la disposition rhumatismale sont notés dans les antécédents de plusieurs malades et semblent être des causes prédisposantes.

Ces manifestations morbides sur différents organes, ces lésions du système nerveux central et périphérique, celles des principaux viscères, montrent bien la généralisation de la maladie essentielle, *totius substantiæ*, dont la dermatite exfoliatrice est un des principaux symptômes. C'est l'opinion que l'un de nous à émise le premier (1), qui a été partagée par Edwards Sparks (2), et que Brocq a soutenue dans sa thèse, ensuite dans son mémoire sur le Pityriasis rubra (3) et en dernier lieu au Congrès international de Dermatologie et de Syphiligraphie (4).

Anatomie pathologique (voir planche VIII, fig. 1 et 2. — L'anatomie pathologique de la dermatite exfoliatrice (maladie d'Erasmus Wilson) ne s'est appuyée sur des données précises que depuis les recherches de l'un de nous (5) et de l'un de ses élèves (6). L'on ne peut guère, en effet, se baser sur les recherches histologiques d'Allan Jamieson (7), car, outre qu'il n'est pas prouvé qu'il se soit agi d'une dermatite exfoliatrice vraie (type Erasmus Wilson) dans le cas de Jamieson, cet auteur se borne à dire qu'il a constaté une dilatation des capillaires cutanés et un degré modéré de migration de leucocytes dans les mailles du derme.

(1) E. Vidal, *Bulletins de la Société médicale des hôpitaux de Paris*, 1874 p. 256.

(2) Edwards Sparks, *British med. Journal*, 6 nov. 1875.

(3) Brocq, *Étude critique et clinique sur le pityriasis rubra*, in *Archives générales de médecine*, 1884, vol. I, p. 550, vol. II, p. 58 et 167.

(4) Brocq, *Compte rendu du Congrès international de Dermatologie et de Syphiligraphie*, 1889, p. 73.

(5) E. Vidal, *Anatomie pathologique de la dermatite exfoliatrice*, in *Bull. de la Société médicale des hôpitaux*, 24 mars 1882.

(6) Brocq, *Étude critique et clinique sur la dermatite exfoliatrice généralisée*. Thèse de Paris, décembre 1882.

(7) Allan Jamieson, *Edinburgh medical journal*, 1860, p. 879.

Quant à Buchanan Baxter (1), il a publié en effet un examen histologique beaucoup plus complet et présentant une grande analogie avec ce que l'un de nous a constaté ultérieurement. Mais il n'est pas non plus absolument certain que le cas dont Buchanan Baxter a publié la relation histologique, corresponde à la dermatite exfoliatrice (type Erasmus Wilson).

Une objection semblable a été également formulée par Brocq pour les recherches histologiques de Quinquaud.

Quoi qu'il en soit, voici ce que nous avons pu constater sur nos préparations (voir planche VIII, fig. 1 et 2) et cette description concorde en plusieurs points avec celle qui a été donnée par Buchanan Baxter, par l'un de nous et par son élève Brocq.

1° *Lésions de l'épiderme*. — D'une façon générale, les prolongements épidermiques interpapillaires que l'épiderme envoie dans le derme ne nous ont pas paru notablement hypertrophiés. Ils ne sont pas allongés en tout cas, peut-être sont-ils parfois élargis. Mais d'autre part, il faut noter qu'ils sont atrophiés en plusieurs points. Le corps de Malpighi n'est d'ailleurs pas épaissi, au contraire. Entre les sommets des papilles et la couche cornée basale (la couche granuleuse fait défaut) on ne trouve que trois à quatre rangées de cellules.

A. La couche des cellules perpendiculaires ne présente pas d'altération bien notable. Peut-être ses cellules cylindriques sont-elles un peu aplaties, cet état tenant sans doute à la pression résultant de l'énorme infiltration qui siège dans les couches supérieures du derme.

B. Le corps de Malpighi est plutôt aminci qu'hypertrophié, surtout dans ses parties sus-papillaires, où il n'est souvent représenté que par cinq, quatre et voire même trois rangées de cellules. Les cellules sont moins globuleuses qu'à l'état normal, elles sont plutôt aplaties dans le sens transversal. Cet aplatissement tient sans doute à la pression résultant de l'infiltration sous-jacente du derme. Les noyaux et nucléoles des cellules malpighiennes ne nous ont pas paru altérés. Leurs prolongements épineux sont souvent moins nets qu'à l'état normal, ce qui tient peut-être à un certain degré de compression du corps de Malpighi. Ce n'est que tout à fait exceptionnellement que nous avons trouvé quelques cellules migratrices entre les cellules malpighiennes.

C. Fait majeur, et que l'on remarque d'ailleurs dans les processus fortement desquamatifs, comme cela résulte de nos recherches et de celles de Suchard, la couche granuleuse manque totalement. Le passage de la couche polyédrique à la couche cornée se fait insensiblement. Les cellules

(1) Buchanan Baxter, *On general dermatitis exfoliativa* (*British medical journal*, 19 juillet 1879).

s'aplatissent peu à peu, tout en conservant leur noyau coloré par le carmin et en se colorant elles-mêmes par ce réactif.

D. Aussi le tiers inférieur de la couche cornée est-il constitué par des cellules dont le protoplasma et le noyau sont encore nettement colorés par le carmin. C'est encore là un fait remarquable et dont nous avons signalé aussi antérieurement l'importance dans la production des processus desquamatifs. Au-dessus, dans ses deux tiers supérieurs, la couche cornée n'est plus colorée qu'en jaune par le picro-carmin et ses noyaux ne sont plus colorés par le carmin.

Cette partie de la couche cornée atteint presque partout une épaisseur considérable, quoique fort variable, à cause de la chute incessante et rapide à laquelle elle est soumise. Elle se divise en lamelles fort différentes de forme et d'épaisseur. On y remarque quelquefois des vestiges de noyaux colorés par le carmin (voir planche **VIII**, fig. 1). Quand on dissocie les larges squames feuilletées que le malade répand autour de lui, on constate, comme le dit justement Brocq, que presque toutes les cellules qui les constituent ces squames ont un noyau pâle mais fort visible, et qui le devient encore davantage par l'ammoniaque et le picro-carmin.

2° *Lésions du derme.* — Ainsi que l'avait bien observé Buchanan Baxter, lorsqu'on excise un morceau de peau sur un sujet vivant atteint de dermatite exfoliatrice, surtout au début, cette peau présente une consistance charnue. Cette consistance charnue disparaît presque complètement sur le cadavre et paraît due en grande partie à la dilatation des vaisseaux et à l'exsudation. Elle suffirait à elle seule, comme l'a montré l'un de nous (1) dans ses cliniques pour distinguer anatomiquement la dermatite exfoliatrice d'Erasmus Wilson, du pityriasis rubra généralisé où la peau est au contraire amincie, atrophiée, non succulente.

Ce qui frappe immédiatement, lorsqu'on examine le derme d'une coupe de dermatite exfoliatrice, c'est que la partie supérieure du derme, celle qui est vascularisée par le réseau sanguin sous-papillaire et inter-papillaire, est fortement colorée par le picro-carmin, tandis que la partie profonde conserve son aspect normal, si ce n'est autour de ces vaisseaux, dans une étendue assez restreinte (voir planche **VIII**, fig. 1). La coloration rouge de la région papillaire du derme est due à une infiltration considérable de leucocytes. Cette infiltration est générale, mais l'on peut constater toutefois qu'elle est prédominante autour des vaisseaux. Dans certains cas, comme l'a bien remarqué Brocq, quand on essaye de prendre une vue d'ensemble de cette infiltration, on constate qu'elle forme des traînées

(1) H. Leloir, *Cliniques de l'hôpital Saint-Sauveur*, 1885.

rouges, d'une part parallèles à la surface du derme (réseau sous-papillaire), d'autre part, perpendiculaires à cette même surface (réseau intrapapillaire).

Les éléments de l'infiltration sont constitués en majeure partie par de petites cellules rondes très nombreuses. L'on trouve en outre quelques très rares cellules fusiformes, ce qui indiquerait que les cellules fixes du derme prennent également part à la formation de l'infiltration.

Cette infiltration des couches supérieures du derme est limitée assez nettement en bas par une ligne parallèle à la surface de la peau. Cette ligne répond à peu près au réseau vasculaire sous-papillaire.

Dans les régions inférieures du derme, l'infiltration n'existe qu'auprès des vaisseaux auxquels les leucocytes constituent des sortes de manchons. Mais seules les parties voisines de ces vaisseaux sont envahies. Le reste du derme ne présente pas d'inflammation.

Fait important, et qui permet de distinguer une coupe de dermatite exfoliatrice (type Erasmus Wilson) d'une coupe de Dermatite maligne chronique exfoliante c'est que, ainsi que l'a fait remarquer l'un de nous dans ses cliniques (1), dans la dermatite exfoliatrice, les faisceaux conjonctifs du derme sont intacts et ne présentent nulle part cette altération destructive si remarquable de l'herpétide exfoliatrice de Bazin. L'on voit ainsi de suite que la dermatite exfoliatrice de Wilson est une affection aiguë contrairement à la dermatite maligne chronique exfoliante.

L'on constate parfois un certain degré de dilatation des espaces lymphatiques lacunaires du derme.

L'hypoderme paraît toujours totalement indemne.

Les vaisseaux sanguins du derme sont en général nettement dilatés. Nous n'avons eu l'occasion d'examiner qu'une seule fois les nerfs cutanés périphériques. Ceux-ci nous ont paru absolument sains. Ce fait est important, car dans la dermite aiguë grave primitive décrite par Quinquaud (2), l'un de nous (Leloir) dans les préparations qu'il avait remises à Quinquaud avait pu constater des altérations notables des nerfs cutanés périphériques (voir Leloir, in *Mémoire de Quinquaud, loc. cit*).

Quant aux centres nerveux, nous n'avons jamais eu l'occasion de les examiner.

Buchanan Baxter a, dans son cas, constaté l'intégrité de la moelle épinière. Par contre, Quinquaud a examiné la moelle dans deux de ses trois autopsies de dermite aiguë grave primitive et a constaté une myélite diffuse. Mais nous avons vu plus haut qu'il n'est pas prouvé que les cas

(1) H. Leloir, *Cliniques de l'hôpital Saint-Sauveur*, 1885.
(2) Quinquaud, *De la dermite aiguë grave primitive*, in *Bulletins de la Société anatomique*, octobre 1879, p. 604.

de Buchanan Baxter et de Quinquaud correspondent à la dermatite exfoliatrice d'Erasmus Wilson.

II. — DERMATITE MALIGNE CHRONIQUE EXFOLIANTE.

Herpétiae exfoliatrice (Bazin).

Sous le nom d'*herpétide exfoliatrice*, Bazin (1) a décrit une dermatose
secondaire caractérisée par sa généralisation, par l'abondance considérable
des squames qui s'exfolient en lamelles à la surface de la peau, par sa
marche chronique et par sa terminaison toujours mortelle.

Quand la desquamation est généralisée, il est impossible de reconnaître objectivement quelle a été la lésion primitive et de savoir, autrement que par les commémoratifs, que l'herpétide exfoliatrice est secondaire à un eczéma, à un psoriasis ou à un pemphigus chronique arrivé
à la période cachectique.

Bazin qui avait vu, sans les distinguer, des faits de dermatite exfoliatrice
généralisée et de dermatite scarlatiniforme desquamative récidivante,
avait été frappé des caractères communs à ces dermatites exfoliantes, tels
que leur généralisation et leur mode de desquamation ; il en fit à tort
une variété primitive de l'herpétide exfoliatrice.

« Mais, dit-il, ces cas sont rares ; le plus souvent, en effet, la forme
exfoliatrice succède à des herpétides vulgaires ou malignes, répondant à
des affections génériques, d'abord faciles à distinguer, mais qui ont fini
par envahir toute la surface du corps, en perdant leurs caractères primitifs. Ce résultat n'arrive qu'après des récidives fréquentes et de plus en
plus rapprochées, contre lesquelles viennent échouer tous les traitements. »

L'herpétide exfoliatrice est assez rare. Les sujets qui y sont disposés
par l'état d'épuisement dans lesquels les ont mis les récidives opiniâtres,
l'aggravation constante de l'eczéma, du psoriaris ou du pemphigus dont
ils étaient atteints depuis longtemps, sont souvent enlevés par une affection intercurrente, avant que la transition à la dermatite maligne chronique exfoliante ait eu le temps de se faire.

Cette transition se fait d'une manière insensible. Dans l'eczéma, la sécrétion se sèche, les squames deviennent de plus en plus larges et de
plus en plus abondantes et l'éruption tend à se généraliser. Les plaques
du psoriasis s'affaissent à mesure que la desquamation s'étend sur de
plus larges surfaces et que les squames deviennent plus larges, plus
minces, transparentes et s'exfolient en grande abondance. Dans le pem-

____

(1) Bazin, *Leçons théoriques et cliniques sur les affections cutanées de nature arthritique
et dartreuse*, 2ᵉ édit., 1868, p. 437.

phigus, les bulles de plus en plus larges, de moins en moins remplies de liquide finissent par disparaître sous l'exfoliation considérable de la surface de la peau. C'est de cette période de transition que Hardy (1) a fait une variété de pemphigus sous le nom de « pemphigus foliacé ».

La desquamation s'étend à toute la surface du corps ; la face, la paume des mains sont parfois épargnées pendant longtemps ; ce sont toujours les dernières régions envahies par la desquamation. Les squames se produisent et se succèdent incessamment ; le matin on peut les ramasser par poignées sous le dos et sous les membres des malades. Minces, légères et transparentes, elles sont de dimensions très variables, les unes petites et furfuracées, mais pour le plus grand nombre larges et lamelleuses.

La peau d'un rouge plus ou moins intense, le plus souvent violacée, est d'une sécheresse extrême. Au commencement, elle est le siège d'un prurit ou d'une cuisson plus ou moins intense, tandis qu'à un degré avancé de l'affection elle devient presqu'insensible.

Les malades maigrissent rapidement, quoique pendant un certain temps les fonctions digestives restent intactes et qu'il n'y ait pas de réaction fébrile. Mais à la longue et à mesure que l'épuisement se prononce davantage, la fièvre se manifeste et le malade tombe dans un marasme de plus en plus profond. Des complications surgissent dans cette période cachectique et on voit survenir l'anasarque, la diarrhée incoercible, la congestion pulmonaire ou quelqu'autre affection viscérale, accident ultime qui emporte rapidement le malade.

Dans deux cas de dermatite maligne chronique exfoliante, l'un de nous (2) et son interne Paul Raymond ont constaté :

1° Une augmentation de la quantité d'urée dans le sang ;

2° Une diminution correspondante dans la proportion de l'urée dans l'urine, réduite à 11 grammes et au plus 15 grammes par 24 heures.

3° La présence de l'urée, en quantité, dans les squames exfoliées ;

Ces résultats ont été confirmés par les recherches de Quinquaud. Il évalue à 9 ou 10 grammes la quantité d'urée contenue dans 30 grammes de squames et éliminée chaque jour avec ces débris épidermiques.

Anatomie pathologique (voir planche VIII, fig. 3, 4, 5). — L'anatomie pathologique de la dermatite maligne chronique exfoliante n'a pas encore été publiée, que nous sachions.

Nous avons eu l'occasion d'examiner histologiquement trois cas d'herpétide maligne (dermatite maligne chronique exfoliante). Voici le résultat

(1) Hardy, *Traité pratique et descriptif des maladies de la peau*, 1886, p. 263.
(2) E. Vidal, *Compte rendu du Congrès international de dermatologie et de syphiligraphie*, 1889.

de cette étude anatomo-pathologique telle que l'un de nous l'a exposée en
1885 dans sa clinique (1).

La couche cornée de l'épiderme est en état de desquamation. La couche
cornée profonde renferme un assez grand nombre de cellules dont les
noyaux et le protoplasme se colorent nettement par le carmin, ce qui
appartient en général aux processus desquamatifs, ainsi que nous l'avons
montré en 1882, et ce qui indique un état œdémateux de la couche cornée
basale.

La couche granuleuse a disparu, ce qui indique la dékératinisation épidermique. Toutefois dans l'un de nos cas, sur quelques-unes de nos préparations, l'on constatait en quelques points de la coupe des vestiges
d'une couche granuleuse, réduite à une ou deux rangées de cellules (voir
planche VIII, fig. 4).

Le corps muqueux de Malpighi est hypertrophié ou plutôt ses prolongements interpapillaires sont notablement augmentés en longueur et en
largeur. Souvent même ces prolongements interpapillaires se ramifient
profondément dans le derme (voir planche VIII, fig. 3).

Il existe des signes évidents de prolifération karyokinétique au niveau
d'un certain nombre de cellules malpighiennes. L'hypertrophie notable
du corps de Malpighi et les nombreux et profonds prolongements ramifiés
qu'il envoie dans le derme permettent déjà de distinguer la dermatite maligne chronique exfoliante de la dermatite exfoliatrice généralisée vraie
(type Erasmus Wilson, Vidal) et montrent bien qu'il s'agit ici d'une altération chronique de l'épiderme avec troubles de la kératinisation.

Les lésions du derme sont particulièrement remarquables et presque
pathognomoniques. Elles se résument en ceci : il y a altération destructive
des faisceaux conjonctifs du derme. Cette altération se produit en particu-
culier au niveau et autour des vaisseaux sanguins et surtout des vaisseaux
ascendants et horizontaux.. Elle existe aussi en certains points au niveau
et autour des vaisseaux lymphatiques du derme. L'infiltration des cellules
embryonnaires est presque essentiellement limitée aux territoires conjonctifs dermiques altérés (voir planche VIII, fig. 4 et 5). Dans les cas anciens,
l'altération du tissu conjonctif dermique devenant plus diffuse, l'infiltration de cellules embryonnaires le devient également.

Les faisceaux conjonctifs du derme sont détruits en partie ou en totalité au niveau des régions supérieures du derme et en particulier au
niveau de la région papillaire. Cette altération se trouve localisée le long
des vaisseaux ascendants et horizontaux du derme, qu'elle entoure et des-

____

(1) H. Leloir, *Cliniques de l'hôpital Saint-Sauveur*, 1885.

-sine en quelque sorte, comme si un principe nocif provenant des vaisseaux avait amené l'altération du tissu conjonctif ambiant. Un grand
nombre des espaces lymphatiques du derme sont dilatés et autour de ces
espaces lymphatiques dilatés, les faisceaux conjonctifs présentent des
altérations semblables à celles que l'on rencontre autour des vaisseaux
sanguins.

Cette altération des faisceaux conjonctifs est particulièrement frappante.
On dirait qu'ils sont en quelque sorte rongés, détruits progressivement
par le mal envahissant (voir planche VIII, fig. 5). Ils finissent ainsi par
disparaître totalement. Mais les fibres élastiques sont conservées et dans
les préparations colorées au picro-carmin, les territoires conjonctifs sains
tranchent par leur coloration rosée sur les territoires dermiques altérés, où
il n'existe plus que des fibres élastiques colorées en jaune.

L'infiltration des cellules embryonnaires suit exactement cette destruction du tissu conjonctif, à tel point que l'on pourrait supposer, sous toutes
réserves d'ailleurs, que celle-ci n'en est que la résultante.

Dans les préparations colorées au picro-carmin, cette infiltration de
cellules embryonnaires vient masquer plus ou moins la coloration jaune
des territoires dermiques altérés où il ne persiste plus que des fibres élastiques.

Dans certains cas, la destruction des faisceaux conjonctifs, par suite
de l'ancienneté du mal, étant devenue plus diffuse et l'infiltration de cellules embryonnaires étant plus abondante, les lésions à première vue
présentent une localisation moins caractéristique ; mais cette localisation
redevient nette dans les préparations traitées au pinceau.

Ces lésions destructives si caractéristiques du derme distinguent absolument au point de vue histologique la dermatite maligne chronique exfoliante de la dermatite exfoliatrice vraie. Elles montrent bien que l'herpétide exfoliatrice de Bazin est une affection chronique du derme avec
dégénérescence destructive de celui-ci, en un mot une dermatite chronique
cachectique, contrairement à la dermatite exfoliatrice vraie.

L'hypoderme est infiltré de quelques cellules embryonnaires et il existe
assez souvent une destruction de ses cellules adipeuses avec prolifération
de leur noyau dans quelques cas.

Les glandes cutanées ont en général disparu complètement et il est bien
rare de pouvoir encore en trouver un vestige.

Les nerfs cutanés examinés dans deux cas, soit au moyen de coupes,
soit au moyen de dissociations ont paru sains. Dans un cas seulement,
nous avons trouvé quelques tubes nerveux atteints de névrite, dite
parenchymateuse, encore ceux-ci étaient-ils en petit nombre. Aussi n'atta-

chons-nous aucune importance à ce fait et considérons-nous de nouvelles recherches sur ce point comme nécessaires.

III. — DERMATITE SCARLATINIFORME GÉNÉRALISÉE RÉCIDIVANTE.

Érythème desquamatif scarlatiniforme récidivant (Féréol et E. Besnier). — *Érythème scarlatiniforme récidivant*. — *Dermatite exfoliative aiguë bénigne* (Brocq).

La dermatite scarlatiniforme généralisée récidivante est une dermatite exfoliante des mieux caractérisées. La peau est enflammée et non pas simplement hyperhémiée comme dans l'érythème. La desquamation se fait par lamelles; c'est une véritable exfoliation qui diffère, par l'abondante et par les larges dimensions de ses squames, de la desquamation furfuracée consécutive à certains érythèmes.

Nous réservons la dénomination d'*érythème scarlatiniforme* (voy. ÉRYTHÈMES), pour une variété d'érythème bien décrite par Hardy (1) caractérisée par une éruption partielle, bien que quelquefois très étendue, d'une courte durée, qui, soit soudainement, soit quelquefois après un ou deux jours de malaise. apparaît à la face antérieure de la poitrine, au pli du coude, à la partie interne des cuisses et généralement plus tard au cou et à la face. La rougeur écarlate, pointillée, scarlatiniforme qui envahit ces régions, s'accompagne d'une légère cuisson et de démangeaison. Elle pâlit après vingt-quatre ou quarante-huit heures et la desquamation commence. Elle est partielle, limitée aux régions envahies par l'érythème, peu abondante et formée de squames petites, minces et furfuracées. La durée de cette dermatose toujours bénigne qui, en moyenne, est de huit à dix jours, peut être prolongée de quelques jours par de nouvelles poussées subintrantes.

Dans la dermatite scarlatiniforme généralisée récidivante, la rougeur envahit la totalité du tégument; la desquamation se fait par larges lamelles, la durée moyenne est de trois à six semaines. Les récidives sont de règle et peuvent être fréquentes; elles se produisent à quelques années, parfois même à quelques mois d'intervalle.

Des faits de dermatite scarlatiniforme généralisée récidivante ont été publiés sous des titres divers par Benjamin Gooch, 1769 (2), John La-

---

(1) Hardy, *Leçons sur les maladies de la peau*, 2° partie, 1859, p. 30 et *Traité pratique et descriptif des maladies de la peau*, 1886, p. 636.

(2) Benjamin Gooch, *Account of a singular separation of the cuticle*, in *Philosophical Transactions*, 1769, p. 281.

tham (1), Thomas Newell (2), Tilbury Fox, Derrécagaix, Féréol, 1876, Bussy, Colard, Tremblay, Chevallier-Preston, Richardière ; en Suisse par Vogler de Wetzikon, par Burckardt-Mérian et par Bernouilli ; en Roumanie par Petrini.

Brocq (3), dans son mémoire auquel nous renvoyons pour l'historique, dit en avoir vu plusieurs cas.

L'éruption est généralement précédée par quelques prodromes tels que malaise, céphalalgie, frissons, mouvement fébrile. Le lendemain ou le surlendemain de la fièvre, qui en général ne dépasse pas 105 à 110 pulsations et 39° de température, on voit apparaître sur un ou plusieurs points, une ou plusieurs plaques d'un rouge vif, ou bien des macules rouges, ou encore un piqueté rougeâtre. L'extension se fait rapidement, quelquefois même presque soudainement, et une rougeur scarlatiniforme se montre sur toute la surface du tégument dont elle semble avoir envahi d'emblée la totalité.

Il est très rare que le début se fasse par une seule plaque ou une seule région ; presque toujours plusieurs points du corps sont envahis simultanément. Ce sont d'abord les bras, la région antérieure de la poitrine, la partie interne et supérieure des cuisses, le ventre, etc. Cet ordre d'apparition de l'éruption n'a rien de régulier et est très souvent interverti. Les régions de prédilection de l'éruption de la scarlatine, celles par lesquelles elle commence, telles que le cou et la face, ne sont ordinairement prises que vers la fin de la poussée aiguë de la dermatite. La tête, les pieds et les mains sont généralement les dernières parties atteintes.

L'éruption se généralise quelquefois très rapidement et en quelques heures ; d'autres fois, elle met plusieurs jours à s'étendre sur la totalité du tégument.

La rougeur est écarlate, intense, uniforme. Au début la peau, au moins dans certaines régions, peut être gonflée comme œdémateuse ; l'un de nous (E. Vidal) a constaté dans un cas un œdème assez prononcé des jambes compliqué de larges phlyctènes. Dans un fait d'Homolle il se produisit de larges bulles sur les cuisses, les jambes et les cous-de-pied. Chez un homme de quarante ans dont Brocq (4) a publié l'observation, la poussée fut si intense qu'elle s'accompagna d'un œdème généralisé. Cet œdème,

---

(1) John Latham, *Philosophical Transactions*, 1770, p. 451.

(2) Thomas Newel, *London Med. Gazette*, 1829, vol. II, p. 576.

(3) Brocq, *Étude critique et clinique sur le Pityriasis rubra*, in *Archives générales de médecine*, 1884, vol. I, p. 350.

(4) Brocq, *Observation d'érythème scarlatiniforme desquamatif récidivant*, in *Annales de dermatologie et de syphiligraphie*, 1883, p. 332.

qui s'était étendu non seulement au tronc, aux membres et à leurs extrémités, mais encore à la tête, disparut en trois ou quatre jours, en même
temps que commençait la desquamation.

La chaleur, la cuisson et les démangeaisons très pénibles en général,
au début de l'éruption, diminuent et cessent presque complètement lorsque
commence la période de desquamation.

Pendant les deux ou trois premiers jours, il n'est pas rare de voir les
conjonctives et parfois aussi l'arrière-gorge congestionnées. La langue,
dans la plupart des cas, est un peu rouge, un peu sèche, parfois lisse et
comme vernissée; mais elle n'a pas l'aspect framboisé de la langue des
scarlatineux. Les commissures labiales sont souvent sèches et fissurées.

Dès le troisième ou le quatrième jour, l'épiderme se gerce, se fendille,
se détache, en lamelles plus ou moins larges, sur les points envahis les
premiers. La desquamation devient bientôt générale; elle est sèche, très
abondante et on peut recueillir chaque jour, dans le lit du malade,
des poignées de squames dont le total quotidien peut peser de 20 à
30 grammes.

Sur le tronc et sur les membres, ces squames sont de larges lamelles
ayant souvent plusieurs centimètres d'étendue, les unes minces, transparentes et jaunâtres, les autres demi-opaques et d'un blanc terne. Sur la
face et sur le cuir chevelu, elles sont beaucoup plus petites et pour le
plus grand nombre furfuracées.

Au-dessous la peau, un peu épaissie mais encore souple, est rouge, luisante et sèche, même dans les plis articulaires, à moins qu'ils ne soient
excoriés par le grattage.

C'est l'épiderme des pieds et des mains qui se détache en dernier lieu;
sur la face plantaire et sur la face palmaire on peut le voir soulevé en
masse, desséché et jauni, tomber d'une seule pièce comme une portion
de gant. Avant de se détacher il forme souvent comme des étuis cornés au
bout des doigts.

La desquamation une fois faite ne se renouvelle pas incessamment comme
dans la dermatite exfoliatrice généralisée. L'épiderme de nouvelle formation devient promptement l'épiderme définitif.

La fièvre, encore assez marquée pendant les premiers jours de la période de desquamation, ne tarde pas à cesser complètement. L'appétit, qui
généralement n'est que diminué et ne cesse pas complètement, même
pendant la période d'éruption, redevient plus actif et le malade reprend
ses forces bien avant que la desquamation soit terminée.

Pendant presque toute la durée de l'affection, les malades ont une
espèce de frisson lorsqu'on les découvre et se plaignent d'une sensation

de froid très désagréable. La sécrétion de la sueur est presque complètement supprimée.

Quand l'affection arrive à son déclin, la rougeur de la peau tend à s'effacer; parfois même, et surtout après plusieurs récidives, elle disparaît complètement quelques jours avant que l'exfoliation épidermique ait cessé. Les squames deviennent de plus en plus petites, et du quinzième au vingtième jour la desquamation est terminée; il ne reste qu'une certaine sécheresse de la peau qui peut durer pendant quelques jours.

Bien qu'il ne soit pas rare de voir les malades perdre une certaine quantité de cheveux, jamais on n'observe d'alopécie complète comme on le voit habituellement dans la dermatite exfoliatrice généralisée.

Comme traces d'altération de nutrition pendant la durée de la dermatite scarlatiniforme généralisée récidivante, on voit, comme à la suite de toutes les maladies générales, sur les ongles et principalement sur celui du pouce et sur celui de l'index (Brocq) un sillon transversal d'autant plus profond que la dermatite a été plus intense. Si une ou deux récidives ont lieu à un intervalle rapproché, avant la pousse complète d'une longueur d'ongle, on peut voir autant de sillons transversaux parallèles qu'il y a eu de récidives.

La chute des ongles est exceptionnelle; elle est ordinairement limitée à un ou plusieurs de ces phanères. Le malade de Richardière (1), qui en était à sa neuvième récidive, perdait à peu près tous ses ongles à chaque nouvelle atteinte. Leur chute commençait régulièrement à la fin de la troisième semaine et était terminée dans les derniers jours du deuxième mois.

Sauf une diminution plus ou moins notable dans la proportion de l'urée, l'urine reste à peu près normale; cependant l'albuminurie a été notée dans l'observation de Gaucher (2), dans celle d'Hallopeau et Tuffier (3) dans celle de Perret (4). Dans ce dernier cas elle reparut dans trois récidives, fut proportionnelle à l'intensité des attaques et cessa après la desquamation. Elle fut également passagère dans les deux atteintes qui eurent lieu, à trois ans d'intervalle, chez un malade observé par l'un de nous (E. Vidal).

Un des traits caractéristiques de la dermatite scarlatiniforme généralisée récidivante, c'est sa disposition aux récidives.

<hr>

(1) Richardière, *Un cas d'érythème scarlatiniforme desquamatif,* in *Annales de dermatologie et de syphiligraphie,* 1883, p. 338.

(2) Hillairet et Gaucher, *Traité théorique et pratique des maladies de la peau,* 1885, p.638.

(3) Hallopeau et Tuffier, *Bulletin de la Société médicale des hôpitaux,* 1882, p. 221.

(4) Perret, *Érythème scarlatiniforme récidivant,* in *Lyon médical,* 1885, p. 389.

En trois années, de dix-huit à vingt et un ans, le malade de Féréol (1) comptait neuf récidives; le malade de Richardière était atteint pour la neuvième fois; un homme de soixante ans dont Tilbury Fox (2) a relaté l'observation avait eu près de cent récidives.

La première atteinte est ordinairement la plus longue et la plus sérieuse; elle peut durer d'un mois à six semaines. Les attaques subséquentes sont moins fortes et d'une durée plus courte. Elles peuvent survenir à des intervalles très irréguliers, de plusieurs années à plusieurs mois, et même à quelques semaines de distance.

Ces récidives sont le plus souvent spontanées; cependant, dans un certain nombre de cas, elles semblent avoir été provoquées par des médicaments ou par des aliments, ou encore par une attaque de goutte ou de rhumatisme agissant, comme cause occasionnelle, chez des sujets prédisposés ou ayant déjà été atteints de dermatite scarlatiniforme généralisée récidivante.

Anatomie pathologique. — Nous ne possédons aucune donnée personnelle sur l'anatomie pathologique de la dermatite scarlatiniforme généralisée récidivante. Dans un cas examiné par Suchard (3), cet auteur et Ernest Gaucher ont constaté : un allongement des papilles; la dilatation des vaisseaux; une infiltration du corps pupillaire et de la partie superficielle du derme par des cellules embryonnaires; la disparition du stratum granulosum au niveau des points où se forment les squames, ainsi que la persistance de la coloration des noyaux de la couche cornée à ce même niveau. Les nerfs cutanés examinés par Suchard étaient sains ; il en était de même dans l'examen histologique d'un autre cas que fit Siredey (4).

Dans un cas de dermatite scarlatiniforme récidivante, Petrini et Babès (5) disent avoir constaté un épaississement de la couche granuleuse, surtout au niveau des régions interpapillaires, avec augmentation de l'éléidine, etc. Petrini en conclut « qu'il faut admettre une activité anormale et une formation plus abondante d'éléidine, en rapport avec la desquamation

(1) Féréol, *Pseudo-exanthème scarlatiniforme récidivant*, in *Bull. de la Société méd. des hôpitaux de Paris*, 28 janvier 1876, p. 30.

(2) Tilbury Fox, *Anomalous form of pityriasis rubra*, in *Skin diseases*, 3e éd., 1873, p. 238.

(3) Suchard, in *Traité théorique et pratique des maladies de la peau*, par Hillairet et Gaucher, 1885, p.

(4) Siredey, in *Note sur un cas d'érythème scarlatiniforme survenu dans le cours d'un rhumatisme articulaire aigu*, par Hallopeau et Tuffier, *Bulletins de la Société médicale des Hôpitaux*, 1882.

(5) Petrini (de Galatz), *Du pityriasis rubra, de l'érythème scarlatiniforme récidivant, de la dermatite exfoliatrice généralisée primitive*, in *Comptes rendus du Congrès international de dermatologie et de syphiligraphie*. Paris, 1889, p. 59

répétée qu'on observe, pendant un certain temps, dans cette affection. »

Ces auteurs signalent aussi un léger œdème du derme, avec infiltration de cellules embryonnaires le long des vaisseaux.

DERMATOBIA NOXIALIS

Cuterebra noxialis (Goudot).

La *dermatobie* de Brauer, décrite par J. Goudot sous le nom de *cuterebra noxialis* est un diptère du groupe des œstrides. Cette mouche, originaire du sud et du centre de l'Amérique, attaque la peau de l'homme et celle des animaux, particulièrement des bœufs et des chiens, pour y déposer ses œufs d'où sortiront des larves qui pendant un certain temps vivront en parasites dans le tissu cellulaire sous-cutané. Ces larves, d'une couleur blanche à peine jaunâtre, sont pyriformes, renflées en avant, terminées en pointe en arrière et pourvues d'épines noirâtres dans leur moitié antérieure, sur les bords supérieurs et inférieurs de leurs six premiers anneaux.

La larve de la *dermatobia noxialis* est connue vulgairement sous les noms de « ver macaque » à Cayenne, sous celui d' « ura » au Brésil, et de « ver moyaquil » au Mexique.

Quelques semaines après la piqûre, à la suite d'une incubation d'un mois environ, des démangeaisons et des élancements coïncident avec l'apparition d'un petit bouton dur qui prend d'abord l'apparence d'un furoncle. Cette tumeur, de coloration rouge, violacée au centre, se développe lentement et peut durer plus de trois mois; le sommet, qui est de consistance dure, comme fibreuse, est perforé à son centre et laisse voir un petit orifice par lequel s'écoule un peu de sérosité. C'est par cet orifice qu'on peut faire sortir, par la pression, une petite masse blanchâtre animée de mouvements, qui n'est autre que la larve de la dermatobie. Cette expulsion est suivie d'une guérison très rapide.

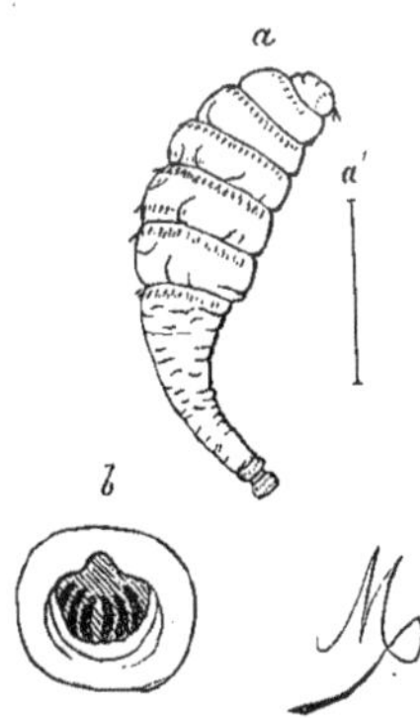

Fig. 11. — *Dermatobia noxialis.*

a, larve grossie, — *a'*, sa grandeur naturelle, — *b*, ses stigmates.

Si elle n'est pas extraite la larve grossit rapidement, s'enfonce plus profondément, et la tumeur qu'elle cause devient de plus en plus grosse et de plus en plus douloureuse. La douleur est plus vive le matin, vers cinq à six heures, et le soir quand la larve exécute des mouvements de succion. Goudot compare la sensation désagréable qu'elle cause à celles de plusieurs aiguilles enfoncées vivement et par saccades dans la peau.

La rapidité des communications entre l'Europe et l'Amérique et la longue durée de la lésion produite par la larve parasitaire autorisent à penser à cette affection quand on voit une tumeur d'aspect furonculeux durer plusieurs mois chez un sujet débarqué d'Amérique depuis peu de temps. Deux fois des larves vivantes ont été observées à Paris quelques instants après avoir été expulsées. La première, extraite d'une petite tumeur d'apparence furonculeuse, vivait depuis trois mois dans la peau de la cuisse d'une Brésilienne récemment arrivée à Paris ; elle fut remise, par Hardy et Albert Robin, à Laboulbène (1) qui reconnut la larve de la dermatobïa noxialis. Dans le second fait, relaté par Mégnin (2), le malade venait de Guatemala et était arrivé depuis peu de jours à Paris. La tumeur, développée dans la peau de la cuisse, avait atteint près de six centimètres de diamètre ; elle était, depuis quarante jours, le siège d'élancements, lorsque la pression en fit sortir la larve encore vivante.

DERMATOLYSIE

Dermatolysie (Alibert). — *Cutis pendula.* — *Cutis lapsus.*
Cutis laxa.

La dermatolysie (de δέρμα, peau, et λύειν, relâcher) est caractérisée par la mollesse et le relâchement partiel de la peau produisant des plis plus ou moins considérables.

Radcliffe Crocker (3) pense que le nom de dermatolysie devrait être réservé aux cas de laxité de la peau survenant après une distension prolongée, comme celle qu'amène l'obésité, celle qui succède à des parturitions multipliées, etc. C'est dans ce sens qu'Alibert (4) avait créé le mot de

(1) Laboulbène, *Examen d'une larve vivante d'un insecte diptère du Brésil (Dermatobia noxialis) observée à Paris,* in *Bulletin de l'Académie de médecine,* 1883, p. 729.

(2) Mégnin, *Deuxième cas de tumeur causée par une larve d'Œstride observée en France,* in *Comptes rendus de la Société de biologie,* 1884, p. 143.

(3) Radcliffe Crocker, *Diseases of the skin,* 1888, p. 400.

(4) Alibert, *Monographie des dermatoses,* 1735, t. II, p. 719.

« dermatolysie ». Il désignait ainsi une extension anormale de la peau, ayant une tendance incessante à s'accroître et se développant rarement avant l'âge de la puberté. Il classait cette difformité en plusieurs variétés, suivant le siège qu'elle occupait. Il admettait :

A. La dermatolysie palpébrale, et citait, comme exemple, une jeune paysanne dont les paupières supérieures s'étaient allongées au point de couvrir les yeux et la partie supérieure des joues.

A un moindre degré la dermatolysie palpébrale n'est pas très rare.

B. La dermatolysie faciale; à ce sujet, il rapporte l'observation d'un homme de quarante-cinq ans, dont la peau de la tête retombait en énormes plis sur le front, la tempe gauche, et tout le côté droit de la face. La peau épaissie, doublé d'un tissu cellulaire inégalement gonflé, était d'une coloration blanc rosée.

C. La dermatolysie cervicale, qui n'est que l'exagération de la laxité de la peau du cou, comme celle qui s'observe physiologiquement dans la vieillesse. Dans quelques cas la peau peut former de grands plis, comme ceux qui existent normalement au cou des vaches ou au cou des gros chiens de basse-cour.

D. La dermatolysie ventrale, fréquente chez les femmes multipares, chez les sujets qui ont maigri après avoir eu la peau de l'abdomen distendue par l'obésité.

Alibert rappelle que le fameux polyphage Tarare, dont Percy a publié l'observation, avait la peau du ventre si distendue que, lorsqu'il était à jeun, elle pouvait être repliée et faire presque le tour de son corps.

F. La dermatolysie génitale, analogue à celle qui existe normalement chez les femmes de Boschimans, et qui forme entre les grandes et les petites lèvres un appendice auquel on a donné le nom de tablier des Hottentottes.

Alibert a constaté une difformité du même genre chez une jeune fille française d'une vingtaine d'années.

La dermatolysie a été constatée dans presque toutes les autres régions : sur la cuisse, sur la jambe, dans la région dorsale, etc.

Elle peut occuper toute une moitié du corps, comme chez l'Espagnol Georges Albes, représenté dans l'ouvrage de John Bell (1). La peau du côté droit était d'une laxité extraordinaire, tandis que du côté gauche elle conservait sa fixité et sa résistance normales.

Otto Seifert (2) rapporte un cas de dermatolysie de la totalité du corps. Chez le sujet de son observation, un jeune homme de dix-neuf ans, toute

---

(1) John Bell, *Principles of surgery*, 2ᵉ édit. 1826, vol. III.

(2) Otto Seifert, *Ueber cutis laxa*, in *Centralblatt für klinische Medicin*. Leipzig, 1890, n° 3, p. 49.

la peau était d'une extensibilité anormale; elle pouvait être étirée, allongée, et largement plissée.

Valentine Mott (1) pense que les tumeurs formées par l'extension exagérée de la peau, auxquelles il donne le nom de « pachydermatocèle », sont toujours d'origine congénitale, qu'elles ont constamment pour point de départ un nœvus qui grandit avec les progrès de l'âge et peut vers l'époque de la puberté prendre des dimensions considérables. Dans les cinq observations contenues dans son mémoire on retrouve cette origine. Elles appartiennent au *fibroma molluscum pendulum*, que nous étudierons plus loin. (Voy. FIBROMA MOLLUSCUM). Les faits de dermatolysie congénitale sont des variétés de nævi, des nævi mollusciformes (Voy. NÆVI).

Nous admettons qu'il puisse exister une prédisposition native à la dermatolysie, mais nous ne pensons pas que la difformité constituée par des replis anormaux de la peau, en dehors des nævi et du fibroma molluscum, ait jamais été observée chez un nouveau-né. Nous pensons qu'elle ne se manifeste que quelques années après la naissance, parfois à l'époque de la puberté ou à la suite d'un traumatisme et qu'elle est idiopathique ou accidentelle.

Elle peut être consécutive à une blessure, comme chez la jeune fille qui a fait le sujet d'une communication de Demarquay (2) à la Société de chirurgie. A l'âge de dix-neuf ans, dans une chute sur un vase de porcelaine, la grande lèvre droite fut profondément coupée. Quatre ans plus tard il se produisit, au niveau de ce traumatisme, une extension du tégument qui prit l'apparence et les dimensions d'un scrotum suspendu au milieu de la grande lèvre.

Radcliffe Crocker (3) rapporte qu'un jeune homme, après être tombé dans la cale d'un navire, avait été atteint d'une paraplégie et d'un large abcès des fesses qui guérit, puis s'ouvrit de temps en temps. Deux ans après cet accident la peau commença à s'allonger au niveau des anciens abcès. Dix ans après le traumatisme, l'extension du tégument avait pris de telles proportions que d'énormes replis de peau, se recouvrant comme des volants, pendaient depuis la douzième côte jusqu'à la moitié des cuisses.

L'exemple le plus curieux de dermatolysie d'origine traumatique a été publié par John Bell (4). C'est l'observation, souvent citée d'Eleanor

(1) Valentine Mott, *Remarks on a peculiar form of tumor of the skin denominated « pachydermatocele »* in *Medico-chirurgical Transactions*, 1854, vol. XXXVII, p. 155.

(2) Demarquay, *Bulletin de la Société de chirurgie*, 1864, p. 343.

(3) Radcliffe Crocker, *Loc. cit.*, p. 490.

(4) John Bell, *Principles of surgery*, vol. III, 1re édition, 1808, et 2e édition, 1826, vol. III, p. 40.

Fitzgerald, qui est représentée dans les gravures n°s 458 et 459 de la collection Erasmus Wilson (1) du musée de Hunter.

Chez cette femme un repli de peau, d'un mètre et demi de longueur, naissant par un très large pédicule, du niveau de l'oreille gauche et du derrière de la tête, couvrait le cou, la poitrine et l'abdomen et tombait en bourrelets volumineux que la malade était obligée de retenir sur ses genoux, quand elle était assise.

Cinq ans avant que fut faite la gravure, Eleanor Fitzgerald avait été frappée par la foudre sur le côté gauche de la tête et avait vu survenir immédiatement après l'accident une tumeur molle, sacciforme, pendante, qui s'ouvrit spontanément. Les parois du sac continuèrent à grandir et l'extension de la peau atteignit graduellement des dimensions considérables.

E. Wilson rapproche de ce fait, comme étant d'origine trophonévrotique, celui d'Henri Wright (2) dans lequel la dermatolysie commença, à l'âge de quatorze ans, chez une épileptique.

C'est aussi à l'âge de quatorze ans que remontait le début de l'énorme hypertrophie des téguments de la hanche de la jeune fille vue par Duhring (3), dans le service de Weden Cooke, et opérée à Saint-George's hospital par Pollock. Les dessins et photographies représentant la dermatolysie, cinq ans après son début, figurent au Musée de Hunter, dans la collection d'Erasmus Wilson, sous les n°s 461, 462 et 463. Quatre ou cinq replis de la peau, mobiles les uns sur les autres et se recouvrant, tombaient de la hanche et de la cuisse gauche jusque sur le genou; cela ressemblait, dit E. Wilson, à une jambe de large pantalon turc.

Les replis formés par la dermatolysie ont la consistance de seins flasques, émaciés; ils pendent comme des sacs cutanés dont les parois se laissent écarter tant elles sont mobiles l'une sur l'autre. Dans les distensions considérables ces replis, lisses ou lobulés, s'étagent et se recouvrent comme les plis d'une pèlerine de cocher, ou comme les volants d'une robe, ou s'étalent comme un manteau.

La peau conserve son activité fonctionnelle, sa température; sa coloration reste généralement à peu près normale; parfois elle est plus rosée ou d'une teinte plus ou moins pigmentée. Lisse et sillonnée par de grosses veines, elle est parfois ridée et un peu rugueuse. Les ouvertures des follicules sébacées, plus apparentes qu'à l'état normal, sont aussi plus

___

(1) Erasmus Wilson, *Lectures on Dermatology*, 1874-1875, p. 165.

(2) Henri Wright, *Transactions of the Pathological Society of London*, session 1864-1865, vol. XVI.

(3) Duhring, *Diseases of the skin*, 2e édit., 1881, p. 390 et traduction de Barthélemy et Colson, p. 497.

écartées. Les poils sont également éloignés les uns des autres, consécutivement et proportionnellement à la distension de la peau.

L'indolence de ces dermatolysies est complète. Elles sont, entre les replis, le siège d'une sécrétion sudorale exagérée, d'irritations fréquentes
et d'un suintement fétide; l'érythème intertrigo, les exulcérations surviennent souvent; il peut s'y former des érosions qui parfois donnent lieu à
des hémorrhagies plus ou moins abondantes.

Anatomie pathologique. — La plupart des examens histologiques ont
été faits sur des tumeurs de fibroma molluscum ou sur des nœvi mollusciformes. Nous ne pouvons guère citer ici, comme appartenant à la dermatolysie que les recherches anatomo-pathologiques de Kopp (1) et celles
d'Otto Seifert (2). L'étude microscopique d'un morceau de peau, de la région antérieure du thorax, faite par ce dernier et par son assistant
Du Mésnil, a permis de constater l'état absolument normal des fibres élastiques. Par contre le tissu fibreux du derme était transformé en un tissu
imparfaitement formé, uniformément myxomateux, avec disparition
totale des faisceaux fibrillaires.

L'obstacle que les trabécules fibreux du tissu conjonctif opposent, dans
l'état normal, à l'extensibilité des fibres élastiques se trouve presque complètement neutralisé : il en résulte qu'une peau de cette nature devient
alors une membrane absolument élastique.

Dans le lambeau de peau enlevé par Pollock, sur la malade de Weden
Cooke, les troncs veineux étaient d'un volume considérable. Cette angiec-
tasie, ainsi que le développement anormal du tissu adipeux, est indiquée
par plusieurs auteurs.

DERMATONEUROSES

L'étude des dermatoneuroses constitue un des chapitres les plus importants de la pathologie cutanée.

L'importance d'un pareil sujet, le silence qui règne sur lui dans les
traités de dermatologie nous forceraient à écrire ici de longues pages sur
cette classe des maladies de la peau, si nous ne pouvions renvoyer le lec-

(1) Kopp, *Münchener medic. Wochenschrift*, 1888, n° 15.
(2) Otto Seifert, *loc. cit.*, p. 50.

teur aux livres et mémoires publiés depuis 1879 par l'un de nous (Leloir)
et ses élèves sur les affections cutanées d'origine nerveuse, les trophonévroses cutanées, les dermatoneuroses, etc.

La lecture de ces mémoires montrera suffisamment de quelle importance est l'étude des dermatoneuroses, les grands progrès qui ont été
faits dans leur étude en ces derniers temps et les phases successives par
lesquelles elle a passé.

Nous conseillons également de lire à cet égard les livres et mémoires
plus récents et confirmatifs des premiers, publiés tout dernièrement en
France, par Déjerine, Pitres et Vaillard, Ballet, l'article VASO-MOTEURS
de Mathias Duval paru dans le *Dictionnaire* de Jaccoud, l'article PEAU
publié par Hahn dans le *Dictionnaire encyclopédique des sciences médicales*, l'article DERMALGIE écrit par Arnozan dans le *Dictionnaire encyclopédique des sciences médicales;* les travaux publiés : en Allemagne
par Mayer, Kopp ; en Russie par Pospelow, Polotebnoff ; en Angleterre
par Radcliffe Crocker ; en Autriche par Schwimmer, etc.

La grande classe des affections cutanées d'origine nerveuse, des dermatoneuroses, trop négligé jusqu'en 1879, malgré les travaux de Brown-
Séquard, Charcot, Vulpian, Bœrensprung, Weir-Mitchell, etc., va donc
en s'agrandissant depuis quelques années ; elle occupe enfin et de plus en
les dermatologistes.

Bien des raisons doivent cependant attirer l'attention des dermatologistes sur le rôle joué par le système nerveux dans la production des
affections dites génériques de la peau.

L'anatomie générale, l'embryogénie, le développement de l'individu et
de l'espèce, par les beaux travaux de Ranvier, Unna, Coyne, Renaut,
Fischer, Hermann et Tourneux..., de Darwin, Hœckel, Kowalesky, Giard...,
ne devaient-ils pas faire présumer le rapport intime qui existe entre les
affections de la peau et celles du système nerveux, en montrant que le
système nerveux n'est qu'un ectoderme différencié et que la peau peut être
considérée schématiquement comme une sorte de terminaison étalée,
comme une espèce d'expansion périphérique et terminale de l'appareil
sensitif?

Waller, Claude Bernard, Brown-Séquard, Charcot, Vulpian, Weir-
Mitchell, Morehouse, Keen, Bœrensprung, Erb, Westphal, Eulen-
burg, etc., n'avaient-ils pas, par leurs admirables recherches cliniques et
physiologiques, créé tout un chapitre nouveau de pathologie et de physiologie : les trophonévroses ?

Enfin, pour nous rapprocher du domaine de la dermatologie, Alibert,
Cazenave, Rayer, Chausit, Canuet, Parrot, Axenfeld, Paget, etc., n'avaient-

ils pas entrevu l'influence jouée par le système nerveux dans la production de certaines affections cutanées?

Paget, Daniellsen et Boeck, Weir-Mitchell, Morehouse, Keen, Brown-Séquard, Charcot, Vulpian, Parrot, Verneuil, Duplay et Morat, Poncet de Cluny, Duménil, Bœrensprung, Wyss, etc., etc., n'avaient-ils pas montré que diverses altérations du tégument peuvent se rencontrer à la suite de lésions traumatiques ou autres du système nerveux?

Et cependant, ce n'est que dans ces derniers temps que, guidés par les considérations précédentes, quelques dermatologistes ont cherché à établir si certaines affections dites génériques de la peau ne devaient pas être également considérées comme des affections cutanées d'origine nerveuse. Les recherches cliniques et anatomo-pathologiques qu'ils entreprirent sur ce point furent des plus fructueuses, et, comme nous l'avons dit plus haut, l'on peut dire que depuis 1879 l'étude des dermatoneuroses s'impose à tout dermatologiste.

Par *dermatoneuroses*, nous entendrons toute affection cutanée secondaire à une modification du système nerveux central, ganglionnaire ou périphérique (1).

Leur étude comprend donc non seulement celle des névroses pures de la peau (hyperesthésie, prurit, etc...), mais celle bien plus importante et complexe des phénomènes objectifs survenant au niveau de la peau sous l'influence de la modification d'action du système nerveux.

Comme l'a fait l'un de nous dans son livre sur les affections cutanées d'origine nerveuse et dans son article TROPHONÉVROSES du *Dictionnaire de médecine et de chirurgie pratiques* (2), il faut dans l'étude des dermatoneuroses distinguer un certain nombre de classes :

1° Les DERMATONEUROSES SENSITIVES PURES. — Ce sont des affections cutanées d'origine nerveuse qui présentent pour seuls phénomènes des phénomènes subjectifs : les troubles de la sensibilité cutanée.

Dans ce groupe se rangent :

a. Les différentes variétés de l'hyperesthésie cutanée : hyperesthésie proprement dite, dermalgie, prurit, hyperalgie, paresthésie, etc. ;

b. Les différentes variétés de l'anesthésie cutanée.

(1) Cette définition dérive naturellement des travaux publiés depuis 1879 par l'un de nous (Leloir, *Sur les affections cutanées d'origine nerveuse*).

(2) H. Leloir, *Recherches cliniques et anatomo-pathologiques sur les affections cutanées d'origine nerveuse*. Paris, 1881. — H. Leloir, article TROPHONÉVROSES du *Dictionnaire de médecine et de chirurgie pratiques* (1882), etc., etc. — Travaux couronnés par l'Institut. (Prix de médecine et de chirurgie. Prix Montyon, 1884 et par l'Académie de médecine. Prix Godard, 1882.)

2° Les Dermatoneuroses motrices pures. — Ce sont des affections cutanées d'origine nerveuse caractérisées par un seul phénomène : la contraction des fibres musculaires cutanées et en particulier des fibres musculaires glandulaires des follicules pilo-sébacés. Leur type est la « cutis anserina ».

3° Les Dermatoneuroses vasculaires ou Dermatoneuroses vaso-motrices pures. — Ce sont des affections cutanées d'origine nerveuse caractérisées par les phénomènes résultant de la dilatation ou de la constriction anormales des vaisseaux sanguins et des troubles de nutrition qui peuvent en être la conséquence.

Bien que pouvant se combiner parfois et assez souvent même avec les trophonévroses cutanées pures, ainsi que nous le verrons plus loin, elles se distinguent néanmoins complètement des dermatoses trophiques vraies. Les travaux de Waller, C. Bernard, Brown-Séquard, Charcot, Vulpian, Snellen, Virchow, O. Weber, Liégeois, Ludwig, von Wittich, Heidenhain, Luchsinger, Kendall, Mathias Duval, etc., ont montré en effet que les troubles vaso-moteurs secondaires aux affections du système nerveux sont insuffisants pour produire à eux seuls des troubles trophiques vrais, bien qu'ils jouent un certain rôle comme cause prédisposante.

Elles comprennent l'étude de certaines hyperémies cutanées et de certains érythèmes, de certaines anémies cutanées, de l'urticaire, de certaines hémorrhagies cutanées.

Elles sont en général de courte durée, passagères, parfois même très fugaces.

Elles sont en général en relation avec des modifications passagères et *sine materiâ* de l'innervation. Elles peuvent néanmoins se montrer comme conséquences d'affections nerveuses *cum materiâ*, soit souvent à leur début, soit dans le cours de leur évolution.

Nous ne saurions mieux faire que de renvoyer le lecteur pour leur étude clinique et physiologique au Traité de Vulpian *Sur les vaso-moteurs*, à l'article Vaso-moteurs publié par Mathias Duval dans le *Dictionnaire de médecine et de chirurgie pratiques*, au chapitre Angionévroses du livre publié en 1883 par Schwimner sur les *Neuropatischen Dermatosen*.

4° Les Dermatoneuroses trophiques ou Trophonévroses cutanées proprement dites. — Celles-ci peuvent, comme l'a dit l'un de nous (1), se diviser au point de vue physiologique en deux groupes, suivant que l'on a affaire à une trophonévrose cutanée pure, c'est-à-dire indépendante de tout phénomène vaso-moteur, ou qu'au contraire on se trouve en présence d'une trophonévrose cutanée mixte, c'est-à-dire d'une affection cutanée d'origine nerveuse où les troubles vaso-moteurs s'unissent aux

(1) H. Leloir, *Recherches cliniques et anatomo-pathologiques sur les affections cutanées d'origine nerveuse*, p. 182 et suiv. Paris, A. Delahaye, 1881.

troubles trophiques proprement dits pour déterminer l'altération de la peau (1).

D'ailleurs, si cette division peut être proposée au point de vue de la physiologie pathologique, elle ne présente (actuellement du moins) qu'une importance clinique bien secondaire, car il est presque impossible le plus souvent de déterminer si l'on se trouve en présence d'une dermatoneurose trophique pure ou mixte.

Quoi qu'il en soit, cette classe de dermatoneuroses trophiques est l'une des plus importantes des affections cutanées d'origine nerveuse. Elle comprend un grand nombre de modifications de la surface cutanée, modifications de nature éruptive ou non éruptive.

Ces dermatonevroses trophiques ou trophonévroses cutanées proprement dites sont d'ordinaire des affections assez permanentes du tégument externe et de ses annexes.

Elles sont en général liées à des modifications assez permanentes et prononcées de l'influx nerveux. Nombreuses et variées sont les lésions, les efflorescences cutanées par lesquelles peuvent se manifester sur le tégument les altérations du système nerveux central ou périphérique, les troubles survenus dans l'action trophique du système nerveux.

(1) Rappelons à ce propos que l'un de nous, dans son livre de 1881 *sur les affections cutanées d'origine nerveuse* (p. 180 et suivantes), s'appuyant sur les magnifiques travaux de C. Bernard, Brown-Sequard, Goltz, Luchsinger, Vulpian, Heidenhain, I. Straus, etc., etc., relatifs à la sécrétion des glandes salivaires et sudorales (travaux qui ont montré que la sécrétion glandulaire est indépendante des phénomènes vaso-moteurs que détermine dans la glande la modification de l'influx nerveux, que l'élément nerveux agit directement sur la cellule glandulaire pour déterminer la sécrétion de la glande) a essayé d'appliquer ces données physiologiques à l'étude des dermatoneuroses. Comparant la peau à une glande étalée, ce qui est assez conforme aux données de l'anatomie et de la physiologie, il a proposé de rapprocher les phénomènes pathologiques qui se produisent au niveau de la peau, consécutivement à des altérations du système nerveux, de ceux que l'on peut observer dans une glande à la suite d'altérations du même système. L'on obtient ainsi une sorte de schéma classificatif et comparatif des affections cutanées d'origine nerveuse.

a. La glande (lisez peau) renferme des nerfs sensitifs. Ces nerfs seuls peuvent subir des modifications dans leur fonctionnement = *Dermatoneurose sensitive pure.*

b. La glande (lisez peau) renferme des fibres musculaires. La modification survenue dans le fonctionnement du système nerveux retentit sur la contractilité de ces fibres musculaires = *dermatoneurose motrice pure.*

c. La glande (lisez peau) renferme des vaisseaux. La modification survenue dans le fonctionnement du système nerveux retentit sur la circulation de ces vaisseaux = *Dermatoneurose vaso-motrice pure.*

d. La glande (lisez peau) renferme des éléments cellulaires sécréteurs. Ceux-ci se trouvent influencés par la modification de l'influence trophique du système nerveux = *Dermatoneurose trophique pure.*

Enfin les groupes *c* et *d* réunis = *Dermatoneurose trophique mixte.*

Ainsi que l'a fait l'un de nous (1) dans son article Trophonévroses, nous ne nous occuperons ici que des affections cutanées dont l'origine nerveuse est démontrée, dans certains cas du moins (car des causes différentes peuvent certes produire des effets semblables et une même affection cutanée ou mieux une même lésion élémentaire de la peau peut tantôt dépendre de modifications du système nerveux et tantôt de toute autre cause).

Nous nous bornerons à reproduire ici en l'augmentant un peu, le tableau fait par l'un de nous dans son article Trophonévroses, des affections cutanées dont l'origine nerveuse est démontrée d'une façon certaine par un ensemble de faits cliniques et anatomo-pathologiques suffisamment précis et nombreux; renvoyant pour l'étude de ces affections aux travaux de Brown-Séquard, Charcot, Vulpian, Weir-Mitchell, et surtout aux travaux publiés de 1879 à 1889 par l'un de nous et ses élèves sur les affections cutanées d'origine nerveuse (2) ainsi qu'aux mémoires de Pitres et Vaillard (3), de Kopp (4), etc.

Nous renvoyons également aux différents chapitres de ce livre où sont étudiées les affections cutanées énumérées dans ce tableau.

Les dermatoneuroses trophiques sont les suivantes :

<table>
<tr><td rowspan="2">1° Des érythèmes chroniques et des dermites plus ou moins superficielles..............</td><td rowspan="1">A. Erythèmes chroniques.</td><td>a. Érythème trophoneurotique.
b. Glossy-skin.
c. Pellagre (5).</td></tr>
<tr><td>B. Dermatites trophoneurotiques ......</td><td>Panaris nerveux de Morvan, de Quinquaud (6).
Certaines dermatites encore mal connues.</td></tr>
</table>

(1) H. Leloir, article Trophonévroses du *Dictionnaire de méd. et de chirurgie pratiques*.

(2) H. Leloir, *Comptes rendus de l'Institut*, 1879, 1880. — *Archives de physiologie*, 1880. — *Recherches cliniques et anatomo-pathologiques sur les affections cutanées d'origine nerveuse*. Paris, A. Delahaye, 1881. — Article Trophonévroses du *Dictionnaire de médecine et de chirurgie pratiques*. — *Leçons nouvelles sur les affections cutanées d'origine nerveuse. Annales de dermatologie*, 1886, 1887, 1889. — *Traité pratique et théorique de la Lèpre*. Paris, A. Delahaye et Lecrosnier, 1886. — *Les peludes et les peladoïdes. Bulletins de l'Académie de médecine*, 26 juin 1888. — O. Lebrun, *Du vitiligo d'origine nerveuse*. Thèse de Lille, 1886. — Masurel, *Contribution à l'étude des maladies de la peau d'origine spinale produites par des lésions nerveuses périphériques*. Thèse de Lille, 1887. — Levêque, *Contribution à l'étude des dermatoses par choc moral*. Thèse de Lille, 1887. — Dupas, *Traitement de l'herpès par les applications d'alcool ou d'alcoolats d'après la méthode du professeur Leloir*. Thèse de Lille, 1889. — E. Baude, *Des dermatoneuroses indicatrices* (Leloir). Thèse de Lille, 1889, etc.

(3) Pitres et Vaillard, *Contribution à l'étude des névrites périphériques non traumatiques. Archives de neurologie*, 1883.

(4) Kopp, *Die Trophoneurosen der Haut*. Vienne et Munich, 1886.

(5) Voir à ce propos le magistral article Pellagre, publié par J. Arnould dans le *Dictionnaire encyclopédique des sciences médicales* et la note de Déjerine *Sur l'altération des nerfs cutanés dans la pellagre*.

(6) Ces panaris et dermatites trophoneurotiques peuvent s'accompagner parfois

2° Des affections papuleuses.   Certains eczémas.

3° Des affections vésiculeuses. { Certains eczémas.
{ Certains herpès. Le zona.

4° Des affections bulleuses.... { Certaines éruptions bulleuses localisées.
{ Certains pemphigus.

5° Des affections pustuleuses.   Certains ecthymas.

6° Des ulcérations........... { Certaines ulcérations trophiques peu étudiées. Le
{ mal perforant.

7° Des gangrènes............ { Gangrènes symétriques des extrémités.
{ Gangrènes d'origine nerveuse centrale (décubitus
{ aigu).
{ Gangrènes d'origine nerveuse périphérique.

8° Certains œdèmes chroniques durs ou demi-durs ; certains états éléphantiasiformes.

9° Certains sclérèmes (1).

10° La sclérodermie ? La morphée ? La trophonévrose faciale ? Certaines atrophies
cutanées ?

11° La lèpre systématisée nerveuse ; la lèpre mixte.

12° Certains états ichthyosiques de la peau.

13° Certaines hyperkératinisations ; callosités.

14° Des troubles de la pigmen- { Augmentation du pigment.
tation cutanée............. { Diminution du pigment.
{ Vitiligo (2).

Quant aux lésions trophiques des annexes de la peau, elles seront étudiées plus loin dans le groupe des dermatoneuroses glandulaires, bien qu'elles puissent être considérées comme un sous-groupe de la classe des dermatoneuroses trophiques.

Nous avons laissé de côté dans cette énumération certaines affections qui, bien que rangées récemment et un peu hâtivement par Schwimmer (3) dans les trophonévroses cutanées, ne sont pas assez nettement sous la dépendance de troubles nerveux, pour que nous puissions les placer dans notre groupe des dermatoneuroses trophiques (tels sont les lichens ? l'éléphantiasis des Arabes, le myxœdème, etc.). En ce qui concerne le xanthélasma, l'on n'est pas encore suffisamment fixé, malgré les beaux

d'autres éruptions, comme dans le cas publié en 1882 par l'un de nous avec la collaboration du Dr Merklen, dans les *Annales de dermatologie* (H. Leloir et P. Merklen, *Syncope locale des extrémités, eczéma de la paume des mains et des doigts. Annales de dermatologie,* 1882).

(1) Voir entre autres à propos des œdèmes et sclérèmes trophoneurotiques : Silva-Araujo, *Elephantiasis des Arabes, Gazetta medica di Bahia,* 1882. — H. Leloir, *Des affections cutanées d'origine spinale consécutives à des lésions nerveuses périphériques. Annales de dermatologie,* 1886. — *Des dermatoneuroses indicatrices. Annales de dermatologie,* mai 1889.

(2) H. Leloir et Chabrier, *Altérations nerveuses dans le vitiligo. Comptes rendus de l'Institut,* décembre 1889. — H. Leloir, *Recherches cliniques et anatomo-pathologiques sur les affections cutanées d'origine nerveuse,* 1881. — O. Lebrun, *Du vitiligo d'origine nerveuse.* Thèse de Lille, 1886.

(3) Schwimmer, *Die neuropatischen Dermatosen.* Vienne, 1883.

travaux du docteur Chambard, sur l'état des nerfs dans cette affection.

Quant au psoriasis, sur la production des poussées duquel le système nerveux semble parfois jouer un grand rôle (dans certains cas tout au moins), comme l'a dit Polotebnoff, dans ses excellentes cliniques (1) et comme l'a montré l'un de nous à propos de l'influence exercée par les chocs moraux sur l'apparition de poussées de psoriasis (2), sa pathogénie intime est encore trop obscure pour que nous osions le ranger d'une façon définitive parmi les dermatoneuroses trophiques.

Il ne faut pas oublier en effet que, si certaines variétés de psoriasis s'accompagnent d'arthropathies paraissant déterminées par des lésions du système nerveux (3) et d'autres phénomènes nerveux divers, il n'en est pas moins vrai que l'un de nous a toujours trouvé intacts les nerfs cutanés recueillis au niveau des placards de psoriasis et cela dans un grand nombre de cas (4).

5° Les Dermatoneuroses glandulaires. — Nous désignons sous ce nom les affections cutanées d'origine nerveuse caractérisées par une perturbation de la sécrétion glandulaire secondaire à un trouble de fonctionnement du système nerveux. Elles peuvent être considérées au point de vue physiologique comme un sous-groupe de la classe des dermatoneuroses trophiques. Elles peuvent se diviser en :

A. *Dermatoneuroses glandulaires sudorales*.....
- Hyperhidrose.
- Anidrose?
- Hématidrose?

B. *Dermatoneuroses glandulaires sébacées*......
- Celles-ci sont entourées encore de la plus grande obscurité.
- Peut-être pourrait-on ranger parmi elles certaines acné rosées, certaines séborrhées.

C. *Dermatoneuroses glandulaires pilaires*......
- Certaines variétés de canitie.
- Certaines variétés d'alopécie.
- Les péladoïdes trophoneurotiques (5).

D. *Dermatoneuroses glandulaires unguéales* (6).
- Chute des ongles.
- Déformations et altérations diverses des ongles.

(1) Polotebnoff, *Études dermatologiques*. Saint-Pétersbourg, 1887.

(2) H. Leloir, *Des dermatoses par choc moral. Annales de dermatologie*, 1887.

(3) Ch. Bourdillon, *Psoriasis et arthropathies*. Thèse de Paris, 1886.

(4) H. Leloir, *in* thèse de Bourdillon, p. 122.

(5) H. Leloir, *De la pelade et des peladoïdes. Bulletins de l'Acad. de médecine*, 26 juin 1886.

(6) Voir à ce propos : Weir-Mitchell, *Injuries of nerves and their consequences*. Philadelphia, 1872, p. 182. — Pitres et Vaillard, *Altérations des nerfs périphériques dans deux cas de maux perforants plantaires et dans quelques autres lésions trophiques des pieds. Archives de physiologie*, 1885. — Domecq-Turon, *De la chute et de la dystrophie des ongles chez les ataxiques*. Thèse de Bordeaux, 1883.

L'on voit donc qu'une classification physiologique des dermatoneuroses peut être ébauchée à la rigueur, en essayant de rapprocher d'après la loi de Cl. Bernard les phénomènes pathologiques des phénomènes physiologiques, en assimilant, comme l'a fait l'un de nous, la peau à une glande étalée.

Un essai de classification clinique des dermatoneuroses fondé sur l'état actuel de nos connaissances en neuro-pathologie cutanée serait un peu trop hâtif actuellement, celles-ci présentant les formes les plus variées et se trouvant disséminées dans les différents groupes des classifications dermatologiques.

Aussi, comme l'a dit l'un de nous (1), peut-être vaut-il mieux pour le moment se borner à une simple énumération et signaler en passant les affections cutanées ou les groupes d'affections cutanées, dont l'origine nerveuse est démontrée dans certains cas.

D'ailleurs, le plus souvent, les affections cutanées d'origine nerveuse sont mixtes. Il est assez rare, si la dermatoneurose a duré quelque temps, que l'on se trouve simplement en présence d'une dermatoneurose sensitive, motrice ou vaso-motrice pure, souvent l'on verra apparaître des lésions de trophonévrose cutanée.

Réciproquement, il est rare qu'une affection cutanée trophoneurotique, qu'une dermatoneurose trophique demeure toujours à l'état pur. Fréquemment elle est accompagnée de troubles vaso-moteurs sécrétoires, glandulaires ou autres.

En un mot, il est rare que la dermatoneurose demeure absolument confinée dans l'un des cadres physiologiques précités. Cela est en tout cas exceptionnel pour les dermatoneuroses trophiques. Aussi la classification physiologique elle-même, telle que nous la proposons, serait-elle des plus difficiles à employer en pratique et son application rencontrerait-elle à chaque instant des obstacles.

Quelques mots maintenant sur les modifications du système nerveux qui président à la production des dermatoneuroses.

Celles-ci se trouvent exposées dans le tableau suivant publié par l'un de nous à la fin de son mémoire sur les affections cutanées d'origine spinale secondaires à des lésions nerveuses périphériques (2).

---

(1) H. Leloir, article TROPHONÉVROSE du *Dictionnaire de médecine et de chirurgie pratiques*, p. 224.

(2) H. Leloir, *Leçons nouvelles sur les affections cutanées d'origine nerveuse. Des affections cutanées d'origine spinale produites par des lésions nerveuses périphériques. Annales de dermatologie*, décembre 1886.

I

DERMATONEUROSES CUM MATERIA.

Dermatoneuroses secondaires à des lésions visibles anatomiquement du système nerveux central ou périphérique.

1° *A des lésions nerveuses périphériques primitives.*
- Des terminaisons nerveuses (l'étude de ce groupe est à faire en entier).
- Des extrémités ultimes des nerfs.
- Des rameaux nerveux.
- Des troncs nerveux.
- Des plexus nerveux.

2° *A des lésions ganglionnaires.*
- Ganglions spinaux.
- Ganglions de certains nerfs crâniens.

3° *A des lésions centrales produites par des altérations nerveuses périphériques.*
- Spinales (dermatoneuroses d'origine spinale produites par des lésions nerveuses périphériques).
- Encéphaliques.

4° *A des lésions centrales primitives.*
- Spinales.
- Encéphaliques.

5° *A des lésions du grand sympathique.*
- Aux classes précédentes où les *lésions* du système nerveux central ou périphérique ont été *constatées* anatomiquement, je dois adjoindre la classe des dermatoneuroses par *lésions* du sympathique. Cette classe est bien moins connue que les précédentes; l'étude des altérations des nerfs sympathiques (nerfs sans myéline) étant entourée de la plus grande difficulté. On peut dire que tout est à faire dans l'étude de cette classe.

II.

DERMATONEUROSES SINE MATERIA.

Dermatoneuroses secondaires à des modifications amenant des troubles dans le fonctionnement du système nerveux central ou périphérique, mais où aucune lésion nerveuse visible anatomiquement n'a été constatée jusqu'ici.

1° *A des troubles dans le fonctionnement des nerfs périphériques (primitifs).*
- Des terminaisons nerveuses (?).
- Des extrémités des nerfs.
- Des rameaux nerveux.
- Des troncs nerveux.
- Des plexus nerveux.

2° *A des troubles dans le fonctionnement des ganglions nerveux.*

3° *A des troubles dans le fonctionnement des centres nerveux déterminés par des irritations nerveuses périphériques. (dermatoses réflexes proprement dites).*
- Spinales.
- Encéphaliques.

4° *A des troubles dans le fonctionnement des centres nerveux (primitifs).*
- *a.* Troubles de fonctionnement survenant brusquement (ou dermatoneuroses par choc nerveux). Exemple : Dermatoses par *émotion morale* ou *choc moral.*
- *b.* Troubles de fonctionnement survenant lentement : folies, psychoses, hystérie, etc. Émotions morales de longue durée.

5° *A des troubles dans le fonctionnement du grand sympathique.*

Étudions brièvement les différentes modifications du système nerveux observées dans les dermatoneuroses, leurs caractères principaux ainsi que l'aspect clinique général des dermatoneuroses correspondantes. Commençons par notre

CLASSE I. — DERMATONEUROSES CUM MATERIA.

Ici les lésions du système nerveux central ganglionnaire ou périphérique qui ont présidé aux dermatoneuroses ont été constatées anatomiquement.

D'une façon générale, les dermatoneuroses secondaires à des lésions cum materiâ du système nerveux sont des affections permanentes, ou tout au moins ne présentant pas les caractères fugaces, fréquents dans les dermatoneuroses sine materiâ.

Ces affections cutanées sont en général des dermatoneuroses trophoneurotiques, des trophonévroses. Elles en présentent d'ordinaire les caractères plus profonds, plus tenaces.

Cependant il ne faudrait pas exagérer ce que nous disons et considérer toute modification cum materiâ du système nerveux comme devant présider fatalement (lorsqu'elle retentit sur la peau) à une dermatoneurose trophique. Cette proposition serait beaucoup trop absolue.

Les troubles de fonctionnement du système nerveux résultant d'une altération appréciable avec nos moyens actuels d'investigation déterminent, surtout à leur début, des dermatoneuroses sensitives pures et parfois (mais plus rarement) motrices pures. Quant aux dermatoneuroses vaso-motrices, elles sont très fréquentes à la suite des lésions cum materiâ du système nerveux et se montrent soit à l'état pur, soit combinées avec les dermatoneuroses sensitives et trophoneurotiques.

Il est fréquent de les voir constituer l'un des premiers symptômes indicateurs de l'altération nerveuse.

S'il est permis peut-être de dire d'une façon générale que plus l'affection cutanée est profonde, tenace, chronique, plus l'altération nerveuse qui y préside est accentuée (exemple : mal perforant, lèpre systématisée nerveuse, lésions trophiques des ongles chez les ataxiques), cette proposition est loin d'être absolue.

Aussi existe-t-il en quelque sorte un passage insensible entre les dermatoses cum materiâ et les dermatoneuroses sine materiâ, aussi les types d'affections cutanées ressortissant à chacune de ces modifications nerveuses provocatrices ne deviennent-ils nettement définis et distincts que dans les limites extrêmes, accentuées.

Quoi qu'il en soit, nous pouvons dire d'une façon générale que les dermatoneuroses cum materiâ correspondent principalement au groupe clinique décrit par l'un de nous (1) sous le nom de trophonévroses cutanées.

Les lésions du système nerveux qui ont été constatées comme donnant lieu à ces dermatoneuroses sont (2) :

1° Des lésions de l'encéphale. — L'anatomie et la topographie exactes des lésions encéphaliques qui président à la production de certaines dermatoneuroses cum materiâ sont encore entourées de la plus grande obscurité. Nous ne saurions trop conseiller de lire à cet égard les classiques leçons de Charcot sur les maladies du système nerveux.

2° Des lésions de la moelle. — Les dermatoneuroses ont souvent pour origine une lésion spinale.

Il est probable que l'on trouverait plus fréquemment encore les lésions de la moelle dans ces affections cutanées si l'on avait plus souvent l'occasion de les rechercher. Il est probable de plus que ces lésions sont parfois tellement minimes qu'elles échappent à nos moyens actuels d'investigation. De même que pour les nerfs, elles sont probablement moléculaires et non grossières.

Les régions de la moelle qui sont le plus directement en rapport avec ces troubles trophiques cutanés sont : les zones radiculaires postérieures et la substance grise centrale et postérieure. La substance grise postérieure et centrale de la moelle semblent donc jouer par rapport à la peau un rôle analogue à celui des cornes antérieures pour les muscles.

(1) H. Leloir, *loc. cit.*

(2) Nous renvoyons le lecteur désireux de se renseigner d'une façon détaillée sur ces différentes altérations nerveuses et sur les affections cutanées qui en sont la conséquence aux travaux suivants : Brown-Séquard, *Leçons sur les vaso-moteurs.* — Charcot, *Leçons sur les maladies du système nerveux.* — Vulpian, *Leçons sur les vaso-moteurs. Leçons sur les maladies du système nerveux.* — Lancereaux, *Traité d'anatomie pathologique.* — Erb, Article Moelle de l'*Encyclopédie de Ziemssen,* 1878. — H. Leloir, *Recherches cliniques et anatomo-pathologiques sur les affections cutanées d'origine nerveuse.* Paris, 1881. — Article Trophonévrose du *Dictionnaire de médecine et de chirurgie pratiques.* — *Leçons nouvelles sur les affections cutanées d'origine nerveuse.* — *Des affections cutanées d'origine spinale, produites par des lésions nerveuses périphériques. Annales de dermatologie,* 1887. — *Leçons nouvelles sur les affections cutanées d'origine nerveuse. Des dermatoneuroses indicatrices. Annales de dermatologie,* 1889. — Masurel, *Contribution à l'étude des maladies de la peau d'origine spinale produites par des lésions nerveuses périphériques.* Thèse de Lille, 1886. — E. Baude, *Des dermatoneuroses indicatrices* (Leloir). Thèse de Lille, 1889. — Déjerine, *Altérations des nerfs cutanés chez les ataxiques. Archives de physiologie,* 1883. — Pitres et Vaillard, *Contribution à l'étude des névrites périphériques non traumatiques. Archives de neurologie,* 1883. — Arnozan, *Thèse d'agrégation de médecine.* Paris, 1880 et article Dermalgie du *Dictionnaire encyclopédique des sciences médicales.* — E. Kopp, *Die Trophoneurosen der Haut.* Vienne et Munich 1886. — Hahn, Article Peau du *Dictionnaire encyclopédique des sciences médicales.* — Mme Déjerine Klumpke, *Contribution à l'étude des polynévrites.* Thèse de Paris, 1889.

Quant aux dermatoneuroses trophiques ayant succédé à des lésions des cordons latéraux ou de la substance grise postérieure (Charcot, Duplay et Morat, Verneuil, Leloir, Nepveu, Breuer, etc.), elles semblent constituer des exceptions et devoir être considérées tout au moins comme des faits complexes. Il est rare en effet que dans ces cas on n'ait pas constaté, en même temps que les lésions précitées, des altérations de la substance grise centrale ou postérieure ou des zones radiculaires postérieures. Peut-être d'ailleurs pourrait-on expliquer ces faits en apparence contradictoires, même quand ils ne sont pas complexes, par le retentissement par voie réflexe de l'irritation des cordons antéro-latéraux ou des cornes antérieures sur les nerfs cutanés trophiques qui émergent de la moelle par les racines postérieures.

Les troubles trophiques cutanés paraissent être parfois secondaires à des lésions des *ganglions spinaux*, comme cela résulte des recherches de Charcot, Bœrensprung, etc. On sait que pour Samuel il en serait toujours ainsi. Cette opinion est beaucoup trop absolue. En ce qui concerne le zona, l'un de nous (1) a montré que l'on ne peut actuellement affirmer avec Bœrensprung que le zona dépend toujours d'une lésion des ganglions spinaux, qu'il existe bien des désiderata à propos du rôle trophique des ganglions spinaux, bien des faits en apparence contradictoires et que l'on ne connaît pas encore bien le rôle des ganglions spinaux sur la nutrition de la peau.

Dans quelques cas d'affections cutanées trophiques, l'un de nous (2) a constaté des lésions des *racines postérieures* dont la pathogénie reste encore à déterminer.

3° Lésions des nerfs périphériques. — Souvent le processus anatomique qui préside à certaines lésions cutanées est une névrite parenchymateuse des nerfs préphériques. Cette névrite est tantôt primitive (3) et tantôt secondaire à une affection des centres. Pendant longtemps on a refusé aux nerfs périphériques, en dehors de toute lésion traumatique ou compressive, le droit de s'altérer spontanément, isolément, sans lésion préalable de leurs centres trophiques. La loi de Waller sur les centres trophiques des nerfs était admise sans conteste et ce dogme devait retentir sur l'étude des dermatoneuroses.

(1) H. Leloir, *Recherches cliniques et anatomo-pathologiques sur les affections cutanées d'origine nerveuse*. Paris, 1881, p. 152, 153, etc.

(2) H. Leloir, *Recherches cliniques et anatomo-pathologiques*, etc., *loc. cit.*

(3) Lire à ce propos les travaux de Duménil, *Contribution pour servir à l'histoire des paralysies périphériques et spécialement de la névrite. Gaz. hebd.*, 1886. — Duplay et Morat, *Union médicale*, 1872. — Leloir, *loc. cit.* — Déjerine, *loc. cit.* — Pitres et Vaillard, *loc. cit.* et *Archives de physiologie*, 1883. — Kopp, *Trophische Dermatosen, loc. cit.* — Polotebnoff, *loc. cit.*

C'est à Duménil (de Rouen) que revient l'honneur d'avoir rendu manifeste l'individualité, l'autonomie du système nerveux périphérique. Cette démonstration devait jeter un jour nouveau sur toute une branche de la pathologie nerveuse, et les travaux de Charcot, Eichhorst, Leyden, Grainger Stewart, Lancereaux, Gombault, Westphal, Cornil, Dejerine, Pierson, Pierret, Joffroy, Pitres et Vaillard, Prévost, etc., faisaient fructifier au point de vue des maladies du système nerveux l'œuvre de Duménil.

Elle devait exercer ainsi (quoiqu'indirectement) une véritable révolution en neuro-pathologie cutanée et étendre d'une façon extraordinaire le cadre des dermatoneuroses cùm materiâ, grâce aux travaux de Duplay et Morat, de Leloir et de ses élèves, de Déjerine, Pitres et Vaillard, Paul Mayer, Max Joseph, Kopp, Schwimmer, Polotebnoff, Pospelow, etc.

L'importance et la fréquence des névrites périphériques primitives au point de vue de la production d'un grand nombre de dermatoneuroses, importance sur laquelle a insisté longuement l'un de nous (Leloir) dans ses mémoires de 1879, 1880, 1881, etc., a été ultérieurement vérifiée et complètement admise par plusieurs médecins éminents dans une série de mémoires intéressants (1).

La névrite parenchymateuse primitive non traumatique est en effet une affection commune. Elle peut naître sous l'influence du froid, de différentes intoxications, etc., de l'impaludisme, de maladies infectieuses diverses. Elle se montre à titre de complication dans le cours de plusieurs états morbides des centres nerveux. Dans bien des cas son origine nous échappe. Elle provoque, suivant la fonction du nerf qu'elle affecte, tantôt des troubles graves de la motilité, de la sensibilité, tantôt des troubles trophiques variés parmi lesquels les dermatoneuroses tiennent une place majeure. Son domaine s'accroît constamment et prend de jour en jour une importance plus considérable.

Il est évident que dans nombre de cas ces névrites parenchymateuses sont secondaires à l'action locale du virus, du microbe, d'agents toxiques agissant sur le tube nerveux, comme l'un de nous l'a montré pour la Lèpre (2).

----

(1) Voir à ce propos les travaux de : Déjerine, *Névrites périphériques observées chez les ataxiques. Archives de physiologie*, 1883. — Pitres et Vaillard, *loc. cit.*, 1883, 1885. — Kopp, *loc. cit.* — Mathias Duval, *loc, cit.* — Paul Mayer, *loc. cit.* — Schwimmer, *loc. cit.* — Ballet, *Trouble trophique de la peau observé chez les ataxiques. Progrès médical*, 1883. — Arnozan, Article DERMALGIE du *Dictionnaire encyclopédique des sciences médicales.* — Max Joseph, *Monatshefte für Praktische Dermatologie*, 1886. — Hahn, Article PEAU du *Dictionnaire encyclopédique des sciences médicales.* — Mme Déjerine Klumpke, *Contribution à l'étude des polynévrites.* Thèse de Paris, 1889. — Fulgence Raymond, *Cours de la Faculté de Paris*, 1887, etc.

(2) H. Leloir, *Traité pratique et théorique de la lèpre*, 1886 (Couronné par l'Institut. Prix Montyon, 1887).

comme le supposent également Verneuil et Merklen à propos de l'herpès
paludique dans leur intéressant mémoire sur les manifestations cutanées
du paludisme (1), et comme Charrin (2) l'a si bien montré dans son
magistral travail sur la maladie pyocyanique.

Rappelons en passant que, de même que Bœck et l'un de nous l'ont
montré à propos de la Lèpre, il est possible que dans certains cas certaines
manifestations cutanées de la syphilis soient en relation avec des névrites
parenchymateuses périphériques (3).

Il est possible que les névrites parenchymateuses primitives soient peut-
être parfois secondaires à des lésions des centres nerveux. « Peut-être, de
même que pour l'appareil neuro-musculaire, certaines affections cutanées
où l'on n'a rencontré que des lésions des nerfs périphériques le plus souvent, dépendent-elles d'altérations de la cellule originale, trop peu prononcées pour pouvoir être constatées par nos moyens actuels d'investigation, mais suffisantes pour produire des lésions périphériques constatables. » (H. Leloir, art. TROPHONÉVROSES, p. 222.)

Les lésions centrales provoquent certainement des névrites périphériques en épargnant les conducteurs et les troubles trophiques se déclarent
à l'occasion de causes relativement très minimes, étant données les prédispositions.

Nous ne saurions mieux faire, pour terminer cette rapide étude des névrites primitives, que de les classer de la façon suivante, au point de
vue pathogénique, en nous appuyant en partie sur les classifications de
Leyden (4) et de Mme Déjerine Klumpke (5) :

I. *Névrites infectieuses.*	1° Primitives.		Béribéri. Certaines névrites de cause indéterminée. Névrites consécutives au surmenage.
	2° Secondaires, survenant dans le cours ou la convalescence de maladies infectieuses.	*a.* Aiguës....	Diphthérie, fièvre typhoïde, variole, choléra, rhumatisme (infectieux), infection puerpérale, maladie pyocyanique, grippe, etc.
		b. Chroniques.	Tuberculose, syphilis, lèpre, impaludisme.

(1) Verneuil et Merklen, *Manifestations cutanées du paludisme. Annales de dermatologie,*
1882, p. 636.

(2) Charrin, *La maladie pyocyanique.* Paris, 1889.

(3) Unna, Leloir, *Neuro-syphilides et neuro-léprides. Congrès international de dermatologie et de syphiligraphie.* Paris, août 1889 (*Journal des connaissances médicales,* novembre 1889).

(4) Leyden, *Die Entzündung der peripheren Nerven. Vortrage geh. Militärartz. Gesell.*
Berlin, 1881.

(5) Mme Déjerine Klumpke, *loc. cit.,* p. 24.

II. *Névrites d'origine toxique.*	Saturnine, alcoolique, arsenicale, mercurielle, phosphorée, oxy-carbonée, sulfo-carbonée, chloroformique, ergotée, pellagre, etc.
III. *Névrites des maladies par ralentissement de la nutrition* (Bouchard).	Diabète, cachexie, chlorose, anémie, marasme, sénilité, rhumatisme chronique, goutte, etc.
IV. *Névrites survenant dans le cours d'affections cérébro-spinales et paraissant indépendantes de celles-ci.*	Névrites des ataxiques. Certaines névrites périphériques survenant dans le cours de certaines affections encéphaliques. Pseudo-tabès.
V. *Névrites a frigore.*	
VI. *Névrites de cause indéterminée.*	Aiguës. Chroniques.

4° Les Affections cutanées d'origine spinale secondaires a des lésions nerveuses périphériques forment un groupe important de dermatoneuroses, constituant en quelque sorte une liaison entre les affections cutanées secondaires à des lésions de la moelle et les affections secondaires à des lésions des nerfs périphériques.

Il ne s'agit pas ici de phénomènes réflexes, phénomènes essentiellement passagers et ne produisant aucune modification appréciable dans la cellule nerveuse centrale excitée par l'impression centripète, mais bien de *lésions* de la moelle secondaires aux altérations nerveuses périphériques.

Ces dermatoses d'origine spinale secondaires à des lésions nerveuses périphériques présentent les caractères suivants, comme l'a montré l'un de nous dans son mémoire sur ce sujet (1). Les voici rapidement résumés :

« A. *Siège.* — Limitées d'abord au territoire cutané innervé par le ou les nerfs crâniens, elles peuvent s'étendre à des territoires tégumentaires innervés par d'autres branches ou par toutes les branches nerveuses du plexus auquel appartiennent le ou les nerfs altérés ; elles peuvent (sous l'influence de l'envahissement progressif de la moelle) s'étendre au tégument du membre homologue symétrique ; elles peuvent même à la longue (de nouvelles régions spinales étant atteintes) frapper d'abord d'autres régions cutanées innervées par des nerfs ayant leurs centres trophiques

---

(1) H. Leloir, *Leçons nouvelles sur les affections cutanées d'origine nerveuse. Recherches cliniques et anatomo-pathologiques sur les affections cutanées d'origine spinale secondaires à des lésions nerveuses périphériques. Annales de dermatologie,* 25 décembre 1889.

dans des régions spinales sus ou sous-jacentes aux points spinaux primitivement frappés.

« B. *Ces dermatoses s'accompagnent le plus souvent d'atrophies musculaires.* — Ce sont en général les masses musculaires englobées dans le tégument du membre atteint qui sont prises. Ces atrophies musculaires présentent dans leur aspect et dans leur évolution un cachet particulier sur lequel j'ai insisté dans mon travail de 1881 (1).

« C. *D'autres phénomènes nerveux, indiquant une lésion spinale plus ou moins prononcée, précèdent ou accompagnent ces dermatoses.* — Ce sont des douleurs fulgurantes, térébrantes ou autres, des soubresauts musculaires, des altérations diverses de la sensibilité cutanée, des altérations des réflexes tendineux, etc., en un mot différents phénomènes que l'on observe dans les myélites diffuses plus ou moins étendues et parfois même dans les myélites systématisées. Ces dermatoses peuvent être compliquées d'arthropathies.

« D. *Date d'apparition.* — Dans la plupart des cas les altérations cutanées et les autres phénomènes avec lesquels elles coïncident le plus souvent ne succèdent pas immédiatement au traumatisme nerveux, mais n'apparaissent au contraire que plusieurs mois, une année, plusieurs années même après celui-ci. Il est des cas où elles ne se montrent qu'après de très longues années.

« Le fait de ne se montrer que des mois et même de longues années après la lésion nerveuse vient encore distinguer les dermatoses que nous avons étudiées des dermatoses réflexes proprement dites, lesquelles apparaissent presque aussitôt après l'excitation nerveuse. Exemple : érythème consécutif à une cautérisation du col utérin, urticaire secondaire à la rupture d'un kyste hydatique, éruption consécutive à une indigestion, etc. Il faut en effet un certain temps au nerf lésé pour déterminer dans la moelle des altérations. Il ne faut qu'un instant à l'influx nerveux centripète partant d'un nerf excité pour gagner la moelle et y produire une impression plus ou moins généralisée, à laquelle il ne faudra de nouveau qu'un instant pour parcourir la voie centrifuge.

« E. Ces lésions cutanées sont en général précédées, accompagnées ou suivies de phénomènes d'origine vaso-motrice : rougeur, cyanose, abaissement ou élévation de la température, œdème mou et même purpura. Ces phénomènes vaso-moteurs semblent parfois annoncer l'envahissement des régions médullaires et les troubles trophiques cutanés et musculaires qui en sont la conséquence.

(1) H. Leloir, *Contribution à l'étude des atrophies musculaires d'origine spinale produites par des lésions nerveuses périphériques. Progrès médical,* 1881.

« F. Les lésions des ongles s'observent assez fréquemment dans ces dermatoses. Il en est de même des troubles secrétoires glandulaires.

« G. Les variétés objectives d'affections cutanées d'origine spinale produites par des lésions nerveuses périphériques que l'on pourra observer sont très nombreuses. » (Leloir, *loc. cit.*, p. 727).

5° Aux classes précédentes où les lésions du système nerveux central ou périphérique ont été constatées anatomiquement, nous devons adjoindre la classe des Dermatoneuroses par lésions du sympathique.

Au point de vue anatomo-pathologique, cette classe est bien moins connue que les précédentes, l'étude des altérations des nerfs sympathiques (nerfs sans myéline) étant entourée de la plus grande difficulté. On peut dire que tout est à faire dans l'étude de cette classe (1).

En résumé, les lésions du système nerveux qui paraissent présider aux lésions trophiques de la peau sont :

Des lésions de l'encéphale.

Des lésions de la moelle (en particulier des zones radiculaires postérieures et de la substance grise postérieure et centrale).

Des lésions des racines postérieures.

Des lésions des ganglions spinaux.

Des lésions des nerfs périphériques (nerfs sensitifs et peut-être sympathiques).

Si l'on devait tracer le trajet anatomique des fibres nerveuses qui président à la production des troubles trophiques cutanés précités, on pourrait, en se fondant sur l'expérimentation, l'anatomie normale et pathologique, la clinique, admettre avec MM. Vulpian, Charcot, Eulemburg, etc., que ces fibres ne se distinguent pas des fibres sensitives cutanées. Que ces fibres courent à la périphérie, mêlées aux nerfs moteurs (nerfs mixtes) pour se terminer dans le derme et l'épiderme par des terminaisons spéciales. Que leurs terminaisons spécifiques dans la peau et en particulier dans l'épiderme sont encore peu connues malgré les travaux de Langerhans, Ranvier, Hensen, Unna, Eberth, Poncet (de Cluny), Pfitzner, etc. Que d'autre part leur trajet central est encore indéterminé, qu'elles semblent traverser les ganglions spinaux (sans toutefois être toutes, comme on l'a affirmé, originaires des cellules de ces ganglions). Qu'elles arrivent

(1) Signalons à ce propos une très minutieuse et importante étude des lésions du sympathique faite par Polotebnoff et Sarsky, dans leur très remarquable et tout récent mémoire *sur le pemphigus vulgaire*. Polotebnoff et Sarsky, *Études dermatologiques de la clinique du Pr Polotebnoff*. Saint-Pétersbourg, 1886-87.

dans la moelle avec les racines postérieures, probablement avec les faisceaux internes de ces racines (*mediale fasermassen der Hinterwurzeln*, Kölliker), et pénètrent après avoir traversé les cordons postérieurs dans les cornes postérieures. La substance grise postérieure et centrale de la moelle semble jouer par rapport à la peau un rôle analogue à celui des cornes antérieures pour les muscles.

En somme, il est démontré que les affections cutanées que nous avons étudiées dans notre tableau de la page 178 dépendent, dans certaines circonstances, de lésions du système nerveux. En est-il toujours ainsi? Il est difficile de le dire pour plusieurs d'entre elles tout au moins (eczéma, ecthyma, pemphigus, états ichthyosiformes, œdèmes durs, callosités, etc.); car des causes différentes peuvent produire des effets semblables.

CLASSE II. — DERMATONEUROSES SINE MATERIA.

Cette classe comprend les dermatoneuroses où jusqu'ici il a été impossible de constater la moindre lésion nerveuse.

Ces dermatoneuroses sont en général caractérisées par de simples troubles sensitifs, vaso-moteurs, moteurs, isolés ou concomitants. Lorsque l'action nerveuse a été plus intense, assez intense pour produire une véritable lésion trophique permanente de la peau, l'affection cutanée est néanmoins toujours superficielle, non destructive, et encore peut-on se demander si, dans ces cas, il n'existe pas de lésions du système nerveux tellement légères parfois, qu'elles échappent à nos moyens actuels d'investigation.

Nous pouvons prendre comme type de ces dermatoneuroses sine materià les dermatoneuroses réflexes et les dermatoneuroses par choc moral étudiées par l'un de nous.

Les *dermatoneuroses* réflexes, dont les types sont les eczémas de la dentition, les éruptions (eczéma, urticaire, acné rosée, etc.) secondaires aux affections utérines, etc., etc., constituent un groupe de dermatoses secondaires à des irritations nerveuses périphériques, ne dépendant pas d'une lésion, d'une altération des centres nerveux, mais d'une simple excitation passagère de ceux-ci (Brown-Séquard, Charcot, Vulpian, Hayem). Elles se distinguent donc complètement des affections cutanées d'origine spinale secondaires à des lésions nerveuses périphériques, comme l'a montré l'un de nous (1).

Ces dermatoneuroses réflexes, bien exposées dans ces derniers temps

---

(1) H. Leloir, *loc. cit.*

par E. Besnier au point de vue dermatologique, ont été étudiées d'une façon admirable par Vulpian dans son traité classique sur les vaso-moteurs, et plus récemment par Mathias Duval dans son excellent article : Vaso-moteurs du *Dictionnaire* de Jaccoud. Par leur pathogénie, leur siège, leur dissémination, leur évolution, elles se distinguent des affections cutanées d'origine spinale secondaires à des lésions nerveuses périphériques, avec lesquelles elles pourraient être confondues, vu leur origine périphérique.

Les *dermatoneuroses par choc moral* méritent d'attirer un instant notre attention. Celles-ci ont été l'objet d'une étude particulière de la part de l'un de nous (1) et de l'un de ses élèves (2). Leur pathogénie semble pouvoir être interprétée de la façon suivante : « Il me semble que le choc moral peut être considéré comme amenant la production d'une dermatose de la façon suivante : chez un sujet sain, *non prédisposé*, le choc moral se bornera le plus souvent à déterminer des phénomènes vaso-moteurs ou des troubles sécrétoires glandulaires, enfin dans d'autres cas des phénomènes de névrose cutanée passagers. Chez un *prédisposé*, ce choc moral produira des troubles vaso-moteurs, des troubles sécrétoires glandulaires (vous savez que dans mes travaux sur les affections cutanées d'origine nerveuse, j'ai comparé la peau à une glande étalée), lesquels, passagers chez le sujet non prédisposé, deviendront plus accentués, plus intenses, plus permanents chez le prédisposé, absolument de la même façon qu'une irritation externe, insuffisante pour déterminer un eczéma chez un sujet non prédisposé, produira chez tel autre prédisposé un eczéma des plus intenses parfois... » (H. Leloir, *Des dermatoses par choc moral, loc. cit.*, p. 369.)

Les dermatoneuroses qui ont été signalées après les chocs moraux sont : des anémies cutanées, des hyperémies cutanées, des érythèmes, l'urticaire, des hémorrhagies cutanées, des inflammations superficielles et catarrhales de la peau (eczéma, psoriasis), des poussées d'herpès, des dermatoses bulleuses et pemphigoïdes, des troubles de la pigmentation de la peau et des poils, les peladoïdes trophoneurotiques (3), etc. L'on en trouvera l'étude détaillée dans le mémoire précité de l'un de nous et dans la thèse de son élève M. Lévêque.

(1) H. Leloir, *Leçons nouvelles sur les affections cutanées d'origine nerveuse. Des dermatoses par choc moral. Annales de dermatologie*, juin 1887.

(2) Levêque, *Contribution à l'étude des maladies de la peau produites par un choc moral.* Thèse de Lille, 1887.

(3) H. Leloir, *De la pelade et des peladoïdes. Bulletins de l'Académie de médecine*, 26 juin 1888.

« Les caractères principaux des dermatoneuroses par choc moral se résument en quelques mots :

« 1° Début brusque après le choc moral, l'ébranlement nerveux ;

« 2° Lorsque la dermatose ne succède pas immédiatement à l'ébranlement nerveux, on voit survenir une série de troubles nerveux divers, en particulier de phénomènes de névrose cutanée (prurit, névralgie, etc.) qui annoncent pour ainsi dire l'éruption pendant les quelques jours qui séparent la cause occasionnelle de l'effet, le choc moral de l'affection cutanée ;

« 3° *Apparition rapide.* — L'apparition des lésions élémentaires est très rapide, elle se fait d'un seul jet, au lieu de se faire par poussées successives ;

« 4° *Siège superficiel.* — Ces dermatoneuroses sont en général superficielles, elles atteignent à peine la partie supérieure du derme. Ce sont surtout des dermatoses vaso-motrices (urticaire, érythèmes, purpuras), catarrhales (eczéma, psoriasis, pemphigus, herpès), pigmentaires (vitiligo, canitie) ;

« 5° *Prurit excessif.* — Ces dermatoses sont en général excessivement prurigineuses et accompagnées de douleurs névralgiques, de picotements, d'élancements, en un mot de différents phénomènes de névrose cutanée ;

« 6° Durée relativement courte ;

« 7° On les observe surtout chez les femmes.

« Deux facteurs prédisposent à ces dermatoses, car tout le monde n'a pas une dermatose à la suite d'un choc moral :

« 1° L'état nerveux et impressionnable du sujet ;

« 2° La prédisposition à la dermatose.

« Ces deux facteurs existant, le choc moral produira fréquemment l'éruption chez ce prédisposé. » (H. Leloir, *Des dermatoses par choc moral, loc. cit.*, p. 378.)

Par quel mécanisme le système nerveux arrive-t-il à produire des lésions cutanées si diverses comme nature et comme intensité ?

La réponse est facile pour les dermatoneuroses sensitives, motrices et vaso-motrices, si l'on a lu les beaux travaux de Brown-Séquard, Charcot, Vulpian, Erb, Mathias Duval, Leyden, etc., sur la pathologie du système nerveux.

Il n'en est pas de même pour les dermatoneuroses trophiques. La limite qui nous est imposée ici nous empêche d'insister sur cette partie physiologique de la question et nous force à envoyer le lecteur à la page 166 et suivantes du livre de l'un de nous (1) sur les affections cutanées d'origine nerveuse, où ces importantes questions de physiologie pathologique ont été discutées longuement. Les travaux de Snellen, Virchow, O. Weber, Vulpian, Charcot, Liégeois, Ludwig, etc., ont démontré que la théorie vaso-motrice (vaso-dilatation avec Schiff, ou vaso-constriction avec Brown-Séquard) est insuffisante pour expliquer les troubles trophiques cutanés, et que ces phénomènes vaso-moteurs doivent être considérés comme des causes adjuvantes. Quant à la théorie des nerfs trophiques, telle qu'elle a été formulée par Samuel, elle ne peut être adoptée par aucun physiologiste. Il est impossible, en effet, d'admettre avec cet auteur l'existence des nerfs spéciaux auxquels il donne le nom de nerfs trophiques et auxquels il décrit un trajet particulier. Leur existence n'a jamais été démontrée ni par l'expérimentation ni par l'anatomie normale. Que l'on observe l'atrophie musculaire après la section d'un nerf moteur, ou des troubles trophiques de la peau après la section d'un nerf sensitif, cela ne prouve nullement que les nerfs moteurs ou sensitifs contiennent des fibres spéciales destinées à régler la nutrition des tissus auxquels ils se distribuent, la peau ou les muscles recevant au moyen de leurs nerfs sensitifs ou moteurs une influence spéciale du système nerveux qui règle leur nutrition, sans qu'il soit besoin de faire intervenir l'existence de nerfs hypothétiques.

La théorie de l'irritation directe, chaudement défendue par Weir-Mitchell, Brown-Séquard, Charcot, a été vigoureusement battue en brèche par Vulpian, Erb, Eichhorst, etc. Elle a fini par être abandonnée graduellement et considérée comme applicable tout au plus à certains faits exceptionnels (voir Leloir, *loc. cit.*, p. 174), et Charcot lui-même ne l'admet plus dans la troisième édition de son ouvrage sur les maladies nerveuses. Après le rejet des théories précédentes on est forcé d'admettre avec Vulpian, que ces altérations de la peau dépendent de l'affaiblissement de l'influence trophique exercée sur les tissus par les centres nerveux, influence transmise probablement aux tissus par les fibres sensitives, et en partie aussi par les fibres sympathiques.

Mais la théorie de l'influence trophique directe est insuffisante à elle seule pour expliquer les faits observés ; les lésions cutanées, en effet, sont plus fréquentes dans les lésions incomplètes des nerfs ; la résection des nerfs altérés arrête parfois les troubles trophiques (Brown-Séquard, Verneuil, etc.). Aussi Vulpian admet-il l'hypothèse que, par l'intermédiaire

____

(1) H. Leloir, *Recherches cliniques et anatomo-pathologiques sur les affections cutanées d'origine nerveuse.* Paris, 1881.

des fibres nerveuses irritées, il se produit une modification de l'influence que les centres trophiques de ces nerfs exercent sur la peau, laquelle retentira sur ce tissu par l'intermédiaire des fibres nerveuses restées saines. Il arrive ainsi à la théorie de l'irritation réflexe des téguments, opinion émise par W. Mitchell, et que paraît soutenir également Hayem. Mais, rejetant plus loin cette théorie de l'irritation réflexe, Vulpian admet finalement que l'irritation centripète agit sur les centres nerveux non pas en exaltant l'influence trophique de ces centres, mais bien en la diminuant et même en la faisant disparaître. Pour ce physiologiste, la diminution de l'influence trophique se ferait donc soit directement (par destruction des fibres nerveuses ou des centres trophiques), soit d'une façon réflexe (par diminution de l'action des centres trophiques sous l'influence d'excitations centripètes de ces centres).

Quant à savoir si le système nerveux agit sur la peau en empêchant les éléments anatomiques de vivre d'une façon désordonnée (Cl. Bernard, Ranvier), ou bien s'il agit d'une façon contraire (Waller, Vulpian), nous n'avons pas à le discuter ici.

L'on voit donc que les modifications les plus diverses (en apparence) du système nerveux peuvent donner lieu aux affections cutanées les plus différentes. L'on a vu que dans certains cas des modifications (sine materiâ) du système nerveux penvent donner lieu à des affections cutanées analogues à celles que l'on observe à la suite des lésions nerveuses cum materiâ, et réciproquement (1).

Si la théorie émise par l'un de nous, d'après laquelle les phénomènes pathologiques qui se passent au niveau de la peau à la suite de modifications de l'innervation sont analogues à ceux qui se passent dans une glande, était exacte, « nous aurions une formule plus simple et plus physiologique pour comprendre la pathogénie des affections cutanées d'origine nerveuse. Ici encore nous verrions se vérifier l'opinion de Cl. Bernard : que les phénomènes pathologiques sont analogues aux phénomènes physiologiques. Enfin la plus ou moins grande diminution de l'influence trophique du système nerveux sur la peau, la plus ou moins longue durée de cette modification, la combinaison, dans certains cas, des troubles trophiques proprement dits avec les phénomènes vaso-moteurs, la plus ou moins grande prédominance des uns et des autres de ces phénomènes, expliqueraient peut-être suffisamment la multiplicité d'aspect des affections cutanées succédant à des lésions du système nerveux en apparence

(1) Voir H. Leloir, *Les Dermatoneuroses*. *Journal des maladies cutanées et syphilitiques*, mars 1890.

identiques. Outre ces causes principales, l'influence exercée par des causes secondaires (irritation extérieure, etc.) viendrait encore expliquer cette apparence protéiforme (1). »

Pour terminer, « rappelons que les lésions cutanées précitées peuvent, dans certains cas, faire diagnostiquer une affection nerveuse qui, sans elles, serait passée inaperçue, ou n'aurait été reconnue que plus tard et que le traitement et le pronostic se trouvent ainsi complètement modifiés. »

« On sait en effet, et j'ai d'ailleurs suffisamment insisté là-dessus au commencement de ce travail, que les affections nerveuses impriment souvent leur cachet sur la surface cutanée ; que dans certains cas la peau doit être considérée comme le miroir du système nerveux. Aussi devra-t-on toujours, chez les sujets atteints des affections cutanées que nous avons étudiées plus haut, rechercher s'il n'existe pas, plus ou moins cachée, une lésion du système nerveux central ou périphérique. » (H. Leloir) (2).

Ces dermatoneuroses désignées par l'un de nous (3) sous le nom de *Dermatoneuroses indicatrices*, pour spécifier le rôle d'indicateur qu'elles jouent par rapport à l'affection nerveuse dont elles signalent l'existence, ont été étudiées d'une façon détaillée par l'un de nous dans ses publications sur les affections cutanées d'origine nerveuse et en particulier dans son mémoire publié sur ce sujet dans les *Annales de dermatologie* (4) et dans la thèse inspirée à l'un de ses élèves M. E. Baude (5).

« Il serait même intéressant et utile d'établir une enquête fondée sur un grand nombre de faits bien observés, pour s'assurer si, dans certains cas, ces affections cutanées n'annonceraient pas une sorte de prédisposition à certaines affections nerveuses qui se montreront à une échéance plus ou moins éloignée.

« On trouve en effet, en étudiant avec soin les antécédents des malades atteints d'affections nerveuses diverses que, assez souvent, les sujets ont été atteints plus ou moins longtemps et un plus ou moins grand nombre

(1) H. Leloir, *Recherches cliniques et anatomo-pathologiques sur les affections cutanées d'origine nerveuse.* Paris, 1881, p. 183.

(2) H. Leloir, *Recherches cliniques et anatomo-pathologiques sur les affections cutanées d'origine nerveuse.* Paris, 1881, p. 194.

(3) H. Leloir, *De la pelade et des peladoïdes. Bulletins de l'Académie de médecine,* 26 juin 1886, p. 937.

(4) H. Leloir, *Leçons nouvelles sur les affections cutanées d'origine nerveuse. Des dermatoneuroses indicatrices. Annales de dermatologie,* 25 mai 1889.

(5) E. Baude, *Des dermatoneuroses indicatrices.* Thèse de Lille, décembre 1889.

de fois, d'affections cutanées diverses. Il n'est pas rare de voir les sujets qui présentent les signes du « vice dartreux », les « herpétiques » de Bazin et Lancereaux, être frappés vers la maturité d'affections plus ou moins graves du système nerveux. » (Leloir, *Recherches cliniques et anatomo-pathologiques sur les affections cutanées d'origine nerveuse*, 1881, p. 195.)

« Ainsi donc, dans certains cas, les affections cutanées peuvent précéder pendant des semaines, des mois, des années même, des lésions matérielles ou de simples modifications fonctionnelles du système nerveux central ou périphérique. Il n'est pas nécessaire d'insister longuement sur l'importance de ces dermatoneuroses indicatrices au point de vue du diagnostic, du pronostic et du traitement. Ce qu'il s'agit de diagnostiquer dans ces cas, ce n'est pas tant l'affection cutanée, que l'affection nerveuse qui la produit et dont la dermatose n'est que le reflet... Cherchez quelle est la partie du système nerveux malade, chez un sujet présentant une dermatoneurose indicatrice, et lorsque vous l'aurez trouvée, soignez cette affection nerveuse. Vous ferez ainsi souvent disparaître la lésion cutanée, ce qui est déjà un bénéfice pour le malade ; mais ce qui est encore plus important, vous empêcherez ainsi fréquemment de se développer chez lui des lésions nerveuses capables de le rendre impotent et même de le tuer. » (H. Leloir, *Des Dermatoneuroses indicatrices*, in *Annales de dermatologie*, 25 mai 1889.

DERMATOSE HERPÉTIFORME RÉCIDIVANTE

Dermatitis herpetiformis (Duhring). — *Dermatite polymorphe douloureuse chronique, à poussées successives* (Brocq).

La dermatose herpétiforme récidivante est une affection caractérisée par une éruption multiforme, qui peut être simultanément ou successivement vésiculeuse, bulleuse, érythémateuse ; par des symptômes douloureux, prurit intense, cuissons, etc., qui précèdent, accompagnent et suivent l'éruption ; par une durée de plusieurs années, pendant lesquelles les attaques, souvent séparées par des intermissions de plusieurs mois, se font par poussées successives ; enfin par la conservation d'un bon état général et par la guérison dans la plupart des cas.

Ce n'est qu'en ces dernières années que cette dermatose a commencé à être dégagée des affections telles que le pemphigus, les érythèmes polymorphes, l'hydroa, etc., avec lesquelles elle était confondue et dont il est possible aujourd'hui de la distinguer.

En 1860, dans la première édition de ses *Leçons théoriques et cliniques sur les affections cutanées de nature arthritique et dartreuse* (p. 198), Bazin décrivait, comme une des trois variétés de l'hydroa arthritique, l'*hydroa bulleux* ou *pemphigus à petites bulles*; quelques pages plus loin le *pemphigus arthritique*. Il faisait ressortir les différences qui distinguent ces deux affections du pemphigus chronique bulleux, qu'il rangeait dans les herpétides. Sa description montre jusqu'à l'évidence que les cas d'après lesquels il trace les caractères de l'*hydroa bulleux* et du *pemphigus arthritique* sont des faits de dermatose herpétiforme rédicivante. Il est frappé, d'une part de la petitesse des bulles, de la marche de l'affection qui rappelle celle du pemphigus et il dit que l'hydroa bulleux pourrait être aussi bien nommé *pemphigus à petites bulles*. D'autre part, en étudiant la symptomatologie du pemphigus arthritique, il fait remarquer que l'éruption est multiforme et qu'on y constate des plaques d'érythème ainsi que les lésions de l'hydroa bulleux. Il note le prurit pendant les poussées bulleuses, et dans leur intervalle la persistance, à des degrés divers, de ce symptôme douloureux.

Dans sa seconde édition (1) il éloigne l'hydroa bulleux de l'hydroa vésiculeux, et de l'hydroa vacciniforme, les deux autres variétés de l'hydroa; sous le titre d'*arthritides bulleuses*, il réunit dans un même groupe l'hydroa bulleux et le pemphigus arthritique. Il tend si bien à fusionner ces deux affections que si, dans sa description, on substituait aux noms de pemphigus arthritique et d'hydroa bulleux celui de dermatite herpétiforme on croirait lire une description faite en ces derniers temps par Duhring ou par Brocq.

C'est également en étudiant l'hydroa que Tilbury Fox (2) a été conduit à distinguer des formes qui appartiennent certainement à la dermatose herpétiforme récidivante. Il admet trois variétés d'hydroa :

1° L'hydroa simple, affection qui doit être maintenue comme entité morbide (Voy. Hydroa). C'est l'herpès iris de Willan et Bateman, le type de l'hydroa vésiculeux de Bazin ;

2° L'hydroa herpétiforme ;

3° L'hydroa prurigineux (*hydroa pruriginosum*) qui n'est autre que le

(1) Bazin, *Leçons théoriques et cliniques sur les affections cutanées de nature arthritique et dartreuse*, 2ᵉ édit., 1868, p. 303.

(2) Tilbury Fox, *A clinical study on hydroa*, Mémoire posthume édité par Colcott Fox in *Archives of Dermatology*, 1880, vol. VI, p. 16.

pemphigus à petites bulles, l'hydroa bulleux de Bazin, le pemphigus pruriginosus de Willan et Bateman.

Ces deux dernières variétés, l'une, l'hydroa herpétiforme, avec ses groupes de vésicules, son prurit constant, sa tendance aux récidives, ses attaques paroxystiques, et l'autre, l'hydroa pruriginosum, n'ont pas de lignes de démarcation assez nettes pour pouvoir les différencier. On peut les rencontrer simultanément chez le même malade.

Pour Duhring (1) ces deux formes appartiennent à la dermatite herpétiforme. Avec une sagacité et une persévérance remarquables, le professeur de Philadelphie a réussi à établir les caractères distinctifs de cette dermatose et à la faire admettre comme une entité morbide. Les travaux de Brocq ont beaucoup contribué à mieux faire connaître ce type actuellement bien défini pour lequel il propose le nom de « dermatite douloureuse chronique à poussées successives ».

Dans ses premières publications, Duhring (2) avait rangé dans la dermatite herpétiforme : l'*impetigo herpetiformis* d'Hébra qu'il confondait dans la variété pustuleuse ; l'*herpes gestationis* de Milton et de Bulkley, qu'il a fait rentrer dans sa variété vésiculeuse et bulleuse ; certaines autres formes éruptives décrites, sous les noms d'herpès, d'hydroa ou de pemphigus, etc., et déjà distinguées de ces affections par divers qualificatifs.

Brocq (3), Kaposi (4) et Radcliffe Crocker (5) avaient déjà protesté contre l'assimilation de l'*impetigo herpetiformis* d'Hébra et Kaposi avec la *dermatitis herpetiformis*. Nous verrons plus loin que, dans une lettre adressée au Congrès international de dermatologie et de syphiligraphie, et dans une récente publication, Duhring (6) est moins affirmatif et semble disposé à rejeter l'impetigo herpetiformis hors du cadre de la dermatitis herpetiformis.

Symptômes. — L'éruption de la dermatose herpétiforme récidivante est le plus ordinairement précédée pendant quelques jours, ou moins pendant quelques heures, de phénomènes douloureux, d'une véritable dermalgie

---

(1) L.-A. Duhring, *Dermatitis herpetiformis*, mémoire lu à l'Association médicale américaine le 6 mai 1884, publié in *Journal of the American Medical Association*, 30 août 1884.

(2) L.-A. Duhring, *Preliminary note on the relation of dermatitis herpetiformis to herpes gestationis and other similar forms of disease*, in *the Medical News*, 22 novembre 1884.

(3) Brocq, *Annales de dermatologie et de syphiligraphie*, 1885, p. 243 et 1888, p. 19.

(4) Kaposi, *Impetigo herpetiformis* in *Vierteljahresschrift für Dermatologie und Syphilis*, 1887, p. 274.

(5) Radcliffe Crocker, *Diseases of the skin*, 1888, p. 174.

(6) L.-A. Duhring, *On the relation of impetigo herpetiformis (Hebra and Kaposi) to Dermatitis herpetiformis* (Duhring), in *The American Journal of the Medical Sciences*, mars 1890.

avec sensations de cuisson, de démangeaisons, d'un prurit intense, de picotements, etc. Ces sensations, souvent assez pénibles pour empêcher le sommeil, sont générales ou locales et accompagnent les premières manifestations cutanées.

C'est avec raison que dès sa première publication Duhring disait que l'éruption est protéiforme. Elle commence tantôt par des plaques érythémateuses, de l'érythème papuleux ou marginé, des poussées d'urticaire, des plaques congestives, etc. ; d'autres fois ce sont des vésicules ou des bulles sur des surfaces érythémateuses, rarement des vésicules isolées qui paraissent les premières.

Les muqueuses et surtout la muqueuse buccale, qui tôt ou tard participeront plus ou moins activement à l'éruption, peuvent être les premières atteintes.

Plusieurs régions sont d'ordinaire envahies simultanément. L'éruption est symétrique. Elle s'étend d'abord sur les bras et sur les membres inférieurs, affectant de préférence le voisinage des articulations et plus particulièrement de celles du genou et du coude. Cette localisation peut se faire sur d'autres points.

Le polymorphisme étant le caractère dominant de l'éruption, on doit s'attendre à voir se développer successivement ou simultanément plusieurs lésions. Nous les étudions par ordre de fréquence.

Éruptions urticariennes, érythémateuses, papuleuses. — Consécutivement aux signes de dermalgie, prurit, chaleur cuisante, etc., ou en même temps que ces sensations douloureuses, des poussées d'urticaire plus ou moins fugace et de placards érythémateux plus ou moins persistants, se font en divers points. Suivant l'intensité plus ou moins grande de la congestion, la coloration s'efface sous la pression du doigt ou est permanente ; elle varie du rose au rouge foncé et parfois prend la teinte violacée hémorrhagique. La température de ces plaques est plus élevée que celle de la peau saine du voisinage ; l'augmentation de chaleur est sensible à la main et la différence en plus peut être d'un demi-degré à un degré.

On voit à la fois des papules rouges, du diamètre d'une lentille à celui d'une pièce d'un franc, des plaques limitées de formes diverses à bords circonscrits, saillants ou diffus, et se confondant graduellement avec la peau saine. Certaines de ces plaques sont tuméfiées, l'hyperhémie s'accompagnant d'un état d'œdème aigu ; il se produit des vésicules isolées, confluentes, conglomérées et même des bulles plus ou moins volumineuses.

Vésicules et bulles. — Dans le voisinage de ces vésicules ou bulles, formées sur un fond érythémateux, et aussi sur d'autres points du corps, on voit paraître soudainement sur la peau saine des vésicules herpétiformes et des bulles pemphigoïdes. Elles ne sont pas entourées d'un cercle rouge comme la bulle classique du pemphigus ; pour un bon nombre d'entre elles cette aréole érythémateuse se formera quelques heures après leur apparition.

Le liquide qui distend ces vésicules et ces bulles est le plus souvent incolore, limpide, d'un jaune pâle, d'un jaune citron, parfois teinté de sang ou hémorrhagique. Si la phlyctène n'est pas rompue, son contenu prend une teinte un peu louche, opaline, et graduellement devient séro-purulent.

Les vésicules forment des groupes plus ou moins nombreux, soit qu'elles paraissent primitivement, soit qu'elles s'élèvent sur des plaques érythémateuses. Réunies sur une base rouge plus ou moins étendue, au nombre parfois d'une vingtaine et même davantage elles forment un groupe plus ou moins arrondi qui ressemble à l'éruption de l'herpès zoster. Cette apparence herpétiforme a attiré l'attention de presque tous les auteurs et en particulier celle de Duhring, qui en a fait la caractéristique de sa *dermatite herpétiforme* et en a tiré sa dénomination.

Il n'est pas rare de voir le groupe se disposer circulairement. Nous avons vu quelquefois ces vésicules ou bulles circinées former plusieurs rangées inégales, les plus larges et les plus anciennes à la périphérie.

Suivant Brocq, l'évolution de ces vésicules serait de cinq à quinze jours. Les unes se sèchent à peine formées, d'autres grandissent, se transforment en bulles dont le contenu devient de plus en plus trouble et purulent et auxquelles succèdent des croûtes minces, jaunes ou brunes, laissant après leur chute une coloration rougeâtre plus ou moins pigmentée, sans cicatrice.

Des bulles parfois volumineuses peuvent faire éruption d'emblée et avoir tous les caractères de la bulle typique du pompholix de Bateman (pemphigus chronique) dans ce cas elles sont régulièrement hémisphériques. Quand elles sont formées par la conglomération de vésicules ou de petites bulles, elles sont de forme irrégulière et l'on voit les traces des cloisonnements qui indiquent leur mode de formation. Sur la même région on peut en voir de formes et de volumes très différents.

Le liquide contenu dans les bulles est albumineux et se trouble par l'ébullition. Brocq a constaté qu'il est acide dans les bulles récentes et alcalin dans les bulles anciennes.

Jusqu'à ce jour on n'y a pas trouvé de microbe spécial. Les expériences d'auto-inoculation ont été négatives.

Avec les vésicules et les bulles dont le contenu peut devenir séro-purulent et qui prennent ainsi l'apparence pustuleuse, on voit souvent de véritables pustules ressemblant à celles de l'impétigo ou de l'ecthyma. Généralement petites, acuminées ou arrondies à leur sommet, elles sont isolées, ou groupées et confluentes ; une croûte jaunâtre ou brunâtre se forme au centre, à mesure que la pustule s'aplatit et se dessèche. Il n'est pas rare de voir une de ces pustules s'agrandir par extension ou inoculation sous-épidermique, comme la véritable pustule d'ecthyma. D'autres, en séchant, sont entourées de petites pustules de seconde et parfois de troisième génération. (Voy. ECTHYMA.)

Brocq dit que l'évolution des petites pustules est de cinq à dix jours et celle des plus volumineuses de huit à vingt jours et même davantage.

Lorsque les lamelles épidermiques et les petites croûtes minces, jaunâtres, consécutives aux vésicules et aux bulles transparentes se sont détachées, lorsque les croûtes des pustules et des bulles purulentes sont tombées, la peau reste maculée de taches rougeâtres, plus ou moins pigmentées, dont le fond rouge ne tarde pas à s'effacer en laissant une teinte dont la nuance varie du jaune brunâtre au brun foncé. Ces pigmentations durent très longtemps. Si les éruptions se renouvellent, d'autres macules venant s'ajouter aux anciennes forment des teintes brunâtres, inégales, étendues parfois sur de très larges surfaces.

Ces pigmentations peuvent succéder aux éruptions urticariennes et érythémateuses, en l'absence de toute lésion vésiculeuse ou bulleuse, comme dans la variété érythémateuse dont Brocq (1) a publié récemment un exemple.

Cet auteur insiste, avec raison, sur la superficialité des lésions et l'absence de cicatrices qu'il regarde comme des caractères majeurs de la dermatose de Duhring. On n'observe de cicatrices que celles qui sont consécutives aux excoriations produites par le grattage et celles que laissent après elles les furoncles assez fréquents dans cette maladie, surtout à la suite des poussées éruptives ou dans leur intervalle.

Suivant que domine l'un ou l'autre des éléments éruptifs, Duhring (2) admet quatre variétés.

1° *Variété érythémateuse* ressemblant à l'urticaire, à l'érythème polymorphe et n'étant le plus souvent qu'une forme de transition aboutissant aux autres variétés.

<hr>

(1) Brocq, *Variété fruste de dermatite herpétiforme*, in *Bulletin de la Société française de dermatologie et de syphiligraphie*, 1890, p. 148 et *Annales de dermat. et de syph.*, 1890, p. 478.

(2) L.-A. Duhring, *Dermatitis herpetiformis*, in *Journal of the American Medical Association*, 30 août 1884.

2° *Variété vésiculeuse*, plus fréquente que la précédente; s'accompagnant généralement d'un prurit très intense. C'est dans cette variété que Duhring range l'*herpes gestationis* des auteurs anglais.

3° *Variété bulleuse* confondue généralement avec le.pemphigus.

4° *Variété pustuleuse* ressemblant aux lésions de l'impétigo et de l'ecthyma. C'est à cette variété que Duhring rattachait d'abord l'*impetigo herpetiformis* d'Hebra, erreur combattue par Kaposi, Brocq et Radcliffe Crocker, et reconnue par Duhring dans une lettre adressée au Congrès international de dermatologie et de syphiligraphie (1).

Dans une publication récente (2), le professeur de l'Université de Pensylvanie donne les raisons qui lui ont fait admettre primitivement l'impétigo herpétiforme comme une variété de la dermatitis herpetiformis. Vu la divergence des opinions sur l'impétigo herpétiforme, il pense que, pour le moment et jusqu'à étude plus complète, il est bon de le séparer de la dermatite herpétiforme.

L'impetigo herpétiformis est une maladie infecticuse qui ne doit pas être confondue avec la dermatite herpétiforme récidivante et que nous étudierons séparément. (Voy. IMPETIGO HERPÉTIFORME.)

Aux variétés précédentes, Duhring ajoutait encore, dans sa première publication, deux formes, dont l'une (*variété papuleuse*) nous paraît appartenir à la variété érythémateuse et dont l'autre (*variété multiforme*) est la forme typique de la dermatose herpétiforme récidivante.

Un des caractères les plus remarquables de la *dermatitis herpetiformis*, disait Duhring dans son premier mémoire, c'est d'être protéiforme. En effet, les poussées successives, les récidives, n'ont pas toujours lieu avec les mêmes lésions. Dans la même poussée, les éléments peuvent être multiples ; on peut, comme nous l'avons dit, voir simultanément l'urticaire, les plaques érythémateuses, les bulles et les vésicules. Cette dermatose est essentiellement polymorphe.

La marche n'est pas moins caractéristique. L'affection procède par poussées successives, irrégulières, avec des intervalles de rémission, plus ou moins prolongés, mais dans lesquels persiste le plus souvent un prurit plus ou moins marqué et paraissent, de temps en temps, quelques vésicules ou quelques petites bulles isolées. Dans quelques cas, on a observé des récidives périodiques, annuelles ou bisannuelles, comme pour la dermatite scarlatiniforme généralisée récidivante.

---

(1) L.-A, Duhring, *Comptes rendus du Congrès international de dermatologie et de syphiligraphie de 1889*, p. 183.

(2) L.-A. Duhring, On the relation of *Impetigo Herpetiformis* (*Hebra and Kaposi*) *to Dermatitis herpetiformis* (Duhring) in *American Journal of the medical Sciences*, mars 1890.

La dermatose herpétiforme récidivante peut commencer à tout âge. Sur les 27 malades dont Brocq a résumé les observations dans son mémoire, 6 étaient âgés de moins de vingt ans, et 4 avaient dépassé soixante ans. L'un de ces malades, observé par l'un de nous (E. Vidal), avait quatre-vingt-un ans.

D'après les relevés de Brocq les hommes seraient plus souvent atteints que les femmes ; mais dans cette statistique ne figurent pas les cas d'herpes gestiationis qui rétabliraient la proportion, et peut-être la modifieraient en sens inverse.

La pathogénie de cette dermatose est encore obscure. L'hypothèse de Bazin, qui en admettait l'origine arthritique, n'est pas justifiée. Ce qui paraît démontré c'est que l'état nerveux, névropathique, acquis ou héréditaire, a un rôle important dans l'étiologie de cette affection. L'influence des émotions vives, des causes morales déprimant le système nerveux, est indiquée dans un certain nombre d'observations. C'est probablement aussi comme cause excitante de l'état nerveux qu'agit la grossesse.

Variétés. — Brocq (1) divise les *dermatites polymorphes douloureuses* en :

1° Dermatite polymorphe douloureuse aiguë (*Hydroa aiguë* d'Unna);

2° Dermatite polymorphe douloureuse chronique à poussées successives (*Dermatite herpétiforme* de Duhring, — *Hydroa chronique* d'Unna);

3° Dermatite polymorphe douloureuse récidivante de la grossesse ou (*herpes gestationis* de Milton et de Bulkley, — *Hydroa gravidarum* d'Unna).

La « dermatite polymorphe douloureuse aiguë » de Brocq paraît être une des formes bénignes de la dermatose herpétiforme récidivante et pouvoir, au moins jusqu'à présent, être confondue dans sa description. Nous ne décrirons comme variétés que la dermatose herpétiforme récidivante infantile et la dermatose herpétiforme récidivante de la grossesse.

Dermatose herpétiforme recidivante infantile. — *Hydroa puerorum*. — *Hydroa héréditaire* d'Unna.

Chez les enfants la dermatose herpétiforme récidivante, par son étiologie, par sa marche, par les caractères de l'éruption, moins polymorphes que dans la forme commune, qui la font confondre avec le pemphigus (*pemphigus héréditaire*), mérite une mention spéciale et doit être étudiée comme une variété du type morbide que nous avons décrit.

Le début peut avoir lieu dès la première enfance comme dans l'observation que l'un de nous a communiquée à Brocq (2). Les premières bulles

---

(1) Brocq, *Traitement des maladies de la peau*, 1890, p. 126.
(2) Brocq, *De la dermatite herpétiforme de Duhring* in *Annales de dermatologie et de syphiligraphie*, 1888. Obs. XXVIII, p. 152, tirage à part, p. 57.

se montrèrent dès l'âge de cinq mois. Le frère est atteint de la même affection ; elle se serait manifestée, chez ce dernier, dès les premiers jours de la naissance, par des bulles pemphigoïdes. Chez tous deux les poussées éruptives sont précédées et accompagnées de démangeaisons, parfois d'un mouvement fébrile, principalement quand le contenu des bulles devient purulent. Dans ce cas, les bulles s'entourent d'une auréole inflammatoire douloureuse.

L'éruption a toujours été symétrique, occupant les mains et les bras au voisinage du coude, sur les membres inférieurs, les genoux, les régions externes et antérieures des jambes, les malléoles et les orteils.

Chez l'aîné les éruptions sont devenues de plus en plus rares, de moins en moins étendues depuis qu'il a atteint l'âge de dix-huit ans. Il a actuellement vingt-deux ans et ce n'est plus qu'à de rares intervalles, à plusieurs mois de distance, qu'une ou deux bulles de très courte durée se montrent sur les membres inférieurs. La guérison semble prochaine.

Nos observations concordent presque de tous points avec celles dont Unna (1) a résumé les caractères principaux dans sa communication au Congrès international de dermatologie et de syphiligraphie. Voici textuellement ce qu'il a dit à ce sujet :

« L'*hydroa puerorum*, hydroa héréditaire des enfants se distingue par :

« 1° Le début dans les premières années de la vie ;

« 2° Les rechutes continuelles pendant l'enfance ;

« 3° Le maximum des attaques pendant la saison chaude ;

« 4° La polymorphie peu accentuée de l'exanthème qui est composé presque uniquement d'érythème papuleux, de vésicules, ou de bulles non pustuleuses ;

« 5° La prédominance des douleurs sur le prurit ;

« 6° L'acuité des accès ;

« 7° La dépression constante de l'état général, même avant l'apparition de l'exanthème ;

« 8° L'affaiblissement lent, spontané des accès, eu égard à l'étendue, à l'intensité, à la durée et au nombre, vers l'époque de la puberté ;

« 9° La disparition de la maladie ou sa réduction extrême à l'âge adulte ;

« 10° Probablement la prédilection pour le sexe masculin (car les cinq malades que j'ai observés jusqu'ici étaient tous des garçons. »

Les quatre cas de *dermatose herpétiforme récidivante infantile* que l'un de nous (E. Vidal) a observés, appartenaient aussi au sexe masculin. Deux frères, nés d'une mère névropathique, étaient atteints de cette der-

_____

(1) Unna, *Comptes rendus du Congrès international de dermatologie et de syphiligraphie.* Paris, 1889, p. 185.

matose, l'un depuis sa naissance, l'autre depuis l'âge de cinq mois. Cette consanguinité vient à l'appui de l'hypothèse d'une prédisposition héréditaire.

L'un de nous (H. Leloir) en a vu un cas chez une petite fille.

Nous avons aussi remarqué que les poussées éruptives sont plus fréquentes, plus intenses pendant l'été, et surtout en temps de fortes chaleurs. L'éruption est très atténuée en hiver et peut même cesser complètement pendant la saison froide.

Les bulles pemphigoïdes peuvent paraître dès les premiers jours de la vie et peut-être même exister au moment de la naissance, comme nous l'ont affirmé les parents de l'un de nos malades.

Chez nos quatre malades, les ongles n'étaient pas altérés, caractère important au point de vue du diagnostic différentiel d'avec la *dermatite bulleuse congénitale* (*pemphigus successif à kystes épidermiques* de Brocq).

Le moulage n° 957 du musée de l'hôpital Saint-Louis, déposé par l'un de nous (E. Vidal) avec l'étiquette provisoire de *Lésions trophiques d'origine congénitale à marche progressive*, représente les lésions de cette dermatose congénitale qui n'est pas encore décrite et dans laquelle les ongles sont altérés : les uns sont atrophiés, rudimentaires ; les autres épaissis, cornés, difformes, présentent les lésions de l'onychogryphose (1). Les mêmes altérations unguéales étaient aussi très manifestes sur le malade d'Hallopeau (2) dont l'observation a été communiquée à la Société française de dermatologie et de syphiligraphie.

Dermatose herpétiforme récidivante de la grossesse. — *Herpes gestationis* de Milton. — *Herpes circinatus bullosus* d'Erasmus Wilson. — *Hydroa gestationis* de Liveing. — *Hydroa gravidarum* d'Unna.

L'*herpes gestationis* de Milton et de Duncan Bulkley a été regardé avec raison par Duhring (3) et par Brocq (4) comme une des variétés de la dermatite herpétiforme. Dans sa monographie, Brocq a comparé et analysé vingt-deux observations de cette variété pour laquelle il propose le nom de *dermatite polymorphe douloureuse récidivante de la grossesse.*

(1) E. Vidal, *Réunions cliniques de l'hôpital Saint-Louis*, 1888-1889, p. 168.

(2) Hallopeau, *Dermatite bulleuse infantile avec cicatrices indélébiles et kystes épidermiques*, in *Bulletin de la Société française de dermatologie et de syphiligraphie*, 10 avril 1890, p. 3. — Moulage n° 1476 du Musée de l'hôpital Saint-Louis.

(3) L.-A. Duhring, *Preliminary note on the relation of dermatitis herpetiformis to herpes gestationis and other similar forms of disease*, in *The Medical News*, 22 nov, 1884.

(4) Brocq, *De la dermatite herpétiforme de Duhring*, in *Annales de dermatologie et de syphiligraphie*, 1888, p. 463.

Il résume ainsi les règles générales qu'il croit pouvoir déduire de cette étude :

« *a*. L'éruption peut débuter soit pendant le cours de la grossesse, à partir de la troisième ou quatrième semaine (elle est alors parfois un des premier signes, sinon la premier, de la grossesse), soit après l'accouchement et dans ce cas, d'ordinaire le troisième ou le quatrième jour ;

« *b*. Elle peut débuter lors des premières grossesses après l'accouchement et dans les grossesses ultérieures pendant la gestation ;

« *c*. Quand elle a débuté pendant le cours de la grossesse, elle présente d'ordinaire soit une recrudescence notable, soit une rechute complète peu après l'accouchement, parfois même elle ne devient vésiculeuse et bulleuse qu'à cette dernière époque, l'influence sur l'éruption de la courte période qui s'étend du premier au cinquième jour des couches est donc nettement démontrée ;

« *d*. Enfin, l'éruption semble augmenter de violence et de durée à chaque nouvelle attaque. »

Des symptômes généraux fébriles, plus ou moins intenses, ont été notés dans quelques observations ; mais le plus souvent le début paraît avoir été apyrétique.

Les sensations douloureuses de prurit, de cuisson, de chaleur, soit partielles, soit générales, sont constantes. Elles précèdent l'éruption de quelques heures, souvent même de quelques jours ou de quelques semaines. Elles peuvent être accompagnées de douleurs névralgiques, comme dans l'observation de Liveing (1), dont la malade, atteinte pendant les derniers mois de sa dernière grossesse de prurit intense et de douleurs névralgiques dans les membres, vit survenir une abondante et très prurigineuse éruption de papules, de vésicules, puis de bulles, le troisième jour après son accouchement. C'était la première manifestation d'une dermatose herpétiforme récidivante. Deux ans plus tard la malade, n'étant pas en état de grossesse, eut deux récidives de l'éruption. Depuis lors et jusqu'en 1887, sans que cette femme fût en gestation, Liveing (2), a observé encore un certain nombre d'attaques semblables aux premières.

Dans deux de ces récidives, la membrane muqueuse de la bouche fut très fortement affectée.

Ce fait de Liveing, comme ceux de Bunel (3) de Walter G. Smith (4),

(1) R. Liveing, *Clinical remarks on a case of herpes gestationis*, in *The Lancet*, 1ᵉʳ juin 1878, p. 783.

(2) R. Liveing, *Handbook on diseases of the skin*, 3ᵉ édit. 1887, p. 89.

(3) Bunel, *Dissertation inaugurale sur le pemphigus* (Thèse de Paris, 1811, n° 103, obs. IV, p, 13).

(4) Walter G. Smith, in *The Dublin Journal of Medical Sciences*, janvier 1881, p. 70.

peut être invoqué comme preuve pour faire admettre que l'herpes gestationis n'est qu'une forme, qu'une variété de la dermatose herpétiforme récidivante.

L'éruption débute par de l'érythème en plaques ou en papules; quelquefois, comme nous l'avons observé, par des papules de prurigo. Bientôt surviennent les vésicules et les bulles, et alors l'éruption est multiforme. De ces vésicules et de ces bulles la plupart se forment sur les lésions érythémateuses, mais il en est un bon nombre qui surgissent d'emblée, sur la peau saine. Leur contenu, d'abord séreux, transparent, change d'aspect dans quelques-unes et devient trouble et purulent. Il n'est pas rare de voir l'éruption rester pendant plusieurs mois à l'état érythémato-papuleux et prurigineux, persister ainsi jusqu'à la fin de la grossesse (*Erythema gestationis*, de Wyndham Cottle) et les vésicules et les bulles ne survenir qu'après l'accouchement.

Les vésicules peuvent être isolées, groupées ou agglomérées, et prendre ainsi l'apparence herpétiforme. En se réunissant elle s'ouvrent les unes dans les autres et forment des sortes de bulles parfois volumineuses.

Toutes les bulles n'ont pas cette origine et ne sont pas formées de vésicules conglomérées; il se développe de véritables bulles pemphigoïdes, soit sur les surfaces érythémateuses, soit spontanément sur la peau saine.

Ces soulèvements vésiculeux et bulleux se dessèchent en minces croûtelles, que le grattage transforme parfois en croûtes plus épaisses. Lorsque l'éruption a été abondante, couvrant presqu'entièrement les membres supérieurs et inférieurs, ce qui n'est pas très rare, les croûtes, en se détachant, laissent à leur suite des taches rouges ou violacées qui deviennent pigmentées, brunâtres et ne s'effacent que très lentement.

Il est tout à fait exceptionnel de voir cesser l'éruption avant la fin de la grossesse. En général, après avoir subi une notable aggravation dans les cinq jours qui suivent l'accouchement, elle commence à décroître et cesse après avoir duré encore pendant quelques jours, parfois pendant quelques semaines. Dans quelques cas elle a été le prélude d'une forme type de dermatose herpétiforme récidivante, suivant une marche chronique indépendante de l'état de gestation.

Comme dans les autres variétés de la dermatose herpétiforme récidivante, l'état général se maintient relativement bon. Les malades conservent l'appétit, bien que, dans quelques cas, elles soient fatiguées et amaigries par l'insomnie causée par l'intensité des symptômes douloureux.

C'est pendant la grossesse que se produit le plus ordinairement l'éruption. Elle peut débuter à partir de la troisième ou quatrième semaine et être une dermatoneurose indicatrice, fournissant le premier signe de la gestation. C'est en général à partir de la dixième semaine qu'elle commence à se manifester.

Les attaques sont, en général, d'autant plus précoces, d'autant plus intenses et prolongées qu'elles se multiplient d'avantage.

La marche de la dermatose herpétiforme récidivante de la grossesse est variable. Tantôt elle se prolonge avec la même intensité pendant toute la durée de la grossesse, tantôt elle diminue pendant les derniers mois et semble même cesser complètement. Mais, dans la plupart des cas, elle reparaît ou redouble d'intensité peu après l'accouchement, surtout du quatrième au cinquième jour, pour persister avec ou sans rechutes pendant quelques jours ou même pendant quelques semaines. (Brocq.) Cette récidive après la délivrance est parfois plus intense que les poussées primitives.

L'éruption peut ne commencer qu'après l'accouchement, dès les premiers jours, le plus souvent du troisième au cinquième jour. L'accès fébrile prémonitoire, qui n'est pas constant, peut se produire dès le lendemain de la délivrance et être suivi quelques heures après de l'éruption caractéristique de papules rouges, de vésicules et de bulles.

Dans un certain nombre d'observations, comme dans celle de Liveing, un prurit intense et des douleurs névralgiques s'étaient fait sentir pendant les derniers mois de la grossesse.

Lorsque la première atteinte n'a eu lieu qu'après l'accouchement, il est fréquent que la récidive se produise pendant la durée des grossesses ultérieures, soit à la fin, soit même dans les premiers mois.

Anatomie pathologique. — Nous ne savons rien de l'anatomie pathologique de cette affection (1).

Dans un seul cas, l'un de nous (Leloir) a constaté, dans le contenu des vésicules et des phlycténules purulentes d'un sujet atteint de dermatose herpétiforme récidivante, la présence du *staphylococcus pyogenes aureus* et d'un *streptococcus*.

(1) L'étude histologique de George T. Elliot, *A Contribution to the Histology and Pathology of Herpetiform Hydroa*, publiée dans *The New-York Medical Journal*, 23 avril 1887, p. 449, a été faite sur un malade atteint d'un hydroa aigu. Nous ne croyons pas que cet hydroa, dont la durée n'a pas dépassé dix jours, puisse être rapporté à la dermatitis herpetiformis. En parlant de l'hydroa (Voy. HYDROA) nous mentionnerons les altérations histologiques constatées par Elliot.

DYSCHROMIE

Dyschromasia (Kaposi). — *Chromatopathie* (E. Wilson).

Sous le nom de dyschromie (de δὺς, mal, et χρῶμα, couleur) nous comprenons les anomalies de pigmentation.

Les changements de coloration produits par la cyanose, l'ictère, les sels d'argent (argyrie), les tatouages, etc., tous ceux qui ne reconnaissent pas pour cause une augmentation ou une diminution de pigment n'appartiennent pas à la dyschromie.

Les plus importantes de ces anomalies pigmentaires sont l'absence de pigmentation (Voy. Achromie) ou la production exagérée de pigment (Voy. Hyperchromie).

L'achromie et l'hyperchromie peuvent coexister chez le même sujet, c'est ce qu'on voit dans le vitiligo (Voy. Vitiligo). Autour des plaques décolorées il y a une zone pigmentée d'une nuance plus foncée que celle de la peau normale. Ce n'est donc pas objectivement une simple achromie, comme l'ont admis plusieurs auteurs, mais bien plutôt une dyschromie caractérisée par une répartition inégale du pigment, raréfié en certains points et en production exagérée à la périphérie des parties décolorées.

DYSIDROSE. — *Voy.* Affections de l'appareil sudoripare.

ECCHYMOSE. — *Voy.* Hémorrhagies cutanées.

ECTHYMA

L'ecthyma (ἔκθυμα, de ἐκθύειν, faire éruption) est une dermatose auto-inoculable et inoculable caractérisée par des pustules larges, arrondies, globuleuses, à base dure et enflammée, donnant lieu à la formation de croûtes brunâtres dont la chute laisse après elle des cicatrices plus ou moins apparentes.

Jusqu'en ces dernières années, presque tous les dermatologistes français, anglais et américains ont décrit l'ecthyma, d'après Willan et Bateman, et lui ont donné une place dans leurs classifications; Rayer (1) l'a fort bien étudié; Bazin (2) en a fait une affection générique caractérisée par sa lésion élémentaire, sa marche et son développement; Hardy (3) le range dans les maladies inflammatoires de la peau de cause accidentelle.

Hébra, Kaposi, Neumann et, avec eux, l'école de Vienne n'admettent pas l'ecthyma comme une dermatose typique; ils le confondent, ainsi que l'impétigo et l'eczéma dans les dermatoses exsudatives.

F. Hébra (4) ne lui accorde quelques lignes dans la séméiologie générale, chapitre xxv « Éruptions pustuleuses », que pour en révoquer en doute l'existence indépendante ainsi que celle de l'impétigo. Il dit que : « les affections pustuleuses de la peau décrite par les auteurs sous les noms d'Impétigo, d'Ecthyma, de Porrigo, d'Achor, etc., n'ont pas d'existence réelle comme maladies indépendantes ».

Radcliffe Crocker (5) pense que l'ecthyma n'est qu'une lésion secondaire, consécutive, soit à l'impetigo contagiosa (la seule forme d'impétigo qu'il accepte), soit au prurigo, à la gale, à la phthiriase ou à une autre irritation parasitaire et aussi, chez les enfants, à l'urticaire.

L'un de nous (E. Vidal) croit avoir largement contribué à prouver l'existence de l'ecthyma, comme affection *sui generis*, en montrant que la pustule ecthymateuse peut être reproduite par inoculation. Spontanée ou inoculée, elle suit toujours une évolution régulière qui la distingue de l'impétigo, dont la lésion est celle qui lui ressemble le plus. L'ecthyma laisse après lui une trace indélébile, une cicatrice plus ou moins déprimée, plus ou moins apparente suivant que les couches du chorion ont été plus ou moins profondément intéressées. L'impétigo, à la condition toutefois qu'il évolue naturellement, qu'il soit à l'abri des lésions du grattage ou de toute autre cause traumatique, ne produit pas de cicatrice; sa trace, marquée d'abord par une coloration rouge ou rouge brun, finit par disparaître complètement (Voy. Impétigo).

Nous ne confondons pas avec l'ecthyma les pustules artificielles produites directement par le tartre stibié, par l'arsenic, etc., ni celles que peuvent déterminer les irritations de la peau provoquées par des parasites, comme dans la gale, la phthiriase, etc., ni celles qu'on observe dans un certain nombre d'éruptions polymorphes telles que la dermatose herpéti-

(1) Rayer, *Traité théorique et pratique des maladies de la peau*, 1835, t. I, p. 723.
(2) Bazin, *Leçons sur les affections génériques de la peau*, 1865, t. II, p. 266.
(3) Hardy, *Traité pratique et descriptif des maladies de la peau*, 1886, p. 203.
(4) F. Hébra, *Traité des maladies de la peau*, trad. Doyon, Paris, 1872, t. I, p. 793.
(5) Radcliffe Crocker, *Diseases of the skin*, p. 134.

forme récidivante, le lichen agrius de Willan et Bateman (prurigo agria s. ferox de F. Hebra, lichen polymorphe ferox d'E. Vidal). Ce qui rend la distinction souvent assez difficile, c'est qu'il n'est pas très rare de rencontrer chez les mêmes malades, comme complication, les pustules caractéristiques du véritable ecthyma occupant cependant, en général, leurs régions de prédilection.

L'acarus scabiei chez certains sujets, et plus particulièrement sur ceux qui sont d'un tempérament lymphatique, peut provoquer l'éruption de pustules et même de bulles, mais ces éruptions pustuleuses de la gale, ne laissent pas de cicatrices. Elles ne reproduisent par l'inoculation ni la pustule d'ecthyma, ni la pustule d'impétigo, comme nous l'avons constaté dans nos expériences, et comme l'ont démontré les recherches du professeur Vincenzo Tanturri (de Naples) (1). Il a inoculé sur la peau et sur les muqueuses le pus des tissus les plus divers : des lymphadénites et périadénites aiguës, des phlegmons, de la pneunomie, de la bronchite, de l'amygdalite, le pus des pustules artificielles (provoquées avec l'huile de croton, avec la pommade stibiée), des pustules des galeux. Le résultat a toujours été négatif.

Les quelques pustulettes qui peuvent être déterminées par ces inoculations n'ont pas de caractère typique, pas de marche régulière ; elles sèchent en trois ou quatre jours, durent rarement plus longtemps, n'ont pas de base indurée, et ne laissent pas de cicatrices. Il n'en est plus de même pour la pustule d'ecthyma. Inoculée ou auto-inoculée, elle reproduit une vraie pustule d'ecthyma offrant tous les caractères de la pustule génératrice, suivant identiquement la même marche, et arrivant à son complet développement au quatrième jour. Cette pustule d'inoculation peut reproduire d'autres pustules d'ecthyma, et nous avons ainsi obtenu plusieurs fois jusqu'à cinq générations successives (Voy. Moulage n° 587, *Musée de l'hôpital Saint-Louis*). Exceptionnellement, nous avons réussi pour une sixième. Le pouvoir reproducteur va en diminuant graduellement à chaque réinoculation et cesse ordinairement à la cinquième ou sixième tentative d'inoculations successives. En général, les pustules de la troisième génération sont moins développées que celles de la seconde. L'évolution des dernières pustules est incomplète, plus rapide que celle

(1) Vincenzo Tanturri, *Ricerche critiche e sperimentali sulle inoculazioni syphilitiche*, in *Il Morgagni*, 1867, p. 12. Tirage à part, Naples, 1867, p. 45. Vu l'importance de la question, nous croyons utile de reproduire le texte de l'auteur : « Ho inoculato sulla cute e sulle mucose il pus dei tessuti più diversi ; delle linfadeniti e paradeniti acute, dei flemmoni, della polmonite, bronchite, tonsillite ; ho adoperato il pus di pustole artificiali (provocate coll'olio di croton, colla pomata stibiata, etc.) delle pustole degli scabiosi e sempre con risultado negativo. »

des premières. Nous avons vu (1) exceptionnellement une ou deux des pustules d'une troisième ou d'une quatrième génération plus développées, plus actives que celles de la génération précédente.

Tanturri a constaté que le liquide des pustules les plus développées, même à la quatrième ou à la cinquième génération, peut reproduire une nouvelle série. Dans un cas, en inoculant sur un sujet non ecthymateux, il a pu obtenir 34 pustules successives, par 6 séries dans lesquelles il y avait un développement très marqué des pustules des troisième, quatrième et cinquième générations.

Comme nous l'avons dit, la pustule d'ecthyma est adulte au quatrième jour. C'est du troisième au sixième jour qu'il faut prendre le liquide pour faire les inoculations. En les prenant avant le troisième jour ou passé le sixième, on ne réussit qu'exceptionnellement à reproduire la pustule ecthymateuse.

En observant chez certains malades, en même temps que les pustules types de l'ecthyma, de longues traînées ecthymateuses, nous avons pensé que ces lésions résultaient d'auto-inoculations causées par le grattage, En grattant les surfaces cutanées voisines des pustules, ou en faisant sur la peau saine une érosion allongée et en la couvrant du liquide pris dans une pustule d'ecthyma à la période d'activité, nous avons reproduit articiellement ces lésions ecthymateuses, de formes si diverses, qui se présentent les unes comme de longues traînées irrégulières, les autres sous forme de pustules nouvelles annexées au bord de pustules préexistantes et qui résultent d'auto-inoculations involontaires ou accidentelles.

L'auto-inoculation peut se faire circulairement autour de la pustule, sous l'épiderme qui se trouve graduellement soulevé par le pus. La pustule d'ecthyma s'étendant ainsi excentriquement peut atteindre 5 ou 6 centimètres de diamètre et même davantage, ainsi que nous l'avons vu plusieurs fois. Si on enlève la collerette épidermique sur la demi-circonférence d'une pustule, on constate de ce côté un arrêt complet dans l'extension de la lésion cutanée ; au contraire, du côté où l'épiderme soulevé a été laissé recouvrant une couche de pus, on voit que la lésion progresse et s'élargit en gagnant de proche en proche. C'est ce que l'un de nous (E. Vidal) a appelé l'auto-inoculation sous-épidermique.

Doit-on, au point de vue étiologique, admettre plusieurs variétés d'ecthyma ? Nous ne le croyons pas ; l'ecthyma est un type morbide, une dermatose *sui generis*. Son apparence, son développement, ses complications varient suivant le terrain sur lequel il a germé. C'est l'éruption des

(1) E. Vidal, *Leçon sur l'ecthyma*, in **Tribune médicale**, 20 juin 1880, p. 295.

sujets débilités ou cachectiques, et son activité est en proportion directe de la débilitation. C'est ainsi que chez les enfants et les vieillards, on voit les formes ulcéreuses et gangréneuses. Toutes les causes de débilitation : la mauvaise alimentation, l'épuisement, l'alcoolisme, le diabète, la scrofule, la syphilis prédisposent à l'écthyma.

On voit cette éruption survenir comme affection secondaire à la suite des maladies infectieuses, dans le troisième septénaire ou pendant la convalescence de la fièvre typhoïde où elle commence généralement à la région fessière ; on la voit encore chez les varioleux et, dans son service spécial, Du Castel (1) l'a observée à l'état épidémique.

A côté des syphilomes cutanés érosifs ou ulcéreux, à croûtes plus ou moins larges, qui ne sont pas auto-inoculables, et qu'on avait voulu autrefois ranger dans la classification de Willan, sous la dénomination erronée d'*ecthyma syphilitique* (2), on trouve parfois de véritables pustules ecthymateuses. Ces dernières ont pour siège de prédilection les jambes, les cuisses, les fesses, les avant-bras sur lesquels elles se produisent en nombre plus ou moins considérable. Elles ne sont pas indolentes comme les syphilides, dont elles se distinguent encore par leur évolution plus rapide suivant la marche que nous avons indiquée et parce qu'elles sont auto-inoculables. C'est surtout chez des syphilitiques très débilités, alcooliques, etc., qu'on les voit survenir comme affection deutéropathique.

Toutes les espèces d'ecthyma qui ont été admises par Willan et Bateman, ainsi que par Gibert, Cazenave, Devergie, celles d'Alibert, de Rayer, de Hardy et celles de Bazin peuvent être ramenées à deux variétés principales :

1° L'ecthyma à ulcération superficielle ;

2° L'ecthyma à ulcération profonde.

I. — ECTHYMA A ULCÉRATION SUPERFICIELLE.

Ecthyma simple. — *Ecthyma vulgare* (Willan et Bateman).

L'ecthyma simple suit le plus souvent une marche aiguë. Sa durée, qui est ordinairement de quelques semaines, peut être abrégée par le traitement et réduite à quelques jours.

(1) Du Castel, *Une épidémie d'ecthyma dans le service des varioleux de l'hôpital Saint-Antoine*, in *Bulletins de la Société médicale des hôpitaux de Paris*, 1881, p. 255.

(2) C'est par un abus de classification qu'on a voulu faire entrer dans les ordres de Willan la plupart des syphilides cutanées, et les assimiler aux dermatoses avec lesquelles elles peuvent avoir des ressemblances. Nous regardons comme une erreur de terminologie, qui du reste n'est plus guère commise par les auteurs contemporains, de dire, ecthyma syphilitique, eczéma syphilitique, pemphigus syphilitique, acné syphilitique, etc., au lieu de syphilide ecthymatiforme, eczématiforme, pemphigoïde, acnéiforme, etc.

Mal soigné ou abandonné à lui-même, chez des individus malpropres, d'une constitution débilitée et chez les alcooliques, il peut passer à l'état chronique soit par des auto-inoculations successives qui en perpétuent la durée (*Ecthyma diutinum* de Devergie), soit en donnant lieu à des ulcères chroniques.

La pustule d'ecthyma spontanée a exactement le même processus que la pustule inoculée; elle met le même temps pour parvenir à sa période d'apogée et à passer par les phases de formation et de chute de la croûte qui succède à la bulle.

En voici, jour par jour, l'évolution telle que l'a constamment observée l'un de nous (1) dans ses examens de la pustule spontanée et dans ses très nombreuses expériences d'inoculation.

Premier jour. L'incubation est très courte; l'éruption commence de six à huit heures après l'inoculation. Sur la place de la piqûre on voit se former un point rouge, déjà un peu induré et qui est ordinairenent le siège d'un prurit assez vif.

Deuxième jour. La rougeur s'étend en un cercle d'environ un centimètre de diamètre. Un noyau dur se forme et fait une saillie arrondie au-dessus du niveau de la peau. Exceptionnellement cette saillie devient acuminée et on voit déjà le commencement d'une petite vésicule.

Troisième jour. La rougeur périphérique est plus étendue, d'une teinte plus foncée; le noyau d'induration inflammatoire s'élève en pointe et forme la base d'une vésicule contenant un peu de sérosité trouble.

Quatrième jour. La pustule d'ecthyma est parfaitement caractérisée, arrondie, bombée, remplie de sérosité purulente, à bords rouges indurés, à fond ulcéré, grisâtre, sanieux, comme recouvert de fausses membranes. Elle est à son apogée, à son état adulte, si l'on peut ainsi dire, et fournit un pus inoculable.

Du *cinquième au huitième* jour, elle est à sa période d'état; son diamètre varie de 2 à 3 millimètres à 1 centimètre et même davantage. On voit son centre marqué par un point ombré, indice du commencement de la dessiccation, qui s'élargit, de jour en jour, en prenant une teinte plus foncée.

Du *neuvième au dixième* jour, à partir du moment de l'inoculation, la pustule se dessècho; le pus se concrète en une croûte brunâtre, assez épaisse, adhérente et enchâssée dans la peau. Lorsqu'on la soulève, on

---

(1) E. Vidal, *De l'inoculabilité des pustules d'ecthyma*, in *Annales de dermatologie et de syphiligraphie*, 1873, t. IV, p. 350. — *Inoculabilité de quelques affections cutanées*, in *Comptes rendus du Congrès médical international de Genève*, 1877, p. 236 et tirage à part, A. Delahaye, édit., Paris, 1877.

trouve au-dessous une ulcération intéressant plus ou moins profondément les couches superficielles du derme.

A mesure que l'ulcération se comble et que la cicatrice se forme sous la croûte, celle-ci sèche de plus en plus, se soulève par ses bords et tombe du *seizième au vingtième* jour, laissant, comme trace indélébile, une cicatrice superficielle plus ou moins pigmentée.

L'ulcération plus ou moins accentuée qui se fait dans le derme rend compte des différences qu'on peut observer dans la profondeur et l'étendue de la cicatrice.

La pustule d'ecthyma peut, dans quelques cas, avoir une durée plus prolongée et s'étendre graduellement jusqu'à acquérir des dimensions insolites, celle d'une pièce de 2 francs, d'une pièce d'argent de 5 francs et nous avons pu en mesurer une qui avait dix centimètres de diamètre. Dans ces pustules à marche extensive, il se forme bien une croûte au centre vers le dixième jour, mais cette croûte d'un jaune brunâtre est entourée d'une zone d'épiderme soulevé par de la sérosité purulente formant une collerette d'un blanc jaunâtre. C'est la zone d'envahissement, d'auto-inoculation de la pustule d'ecthyma qui s'étend graduellement et régulièrement par ses bords, tant que l'épiderme de cette collerette n'est pas déchiré. Vient-il à être arraché sur une partie de sa circonférence, et maintes fois nous avons fait cette expérience, l'envahissement s'arrête du côté dont le revêtement épithélial a été enlevé, tandis que l'extension continue à se faire sur l'autre moitié de la zone dont l'épiderme est resté intact.

Le développement de la pustule d'ecthyma est ordinairenent accompagné de démangeaisons plus ou moins vives, de picotements, d'une sensation de chaleur assez marquée. Ces phénomènes douloureux cessent pendant la période de dessiccation. Ils reparaissent si la croûte est arrachée, pour cesser de nouveau dès qu'elle s'est reproduite.

Ordinairement apyrétique, l'ecthyma peut, dans quelques cas rares et plus particulièrement quand l'éruption est abondante, provoquer quelques symptômes généraux, tels que des frissons, du malaise, un léger mouvement fébrile, etc.

Les complications relativement les plus fréquentes sont des lymphangites, des adénites quelquefois même des phlébites, des phlegmons sous-cutanés, etc. On les observe, surtout à la suite de causes d'irritation locale ou même sans cause extérieure appréciable, chez des individus profondément débilités, chez les alcooliques, chez les diabétiques, etc.

La pustule d'ecthyma ne se développe que dans la peau; on ne la voit jamais sur les muqueuses. Les expériences de Tanturri et celles de l'un de nous (E. Vidal) pour inoculer l'ecthyma sur les membranes muqueuses sont restées stériles.

Toutes les régions de la peau n'y sont pas également disposées. C'est sur les membres et surtout sur les membres inférieurs ainsi que sur les régions fessières qu'on observe le plus souvent les éruptions d'ecthyma. Elles sont plus rares sur le tronc, sur le cuir chevelu et sur la face.

II. — ECTHYMA A ULCÉRATION PROFONDE.

*Ecthyma térébrant. — Ecthyma gangréneux. — Rupia escharotica
(Bateman). — Pemphigus gangréneux (Bazin).*

L'ecthyma à ulcération profonde comprend l'ecthyma infantile et l'ecthyma cachectique.

L'ecthyma infantile, ecthyma ulcéreux des nouveau-nés de Lailler et Jarry, l'*ecthyma térébrant* a été décrit par Bateman sous le nom de *rupia escharotica* et par Bazin sous celui de *pemphigus gangréneux*. Il débute par de petites taches rouges plus ou moins saillantes sur lesquelles ne tardent pas à se former de petites vésico-pustules. La pustule est d'une coloration souvent livide, grisâtre, brunâtre, due au mélange du sang dans le liquide qu'elle contient. L'épiderme se rompt, découvrant une ulcération qui a une tendance toute particulière à envahir les tissus voisins, mais surtout à gagner en profondeur ; elle peut en effet détruire non seulement toute l'épaisseur du derme mais même le tissu cellulaire sous cutané. Le fond des ulcères est sanieux, grisâtre, les bords sont arrondis ou ovalaires, taillés à pic, d'un rouge assez vif.

Au lieu d'une auréole rouge, l'ulcération peut être cerclée d'une zone violacée, livide (*Ecthyma luridum* de Bateman).

Ces lésions, de profondeur variable, restent parfois pendant un certain temps stationnaires ou bien, après l'élimination des eschares ou des débris gangréneux, tendent assez rapidement à bourgeonner et à se cicatriser. La cicatrice est toujours plus ou moins déprimée et indélébile.

Elles ont le plus habituellement pour siège les régions postérieures et internes des cuisses, les fesses, le dos, les régions inguinales, la région du sacrum, les régions les plus exposées aux irritations que causent ou entretiennent la malpropreté ou les souillures par les déjections, comme on le voit souvent chez les enfants du premier âge.

La peau déjà irritée, excoriée, est facilement inoculée par le pus et par la sérosité séro-purulente des pustules ecthymateuses.

Nous avons vu cet ecthyma sur les côtés du tronc, sur la région antérieure de la poitrine et même exceptionnellement sur la face et sur la tête, plus particulièrement à la région occipitale. Les frottements des vêtements, des oreillers, etc., favorisent l'auto-inoculation.

La complication d'ulcérations labiales et buccales est fréquente, surtout chez les très jeunes enfants.

Le pronostic est très sérieux. Le plus souvent, l'ecthyma infantile térébrant atteint des enfants débilités, athrepsiques, et s'accompagne de complications viscérales mortelles. Cependant la guérison est possible.

L'ecthyma est souvent grave chez les vieillards, comme indice de débilitation très grande et comme point de départ d'ulcérations et d'eschares profondes et étendues. Il est presque toujours fatal chez les diabétiques arrivés à la période de cachexie, ou lorsqu'il est généralisé, comme dans un cas observé par Bazin, chez un homme de quarante ans (1).

Anatomie pathologique. — La structure et le mode de formation de la lésion ecthymateuse sont tout entiers dominés par la formation d'une pustule.

La structure exacte et le mode de production intime des processus de pustulation ont été décrits en premier d'une façon précise par l'un de nous dans ses travaux publiés en 1878, 1879 et 1880 (2). L'importance et l'exactitude de ces recherches ont été ultérieurement confirmées par les mémoires publiés sur le même sujet par une série d'auteurs, parmi lesquels nous nous bornerons à citer MM. Cornil, Pincus, Touton, Unna, Balzer, Laveran et Teissier, J. Renaut, Bruneau, etc.

C'est sur ces travaux que nous nous appuierons pour décrire rapidement la structure et le mode de formation de la pustule d'ecthyma, renvoyant pour plus de détails aux mémoires publiés par l'un de nous sur ce sujet et en particulier au mémoire suivant : H. Leloir, *Contribution à l'étude de la formation des pustules et des vésicules sur la peau et les muqueuses* (*Archives de physiologie*, 1880, p. 328 à 370).

Le processus se passe dans le corps de Malpighi et dans la couche des cellules granuleuses de Auffhammer et Langerhans.

(1) Cité par Muselier, *Étude sur la valeur séméiologique de l'ecthyma*. Thèse de Paris, 1876, n° 129.

(2) H. Leloir, *Altération spéciale des cellules épidermiques* (*Comptes rendus de la Société de biologie*, mars et mai 1878). — *Altération spéciale des cellules épidermiques* (*Archives de physiologie*, 1878). — *Sur les altérations de l'épiderme dans les affections de la peau et des muqueuses qui tendent à la formation de vésicules, pustules ou de productions pseudomembraneuses* (*Comptes rendus de l'Institut*). *Académie des sciences*, 24 novembre 1879. — — *Bulletin de la Société anatomique*, 22 novembre 1879). — *Contribution à l'étude de la formation des pustules et des vésicules sur la peau et les muqueuses* (*Archives de physiologie*, 1880). — *Contribution à l'étude de la structure et du développement des productions membraneuses sur les muqueuses et sur la peau in Archives de physiologie*, 1880. — Travaux récompensés par l'Académie de médecine (Mention au prix Saint-Paul, 1880).

La pustule représente le dernier terme de diverses phases ainsi constituées par les lésions élémentaires suivantes : la macule, la papule, la vésicule et enfin la pustule.

A la période maculeuse, on constate une hypérhémie assez prononcée des vaisseaux papillaires et des vaisseaux dermiques plus ou moins profonds, un certain degré de diapédèse autour desdits vaisseaux, l'existence de cellules migratrices assez nombreuses entre les cellules épidermiques.

A la période papuleuse, outre les lésions précitées accompagnées de la tendance à la prolifération des cellules épithéliales et de leur augmentation de volume, on voit les cellules épidermiques présenter les signes d'une altération particulière, dont l'existence et l'évolution dominent entièrement le processus de vésico-pustulation (1). C'est l'*altération cavitaire* décrite en premier par l'un de nous dans les mémoires précités.

On voit se former au niveau de la zone hyaline périnucléaire décrite par Ranvier au niveau de la cellule épithéliale, un espace, un anneau clair qui va toujours en augmentant et est constitué par l'augmentation considérable de la zone hyaline périnucléaire. Le protoplasma cellulaire, ainsi refoulé en quelque sorte, disparaît progressivement. Le noyau cellulaire persiste intact, souvent bourgeonne ou se divise, ou se ratatine en un point de l'espace clair; parfois, mais rarement, il disparaît. (Voir planche IX, fig. 4 et planche LI, fig. 1.)

A la période vésiculeuse, la cavité circumnucléaire s'accroît encore, le protoplasma, refoulé à la périphérie n'est plus représenté que par une mince bande fibrillaire. C'est le deuxième degré de la lésion, la formation réticulaire (2).

(1) On trouve en outre parfois, au niveau de la partie profonde et centrale la lésion ecthymateuse, des cellules de Malpighi totalement mortes, transformées en totalité en une sorte de masse granuleuse sans noyau apparent rappelant les « Kernlische Schollen » décrites par Weigert dans la pustule variolique.

(2) L'origine et la nature de la fausse membrane décrite par Rayer en 1835, dans son *Étude anatomo-pathologique de l'ecthyma*, s'expliquent parfaitement si l'on s'appuie sur les travaux publiés par l'un de nous sur la formation des pustules, des vésicules, et des productions pseudo-membraneuses.

Lorsque la couche cornée qui recouvre le réticulum (résultat de l'altération cavitaire) est enlevée, la surface du réticulum se trouvant ainsi mise à nu se présente sous un aspect particulier par suite de l'affaissement de celui-ci (provenant de ce que l'épiderme corné n'étant plus soulevé par les liquides et le pus qui venus du derme remplissent et gonflent les cavités dont sont creusées les couches épithéliales sous-jacentes, ne soulève plus derrière lui le réticulum sous-jacent). « Alors ce réseau épithélial affaissé, contenant encore dans ses mailles une partie des liquides et du pus qui le gonflaient, englobant dans ses tractus un réticulum fibrineux mince, présente l'aspect d'une fausse membrane diphthéritique du pharynx. » — (H. Leloir, *Contribution*

Le protoplasma cellulaire perd son aspect granuleux, se racornit, prend une sorte d'apparence fibrillaire, les dentelures des cellules devenues granuleuses disparaissent, celles-ci adhèrent intimement les unes aux autres et rappellent d'une façon frappante des cellules végétales. (Voir planche IX, fig. 4 et planche LII, fig. 2 et 3.)

Ainsi se trouve formé dans le corps de Malpighi, par l'altération cavitaire qui frappe individuellement les cellules de celui-ci, un réticulum dont chaque maille correspond à une cellule ayant subi l'altération cavitaire. (Voir planche IX, fig. 1.) Les mailles de réticulum primaire renferment en général un et parfois plusieurs noyaux. Elles contiennent parfois quelques filaments fibrineux, une matière granuleuse. Dans certains cas, ces cellules cavitaires renferment des globules rouges. Enfin, il arrive assez souvent, qu'au moyen d'une technique appropriée, on puisse constater dans leur intérieur la présence de micrococci.

Dans un degré plus avancé de la période vésiculeuse, les mailles du réseau se rompent, les cellules cavitaires s'ouvrent les unes dans les autres. Ainsi se produisent de petites cavités anfractueuses qui se remplissent de pus et de liquides fibrineux et constituent de véritables petits nids purulents, de véritables petits abcès épidermiques. (Voir planche IX, fig. 1 et 2.)

Bientôt ces cavités anfractueuses s'ouvrent les unes dans les autres et forment alors de grandes cavités à parois souvent parallèles à la surface cutanée. Les couches cornées de l'épiderme résistent et sont soulevées par les liquides et le pus qui, venus du derme, remplissent ces cavités. La pustule est constituée. (Voir planche IX, fig. 1 et 2.)

Outre le pus et le liquide venant des papilles, il existe le plus souvent dès la période vésiculeuse dans les mailles du réticulum épithélial, véritable charpente de la lésion élémentaire, un réticulum beaucoup plus fin, constitué par de très minces et délicats filaments fibrineux.

Les papilles du derme, gorgées de leucocytes, sont presque complètement à nu au niveau du centre de la pustule. Mais, en ce point, elles sont racornies et très élargies. Sur les bords de la pustule, elles sont au contraire allongées et hypertrophiées.

Il arrive parfois que le derme est le siège d'une réaction inflammatoire très prononcée, d'une sorte d'œdème aigu lymphangitique accentué. L'on a pu voir dans certains cas, cet œdème aigu lymphangitique, devenu en

<hr>

à l'étude de la formation des pustules et des vésicules sur la peau et les muqueuses (Archives de physiologie, 1880, p. 358). Voir également H. Leloir, *Contribution à l'étude de la structure et du développement des productions pseudo-membraneuses sur les muqueuses et sur la peau (Archives de physiologie,* 1880, p. 450, 451, 452).

quelque sorte subaigu et dur, dans certaines variétés d'ecthyma ulcéreux, être pris pour l'induration du syphilome primaire par des médecins peu au courant de la dermato-syphiligraphie. C'est ce que l'un de nous (1) a pu constater dans l'enquête suivie qu'il a faite de la prétendue épidémie de syphilis vaccinale de la Motte-au-Bois (juillet, août, septembre 1889). Il s'agissait dans ce cas de véritables pustules d'ecthyma ulcéreux compliquées d'œdème lymphangitique et non de chancres infectants, comme on l'a cru à tort.

Telle est la description rapide de la structure et de l'évolution de la pustule de l'ecthyma aigu et de l'ecthyma infantile aigu.

Dans certains cas exceptionnels, on voit en outre se produire à la périphérie de la pustule ecthymateuse, des clivements se faisant au niveau de la couche granuleuse et du stratum lucidum. L'un de nous a beaucoup insisté, dans ses cliniques (2), sur ces processus de phlycténisation (clivement), qui viennent en quelque sorte compliquer le processus de pustulation (altération cavitaire) au niveau de certaines pustules d'ecthyma. Ils ont pour conséquence la formation autour de la pustule ecthymateuse, d'espèces de phlycténules remplies de pus, de décollements phlycténoïdes des couches superficielles de l'épiderme qui, lorsqu'ils se montrent comme complication de l'ecthyma des extrémités et en particulier des doigts, donnent lieu à de véritables tournioles pouvant amener le décollement de l'épiderme, parfois sur de grandes étendues.

La pustule ecthymateuse débute assez souvent au niveau d'un follicule pileux. Ce fait, nié par un certain nombre de dermatologistes, est pourtant très net dans bien des cas et s'observe surtout avec évidence dans l'ecthyma du dos des doigts, des mains et des poignets qui survient chez les anatomistes. Dans ce cas, le processus de vésico-pustulation a pour centre l'épiderme qui entoure l'orifice du follicule pileux.

Au bout d'un certain temps, le réticulum, le pus, les liquides, les cellules épithéliales dissociées et plus ou moins altérées se dessèchent. Le contenu de la pustule se trouve ainsi transformé en une masse dure, jaunâtre ou brunâtre, de forme biconvexe. Cette masse correspond au foyer de la vésico-pustule. En haut, la croûte adhère intimement à la paroi supérieure morte et desséchée du foyer, constituée par la couche cornée, le stratum lucidum et parfois la couche granuleuse. Cette paroi supérieure fait donc partie de la croûte. Il arrive souvent que les liquides et le pus sous-jacents, en se desséchant, donnent lieu à une nouvelle

(1) H. Leloir, *l'Épidémie de vaccine chancriforme de la Motte-au-Bois (Nord)*, in *Bulletin médical*, 20 novembre 1889.

(2) H. Leloir, *Cliniques de l'hôpital Saint-Sauveur*, 1885.

croûte qui soulève la première; cette deuxième croûte peut à son tour être soulevée par une troisième se formant par le même processus et ainsi de suite. C'est ainsi que les croûtes de l'ecthyma présentent parfois un aspect stratifié, rupioïde.

En bas et sur les côtés, la croûte se trouve séparée de ce qui reste du corps de Malpighi, par des cellules cornifiées, lesquelles constituent une véritable couche cornée et un véritable stratum lucidum secondaires, ou de nouvelle formation.

Longtemps l'épiderme conserve une grande minceur au niveau du siège primitif de la pustule d'ecthyma.

Si les papilles du derme ont été détruites plus ou moins complètement, il y aura à ce niveau une cicatrice indélébile. Celle-ci est d'ailleurs exceptionnelle pour l'ecthyma aigu franc.

Dans certains cas, le réticulum de la cavité de la pustule est rempli non seulement de pus, etc., mais de nombreux globules rouges plus ou moins altérés. C'est l'ecthyma hémorrhagique.

L'un de nous a pu constater dans trois cas d'ecthyma hémorrhagique recueillis aussitôt après la mort, chez des malades de l'hôpital Saint-Sauveur (1) des altérations notables des vaisseaux dermiques (endartérite et endocapillarite).

Lorsque le processus irritatif et nécrobiotique envahit les papilles et les couches supérieures du derme, l'on a affaire à l'ecthyma ulcéreux. L'un de nous (2) a pu dans quatre cas d'ecthyma ulcéreux étudiés en recueillant aussitôt après la mort des pustules d'ecthyma survenues chez des sujets cachectiques (2 fois) et chez des enfants athrepsiques (2 fois) constater des lésions prononcées des vaisseaux sanguins dermiques (endartérite et endocapillarite oblitérantes).

Il a pu en outre constater dans quatre cas l'existence de nombreux microbes (*streptococci, staphylococci*) siégeant dans l'épiderme du voisinage de la pustule et aussi dans le derme, micro-organismes qu'il a pu également ment cultiver et obtenir à l'état de culture à peu près pure (ils étaient mélangés avec un petit nombre de bactéries allongées).

Enfin, si le processus destructif est encore plus étendu, plus envahissant, l'on a affaire à l'ecthyma gangréneux.

L'un de nous (3) a eu l'occasion d'examiner cinq lésions d'ecthyma gangréneux recueillies aussitôt après la mort chez un homme cachectique et chez un enfant athrepsique. Il a pu constater outre le staphylococcus

(1) H. Leloir, *Cliniques de l'hôpital Saint-Sauveur*, 1884.
(2) Id., *Ibid.*, 1885.
(3) Id. *Ibid.*, 1885.

pyogenes aureus et un streptococcus, l'existence de bactéries assez abondantes sous forme de bâtonnets. « Ainsi donc, il semblerait que les micro-organismes qui paraissent être la cause de certaines variétés d'ecthyma, en pénétrant dans la peau par effraction épidermique et aussi parfois par l'orifice d'un follicule, soient l'origine de lésions ecthymateuses variables comme siège, aspect et évolution, suivant le siège de leur culture et de leur multiplication.

« Si ces micro-organismes se bornent à envahir l'épiderme, ne pénétrant qu'en petit nombre dans les couches supérieures du derme, l'on aura affaire à l'ecthyma vulgaire non ulcéreux, simple processus de suppuration intra-épidermique.

« Si ces micro-organismes pénètrent plus profondément, envahissent le derme et amènent la destruction de ses couches superficielles, on se trouvera en présence de l'ecthyma ulcéreux.

« Enfin, si l'envahissement du derme par les micro-organismes est encore plus profond, plus étendu, si la pullulation de ceux-ci est encore plus active, plus abondante, plus envahissante, si peut-être aux micro-organismes de la suppuration s'adjoignent les micro-organismes mal connus qui jouent un certain rôle dans la production de la gangrène, l'ecthyma sera gangréneux.

. « L'envahissement des vaisseaux lymphatiques par les streptococci et les staphylococci, produira ces lymphangites que l'on voit compliquer l'ecthyma dans certains cas.

« La pénétration profonde des microbes de l'ecthyma le long d'un follicule pilo-sébacé amènera ces éruptions furonculeuses que l'on voit parfois accompagner les éruptions ecthymateuses (1). »

Ainsi donc, l'anatomie pathologique de l'ecthyma se résume en deux mots : c'est une pustule renfermant des micro-organismes.

Comme nous venons de le dire, s'il paraît probable que dans un certain nombre de cas au moins, la pustule ecthymateuse est déterminée par l'envahissement de l'épiderme par des micro-organismes, cela n'est pas encore démontré d'une façon absolue.

On a bien signalé dans l'intérieur des pustules d'ecthyma des micro-organismes divers que l'on a pu colorer au moyen de réactifs appropriés et cultiver dans un certain nombre de cas.

C'est ainsi que Du Castel (2) a trouvé dans les pustules survenues d'une façon épidémique dans un service de varioleux, des spores isolées ou

____

(1) H. Leloir, *Cliniques de l'hôpital Saint-Sauveur*, 1885.
(2) Du Castel, *Une épidémie d'ecthyma dans le service des varioleux de l'hôpital Saint-Antoine (Société médicale des hôpitaux*, 1881. — *Union médicale*, 1881).

réunies en chapelets ou en groupe de 3 ou 4; que l'un de nous (1), a trouvé dans les pustules ecthymateuses des bactéries et des spores brillantes, isolées ou groupées en petits amas; que Mathieu (2), Netter (3) ont trouvé des microbes isolés ou en chaînettes dans les pustutes d'ecthyma des varioleux; que l'un de nous (4) comme nous l'avons vu plus haut, a trouvé dans différents cas d'ecthyma, un micrococcus en points simples, doubles, ou en chaînettes (streptococcus) ou en groupes (staphylococcus) qu'il a pu cultiver, obtenant ainsi d'une part des cultures de staphylococcus pyogenes aureus, et d'autre part des cultures d'un streptococcus très analogue à celui que Cornil et Babes (5) ont décrit dans la tourniole; que G. Baudoin et Wickham (6) ont trouvé également un streptococcus, probablement le streptococcus pyogenes du phlegmon dans un cas d'ecthyma térébrant de l'enfance; que E. Ehlers (de Copenhague) (7) a trouvé, dans un cas d'ecthyma térébrant de l'enfance, le bacille pyocyanique de Charrin à l'exclusion de tout autre micro-organisme.

Mais jusqu'ici, personne que nous sachions, n'a pu, en inoculant des cultures plus ou moins pures des micro-organismes recueillis dans les pustules d'ecthyma, reproduire la pustule ecthymateuse que l'on obtient au contraire en inoculant avec la lancette le pus de certaines pustules ecthymateuses, ainsi que l'a montré l'un de nous (8). Les différents essais faits à plusieurs reprises par l'un de nous (9) pour reproduire la pustule d'ecthyma, en inoculant dans l'épiderme des cultures de différents microbes trouvés dans la pustule d'ecthyma, ont toujours été infructueux chez l'homme et les animaux. Dans un cas seulement l'un de nous (Leloir) a obtenu sur lui-même une pustulette d'apparence ecthymateuse mais très éphémère en s'inoculant sous l'épiderme une culture pure de staphylococcus pyogenes aureus provenant du pus d'une pustule d'ecthyma scabieux.

En somme, les microbes que l'on rencontre le plus fréquemment et en

(1) E. Vidal, *Société médicale des hôpitaux*, 1881 (*Union médicale*, 1881, n° 171).

(2) A. Mathieu, *Microbes dans le liquide des pustules ecthymateuses chez un typhique* (*Bulletins de la Société anatomique*, octobre 1882).

(3) Netter, *Bulletins de la Société anatomique*, octobre 1882.

(4) H. Leloir, *Cliniques de l'hôpita. Saint-Sauveur*, 1884-1885.

(5) Cornil et Babes, *les Bactéries*, 1885, p. 241.

(6) G. Baudoin et Louis Wickham, *Ecthyma térébrant de l'enfance* (*Annales de dermatologie*, 1888, p. 805).

(7) Ehlers, *Hospitals Tidende*. Copenhague, mai 1890.

(8) E. Vidal, *loc. cit.*

(9) H. Leloir, *Cliniques de l'hôpital Saint-Sauveur*, 1885.

plus grand nombre dans les pustules d'ecthyma sont des micrococci (monococci, diplococci, staphylococci, streptococci).

Ils paraissent présenter une grande analogie avec les microorganismes étudiés dans les périfolliculites conglomérées par l'un de nous (1), par Duclaux (2) dans les pustules d'impétigo, etc., par Cornil et Babès (3), par Chambard (4) dans la tourniole.

Ainsi donc, bien que la nature microbique de l'ecthyma, dans certains cas tout au moins, soit des plus probables, elle n'est pas encore démontrée d'une façon absolue. En présence des résultats positifs obtenus par Vidal avec le liquide purulent des pustules d'ecthyma et des résultats négatifs constatés en inoculant les micro-organismes obtenus par culture de ce pus, on doit supposer que les alcaloïdes sécrétés par ces microbes sont nécessaires à la production de la pustule d'ecthyma et l'on se rappelle involontairement les expériences de Grawitz et de Bary, et d'autres auteurs, qui ont montré que les cultures stérilisées des cocci pyogènes sont encore capables de provoquer la suppuration quand on les porte dans les tissus vivants (5).

La question est d'ailleurs encore plus complexe qu'elle ne paraît. On a vu des éruptions pustuleuses présentant tous les caractères de l'ecthyma se montrer à la suite de lésions d'affections du système nerveux.

L'un de nous a même décrit des altérations des nerfs périphériques au niveau de certaines pustules d'ecthyma, lésions paraissant avoir été la cause de la production de ces pustules ecthymatiformes (6).

Enfin, il est certain que dans nombre de cas l'ecthyma est produit par

(1) H. Leloir, *Sur une variété nouvelle de périfolliculites suppurées et conglomérées en placards (Annales de dermatologie, 1884).*

(2) Duclaux, *Comptes rendus de l'Institut (Académie des sciences)* 1888.

(3) Cornil et Babès, *les Bactéries,* 1885, p. 241.

(4) E. Chambard, *Note sur la pathogénie et le traitement de la tourniole (Annales de dermatologie,* 1888).

(5) L'action nocive de ces microbes parasites ne leur appartient donc pas en propre, elle dépend des substances qu'ils forment et dont on est parvenu à isoler déjà quelques-unes, telle la phlogosine (Leber, *Fortschr. d. Med.,* 1888), etc. Il faut néanmoins remarquer que les suppurations purement chimiques sont localisées au point d'irritation, et qu'elles n'ont jamais le caractère progressif de celles qu'on observe en pathologie. *Il ne faut pas oublier non plus que les microbes de la suppuration ne peuvent manifester leurs propriétés morbifiques que lorsque les tissus ont perdu une partie de leur résistance grâce à certaines causes pathologiques adjuvantes :* traumatismes, troubles circulatoires, altérations chimiques, etc. Notons à ce propos que O. Brywid (*Centralblatt Bact.,* 1888) a obtenu au moyen de la glycose, des suppurations qu'il assimile à celles des diabétiques.

(6) H. Leloir, *Altérations des nerfs cutanés dans l'ecthyma (Comptes rendus de la Société de biologie,* février 1880) ; — *Recherches cliniques et anatomo-pathologiques, sur les affections cutanées d'origine nerveuse.* Paris, A. Delahaye, 1882, p. 79 et suiv..

des agents chimiques toxiques venant du dehors, et dans certains cas peut-être sécrétés par l'organisme et s'éliminant par la peau.

L'on voit donc que l'on réunit sans doute sous le nom d'ecthyma des affections bien disparates comme nature, comme essence, bien que paraissant semblables objectivement, puisqu'elles ont toutes pour symptôme éruptif une lésion élémentaire semblable en apparence, la pustule d'ecthyma.

Les microorganismes de la suppuration sont-ils nécessaires pour que la pustule d'ecthyma soit constituée ? En d'autres termes, peut-il y avoir suppuration de l'épiderme, pustulation proprement dite sans l'intervention des microbes ?

C'est là une question de pathologie générale que nous ne pouvons discuter ici.

ECZÉMA

Suivant Ætius d'Amida (1) les Grecs désignaient sous le nom d'*eczéma* des vésicules prurigineuses qui n'étaient pas suivies d'ulcérations. Willan et Bateman (2) adoptèrent cette dénomination. Ne tenant compte que de la lésion élémentaire, comme base de leur classification, ils rangèrent l'eczéma dans les vésicules et le définirent ainsi : « L'eczéma est caractérisé par une éruption de petites vésicules, sur différents points de la peau, généralement très rapprochées les unes des autres ou confluentes, avec peu ou pas d'inflammation à la base et ne s'accompagnant pas de fièvre. Il n'est pas contagieux. » Cette conception de l'eczéma qui répond à la forme typique de cette dermatose fut admise par S. Plumbe (3), par la plupart de ses contemporains et, pendant de longues années, par le plus grand nombre des médecins anglais et français.

Biett (4) et après lui Rayer (5) ajoutèrent l'eczéma chronique aux trois

(1) Ætius d'Amida, *Tetrabibles*, vol. IV, sermo I, cap. cxxviii, vol. II, p. 734, v°. « *Eas* ἐχζεματα *ab ebulliente fervore Græci vulgo appelant.* »

(2) Thomas Bateman, *A practical synopsis of cutaneous diseases*, 5e édit., Londres, 1819, p. 252 : « The eczema is characterised by an eruption of small vesicles, on various parts of the skin, usually set close together, with little or no inflammation round their bases, and unattended by fever. It is not contagious. »

(3) Samuel Plumbe, *A practical Treatise on diseases of the skin*, in-8°. Londres, 1824.

(4) Cazenave et Schedel, *Abrégé pratique des maladies de la peau*, 1re édit., 1828, p. 69.

(5) Rayer, *Traité théorique et pratique des maladies de la peau*, 2e édit., 1835, vol. I, p. 378.

formes d'eczéma aigu de Willan et divisèrent en eczéma aigu et eczéma chronique. Cette division a été et est encore généralement adoptée.

Alibert, qui n'admettait pas la classification anatomique de Willan, avait décrit l'eczéma sous le nom d'*herpes squamosus madidans*, en le rangeant dans les dermatoses dartreuses.

C'est aussi dans la famille des maladies dartreuses que Hardy classe les affections eczémateuses dans lesquelles il comprend la plupart des inflammations superficielles de la peau, l'eczéma et ses variétés, l'impetigo, le pityriasis et le lichen.

Pour Bazin, dont la doctrine participe à la fois de celle de Willan et de celle d'Alibert, l'eczéma est une lésion cutanée spéciale, une *affection générique* pouvant se manifester sous l'influence d'une cause externe ou d'une cause interne.

L'eczéma de cause externe est provoqué tantôt par des substances irritantes (*eczéma artificiel*), tantôt par des parasites (*eczéma parasitaire*).

L'eczéma de cause interne peut être symptomatique de trois maladies constitutionnelles, la scrofule, la dartre et l'arthritis, qui lui impriment des caractères distinctifs.

Erasmus Wilson (1) admet une diathèse eczémateuse et trouvant trop étroit le cadre de Willan l'élargit outre mesure.

Pour le savant auteur anglais « les affections appartenant au groupe eczémateux, prenant leur origine dans la diathèse eczémateuse, et constituant la famille des affections eczémateuses, sont les suivantes : eczéma, psoriasis, pityriasis, lichen, impétigo, gutta rosacea, scabies ».

Il considère la couperose (gutta rosacea) comme un eczéma de la face, modifié par son siège et par sa cause, et la gale (scabies) comme un eczéma modifié par sa cause.

Le domaine de l'eczéma est ainsi considérablement agrandi, et dans ses *Leçons sur l'eczéma* (2), E. Wilson y annexe la plupart des affections inflammatoires aiguës et chroniques de la peau.

Sa doctrine se modifie dans ses *Leçons sur la dermatologie* (3). L'eczéma est considéré comme une inflammation de la peau et les diverses variétés peuvent résulter d'un côté des particularités de structure de la peau, et de l'autre des particularités de la constitution de l'eczémateux et de la durée de l'affection. Dans ces *Leçons* la couperose ne figure plus dans le groupe des affections eczémateuses et est reportée au groupe acné.

F. Hebra fait de l'eczéma la forme prurigineuse de son immense famille

(1) Erasmus Wilson, *Diseases of the skin*, 6ᵉ édition, 1867, p. 128.
(2) Id., *Lectures on ekzema and ekzematous affections*, 1870.
(3) Id., *Lectures on Dermatology*, 1871, 1872, 1873, p. 36.

des dermatoses exsudatives. Il y fait rentrer les dermites artificielles vésiculeuses, quelques autres dermites pustuleuses ou érythémateuses et des
lésions secondaires comme celles que peut provoquer le *trichophyton*
ou le *microsporon minutissimum* de l'érythrasma. La variété d'eczéma à
laquelle il a donné le nom d'« eczéma marginé » est le plus souvent une
dermite parasitaire causée par l'un ou l'autre de ces dermophytes. L'ecthyma, l'impetigo ne sont pour lui que des modalités de l'eczéma, ainsi
que le lichen de Willan dont il fait son « eczéma papulatum ».

Les doctrines de F. Hebra sur l'eczema sont partagées par Auspitz,
Kaposi, par l'école de Vienne, et, en Amérique, par Duhring.

Rindfleisch (1) comparait l'eczéma au catarrhe des muqueuses et admettait un catarrhe purulent aigu et un catarrhe chronique de la peau. Cette
opinion, défendue par Schmidt en Allemagne, a été soutenue en Angleterre par Tilbury Fox (2) qui définit l'eczéma une inflammation catarrhale
de la peau. Cette définition est actuellement adoptée par un grand nombre
de médecins anglais. L'un de nous (Leloir) (3) a de la tendance à faire de
l'eczéma un catarrhe du tégument.

Unna (de Hambourg) (4) considère aussi l'eczéma comme un catarrhe
de la peau. Les formes sèches de l'eczéma seraient le catarrhe sec qu'il
range dans les parakératoses, et les formes à exsudation séreuse seraient
le catarrhe humide.

L'eczéma séborrhéique serait un catarrhe parasitaire. Dans sa communication à la réunion de l'Association médicale britannique à Birmingham (5)
il enseigne que l'eczéma chronique est un catarrhe chronique d'origine
parasitaire. Rompant avec la doctrine de l'école de Vienne, il n'admet
plus dans le groupe de l'eczéma les éruptions artificielles eczématoïdes.

Duncan Bulkley rejette aussi les éruptions artificielles hors du cadre
des affections eczémateuses. L'eczéma est pour lui, et, comme pour l'un
de nous (6) dans nombre de cas, une maladie spéciale trophonévrotique.

(1) Eduard Rindfleisch, *Traité d'histologie pathologique*, 2ᵉ édition, traduction de
Fréd. Gross. Paris, 1873, p. 298.

(2) Tilbury Fox, *Skin diseases*, 3ᵉ édition, 1873, p. 163.

(3) H. Leloir, *Anatomie pathologique de l'eczéma* (*Annales de dermatologie*, 1890).

(4) P. G. Unna, Santi et Pollitzer, *Ueber die Parakeratosen im allgemeinen und eine
neue Form desselben* (Parakeratosis variegata), in *Monatshefte f. prakt. Dermat.*, t. X, 1890,
p. 404, traduction in *Annales de dermatologie et de syphiligraphie*, 1890, p. 720.

(5) P. G. Unna, *On the nature and treatment of eczema*. Communication à la réunion
de l'Association médicale britannique à Birmingham (*The British Journal of Dermatology*, août 1890, p. 243).

(6) H. Leloir, article *Trophoneuroses*, in *Dictionnaire de Jaccoud* et *Les dermatoneuroses*,
in *Journal des maladies cutanées et syphilitiques*, 1889.

Ce qui nous rend compte de toutes ces divergences d'opinions et de théories, c'est qu'il n'y a pas, en dermatologie, un groupe plus artificiel que celui de l'eczéma ou des affections eczémateuses, pour employer une dénomination sous laquelle on puisse réunir toutes les lésions cutanées qu'on voudrait, à l'exemple d'Hebra et d'Erasmus Wilson, considérer comme des eczémas. De toutes les dermatoses, ce sont de beaucoup les plus fréquentes : ce sont aussi celles dont on connaît le moins la pathogénie.

Il est nécessaire de soumettre ce groupe à une revision sérieuse, d'en éliminer un certain nombre d'affections qui, aujourd'hui mieux connues, rentrent naturellement dans d'autres cadres. Avant de devenir à peu près homogène, le groupe eczémateux nous paraît destiné à être très diminué ; après les éliminations que nous indiquons, on peut déjà prévoir l'obligation prochaine d'en détacher un certain nombre de dermopathies qu'on est encore obligé d'y ranger.

Dès maintenant il nous paraît rationnel de séparer de l'eczéma :

1° Les dermites artificielles eczématiformes : vésiculeuses, érythémato-squameuses, etc. ;

2° La dysidrose ;

3° L'ecthyma ;

4° L'impétigo ;

5° Le lichen de Willan et Bateman (lichen simple, aigu et chronique des anciens auteurs) ;

6° Les dermites parasitaires eczématiformes.

1° *Dermites artificielles eczématiformes*. — Sous les noms d'eczémas de cause externe, d'eczémas artificiels, on a rangé dans le groupe eczéma des dermites artificielles vésiculeuses, érythémato-squameuses, etc., d'apparence eczématoïde, que leur évolution et la spécialité de leur cause distinguent le plus souvent ; elles leur impriment des caractères objectifs permettant généralement de reconnaître la nature de l'agent qui les a provoquées. Dans ses *Leçons à l'hôpital Saint-Louis* l'un de nous (1), en 1880, soutenait cette opinion ; elle ne tardait pas à être défendue par E. Besnier et Doyon (2) qui, dans une note de leur traduction de Kaposi, s'exprimaient ainsi : « Nous nous refusons absolument à assimiler l'eczéma véritable et la série nombreuse de DERMITES érythémateuses, bulleuses, pustuleuses, ulcéreuses, etc., que l'école de Vienne réunit systématiquement. »

(1) E. Vidal, *Leçons sur l'eczéma*, in *Gazette des hôpitaux*, 1880, p. 18, 66 et 107. Analyse in *Annales de dermatologie et de syphiligraphie*, 1880, p. 289.

(2) E. Besnier et Doyon, *Leçons sur les maladies de la peau*, de Kaposi. Paris, 1881, t. I, p. 566.

Ces inflammations superficielles et vésiculeuses de la peau, provoquées par l'insolation (*eczema solare* de Willan), par l'emplâtre de thapsia, par l'huile de croton, par les frictions hydrargyriques, par la teinture d'arnica, etc., n'ont de l'eczéma que l'apparence. Elles n'en ont ni la marche, ni la durée, ni les poussées successives, ni la résistance au traitement. Leur aspect même est différent: en général limitées, assez régulièrement circonscrites, très enflammées d'une rougeur très vive et uniforme, elles reproduisent souvent la forme et l'étendue de l'application irritante, emplâtre, onction, lotion, etc., qui leur a donné naissance. Abandonnées à elles-mêmes, elles guérissent en quelques jours.

Ce qui tend à établir la confusion et ce qui explique l'assimilation faite par la plupart des auteurs entre l'eczéma et ces éruptions artificielles, c'est que chez des sujets disposés à l'eczéma, ces dermites artificielles (voir ÉRUPTIONS ARTIFICIELLES) peuvent être la cause occasionnelle d'un véritable eczéma, comme le ferait du reste tout autre agent d'irritation mécanique, chimique ou parasitaire. Dans ces cas, on voit l'eczéma se développer d'abord sur les surfaces préalablement irritées, y succéder à la dermite eczématiforme et assez souvent se répandre sur d'autres régions. On assiste alors, suivant les sujets, soit à une première manifestation, soit à une récidive de l'eczéma.

2° *La dysidrose.* — La dysidrose avant Tilbury Fox était décrite comme un eczéma. C'était l'eczéma à grosses vésicules des pieds et des mains. Elle s'en distingue en ce qu'elle n'est pas inflammatoire, au moins au début, en ce qu'elle ne s'accompagne pas d'une exsudation séro-purulente. Les vésicules dysidrosiques ne sont pas éphémères comme celles de l'eczéma; elles peuvent persister pendant quelques jours. D'abord isolées et profondément enchassées dans la peau des mains, des doigts, des espaces interdigitaux, elles ressemblent, suivant la comparaison de Tilbury Fox, à des grains de sagou cuit. Le liquide qui les remplit est incolore ou un peu jaunâtre et reste transparent. Cette éruption de même nature que les *sudamina* ne s'observe que chez les sujets qui transpirent abondamment (Voy. AFFECTIONS DE L'APPAREIL SUDORIPARE). Elle peut quelquefois, mais rarement être suivie d'eczéma.

3° *L'ecthyma.* — L'ecthyma est une dermatose *sui generis*, caractérisée par une pustule à base indurée, adulte au quatrième jour, déterminée probablement par un microorganisme; elle est spéciale, inoculable, contagieuse, et séparée complètement, par ces caractères, de l'eczéma qui n'est ni inoculable ni contagieux. En parlant de l'ecthyma, nous avons insisté sur les raisons qui établissent son individualité et ne permettent pas de le confondre avec les affections eczémateuses (Voy. ECTHYMA).

4° *L'impétigo.* — L'impétigo est également une dermatose spéciale, pouvant être reproduite par l'inoculation, caractérisée par une vésico-pustule à marche régulière, adulte au troisième jour, auto-inoculable et contagieuse (Voy. IMPÉTIGO). L'eczéma est polymorphe, la marche est irrégulière, il n'est ni contagieux ni inoculable, et nous verrons, en parlant de la variété dite *eczéma impétigineux*, comment la confusion a pu s'établir entre ces deux dermatoses.

5° *Le lichen.* — Le lichen a été regardé comme une variété de l'eczéma, non pas au point de vue morphologique, mais en raison de sa pathogénie supposée, par Hardy, par Erasmus Wilson, et, à l'exemple de ce dernier, par la plupart des médecins anglais. F. Hebra n'admettant dans le groupe lichen que le *lichen ruber* et le *lichen scrofulosorum* (1) range dans les affections eczémateuses le lichen simple, aigu et chronique : c'est son *eczema papulosum seu lichenoides*. L'école de Vienne, les dermatologistes allemands et américains ont presque tous adopté la doctrine de F. Hebra et considèrent le lichen de Willan et des anciens auteurs comme une variété de l'eczéma. Pour nous le lichen est une dermatose papuleuse qui, principalement dans ses formes chroniques de lichen circonscrit, non seulement par son étiologie, mais aussi par ses symptômes et par sa marche (Voy. LICHEN), a bien plus d'analogie et de rapports avec le *lichen planus* d'Erasmus Wilson qu'avec l'eczéma.

6° *Les dermites eczématiformes parasitaires.* — Les dermites eczématiformes sont souvent confondues avec l'eczéma. Cela s'explique d'autant plus facilement que les lésions inflammatoires de la peau, provoquées par les parasites peuvent être, chez un sujet prédisposé, la cause occasionnelle, le point de départ d'un véritable eczéma. C'est ainsi qu'on peut voir, par exemple, chez un galeux, l'eczéma vésiculeux le mieux caractérisé survenir, pendant que la peau est irritée par les acares, et cette éruption persister ou même s'aggraver, après certains traitements parasiticides tels que les lotions ou les frictions avec les préparations sulfureuses généralement usitées.

Les parasites animaux comme les *pediculi*, l'*acarus scabiei*, les *dermatodectes*, etc., et les parasites végétaux tels que le *trichophyton tonsurans*, l'*achorion* de Schönlein, le *microsporon furfur*, le *microsporon minutissimum* de Burchardt, le *microsporon anomœon* de l'un de nous (2)

---

(1) Le *lichen scrofulosorum* n'est pas un lichen mais une folliculite pilo-sébacée chronique (Voy. FOLLICULITES).

(2) E. Vidal, *Du pityriasis circiné et marginé. Description de son mycoderme, le microsporon anomœon* (microsporon dispar). Congrès de Londres, 1881, vol. III, p. 133 et *Annales de dermatologie et de syphiligraphie*, 1882, p. 22.

peuvent déterminer l'apparition de ces dermites eczématiformes. Il n'est pas rare de voir, sur le cuir chevelu, la trichophytie tonsurante ou le favus s'accompagner de lésions inflammatoires secondaires qui, dans quelques cas, peuvent devenir prédominantes, s'étendre sur de larges surfaces et masquer l'affection parasitaire.

Dans le pli inguino-scrotal, sur la face interne des cuisses, sur la région pubienne et parfois sur la région fessière, il est assez fréquent que la trichophytie circinée, que l'érythrasma, ou que le pityriasis versicolor, après plusieurs mois de durée, se complique d'éruptions secondaires eczématiformes. F. Hebra en a fait une forme d'eczéma à laquelle il a donné le nom d'*eczema marginatum*.

C'est une dermite artificielle, secondaire aux lésions parasitaires, qui ne peut appartenir au groupe eczéma. Cette dermite peut, comme nous l'avons déjà dit, être suivie d'un véritable eczéma chez un sujet prédisposé à cette dermatose.

Nous comprendrions mieux qu'on y acceptât l'*eczéma marginé* de Hardy, l'eczéma circiné et marginé du devant de la poitrine, en le classant comme variété de l'eczéma séborrhéique d'Unna.

Cette dermatose qu'Erasmus Wilson nommait le *lichen annulatus serpiginosus*, que Duhring a désignée sous le nom de *seborrrhœa corporis*, et Liveing sous celui de *steatorrhæa corporis* et que Bazin, tenant compte de ce que la lésion semblait débuter dans les follicules pilo-sébacés, avait dénommée l'*eczéma acnéique*, nous paraît être de nature parasitaire.

C'est également par les follicules pilo-sébacés que commence l'*eczéma folliculorum* de Malcolm Morris (1). Il se manifeste d'abord par un point rouge correspondant à l'orifice du follicule et s'élevant bientôt en une papule rougeâtre. Après un certain temps, l'inflammation s'étendant au pourtour, des taches rouges circulaires se forment dans lesquelles on peut encore distinguer facilement chacun des follicules qui sont compris dans leur circonférence. Le prurit est intense. Tout en rapprochant cette dermatose de l'eczéma séborrhéique, dont il admet aussi la nature parasitaire, Malcolm Morris pense qu'elle est provoquée par un parasite différent. Chacun de nous a vu, l'un récemment à l'hôpital Saint-Louis, l'autre à l'hôpital Saint-Sauveur, de Lille, un cas de cette affection dont les symptômes, l'extension graduellement périphérique et l'évolution semblent indiquer l'origine parasitaire; nous n'avons pu en déterminer le micro-organisme.

Cette folliculite parasitaire ne doit pas être confondue dans le groupe

(1) Malcolm Morris, *Local eczemas*, mémoire lu à la *Harveian Society of London*, 31 janvier 1889, in *The British Medical Journal*, 1889, p. 300.

des affections eczémateuses et doit être reportée dans la classe des dermatoses parasitaires. Il en est de même de la *perlèche*, affection parasitaire de l'enfance, confondue jusqu'en ces derniers temps avec l'eczéma orbiculaire des lèvres et surtout avec l'eczéma séborrhéique de cette région. Lemaistre (1) qui en a reconnu la contagiosité et en a décrit le parasite, sous le nom de *streptococcus plicatilis*, dit avoir retrouvé ce streptocoque dans le fond des vases contenant l'eau que buvaient les enfants atteints endémiquement de la perlèche.

On a divisé l'eczéma suivant ses causes, suivant la prédominance de tel ou tel symptôme, suivant le siège, suivant la marche et la durée et on est arrivé ainsi à créer un nombre considérable de variétés. De toutes ces divisions artificielles, la plus pratique est celle de Biett et de Rayer, admettant d'une part les variétés d'eczéma aigu indiquées par Willan et Bateman et y ajoutant d'autre part les formes les plus importantes de l'eczéma chronique. C'est la division, suivant la marche et la durée, en *eczéma aigu* et *eczéma chronique ;* c'est celle que nous adoptons. Dans un chapitre séparé nous étudions l'*eczéma séborrhéique*, dont Unna affirme déjà la nature parasitaire qui semble probable bien que pas encore démontrée histologiquement et bactériologiquement, et dont tout ou partie sortira probablement un jour du cadre de l'eczéma, pour entrer dans la classe des dermatoses parasitaires.

I. — ECZÉMA AIGU.

L'eczéma aigu comprend deux formes principales : A. *Eczéma aigu simple*; B. *Eczéma rubrum généralisé.*

A. Eczéma aigu simple. — Débutant le plus souvent sans malaise général, l'eczéma aigu est parfois précédé ou accompagné de troubles digestifs ou d'un mouvement de fièvre, ordinairement peu intense et de courte durée. Chez les mêmes sujets, il n'est pas rare de voir les poussées ultérieures provoquer aussi une certaine réaction.

Une rougeur plus ou moins intense accompagne la congestion du derme et se localise dans les points qui vont devenir le siège de l'éruption vésiculeuse. Cette hyperhémie s'accompagne toujours d'un certain degré de tuméfaction, et lorsque l'eczéma atteint des régions dont l'hypoderme est lâche et facile à infiltrer comme les paupières, le scrotum, etc., il y

---

(1) Lemaistre, *De la perlèche. Du streptococcus plicatilis.* Limoges, 1886 et *Journal de la Société de la Haute-Vienne*, 1886. Analyse in *Progrès médical*, juillet 1886, p. 597.

amène un œdème inflammatoire plus ou moins considérable. Presque simultanément se montrent les vésicules. Minuscules, en nombre considérable relativement à l'étendue de la surface atteinte, très rapprochées, souvent conglomérées, donnant à la peau un aspect grenu, elles sont transparentes et remplies par un liquide citrin ; elles se crèvent facilement sous la pression et mouillent le doigt qui les écrase.

Leur existence est très éphémère, ce qui les a fait nier par quelques auteurs. D'autres, au contraire, comme Tilbury Fox, affirment que la période vésiculeuse existe toujours, bien qu'elle puisse passer inaperçue. La vérité est entre ces deux opinions extrêmes, et si dans la plupart des cas on peut constater des vésicules, il n'est pas rare que l'eczéma, en quelque sorte avorté (voir l'*Anatomie pathologique*) ou incomplet dans quelques-unes de ses parties ou dans sa totalité, reste à l'état érythémato-squameux sans passer par la période vésiculeuse.

En se rompant, les vésicules laissent suinter un liquide séreux, alcalin, dont les caractères principaux sont d'être poisseux au toucher et d'empeser le linge à la manière des taches spermatiques. En séchant, ce liquide se concrète en petites croûtes minces et jaunâtres. Chez les individus lymphatiques, le suintement de l'eczéma est séro-purulent ; souvent très abondant, il se sèche sur place, en formant des croûtes épaisses qui masquent la surface excoriée sous-jacente. Débarrassée des croûtes, elle est humide, d'un rouge vif, saignant facilement, d'un aspect piqueté qui a été comparé à celui d'une moelle de jonc coupée en travers.

L'épiderme ne tarde pas à se reformer, mais cette nouvelle cuticule est mince, lisse, luisante, ce qui donne à la surface un aspect vernissé. Cet épiderme de transition est essentiellement caduc. Il ne tarde pas à se fendiller, à se soulever et à se détacher en squames et en lamelles. Ces phases de formation et d'exfoliation peuvent se renouveler plusieurs fois avant la reconstitution d'un épiderme définitif.

La marche de l'eczéma aigu a été divisée en périodes. Nous en admettons trois :

1° Une *période érythémato-vésiculeuse* dans laquelle nous comprendrons la période d'exhalation de liquide séro-purulent, dont Bazin et Hardy ont fait leur deuxième période, qui pour nous se confond avec la première, tant est courte, en général, la durée des vésicules ;

2° Une *période de formation d'épiderme de transition*, épiderme d'apparence vernissée, épiderme caduc.

3° Une *période de desquamation* pendant laquelle le nouvel épiderme se fendille, s'exfolie, se détache en croûtelles, en lamelles ou en squames, de plus en plus fines à mesure qu'on approche davantage de la formation d'un épiderme définitif et de la guérison.

L'eczéma aigu s'accompagne de démangeaisons, de picotements, d'une sensation de cuisson, phénomènes douloureux qui se font sentir dès le début de l'éruption, l'accompagnent pendant sa durée, et quelquefois lui survivent encore pendant quelque temps. Leur intensité varie suivant les sujets. Ils sont très accentués et ont quelquefois une acuité intolérable chez les individus nerveux rhumatisants ou goutteux, dont l'eczéma, à peine humide, a été comparé au catarrhe sec de Laënnec ; ils sont beaucoup moins pénibles et peuvent manquer parfois presque complètement dans quelques cas d'eczéma séborrhéique et dans l'eczéma humide, à suintement séro-purulent et à larges croûtes, chez les sujets lymphatiques.

Les régions atteintes par l'eczéma, et particulièrement la face sont souvent le siège d'une sensation de tension quelquefois assez pénible. Leur température s'élève en proportion de la rougeur et sur les points atteints par l'eczéma peut dépasser d'un degré la chaleur des points symétriques du côté sain.

B. Eczéma rubrum généralisé. — Quand l'eczéma s'accompagne d'une forte congestion du derme, quand sa coloration est d'un rouge intense, beaucoup d'auteurs lui donnent, d'après cette apparence, le nom d'eczéma rubrum, sans cependant en faire une variété bien déterminée. Cette rougeur, vive ou foncée, est un symptôme qui, plus accentué chez certains sujets prédisposés, peut être commun à diverses formes de la dermatose eczémateuse, et se manifester plus volontiers dans telle ou telle région, comme par exemple aux jambes. Avec Bazin (1) nous réservons le nom d'eczéma rubrum pour une variété d'eczéma aigu qui présente une marche et une évolution particulières, assez régulières pour que Bazin ait cru devoir la classer dans les pseudo-exanthèmes.

L'eczéma rubrum est précédé par des démangeaisons sur les surfaces qui doivent être le siège de l'éruption, par du malaise, de l'anorexie, de l'élévation de température, une fièvre plus ou moins intense et dans quelques cas, en particulier chez des alcooliques, par de l'agitation et du délire. Ces phénomènes généraux ne durent guère qu'un jour ou deux et cessent en même temps que se fait l'éruption.

Des plaques rouges, ayant un diamètre de plusieurs centimètres se montrent simultanément sur plusieurs régions, à la face, sur le tronc, sur les membres au niveau des plis articulaires.

(1) Bazin, *Leçons théoriques et cliniques sur les affections génériques de la peau*, t. I, p. 195 et *Leçons théoriques et cliniques sur les affections cutanées de nature arthritique et dartreuse*, 2e édition, 1868, p. 344.

En s'élargissant et en se réunissant, elles s'étendent sur une région tout entière. C'est ainsi que la face peut être envahie dans sa totalité et devenir aussi rouge et aussi tuméfiée que si elle était atteinte par un érysipèle. C'est surtout aux paupières, aux joues, aux lèvres que le gonflement est le plus considérable.

La coloration varie du rouge vif au rouge sombre ou livide ; la teinte tend à se foncer davantage pendant quelques jours.

Les vésicules font leur apparition dès les premières heures de l'éruption ; agglomérées sur les surfaces enflammées, elles se réunissent souvent pour former des soulèvements épidermiques plus ou moins étendus dans lesquels on voit comme des cloisonnements indiquant la trace des vésicules primitives, contrairement à ce qui s'observe dans les phlyctènes de l'érysipèle. Ce signe peut aider à faire le diagnostic différentiel de ces deux affections qui, parfois au début de l'eczéma, pourraient être confondues.

Un certain nombre de vésicules s'affaissent après la résorption de la sérosité qu'elles contiennent ; les autres se rompent en produisant un suintement séro-purulent et des croûtes minces, jaunâtres, recouvrent les surfaces enflammées et plus ou moins excoriées de l'eczéma. Ces croûtes tombent bientôt et la desquamation assez abondante qui leur succède, dure encore pendant quelques jours.

L'eczéma rubrum ne se limite qu'exceptionnellement à une seule région, comme, par exemple, à la face ; dans la plupart des cas, il envahit simultanément plusieurs parties, le visage, les régions cervicales, celles de la poitrine, du dos, etc. Il peut s'étendre à la surface presque entière du corps, tout en respectant cependant quelques points de la peau ; il n'est jamais généralisé d'une façon absolue.

Dans la plupart des cas, l'eczéma rubrum généralisé a une marche franchement aiguë et se termine en deux ou trois septénaires. Il n'est pas rare cependant que la guérison se fasse attendre pendant cinq ou six semaines et parfois même un peu plus longtemps.

Pendant la durée de l'éruption, on observe le plus souvent une ou deux, rarement trois poussées de vésicules dont l'intensité va en décroissant, la seconde étant moins longue que la première. Ces poussées, qui prolongent la durée de l'eczéma rubrum, sont habituellement annoncées par un redoublement de démangeaisons et quelquefois par un peu de malaise ou d'état fébrile.

Plus fréquent chez la femme que chez l'homme, l'eczéma rubrum généralisé est une affection de l'âge adulte ; il devient rare après l'âge critique. On l'observe plus souvent au printemps et pendant l'été que pendant l'hiver.

Même dans les cas en apparence les plus sérieux, dans les éruptions les plus intenses, le pronostic est favorable. Les cas compliqués de congestion des poumons et du cerveau et terminés par la mort, comme celui observé par Hardy (1), sont exceptionnels.

Nous avons vu survenir, comme complication, des abcès multiples et des adénites suppurées.

Il n'est pas très rare qu'une attaque d'eczéma rubrum généralisé, surtout lorsqu'elle a été prolongée, laisse à sa suite un eczéma chronique limité à une ou plusieurs régions.

Anatomie pathologique (voir Planches X et XI (2). — Le début de l'eczéma aigu, on pourrait presque dire de tout eczéma, est constitué par un certain degré d'hyperhémie œdémateuse de la peau.

Il est rare de pouvoir étudier des lambeaux de peau malade à cette période. Le plus souvent il y existe déjà des lésions élémentaires diverses, de l'exsudation, des croûtelles, etc. Nous avons pu néanmoins nous procurer des lambeaux de peau recueillis sur le vivant en enlevant des morceaux de peau atteinte d'eczéma érythémateux se produisant autour ou au voisinage d'eczémas primitifs nettement caractérisés.

A cette période l'on constate une congestion et une dilatation considérables du réseau sanguin papillaire. Les vaisseaux sont tous dilatés et remplis de sang. Il existe une diapédèse abondante de globules blancs qui sortent de ces vaisseaux capillaires pour se répandre dans les papilles qui paraissent ainsi remplies de cellules rondes, et de là dans l'épiderme où ils se présentent sous l'aspect de cellules migratrices. A ce moment les cellules fixes du tissu conjonctif dermique n'ont pas encore pris part à l'inflammation, et la couche papillaire du derme ne renferme encore que des globules blancs.

Mais il n'y a pas seulement diapédèse de globules blancs; il y a, et cela constitue un des caractères majeurs de l'eczéma, exsudation d'un liquide séreux abondant qui gonfle les papilles du derme, les distend et les allonge.

Dans les cas ordinaires, cette exsudation se fait surtout d'une façon diffuse au niveau de la couche papillaire.

Dans quelques cas, l'exsudation se produit surtout au niveau des follicules, comme cela se remarque très bien dans certaines formes d'eczéma de la face dorsale des doigts. Ainsi se produisent de petites papules rougeâtres minuscules, ayant pour centre l'orifice du follicule. Celles-ci

(1) A. Hardy, *Traité pratique et descriptif des maladies de la peau*, 1886, p. 753.
(2) H. Leloir, *Anatomie pathologique de l'eczéma*, in *Annales de dermatologie* (juin 1890).

s'agrandissent et l'hyperhémie œdémateuse s'anémiant au centre de la
lésion élémentaire, par suite de la pression exercée par l'œdème sur les
vaisseaux du centre, ces petites papules, de rouges qu'elles étaient, présentent au centre une coloration pâle, comme de minuscules papules
ortiées dont le centre pourra ultérieurement, par suite de l'altération de
l'épiderme, devenir vésiculeux.

Dans certains cas, l'hyperhémie œdémateuse n'envahit pas seulement
(comme elle le fait d'ordinaire) les couches les plus superficielles du
derme. Elle peut atteindre tout le derme, voire même l'hypoderme, donnant ainsi aux régions atteintes un aspect boursouflé, œdémateux, érysipélatoïde des plus caractéristiques.

L'on trouve parfois dans la couche papillaire du derme et dans le
derme superficiel une infiltration de globules rouges. Lorsque cette infiltration est très prononcée, comme cela s'observe surtout dans le cas
d'eczéma des membres inférieurs et en particulier en cas de varices de
ces membres, la coloration érythémateuse de l'eczéma fait place à une
coloration vineuse ne disparaissant pas totalement par la pression : c'est
l'eczéma purpurique.

L'on conçoit très bien que, laissant de côté les troubles de la nutrition
résultant de lésions nerveuses probables, ces modifications du derme,
cette exsudation abondante doivent déterminer dans l'épiderme des
altérations. Celles-ci ne tardent pas à se produire. Elles portent surtout
sur la kératinisation normale de l'épiderme qui tend à se dékératiniser et
cette tendance à la dékératinisation de l'épiderme, jointe à la production
de cette abondante exsudation, donne en une certaine mesure raison
aux anciens dermatologistes qui considéraient l'eczéma comme un catarrhe
de la peau.

Les lésions de l'épiderme dominent dès ce moment la symptomatologie
de l'eczéma. Il importe donc de les étudier en détail.

Ces lésions sont caractérisées d'une façon générale par :

a. L'infiltration du corps muqueux par de nombreuses cellules migratrices, comme l'avait très bien et il y a longtemps déjà signalé Biesiadecki (1);

b. L'œdème de l'épiderme et en particulier par l'œdème de la couche
cornée basale;

c. La tendance à la dékératinisation, comme l'indique la disparition ou
la diminution de l'éléidine et de la couche granuleuse;

(1) Biesiadecki, *Beiträge zur physiologischen und pathologischen Anatomie der Haut (Sit
zungsberichte der kaiserlischen Academie der Wissenschaften.* Vienne, 1887).

d. La persistance des noyaux au niveau des cellules de la couche cornée, qui, par suite de la dékératinisation, ne sont plus cohérentes entre elles, ont perdu leur propriété adhésive normale, et tendent à se desquamer sous forme de squames ou d'écailles.

L'on voit donc dès maintenant que, dès cette période, l'eczéma peut être considéré comme un véritable *catarrhe* du tégument, mais un catarrhe mixte, à la fois sec et humide : *sec* par suite de la desquamation des cellules cornées résultant de la dékératinisation; *humide* par suite de l'exsudation abondante qui, produite dans le derme, tend à se faire jour à la surface de la peau au travers de l'épiderme altéré.

Aussi dès cette période, sans qu'il y ait eu à proprement parler de formation de lésions élémentaires (vésicule, bulle, etc.), une desquamation plus ou moins abondante, et dont les squames seront tantôt plus ou moins sèches et même purement squameuses, tantôt au contraire plus ou moins croûtelleuses ou croûteuses, se produira-t-elle à la surface de la peau suivant que ce sera le catarrhe sec ou le catarrhe humide qui l'aura emporté.

A un degré plus avancé, les lésions du derme s'accentuent et c'est alors en général que l'on voit apparaître les lésions élémentaires.

Les lésions du derme ne sont plus uniquement constituées par une hyperhémie œdémateuse avec une diapédèse globulaire plus ou moins abondante; mais les cellules fixes du tissu conjonctif commencent à prendre une part plus ou moins grande au processus.

On trouve dans le derme et en particulier dans sa couche papillaire, outre les leucocytes, des cellules fusiformes. On constate une multiplication des noyaux des cellules fixes du tissu conjonctif et des signes évidents de karyokinèse à leur niveau.

Les lacunes lymphatiques du derme sont dilatées, parfois même presque ampullaires.

On conçoit très bien comment il se fait que, à la longue, ces lésions finissent par produire un épaississement et une induration de la peau, avec hypertrophie des papilles, comme nous le verrons à propos de l'eczéma chronique.

Revenons aux lésions de l'épiderme :

Lorsque les altérations épidermiques ont été plus intenses, même s'il ne s'est pas produit de vésicules ou de bulles, il peut arriver (surtout dans le cas d'eczéma suintant) que les cellules de la couche cornée soient complètement enlevées, qu'elles ne se reforment plus qu'incomplètement, et que le corps muqueux altéré soit ainsi mis à nu.

Il arrive même parfois que le corps muqueux soit en partie détruit, de telle sorte qu'il n'en reste plus qu'une ou deux rangées de cellules, et encore celles-ci présentent-elles souvent les signes de l'altération cavitaire. Au-dessus de ce corps muqueux altéré remplaçant la couche cornée, l'on trouve une couche amorphe plus ou moins épaisse d'exsudat coagulé renfermant des cellules rondes, quelques cellules épithéliales altérées et parfois de minces filaments fibrineux.

A côté de ces points où l'épiderme presque complètement absent laisse pour ainsi dire à nu les papilles du derme, on en trouve d'autres où le corps de Malpighi est complètement conservé. Mais un grand nombre de ses cellules présentent à divers degrés les signes de l'altération cavitaire que j'ai décrite en 1878 et 1880 (1). Les cellules malpighiennes, même celles qui n'ont pas encore subi l'altération cavitaire, sont augmentées de volume, comme on peut le constater en comparant l'extrémité normale de la coupe avec sa partie centrale. Des cellules migratrices ou des fragments de celles-ci se trouvent entre les cellules de Malpighi ; les espaces interpapillaires sont comme dilatés, il existe à leur niveau une sorte d'œdème cellulaire bien décrit par Colomiatti (2) sous le nom d'hydropisie interciliaire.

Enfin un certain nombre de cellules du corps de Malpighi, principalement au niveau des prolongements épidermiques interpapillaires, présentent des signes évidents de karyokinèse.

Au processus catarrhal de l'épiderme commence donc à s'adjoindre un processus de prolifération épidermique qui amènera dans les stades ultérieurs l'hypertrophie du corps de Malpighi, en particulier au niveau de ses prolongements interpapillaires. La couche granuleuse est altérée à des degrés divers suivant les cas : tantôt elle n'est plus représentée que par quelques cellules disposées de distance en distance et renfermant encore de l'éléidine ; tantôt elle est presque totalement dépourvue d'éléidine, et ses cellules sont comme gonflées, plus grandes et plus claires qu'à l'état normal, leur noyau est plus apparent que d'ordinaire et l'on aurait de la peine à les reconnaître pour des cellules granuleuses, n'était parfois l'existence de grosses masses d'éléidine situées autour du noyau. Tantôt enfin, et c'est là le cas le plus ordinaire, la couche granuleuse fait complètement défaut et cela sur des étendues parfois considérables.

La couche cornée basale est œdémateuse. Ses cellules sont moins colorées que d'ordinaire par l'acide osmique. Cette couche, au lieu d'une

(1) H. Leloir, *Contribution à l'étude de la formation des vésicules et des pustules sur la peau et les muqueuses* (*Archives de physiologie*, 1880).

(2) Colomiatti, *Frammenti di Dermatologia*. Turin, 1876.

coloration noire, présente seulement une teinte brune sous l'influence de l'acide osmique, ses cellules ne sont pas fondues en une teinte homogène, mais se distinguent nettement les unes des autres.

Le protoplasme de ses cellules se colore nettement par le picrocarmin et leur noyau est fortement coloré par le carmin. Chaque cellule cornée basale présente l'aspect d'un corps fusiforme gonflé, un peu plus allongé seulement que les cellules granuleuses. Il existe un passage insensible entre la couche malpighienne et la couche cornée. La couche cornée basale présente une épaisseur double et même quadruple de celle qu'elle présente normalement.

On constate que les cellules sus-jacentes des couches cornées moyenne et superficielle ont perdu leur adhérence, se détachent.

Ernest Gaucher (1) et E. Chambard (2) ont signalé dans l'eczéma un décollement en masse de l'épiderme qui se trouve par places complètement séparé du corps papillaire. Nous n'avons pas rencontré ces altérations dans nos préparations.

ormation des lésions élémentaires (vésiculation, pustulation, phlycténisation). — Le foyer du processus de vésiculation est très variable comme siège. Il se produit en général dans les couches moyennes ou supérieures du corps de Malpighi ; il n'est pas rare de le voir se développer au niveau du stratum lucidum. Nous serons brefs sur ce processus de vésiculation qui est essentiellement dominé par l'altération cavitaire des cellules épidermiques, telle que l'un de nous l'a décrite (3). Elle consiste, comme on le sait, dans la formation d'un espace clair situé entre le noyau et le protoplasme et dû sans doute à une sorte d'hydropisie de la cellule épithéliale, espace clair qui va toujours en augmentant de manière à refouler le protoplasme vers la périphérie et à former une sorte de cavité périnucléaire, au niveau de laquelle le noyau persiste intact, au début parfois bourgeonne et se divise, parfois se ratatine dans un coin de l'espace clair. Plus tard, la cavité circumnucléaire s'accroissant toujours, le protoplasme refoulé à la périphérie n'est plus représenté que par une bande mince d'apparence fibrillaire. Le protoplasme des cellules perd son aspect granuleux, se racornit, les dentelures disparaissent. Ainsi se trouve formé dans l'épiderme un réticulum à mailles plus ou moins larges renfermant des noyaux. A un degré plus avancé, ces mailles se rompent, d'où la formation de petites

(1) E. Gaucher, *Note sur l'anatomie pathologique de l'eczéma* (Annales de dermatologie, 1881).

(2) E. Chambard, *Revue critique* (Annales de dermatologie, avril 1882).

(3) H. Leloir, *loc. cit.*

cavités remplies de leucocytes, de sérosité coagulée, parfois de minces filaments fibrineux, formant dans les mailles du réticulum épithélial un réticulum fibrineux beaucoup plus fin. On trouve parfois dans les mailles de ce réticulum une quantité plus ou moins grande de globules rouges.

Dans certains cas, le réticulum de la vésicule est mixte, c'est-à-dire qu'il provient en partie du processus de l'altération cavitaire et résulte en partie de la dissociation, de l'écartement des cellules épidermiques n'ayant pas subi l'altération cavitaire.

Lorsque la vésicule eczémateuse se remplit de nombreux leucocytes devenant rapidement granulo-graisseux, et que les parois de la vésicule résistent, la lésion élémentaire devient une vésico-pustule. C'est ainsi que se forment les vésico-pustules de certains eczémas.

Dans d'autres cas, la lésion élémentaire de l'eczéma est la bulle.

Fréquemment cette bulle est tellement petite qu'au premier abord on la prendrait plutôt pour une vésicule, mais en la piquant (comme l'un de nous l'a montré) (1), et en la comprimant légèrement, on fait toujours disparaître la bulle ; il n'en est pas de même de la vésicule qui résulte de l'altération individuelle des cellules épidermiques. Les bulles sont parfois plus nettes, plus volumineuses, comme cela s'observe dans la variété décrite par certains dermatologistes sous le nom d'eczéma phlycténulaire.

Le siège histologique de la bulle est variable. Tantôt le clivement qui préside au développement de la bulle se produit au niveau de la couche granuleuse ; le plus souvent ce clivement est encore plus superficiel et se produit au niveau de la couche cornée basale, soit à sa partie inférieure soit à sa partie moyenne ou au-dessus.

Jamais nous n'avons vu le clivement se faire dans le corps de Malpighi ou à l'union de celui-ci avec le derme, sauf quand il se produisait à la fois un processus de vésiculation (altération cavitaire) et un processus de phlycténisation, comme cela s'observe fréquemment dans l'eczéma. En un mot, nous n'avons jamais observé dans l'eczéma un processus de phlycténisation profonde. On constate dans la phlyctène eczémateuse sur les préparations durcies, une substance liquide amorphe coagulée renfermant des leucocytes peu nombreux et çà et là de minces filaments ou réticulums fibrineux.

A une période plus avancée, la phlyctène renferme de nombreux leuco-

____

(1) H. Leloir, *Recherches cliniques et anatomo-pathologiques sur la formation des vésicules et des pustules sur la peau et les muqueuses* (Archives de physiologie, 1881). — *Des lésions élémentaires de la peau* (Journal des connaissances médicales, novembre 1887). — *Éléments d'histologie cutanée appliqués à l'étude des lésions élémentaires de la peau* (Bulletin médical du Nord, 1886).

cytes granulo-graisseux, d'où l'aspect purulent que présente souvent à cette époque la phlyctène eczémateuse.

Dans certains cas, l'on voit le processus de clivement se faisant, comme nous venons de le dire, dans les couches superficielles, gagner des territoires épidermiques relativement considérables, s'étaler en faisant en quelque sorte tache d'huile.

Dans ces cas, le contenu de la bulle est toujours louche et le processus de clivement, par sa marche extensive et excentrique, rappelle assez bien les altérations épidermiques de la tourniole. C'est cette variété d'eczéma que l'un de nous a décrite dans ses cliniques sous le nom d'eczéma tourniolique (1). Elle est peut-être, comme nous essayons de le démontrer en ce moment, de nature parasitaire.

Nous avons dit que souvent le processus de phlycténisation et le processus de vésiculisation se trouvent combinés pour produire une lésion élémentaire tenant à la fois des caractères de la vésicule ou de la vésico-pustule d'une part et de la bulle d'autre part. Tantôt les deux processus sont intimement mélangés, combinés, et il existe dans le foyer de formation de la lésion élémentaire, à la fois processus de clivement et processus d'altération cavitaire ; tantôt au contraire le processus de clivement se produit au niveau des régions inférieures du foyer de formation de la lésion élémentaire, et le processus de l'altération cavitaire existe au-dessus. Ce n'est que dans les cas exceptionnels que le processus de clivement se trouve sus-jacent au processus d'altération cavitaire. Quant à la part que prend l'un ou l'autre processus dans la formation de ces lésions mixtes, elle est très variable suivant les cas : c'est tantôt le processus de phlycténisation qui l'emporte, tantôt le processus de clivement.

Il peut arriver que le miscroscope seul permette de constater au niveau de l'épiderme des lésions élémentaires avortées, embryonnaires. Ici les liquides extravasés venus du derme tendent à soulever en masse l'épiderme au niveau de ses *loci minoris resistentiæ*, mais ce soulèvement microscopique ne se fait que sur des espaces très restreints (formation de phlyctènes profondes avortées ou embryonnaires) (2). Tantôt les liquides et les cellules migratrices pénètrent dans l'épiderme, cheminent dans les espaces intercellulaires qu'ils dilatent. Sous l'influence de cette sorte d'irritation, un certain nombre de cellules du corps de Malpighi présentent les caractères de l'altération cavitaire (formation de vésicules avortées).

(1) H. Leloir, *Clinique de l'hôpital Saint-Sauveur*, 1886-1887.

(2) Voir par comparaison : H. Leloir, *Recherches sur l'anatomie pathologique et la nature des érythèmes et de l'érythème polymorphe en particulier (Bulletins de la Société anatomique*, 4 avril 1884).

Dans certains cas, surtout au niveau des membres inférieurs, et en particulier chez les sujets variqueux, les bulles ou vésicules renferment des globules rouges et prennent ainsi une coloration légèrement sanguinolente.

Qu'il y ait eu ou non formation de lésions élémentaires, le liquide exsudé se concrète, se mélange aux produits de l'épiderme altéré pour former des croûtes. Dans les endroits où la peau est riche en matière sébacée, ces croûtes renferment souvent une certaine quantité de matières grasses. Ces croûtes plus ou moins épaisses, plus ou moins lamelleuses, tombent rapidement, car elles sont très peu adhérentes et essentiellement caduques. Sous la croûte une sorte d'épiderme nouveau s'est reproduit, il présente souvent à l'œil nu un aspect pelure d'oignon, tant il est mince et peu adhérent. Mais cet épiderme, comme le montre bien l'examen histologique, n'a pas subi l'évolution cornée normale, les cellules de cette pseudo-couche cornée présentent un protoplasme et un noyau fortement colorés par le carmin; la couche granuleuse fait défaut; en un mot, nous sommes ici en présence d'un épiderme non kératinisé. Le corps muqueux et le derme sous-jacent présentent encore à un degré plus ou moins prononcé les lésions que nous avons décrites plus haut.

Comment s'étonner qu'une pareille pellicule épidermique recouvrant une peau encore malade se craquèle en un certain nombre de points pour laisser sourdre de nouveau les liquides séreux qui, venant du derme, imbibent l'épiderme, et ne demandent qu'à se faire jour à la surface. Cet épiderme nouveau n'est pas viable, il se fissure, se gerce et se desquame à son tour et c'est ainsi que nous voyons de nouveau, après une première poussée, le catarrhe sec s'ajouter au catarrhe humide pour continuer le processus eczémateux. Il se fait ainsi une troisième, une quatrième pellicule épidermique non viables qui toutes disparaîtront à leur tour jusqu'au moment où l'hyperhémie œdémateuse s'éteignant, la couche granuleuse se reformant, l'éléidine reparaissant, la kératinisation se refait. Alors seulement se reformera un épiderme stable permanent. Ces poussées successives de catarrhe sec et de catarrhe humide, cette desquamation en quelque sorte ininterrompue, doivent faire réfléchir l'anatomo-pathologiste, surtout s'il compare la desquamation de l'eczéma à celle d'autres processus vésiculeux, vésico-pustuleux et phlycténulaires.

Que l'on se rappelle ce qui se passe dans l'herpès, l'impétigo, au niveau d'un vésicatoire. Quand, après le dessèchement des lésions élémentaires, la desquamation commence, celle-ci marche d'une façon ininterrompue vers la guérison : la desquamation finie, le mal est guéri.

Rien de semblable dans l'eczéma où catarrhe sec et catarrhe humide procèdent par poussées successives ininterrompues. Cette remarque

suffirait à elle seule pour indiquer que dans l'eczéma il existe quelque
chose de spécial présidant au processus anatomo-pathologique que nous
avons décrit, cause spéciale dont la nature intime nous échappe.

Dans certains cas, les fissures, les gerçures, dont nous avons parlé,
deviennent plus profondes, divisent l'épiderme dans toute son épaisseur
pour atteindre le sommet des papilles qu'elles dénudent en un point limité,
déterminant ainsi un léger suintement sanguinolent avec douleurs parfois très vives. Ce fait s'observe surtout au niveau des surfaces de flexion.

Lorsque le catarrhe sec l'emporte sur le catarrhe humide, la desquamation est presque uniquement composée de cellules épidermiques altérées. D'ordinaire, les cellules cornées altérées et comprimées se trouvent
englobées dans un liquide amorphe renfermant en général des masses
fibrineuses coagulées et quelques rares cellules lymphatiques, car il est
curieux de constater que l'exsudation eczémateuse est riche en fibrine,
mais pauvre en leucocytes. D'une façon générale, l'eczéma suppure peu,
malgré l'inflammation prononcée du derme.

Les nerfs cutanés ne sont pas en général atteints dans l'eczéma aigu,
comme l'un de nous l'a démontré en 1881 (1). Cependant, ainsi que l'a
écrit Colomiatti (2), dont l'un de nous a pu ultérieurement vérifier les
recherches (3), il existe certaines variétés d'eczéma où l'on observe des
lésions indéniables au niveau des nerfs périphériques. Ces faits certains
suffiraient à eux seuls pour démontrer l'existence de dermatoneuroses
eczémateuses *cum materia* (4).

Les lésions des glandes de la peau sont assez variables dans l'eczéma
aigu. Le plus souvent il existe une infiltration assez abondante de cellules
rondes autour des follicules pilo-sébacés. On constate souvent une prolifération de l'épithélium des follicules pileux, surtout dans les parties
supérieures. L'épithélium des glandes sébacées prolifère surtout dans les
parties supérieures de ces glandes, et l'on constate fréquemment, au niveau
des parties supérieures des glandes sébacées, une infiltration abondante
de noyaux. Lorsque l'eczéma se localise surtout au niveau des follicules
pilo-sébacés, ceux-ci s'entourent de très nombreuses cellules lymphati-

(1) H. Leloir, *Recherches cliniques et anatomo-pathologiques sur les affections cutanées
d'origine nerveuse.* Paris, 1881.

(2) Colomiatti, *Giornale italiano delle malattie veneree et della pelle*, 1879.

(3) H. Leloir, Article TROPHONÉVROSE du *Dictionnaire de médecine et chirurgie pratiques.*

(4) H. Leloir, *Ibid.*, — et *Des affections cutanées d'origine spinale consécutives à des
lésions nerveuses périphériques* (Annales de dermatologie, 1887). — *Les Dermatoneuroses*
(Journal des maladies cutanées et syphilitiques, 1890).

ques. Il se produit ici une véritable périfolliculite. Les follicules pileux perdent leur revêtement épidermique en différents points et le pus de la péri-folliculite envahit le centre du follicule.

Ce sont là les lésions de l'*eczema folliculorum* arrivé à la période suppurative. Souvent cet eczéma folliculorum, comme nous l'avons vu plus haut, se borne à de simples phénomènes d'hyperhémie œdémateuse dans le derme qui entoure le follicule, avec altération de l'épiderme et exsudation pouvant se faire par le follicule altéré.

Lorsque l'eczéma folliculorum devient chronique, comme nous le verrons plus loin, il se produit autour des follicules des sortes de noyaux d'œdème demi-dur, accompagnés d'une inflammation plus ou moins intense du derme. On conçoit très bien que, lorsque les altérations eczémateuses siégeant au niveau des follicules pilo-sébacés sont prononcées, il en résulte une altération des follicules pileux pouvant amener la chute temporaire des poils. Dans certains cas, les cellules de quelques follicules pileux dégénèrent au point de former des globes épidermiques, lorsque l'inflammation des follicules n'est pas assez intense pour aboutir à la suppuration. De même que nous le verrons tout à l'heure pour les ongles, il semble que les annexes de l'épiderme tendent, sous l'influence de l'irritation eczémateuse, à revenir à un type plus simple, celui de la cellule épidermique. Elles obéissent en cela à cette loi de pathologie générale si bien mise en lumière par Cornil et Ranvier, d'après laquelle les éléments cellulaires enflammés retournent à l'état embryonnaire avant de subir une dégénérescence plus accusée.

La chute des poils ne devient permanente que lorsque les follicules sont profondément altérés, l'eczéma devenant chronique. Quant aux glandes sébacées, leur altération s'accompagne parfois d'un certain degré d'hypersécrétion; cet état séborrhéique s'observe surtout à la face.

Les conduits des glandes sudoripares sont assez fréquemment altérés. Leurs cellules sont troubles, gonflées, désagrégées, et constituent parfois des masses obstruant la cavité du conduit glandulaire. Ceci explique peut-être pourquoi la sudation disparaît fréquemment au niveau des placards eczémateux. Il n'existe pas en général d'altération notable au niveau des glomérules des glandes sudoripares, sauf parfois une légère dilatation de leurs anses supérieures et une très légère infiltration de leucocytes dans le derme ambiant.

Si les lésions des tissus mous de l'épiderme entourant les ongles sont d'observation assez fréquente dans le cours de l'eczéma aigu, il n'en est pas tout à fait de même des lésions de l'ongle lui-même; car l'hyperhémie œdémateuse et les altérations de l'épiderme s'observent rarement au niveau de la matrice de l'ongle dans l'eczéma aigu. Aussi peut-on dire d'une façon générale que les lésions de l'ongle proprement dit sont d'un pronostic fâcheux dans le cas d'eczéma des mains et des pieds et indiquent d'ordinaire un eczéma plus profond, plus tenace, plus permanent, l'eczéma chronique en un mot.

Toutefois les lésions des ongles peuvent s'observer dans le cours de l'eczéma aigu. L'on constate dans ces cas, ainsi que Suchard (1), l'a bien démontré pour d'autres affections cutanées, qu'il se produit du côté du derme unguéal des papilles lesquelles n'existent pas à l'état normal. D'autre part, l'on voit dans ces cas les cellules de la matrice et du lit de l'ongle renfermer de l'éléidine au lieu de substance onychogène. Le processus de kératinisation unguéale se trouve ainsi remplacé par celui de la kératinisation épidermique.

Ainsi se produisent les cellules d'épiderme corné qui décollent l'ongle. Lorsque la lésion est plus avancée, l'on voit même à son tour la kératinisation épidermique se supprimer comme nous l'avons constaté plusieurs fois, et l'ongle ne plus être représenté que par une surface couverte de squames épidermiques, par une couche épidermique dont les cellules présentent un noyau et un protoplasme colorables par le carmin.

L'eczéma aigu peut se terminer de deux façons : ou bien les lésions que nous avons décrites persistent à un degré plus ou moins accentué, se reproduisant parfois par poussées successives, et l'eczéma aigu passe à l'état d'eczéma chronique que nous allons étudier.

Ou bien, au bout d'un temps plus ou moins long, la guérison survient, la congestion vasculaire diminue de plus en plus ainsi que la diapédèse séreuse et globulaire. La couche granuleuse se reforme progressivement, l'éléidine reparaît, l'œdème des couches cornées inférieures s'évanouit, les cellules cornées reprennent peu à peu leur aspect normal, ainsi d'ailleurs que toutes les cellules de l'épiderme en général, la kératinisation normale se rétablit.

Souvent l'on constate longtemps encore après la guérison de l'eczéma, une coloration rougeâtre ou violacée de la peau due à une dilatation pathologique des vaisseaux sanguins de la région. Cette dilatation est d'ailleurs de durée relativement courte, car elle ne dépend pas d'altérations vasculaires notables, contrairement à ce que nous verrons tout à l'heure pour l'eczéma chronique où cette teinte violacée provient d'un état véritablement variqueux des capillaires sanguins.

(1) Suchard, *Des modifications des cellules et du lit de l'ongle dans quelques cas pathologiques*, in *Archives de physiologi*, 1882, n° 7.

L'on ne sait absolument rien sur les altérations du système nerveux central, des viscères et du sang dans l'eczéma aigu.

II. — ECZÉMA CHRONIQUE.

L'eczéma peut-il être chronique d'emblée? nous n'oserions pas l'affirmer. Presque toujours des poussées aiguës, successives ou récidivantes, l'ont fait succéder à un eczéma aigu; aussi nous comprenons très bien que Radcliffe Crocker puisse admettre que l'eczéma chronique est toujours précédé par l'eczéma aigu.

L'eczéma le plus invétéré est sujet à des exacerbations plus ou moins fréquentes, pendant lesquelles on voit se produire des manifestations aiguës telles que : congestion œdémateuse, éruption de vésicules, exhalation séreuse ou séro-purulente, etc., soit sur une partie de la surface chroniquement enflammée, soit sur sa totalité, soit encore dans d'autres régions plus ou moins éloignées et jusque-là indemnes.

Sur une même région, sur une même plaque eczémateuse, il n'est pas rare de voir simultanément la congestion œdémateuse, les vésicules, le suintement séreux ou séro-purulent, les croûtes, tous les degrés de la desquamation, c'est-à-dire la réunion de la plupart des lésions de cette dermatose sur le polymorphisme de laquelle E. Wilson (1) insistait avec tant de raison.

Tantôt un liquide séreux ou séro-purulent suinte abondamment sur une surface rouge, tuméfiée, mollasse, conservant l'empreinte des linges dont elle était enveloppée, piquetée de rouge, et sur d'autres points superficiellement excoriée. (*Eczema ichorosum* d'Erasmus Wilson, *eczema madidans* de F. Hebra.)

Après avoir duré pendant quelques jours, l'état aigu commence à s'apaiser, l'inflammation diminue, la surface devient moins humide ; un nouvel épiderme se forme et semblerait annoncer une guérison prochaine. Presque toujours cet épiderme lisse, mince comme une couche de vernis, n'est pas viable et il est bientôt soulevé en quelques points par un liquide séro-purulent formant comme des nappes jaunâtres sous la couche épidermique.

L'épiderme définitif ne se forme que lorsque l'inflammation œdémateuse du derme et de l'hypoderme a cessé, lorsque la rougeur et la tuméfaction ont disparu et encore, dans bien des cas, s'écoule-t-il un certain temps avant que l'épiderme ait repris ses caractères complètement normaux.

Si la dermite est moins profonde, il y a une formation successive de

(1) Erasmus Wilson, *Lectures on dermatology*, 1871-73, p. 9.

squames, de lamelles épidermiques, dont la desquamation se renouvelle incessamment (*Eczéma squameux, eczéma psoriasiforme*).

D'autres fois l'eczéma est sec ; au lieu d'être larges, molles, et plus ou moins humides, comme celles qui succèdent à l'eczéma ichoreux, les squames sont sèches, adhérentes et, en se détachant, laissent à découvert un tégument rougeâtre, rugueux, un peu épaissi, mais cependant modérément enflammé. Dans ces formes sèches, on voit tantôt la peau d'un rouge vif, luisante, sans aucune espèce de suintement, parfois fendillée en divers sens, en craquelures (*eczéma fendillé* de Devergie, *eczéma craquelé*); tantôt elle est recouverte de lamelles épidermiques superposées, parfois assez étendues, dont la desquamation se renouvelle incessamment (*eczéma lamelleux* de l'un de nous (1) ; tantôt encore la peau est à peine épaissie, sa surface est blanche, comme farineuse, et la desquamation se fait par squamules furfuracées (*eczéma pityriasique*). Nous retrouverons ce mode de desquamation pityriasique dans les symptômes de l'eczéma séborrhéique.

Dans certaines régions dont l'épiderme est naturellement épais, comme à la paume de la main et à la région plantaire, ou dans celles dont la peau est soumise à des tiraillements, comme aux doigts, aux orteils et dans les plis de flexion, au pourtour des orifices naturels et surtout aux commissures, il se produit des excoriations et des fissures. Quand elles sont nombreuses, dans l'eczéma orbiculaire des lèvres et dans celui du pourtour de l'anus, ces fissures prennent une disposition rayonnée. Ces lésions secondaires sont facilement enflammées par les substances irritantes avec lesquelles elles peuvent se trouver en contact, et cette inflammation tend à susciter de nouvelles poussées aiguës et à entretenir l'eczéma à l'état chronique.

L'eczéma chronique, surtout dans ses formes sèches, est accompagné de vives démangeaisons, de prurit, de cuisson, de picotements dont l'acuité redouble au moment des poussées éruptives. Dans certaines régions, au pourtour de la vulve, sur le scrotum, sur la région du périnée, sur celle de l'anus, sur les régions antérieures et supérieures des cuisses, ces symptômes douloureux ont parfois une intensité intolérable. Ces démangeaisons se font sentir à toute heure de jour ou de nuit, différentes en cela de celles de la gale et du lichen, dont l'intensité redouble pendant la nuit. Le grattage auquel les eczémateux ne peuvent résister est une cause d'aggravation de l'eczéma et exaspère le prurit.

Les eczémas les plus humides, ceux qui fournissent une abondante

____

(1) E. Vidal, *Leçons sur l'eczéma*, in *Gazette des hôpitaux*, janvier 1880, p. 67.

exhalation séro-purulente, ceux des sujets lymphatiques causent, en général, moins de prurit que les eczémas secs. Abstraction faite des poussées aiguës qui réveillent souvent de vives douleurs, on pourrait presque dire que plus un eczéma chronique est humide moins il est douloureux.

Au moment des poussées aiguës, il y a exacerbation des phénomènes douloureux et élévation de la température locale au niveau de l'eczéma.

Aubert (1) a constaté l'absence de la transpiration sur les plaques eczémateuses.

Chez les enfants et chez les sujets lymphatiques il n'est pas rare d'observer l'*eczéma impétigineux*. Cette forme est caractérisée au début par une inflammation souvent très vive, avec tuméfaction localisée aux parties du tégument qui sont atteintes par l'éruption. La rougeur est intense, piquetée de points plus foncés. Les vésicules très nombreuses, agglomérées, confluentes, souvent réunies, se remplissent promptement d'un liquide séro-purulent et ne tardent pas à fournir un suintement assez abondant ; en se desséchant à l'air, il s'épaissit, se concrète et concourt à former des croûtes, ou des squames molles, jaunâtres, parfois assez larges et comme feuilletées.

Cet eczéma impétigineux peut ne durer que deux, trois ou quatre septénaires. Le plus habituellement il passe à l'état chronique et persiste pendant plusieurs mois.

Bien que les vésicules de la forme impétigineuses soient généralement plus grosses que celles des autres éruptions eczémateuses, elles n'atteignent pas le volume des plus petites vésico-pustules de l'impétigo (Voy. Impetigo). Ces dernières notablement plus volumineuses ont une base plus large, sont plus discrètes, pour la plupart plus isolées et n'occupent pas des espaces aussi étendus que l'eczéma impétigineux. Les bords de l'éruption eczémateuse sont moins nettement limités ; on y voit des petites vésicules ou des petites croûtes et des petites squames, indiquant la trace de ces vésicules, formant comme une zone de transition entre le placard d'eczéma et la peau saine.

En général les croûtes d'un jaune grisâtre de l'eczéma impétigineux sont minces, larges, tandis que les croûtes qui succèdent aux vésico-pustules d'impétigo sont épaisses, inégales, rugueuses, souvent granulées, franchement jaunes, d'une couleur qu'on a comparée à celle du miel desséché.

L'eczéma impétigineux s'étend sur de larges surfaces et il n'est pas rare de voir sur de jeunes enfants le cuir chevelu, en partie ou en totalité, la face, le cou, le tronc, les membres envahis par cette forme d'eczéma qui a de la tendance à se généraliser.

(1) Aubert (de Lyon), *Des modifications subies par la sueur dans les maladies de la peau*, in *Annales de dermatologie et de syphiligraphie*, 1877, p. 359.

Moins prurigineux que les autres formes de l'eczéma, il peut cependant être la cause de vives douleurs, quand il produit des croûtes épaisses recouvrant sur une grande étendue des surfaces suintantes, facilement mises à vif quand les croûtes viennent à être détachées par les mouvements. Il n'est pas rare, dans ces cas, de voir des enfants chez lesquels la souffrance empêche le sommeil et fait de l'eczéma impétigineux une cause d'épuisement pouvant devenir dangereuse.

L'eczéma impétigineux est-il une forme simple de l'eczéma ou une forme mixte, hybride, un eczéma composé, comme le disait Devergie, ou un eczéma inoculé par l'impétigo, comme le pensent l'un de nous (1) et W. Dubreuilh (2)? C'est une question que nous discuterons à propos de l'impétigo (Voy. IMPÉTIGO).

L'eczéma chronique comme l'eczéma aigu, mais plus encore que ce dernier, est souvent symétrique. Tantôt les points symétriques sont atteints simultanément, tantôt successivement; il est rare que l'éruption soit au même degré d'intensité des deux côtés à la fois. Cette symétrie s'observe surtout quand l'éruption a de la tendance à se généraliser. Bazin (3) en faisait un des caractère de son eczéma arthritique. Cette localisation symétrique est de règle dans les eczémas d'origine nerveuse (Voy. DERMATONEUROSES), tel l'eczéma provoqué par le travail de dentition qui envahit symétriquement les joues, le front et presque toujours, en même temps, les deux mains et les poignets. Cet *eczéma de dentition* cesse après la sortie des dents et reparaît à l'occasion d'une nouvelle crise de dentition.

Variétés suivant le siège. — Au point de vue du diagnostic différentiel, du pronostic et du traitement, il est important d'étudier l'eczéma suivant les différents sièges qu'il peut occuper. Au point de vue de la symptomatologie il y a beaucoup moins de différences, et pour la plupart des localisations nous aurions à répéter les descriptions que nous avons faites. Cependant l'eczéma des régions pileuses, l'eczéma des ongles et l'eczéma des muqueuses ont des caractères assez différents et assez particuliers pour mériter une description plus spéciale.

Eczéma de la barbe, du cuir chevelu et des autres régions pileuses. — Quand l'eczéma aigu envahit la région de la barbe, il ne détermine

(1) H. Leloir, *Cliniques de l'hôpital Saint-Sauveur*, 1885 et *Journal des maladies cutanées et syphilitiques*, 1891. — *Des affections cutanées pures ou hybrides déterminées par l'inoculation des agents de suppuration*, in la *Médecine moderne*, 19 février 1891, p. 136.

(2) William Dubreuilh, *De la nature de l'impétigo et de l'eczéma impétigineux*, in *Annales de dermatologie et de syphiligraphie*, 1890, p. 289.

(3) Bazin, *Leçons théoriques et pratiques sur les affections cutanées de nature arthritique et dartreuse*, 2ᵉ éd., 1868, p. 361.

qu'exceptionnellement quelques folliculites ; il en est de même pour le cuir chevelu et les autres régions pileuses.

Ces folliculites sont, au contraire, fréquentes dans l'eczéma chronique, principalement dans ses formes humides et surtout chez les sujets lymphatiques. Lorsqu'une rougeur intense et la tuméfaction indiquent que le derme est profondément enflammé, les follicules sébacés peuvent être atteints, en plus ou moins grand nombre. Cette inflammation périfolliculaire arrivant à suppuration produit une petite pustule jaunâtre, acuminée, traversée à son centre par le poil, une véritable périfolliculite suppurée : c'est l'*eczéma pilaire* d'un certain nombre d'auteurs. Le poil a perdu son adhérence à la papille ; c'est un poil mort, qui se détache à la moindre traction, en entraînant un peu de liquide purulent autour de sa gaine épidermique.

Ce n'est pas seulement dans cette forme d'eczéma humide, à poussées inflammatoires très intenses, qu'on voit se produire ces folliculites, on les observe encore dans d'autres formes d'eczéma chronique, même à la période squameuse, lorsque le derme est épaissi et induré. Le menton, la région sus-hyoïdienne et surtout les joues, souvent symétriquement vers les angles de la machoire, sont les régions les plus fréquemment atteintes.

La région de la barbe est relativement plus prédisposée à ces folliculites ; cependant elles ne sont pas rares dans l'eczéma des aisselles, de la région pubienne, autour de l'anus, sur la région fessière, etc.

Ces folliculites avec leurs exacerbations peuvent provoquer des récidives de l'eczéma. Il s'établit ainsi un cercle vicieux pathologique : l'eczéma amène la périfolliculite qui, à son tour, peut étendre ou raviver la dermite eczémateuse. C'est ce qu'il est facile de constater dans la dermatose chronique de la région moyenne de la lèvre supérieure, désignée par les uns sous le nom d'*eczéma sycosiforme*, et par les autres sous celui d'impétigo sycosiforme. L'eczéma de la muqueuse nasale, ou l'impétigo de l'orifice des narines peut, soit en enflammant le derme par propagation, soit en l'irritant par le contact d'un mucus nasal altéré dans sa sécrétion, être le point de départ de ces folliculites. Le plus communément l'affection commence par les follicules pileux et ne tarde pas à former une folliculite agminée (Voy. Folliculites).

Eczéma des ongles. — Les ongles peuvent être intéressés dans le processus eczémateux de deux façons : 1° par l'extension de l'eczéma, en poussée aiguë jusqu'à la racine de l'ongle et jusqu'au derme sous-unguéal, lequel peut être envahi également par l'extrémité libre de l'ongle ; 2° par les troubles apportés à la nutrition de l'ongle par l'eczéma chronique, même pendant sa période squameuse.

1° Quand l'eczéma, dans une de ses poussées aiguës, arrive jusqu'à un ongle ou débute à sa périphérie, le derme péri-unguéal devient rouge, gonflé et douloureux. L'ongle est sensible à la pression et paraît comme soulevé. Le malade éprouve souvent, au bout du doigt, outre la cuisson et le prurit, une sensation pénible de constriction, dans le genre de celle que produirait un doigtier de caoutchouc trop serré. La tuméfaction œdémato-inflammatoire du derme péri-unguéal s'accompagne d'un suintement purulent que la moindre pression rend plus apparent (*Eczéma péri-onyxique*). L'ongle devient terne, d'un blanc opaque ; quelquefois brunâtre ou noirâtre vers sa racine, s'il s'est fait une petite hémorrhagie sous-unguéale.

Ce n'est qu'exceptionnellement ou quand l'eczéma se complique d'une tourniole que l'ongle se soulève et se détache. Il en est parfois de même dans l'*Eczéma tourniolique* de Leloir.

2° Dans les formes sèches de l'eczéma chronique, même dans celles qui persistent pendant plusieurs années à la période squameuse, sans poussées aiguës, l'ongle peut subir diverses altérations. Il peut être aminci ou épaissi et déformé; souvent son bord libre est soulevé par un amas d'épiderme en desquamation.

Bazin pensait que l'ongle était strié ou cannelé dans le sens de sa longueur sous l'influence de l'eczéma, tandis que dans le psoriasis il était strié en travers. Malheureusement, ces deux modes de déformation pouvant se produire sur les ongles d'eczémateux, on ne peut se servir de ce signe, non plus que de l'état piqueté par petites érosions de la surface unguéale si fréquent chez ces malades, pour aider au diagnostic différentiel.

Eczéma des muqueuses. — L'eczéma peut se propager de la peau aux membranes muqueuses ou les atteindre primitivement. C'est ainsi que l'eczéma de la muqueuse nasale n'est pas très rare. A l'état chronique il peut être la cause d'une congestion habituelle de la peau du nez, qu'on ne parviendra à faire cesser qu'après avoir guéri la muqueuse des narines.

L'eczéma des paupières se propage souvent à la conjonctive (*Eczéma conjonctival*).

Dans l'eczéma des lèvres, le bord libre est toujours plus ou moins atteint ainsi que les commissures, mais la muqueuse voisine n'est envahie que dans un espace très rapproché. Bien qu'il soit rare, l'eczéma primitif de la muqueuse buccale peut se produire à l'état aigu, même à l'état vésiculeux, et l'un de nous (1) a observé un très bel exemple d'eczéma de la voûte palatine à la période vésiculeuse.

L'eczéma de la vulve s'accompagne d'une cuisson vive, d'un prurit sou-

(1) E. Vidal, *Leçons sur l'eczéma*, in *Gazette des hôpitaux*, 22 janvier 1880, et *Annales de dermatologie et de syphiligraphie*, 1880, p. 289.

vent intolérable, d'une rougeur intense, d'une tuméfaction des grandes et des petites lèvres et d'une sécrétion leucorrhéique. Cet écoulement est d'autant plus abondant que l'éruption a pénétré plus profondément dans le vagin, d'où il peut envahir jusqu'au col utérin. Extérieurement il s'étend vers le pli inguinal et la région supérieure des cuisses. D'autres fois c'est l'eczéma de ces régions qui s'est propagé vers la vulve.

Chez les femmes diabétiques les dermites artificielles provoquées dans ces régions par le contact de l'urine sont relativement très fréquentes et sont généralement confondues avec l'eczéma. Elles en sont, il est vrai, souvent le point de départ chez des sujets disposés aux éruptions eczémateuses.

Il est fréquent chez les sujets lymphatiques de voir l'eczéma se compliquer d'adénites. La tuméfaction des ganglions est constante dans l'eczéma impétigineux et aussi dans l'eczéma séborrhéique, à forme humide, des jeunes enfants. L'engorgement ganglionnaire diminue graduellement, mais lentement, à mesure que l'eczéma avance vers la guérison. Il est assez rare de voir ces adénites arriver à suppuration pendant le cours de l'eczéma. L'inflammation des troncs lymphatiques et la lymphangite réticulaire ne sont pas très rares chez les individus épuisés, chez les lymphatiques et surtout chez les alcooliques.

Les petits abcès qui surviennent dans les régions axillaires, inguinales, etc., comme complication assez fréquente, sont presque toujours formés aux dépens des glandes sudoripares souvent envahies par l'inflammation (adénites sudoripares).

Des éruptions furonculeuses se montrent assez fréquemment vers la fin de l'eczéma, et l'un de nous (E. Vidal) les regarde comme un signe annonçant la guérison ou la rémission prochaine de l'éruption eczémateuse.

On voit aussi chez quelques sujets, et plus particulièrement chez d'anciens goutteux, survenir des bulles pemphigoïdes dont les poussées peuvent coïncider avec l'eczéma ou lui survivre pendant plusieurs semaines.

L'eczéma ouvrant la peau à toutes les inoculations, on comprend que les complications d'impétigo, d'ecthyma, etc., ne soient pas rares.

Sur les jambes variqueuses, l'eczéma peut être le prélude d'un ulcère.

Nous ne regardons pas comme une complication, mais comme une terminaison, la dermatite maligne chronique exfoliante (herpétide exfoliatrice de Bazin) en laquelle peut se transformer progressivement un ancien eczéma.

L'eczéma chronique s'accompagne toujours d'une dermite plus ou moins profonde dont la résolution doit être obtenue pour arriver à une guérison durable.

Dans certains cas l'œdème qui accompagne les poussées inflammatoires peut-être assez considérable vers les extrémités, aux mains et surtout aux jambes. Cet œdème tend à perpétuer l'eczéma et on n'obtiendra une amélioration de l'éruption, qu'en diminuant l'œdème par la position du membre et par la compression d'un bandage roulé.

Tantôt, et c'est un cas plus fréquent que l'œdème volumineux, la peau est épaissie et indurée. Cette induration occupe souvent une grande partie de la jambe, quand les veines sont variqueuses, et cette prédisposition est d'autant plus marquée que les varices sont plus anciennes. Cette pachydermie peut, dans quelques cas rester superficielle, atteindre surtout la couche papillaire et produire une hypertrophie des papilles (*Eczéma papillomateux, eczéma verruqueux*). C'est un processus hyperkératosique plutôt qu'une complication.

Quand la peau envahie par l'eczéma a été à plusieurs reprises le siège de poussées lymphangitiques, quand l'œdème passe à l'état chronique, — et c'est surtout le cas pour les membres inférieurs à veines variqueuses — il se produit une hypertrophie des tissus tégumentaires et profonds qui peut devenir énorme (*Eczéma spargosiforme*). Cette pachydermie, qui était considérée autrefois comme une des variétés de l'éléphantiasis des Arabes et désignée sous le nom d'*Elephantiasis nostras*, est une lésion secondaire à l'eczéma ; elle est souvent compliqué d'ulcères chroniques.

L'eczéma atteint plus souvent les hommes que les femmes.

De quelque façon qu'on interprète l'influence de l'hérédité, elle nous paraît incontestable et l'eczéma est très fréquent chez les héritiers d'ascendants eczémateux.

L'enfant et le vieillard sont atteints plus fréquemment que l'adulte. C'est surtout pendant le travail de dentition que l'enfant est prédisposé à cette dermatose, soit qu'elle soit d'origine nerveuse (Voy. Dermatoneuroses), soit qu'elle se produise sous forme d'eczéma séborrhéique.

La ménopause est une des conditions physiologiques qui prédisposent le plus à l'eczéma.

La relation de cette dermatose avec les états pathologiques antérieurs est indéniable, mais l'étude en est des plus complexes et appartient à l'étiologie. Ne pouvant lui donner ici tous les développements nécessaires, nous nous bornons à une indication sommaire.

Les sujets débilités, les anémiques, les chlorotiques sont prédisposés à l'eczéma et c'est avec raison qu'E. Wilson fait remarquer que chez ces sujets l'affection est plus fréquente et plus rebelle.

Le lymphatisme, constitue une prédisposition des plus marquées aux formes humides de l'eczéma. Les troubles et les lésions du système nerveux central et périphérique (Voy. DERMATONEUROSES), les lésions rénales, les altérations de la sécrétion urinaire, albuminurie, azoturie, glycosurie, sont des causes fréquentes d'eczéma. En poursuivant l'étude ébauchée par Gigot-Suard (1) reprise par Quinquaud (2) et sur laquelle les belles recherches de Bouchard (3) en nous révélant le rôle des produits toxiques élaborés par l'organisme, viennent de projeter une si vive lumière, on arrivera à déterminer scientifiquement le mode d'action pathogénique d'états constitutionnels tels que la goutte et ce que l'on désigne sous le nom d'arthritisme, dont l'influence étiologique dans la production de l'eczéma est généralement admise par les dermatologistes français.

Dans le cours des maladies fébriles et plus particulièrement quand il y a complication de congestions viscérales, on voit l'eczéma pâlir, prendre une teinte violacée, livide, s'affaisser et tendre rapidement à disparaître. Dans les formes humides, le suintement séreux ou séro-purulent diminue presque soudainement, se tarit et il n'est pas rare de voir la surface eczémateuse devenir sèche en quelques heures. Cet état, qui dans les anciennes théories humorales, était regardé comme une métastase, se prolonge pendant toute la durée de la période fébrile de la maladie. Ce n'est que lorsque les fonctions se rétablissent, pendant la convalescence, que l'eczéma jusque-là sec et squameux, en apparence presque guéri, se réveille et tend à reprendre les caractères qu'il avait avant la maladie intercurrente. Sa réapparition peut être regardée comme un signe de convalescence.

L'alternance de l'eczéma avec des douleurs rhumatismales, avec le catarrhe bronchique, avec les névralgies, avec diverses manifestations névrosiques, n'est pas rare. C'est un fait clinique indéniable, dont nous avons vu maints exemples et qui, dans l'état actuel de la science, ne nous semble pas pouvoir être complétement expliqué.

Anatomie pathologique (Voir planche XI)(4). — L'eczéma chronique est tantôt le reliquat de l'eczéma aigu qui se prolonge en durée soit d'une façon continue, soit d'une façon successive. Tantôt il débute avec des phénomènes moins intenses, mais plus persistants. Quoi qu'il en soit,

(1) Gigot-Suard. *Traité de l'herpétisme.* Paris, 1870.

(2) Quinquaud, *Note sur les affections cutanées d'origine rénale* in *Tribune médicale*, 1880, p. 295.

(3) Bouchard, *Comptes rendus de l'Académie des sciences*, 1888, et *Archives de physiologie*, 1889, p. 638.

(4) H. Leloir, *Anatomie pathologique de l'eczéma*, in *Annales de dermatologie*, juin 1890.

l'on conçoit très bien que, à la longue, l'hyperhémie œdémateuse finît par aboutir, dans l'eczéma chronique, à un certain degré d'œdème dur, à l'épaississement et à l'induration de la peau. L'épaississement et l'induration de la peau constituent l'un des caractères les plus importants de l'eczéma chronique et l'on pourrait dire que si, dans l'eczéma aigu, le catarrhe (sec et humide) constitue le caractère majeur de l'affection, dans l'eczéma chronique l'épaississement et l'induration de la peau constituent le signe principal de cette variété d'affection eczémateuse.

Les lésions du derme sont toujours très accentuées et très nettes dans l'eczéma chronique. Elles sont caractérisées d'une façon générale, d'une part, par l'allongement hypertrophique, parfois considérable, des papilles et d'autre part par l'épaississement du derme qui présente à un degré plus ou moins accentué et à une profondeur plus ou moins grande, les lésions de la dermite subaiguë ou chronique.

Les papilles du derme sont très allongées, hypertrophiées, souvent renflées en massue. Leur extrémité supérieure se rapproche sensiblement de la couche cornée dont elle n'est séparée que par un nombre relativement petit de couches de cellules épithéliales malpighiennes (8, 6 et même 4); or l'on sait que le corps de Malpighi comprend en général, de l'extrémité des papilles à la couche cornée basale, un nombre bien plus considérable de cellules malpighiennes. Cet allongement notable des papilles produit, à lui seul, une sorte de bombement au niveau de la surface eczémateuse. Dans les cas d'eczéma chronique suintant des membres inférieurs, on voit souvent les papilles hypertrophiées apparaître à l'œil nu sous forme de points rouges.

L'on conçoit très bien que, lorsque cette hypertrophie papillaire s'exagère encore, l'eczéma prend à sa surface un aspect verruqueux, parfois assez prononcé. Les papilles renferment un grand nombre de cellules embryonnaires et il existe des signes évidents de prolifération des cellules fixes du tissu conjonctif à leur niveau. Les vaisseaux papillaires sont dilatés ; leur paroi, plus épaisse qu'à l'état normal, fait corps avec le tissu fibreux des papilles. La coupe longitudinale d'une papille présente souvent plusieurs sections longitudinales ou transversales des vaisseaux sanguins qui sont devenus variqueux. Cet état des vaisseaux des couches supérieures du derme persiste même souvent après la guérison de l'eczéma et rend compte de la teinte violacée que présentent si longtemps les régions cutanées qui ont été atteintes d'eczéma chronique. L'on constate souvent une dilatation plus ou moins prononcée des lacunes et des vaisseaux lymphatiques.

Le derme lui-même est épaissi ; il est infiltré d'une assez grande quantité de cellules rondes; mais celles-ci sont toujours plus abondantes au-tour des vaisseaux dilatés auxquels elles constituent de véritables manchons. Les cellules plates du tissu conjonctif sont gonflées; l'on observe au niveau d'un certain nombre d'entre elles, des signes certains de prolifération. Non seulement l'on constate qu'une grande quantité de globules blancs s'est répandue dans les mailles du derme et le long des vaisseaux sanguins, mais il existe de nombreux îlots de tissu embryonnaire en divers points, et une véritable prolifération du tissu conjonctif. Cette infiltration de cellules embryonnaires se rencontre aussi autour des follicules pilo-sébacés et même autour des glandes sudoripares.

Les vaisseaux lymphatiques, les espaces lacunaires lymphatiques du derme sont dilatés, largement béants. Dans certains cas, Neumann (1) les aurait trouvés dilatés sous forme d'ampoules; dans un cas de vieil eczéma de la grande lèvre, Peters et Klebs (2) ont observé des dilatations et des sinuosités des lymphatiques avec lymphorrhée.

Outre les infiltrations cellulaires, il existe parfois des amas plus ou moins gros de matière pigmentaire d'origine hépatique, expliquant en partie la teinte brune que garde si longtemps une peau atteinte d'eczéma chronique.

Les vaisseaux sanguins du derme sont dilatés; leurs parois sont souvent revenues à l'état embryonnaire, leur endothélium est parfois disjoint par places et tuméfié. Les vaisseaux sont entourés de manchons de cellules lymphatiques; ces lésions vasculaires sont surtout prononcées autour des glandes sébacées et sudoripares.

Dans certains cas, le derme finit à la longue par subir une sorte d'induration avec rétraction particulière du tégument, donnant à la peau un aspect spécial bien étudié par Riemer (3).

Dans ces cas, la peau prend un aspect tendu, comme si elle était entraînée par une transformation cicatricielle des tissus sous-jacents.

Lorsque cette altération d'apparence cicatricielle se produit au niveau des orifices (narine, bouche, paupières), elle donne à ces régions un aspect particulier; elle peut même, dans certains cas, lorsqu'elle siège au niveau de l'orifice palpébral, produire un certain degré d'ectropion ou d'entropion.

Nous n'avons pas trouvé au niveau du derme les altérations amyloïdes dont parle Hebra.

Le tissu conjonctif sous-cutané peut à son tour être envahi dans cer-

(1) Neumann, *Handbuch der Hautkrankheiten*.
(2) Peters et Klebs, *Prager Vierteljahrschrift*, CXXXV.
(3) Riemer, *Arch. für Heilkunde*, 1878.

tains vieux eczémas chroniques. Sur un grand nombre de points, les vésicules adipeuses reviennent à l'état embryonnaire. On voit de larges traînées de cellules rondes séparer les vésicules et les cellules propres de ces dernières, se multiplier dans l'intervalle compris entre la membrane anhyste et le globe graisseux central dont le volume diminue progressivement, comme l'a bien montré Renaut (de Lyon) (1). C'est ainsi que le tissu adipeux finit en quelque sorte par faire corps avec le derme ; il devient dur. Cette condensation du tissu adipeux s'ajoutant à la transformation du tissu propre du derme finit par donner à la peau une consistance ferme, dure, lardacée. La peau peut ainsi acquérir, au niveau de certains vieux eczémas chroniques, une épaisseur, une consistance et une adhérence considérables, lesquelles, jointes à l'aspect verruqueux résultant de l'hypertrophie papillaire, donnent au tégument ainsi affecté une apparence éléphantiasiforme. C'est là une des variétés de l'*elephantiasis nostras*.

Dans deux cas accentués d'eczéma éléphantiasiforme, nous avons pu constater (2), outre des dilatations considérables des vaisseaux lymphatiques du derme, s'étendant presque jusqu'au pli de l'aine, une dégénérescence fibreuse des ganglions lymphatiques inguinaux. Cette dilatation du système lymphatique, dans certains eczémas chroniques, rend compte peut-être (par suite de l'absorption plus facile des microbes pathogènes) des poussées lymphangitiques, érysipélatoïdes, qui se produisent assez fréquemment au niveau des membres inférieurs des sujets atteints de vieux eczémas, et qui viennent encore augmenter l'état éléphantiasiforme des membres atteints.

Après Colomiatti (3), nous avons pu constater (4) des lésions des nerfs cutanés au niveau de certains eczémas chroniques, ainsi que nous l'avions observé dans certains eczémas aigus.

Les glandes de la peau finissent toujours par présenter des altérations notables dans le cours de l'eczéma chronique. Les follicules pilo-sébacés sont altérées. Au début, l'on constate une atrophie plus ou moins considérable de ces éléments glandulaires avec dégénérescence granulo-graisseuse de leur contenu. Ces altérations des glandes sébacées expliquent en partie la rudesse au toucher que l'on éprouve en palpant une peau atteinte d'eczéma chronique. Plus tard, sous l'influence de la sclérose du tissu cellulaire, les glandes et les follicules pileux s'atrophient et peuvent

---

(1) Renaut, article Dermatoses du *Dictionnaire encyclopédique des sciences médic.*, p. 174.

(2) H. Leloir, *Clinique de l'hôpital Saint-Sauveur*, 1884.

(3) Colomiatti, *loc. cit.*

(4) H. Leloir. *loc. cit.*

même disparaître comme l'a montré Wedl (1). Neumann (2) aurait trouvé dans de vieux eczémas une hypertrophie des muscles lisses, des *arrectores pilorum*. Nous n'avons jamais constaté rien de semblable.

Les glandes sudoripares sont altérées. Leur conduit excréteur est parfois dilaté et rempli de cellules épidermiques comme l'a montré Riemer (3). Souvent au contraire leurs conduits excréteurs sont atrophiés, surtout dans leur extrémité supérieure et l'épithélium de ces conduits a presque totalement disparu. L'épithélium des glomérules est altéré, atrophié en partie. Les glomérules finissent même parfois par disparaître plus ou moins complètement. Cette altération des glandes sudoripares explique comment, au niveau des eczémas chroniques, la peau ne sue plus, ou sue beaucoup moins qu'à l'état normal, comme l'a montré Aubert (de Lyon) (4).

Nous n'avons pas à revenir ici sur les altérations des ongles dont nous avons expliqué plus haut la pathogénie. Dans certains cas, l'altération de la matrice de l'ongle est telle, qu'elle peut amener une modification profonde et permanente de celui-ci.

Les lésions épidermiques sont toujours caractérisées par l'hypertrophie considérable des prolongements épithéliaux interpapillaires, lesquels sont beaucoup plus allongés qu'à l'état normal, élargis et souvent ramifiés.

Les autres altérations de l'épiderme varient suivant l'aspect clinique de l'eczéma chronique. Lorsque l'eczéma chronique est constitué par une série de poussées aiguës, l'on peut observer du côté de l'épiderme des lésions analogues à celles que nous avons décrites à propos de l'eczéma aigu. Mais d'ordinaire, dans l'eczéma chronique non transformé par des poussées aiguës, l'on constate une tendance à la kératinisation (incomplète, il est vrai) au niveau de la surface eczémateuse, ou plus souvent en certains points de celle-ci.

Bien plus, surtout dans le cas d'eczéma des régions palmaires et plantaires, ou dans certaines variétés d'eczéma chronique des membres inférieurs, l'on constate une tendance à une hyperkératinisation, souvent notable en certains points, de la surface eczémateuse.

Au niveau des parties profondes du corps de Malpighi, dans certains eczémas chroniques, il existe parfois une pigmentation d'un jaune rou-

(1) Wedl, *Hautkrankheiten.*
(2) Neumann, *loc. cit.*
(3) Riemer, *Archiv für Heilkunde*, 1878.
(4) Aubert, *Des modifications subies par la sueur dans les maladies de la peau* (*Annales de dermatologie*, 1877-1878, p. 359).

geâtre, d'origine vraisemblablement hématique et rappelant les dépôts de matière pigmentaire que l'on trouve dans le derme. L'altération cavitaire, sauf dans les cas de poussée aiguë, est rare au niveau des cellules du corps de Malpighi. Il en est de même de l'hydropisie intercellulaire et de l'existence des cellules migratrices entre les cellules. Le protoplasme des cellules malpighiennes présente l'aspect fibrillaire. L'on constate des signes évidents de karyokinèse au niveau des cellules des prolongements épidermiques interpapillaires. Si le corps de Malpighi est hypertrophié au niveau de ses prolongements épidermiques interpapillaires, il n'en est pas de même dans le reste de son étendue où il n'est plus représenté que par huit, six et même parfois seulement quatre couches de cellules polyédriques. Aussi le sommet des papilles est-il peu éloigné de la couche cornée basale.

D'une façon générale, les cellules malpighiennes sont moins colorées par le picro-carmin qu'à l'état normal, à l'exception des cellules de la couche perpendiculaire et de la ou des couches immédiatement adjacentes à celles-ci. Il semblerait donc que dans l'eczéma chronique le corps de Malpighi ait repris de sa vitalité dans ses régions inférieures pour la perdre dans ses régions supérieures.

Nous avons vu que la couche granuleuse peut faire entièrement défaut. Dans ces cas il y a akératinisation complète et, comme dans l'eczéma chronique, l'exsudation séreuse est en général moins prononcée que dans l'eczéma aigu et paraît même parfois manquer totalement, l'on peut dire d'une façon générale que dans l'eczéma chronique vrai, le catarrhe sec l'emporte sur le catarrhe humide, contrairement à ce qui se passe dans l'eczéma aigu où le catarrhe humide est en général prédominant.

Il existe parfois une tendance généralisée à la formation d'une couche granuleuse mince atrophique et peu riche en éléidine. Il y a en quelque sorte ébauche de kératinisation. Aussi les squames présentent-elles dans ces cas une adhérence plus grande. Mais cette kératinisation ébauchée n'est pas suffisante pour empêcher la desquamation. Elle en modifie seulement un peu l'aspect.

Dans d'autres cas, la couche granuleuse manque totalement là où la desquamation est prononcée ou bien là où existent le suintement, des exulcérations, des croûtes avec ou sans formation de lésions élémentaires préexistantes. Mais, à côté de ces points dékératinisés complètement, alternant en quelque sorte avec ceux-ci, se trouvent des régions présentant une couche granuleuse très nette formée de trois à quatre couches de cellules granuleuses riches en éléidine; il y a donc dans ces cas mélange d'akératinisation et de kératinisation et même d'hyperkératinisation.

Ainsi se produisent parfois à la surface de certains eczémas chroniques avec kératinisation, des espèces de plaques constituées par une sorte de tissu corné épais, alternant avec des exulcérations et des points complètement dékératinisés.

Ce phénomène est surtout remarquable dans certaines variétés d'eczéma palmaire ou plantaire ou dans certaines variétés d'eczéma des membres inférieurs : ici l'on voit mélangés des territoires épidermiques totalement dépourvus d'une couche granuleuse, avec des territoires épidermiques renfermant une couche granuleuse hypertrophiée et riche en éléidine. Ainsi se produisent des sortes d'écailles, des carapaces cornées, séparées par des régions dékératinisées. On conçoit que ces régions dékératinisées constituent toujours des *loci minoris resistentiæ*, et qu'il doive se produire au niveau d'un épiderme si friable sus-jacent à un derme aussi altéré et entouré de plaques cornées résistantes, des fissures, des crevasses, des ulcérations plus ou moins profondes, saignantes et toujours très douloureuses, car elles pénètrent d'ordinaire jusqu'au sommet des papilles.

Mais, ainsi que l'un de nous le professe depuis longtemps dans sa clinique (1) et ainsi qu'il l'a montré pour une autre affection dans son mémoire sur la leucoplasie buccale (2), il arrive assez souvent que l'inflammation qui se produit fréquemment au niveau de ces crevasses, de ces ulcérations, retentisse sur l'épiderme ambiant hyperkératinisé et en amène la dékératinisation.

Après ces différentes remarques, nous terminerons en disant que l'hyperkératinisation, lorsqu'elle existe, est le propre de l'eczéma chronique. Lorsque l'on se trouve en présence d'un eczéma présentant des signes évidents d'hyperkératinisation, l'on peut affirmer que l'eczéma est chronique (3).

Nos connaissances sur l'histologie pathologique de l'eczéma des muqueuses sont trop incomplètes pour que nous abordions dans ce travail cette question qui ne nous intéresse d'ailleurs qu'indirectement.

L'eczéma joue parfois le rôle de porte d'entrée aux microbes pathogènes. C'est ainsi que j'ai rencontré à la surface de certains eczémas les

(1) H. Leloir, *Clinique de l'hôpital Saint-Sauveur*, 1884.

(2) H. Leloir, *Recherches sur l'anatomie pathologique et la nature de la leucoplasie buccale* (*Archives de physiologie*, 1887).

(3) H. Leloir, *Clinique de l'hôpital Saint-Sauveur*, 1884.

staphylococci et les streptococci de la suppuration (1) (2). Jusqu'ici le bacille de la tuberculose n'a pas encore été constaté d'une façon évidente à la surface des eczémas purs. Il paraît probable toutefois que, dans certains cas, l'eczéma doit jouer le rôle d'entrée au bacille de la tuberculose.

On peut expliquer probablement de cette façon l'origine de certains lupus consécutifs à des eczémas chroniques et localisés en particulier aux narines.

Unna aurait de la tendance à considérer certains eczémas comme déterminés par le bacille de la tuberculose. Si cette hypothèse se vérifiait (ce qui est loin d'être fait), on pourra toujours se demander comme je l'ai fait (3), si, dans les cas où l'on trouve des bacilles tuberculeux, sur une surface eczémateuse, l'on est réellement en présence d'un eczéma tuberculeux (Unna), ou, au contraire, si l'on n'est pas en présence d'un eczéma ensemencé par les bacilles de la tuberculose, d'un eczéma tuberculisé (H. Leloir).

III. — ECZÉMA SÉBORRHÉIQUE.

C'est en 1887, au neuvième congrès médical international, à Washington, qu'Unna décrivit pour la première fois l'eczéma séborrhéique. Il développa cette nouvelle conception dans plusieurs de ses publications (4), et en dernier lieu dans une communication très importante sur la nature et le traitement de l'eczéma, lue à Birmingham au meeting annuel de la *British Medical Association* (5).

Il affirme plus nettement l'hypothèse, déjà formulée dans ses publications antérieures, du rôle prépondérant du parasitisme dans la pathogénie

(1) « J'ai trouvé dans les phlyctènes de la variété d'eczéma que j'ai décrite dans mes cliniques (1885), sous le nom « d'eczéma tourniolique », un streptococcus très net et abondant et parfois le *staphylococcus pyogenes albus*. D'après mes recherches, ces micrococci, et en particulier, le streptococcus sembleraient jouer un rôle important, soit directement, soit indirectement, dans la production de cette variété d'eczéma en général phlycténulaire, centrifuge, serpigineuse, auto-inoculable, à laquelle je n'ai pu, dans la description que je vous en ai faite, assigner de meilleur nom que celui d'eczéma tourniolique. »

(2) H. Leloir, *Clinique de l'hôpital Saint-Sauveur*, 1885.

(3) H. Leloir, *Leçons sur le lymphatisme, la scrofulose, et la tuberculose étudiées au point de vue dermatologique (Bulletin médical*, 1888).

(4) P. G. Unna, *Das Seborrhoische Eczem*, in *Monatshefte f. praktische Dermatologie und Syphilis*, n° 18, Bd. VI, 1887, p. 827. *Analyse de Doyon*, in *Annales de dermatologie et de syphiligraphie*, 1888, p. 98. — *Sur l'histologie de l'eczéma séborrhéique*, in *Comptes rendus du Congrès international de dermatologie et de syphiligraphie*. Paris, 1889, p. 749.

(5) P. G. Unna, *On the nature and treatment of eczema*, in *The British Journal of Dermatology*, août 1890, p. 231.

de l'eczéma. Après avoir montré que le germe infectieux rendrait compte de tous les faits cliniques et avoir exposé les motifs qui devraient faire admettre la théorie parasitaire, Unna propose de considérer l'eczéma comme : « Un catarrhe parasitaire chronique de la peau avec desquamation, démangeaison, et la disposition à répondre à l'irritation par l'exsudation et par une inflammation bien prononcée. »

Le type auquel s'applique le plus particulièrement cette définition est l'eczéma séborrhéique qu'Unna compare au catarrhe des muqueuses.

La preuve bactériologique est encore à faire. Les recherches sont des plus difficiles, tant sont nombreux les parasites qu'on peut trouver à la surface de la peau, et les ingénieuses et persévérantes expériences d'Unna(1) sont encore loin d'avoir donné des résultats assez démonstratifs pour qu'on puisse dès maintenant admettre, sans conteste, cette théorie de l'eczéma séborrhéique.

Symptômes. — L'eczéma séborrhéique commence tantôt par une desquamation furfuracée, une sorte d'érythème pityriasique qui peut persister sous cette forme pendant plusieurs années ; tantôt il se développe comme un eczéma suintant, tantôt sous la forme squameuse. S'il devient vésiculeux, c'est ordinairement par l'exacerbation causée par une irritation externe.

On peut, avec Unna, admettre trois états du même processus.

Premier état. — C'est le cuir chevelu qui est le siège le plus habituel de l'eczéma séborrhéique ; c'est la région d'où il s'étendra plus tard sur d'autres points. Une desquamation furfuracée presque insensible, puis s'accusant de plus en plus, s'accompagnant à la longue de prurit, de chute des cheveux, peut persister pendant longtemps à cet état pityriasique. La desquamation devenant plus active, les squames peuvent rester blanches, modérément grasses, l'atrophie et la chute des cheveux font des progrès et graduellement se forment des places de calvitie plus ou moins étendues.

Deuxième état. — Les squames sont moins fines, plus abondantes, s'enlèvent en lamelles grasses, forment comme des croûtes grasses, épaisses, en d'autres points comme un enduit gras adhérent au cuir chevelu, y retenant collés les cheveux déjà détachés du follicule. En raclant, même légèrement, on enlève un magma graisseux, séborrhéique, contenant, avec un détritus épithélial abondant, un nombre plus ou moins considérable de cheveux, pouvant même laisser à nu des places chauves. La coloration des squames grasses et de cet enduit (une des formes de la séborrhée concrète des anciens auteurs) varie du grisâtre au jaunâtre ou au brun.

(1) P. G. Unna, *Die Züchtung der Oberhautpilze* in *Monatshefte f. prakt. Dermatologie*, 1888, n° 10, p. 465, traduit par Doyon (*Annales de dermatologie*, 1889, p. 897).

Cette deuxième forme est d'ordinaire plus caractérisée sur le vertex et la région occipitale, puis sur la région antérieure du crâne. L'eczéma tend à déborder le cuir chevelu et à s'étendre sur les régions voisines, sur le front, sur les tempes, à un ou deux centimètres au delà de la limite des cheveux. Le bord de l'éruption, contrairement à ce qu'on observe dans les eczémas de cause interne, est nettement tranché, presque toujours rouge, parfois même très rouge, enflammé, recouvert de squames jaunes, grasses, pouvant se rouler en pâte sous les doigts. L'odeur séborrhéique est ordinairement très prononcée.

Les démangeaisons sont assez habituelles ; elles s'accompagnent d'un certain degré de chaleur qui augmente sous l'influence des diverses causes occasionnelles et particulièrement sous celle des écarts de régime.

L'eczéma peut s'étendre consécutivement aux oreilles, puis de là au cou ; il peut envahir le nez et les joues et même la plus grande partie de la face.

Troisième état. — Les symptômes d'irritation sont plus caractérisés et l'eczéma devient humide. En général, c'est par la région temporale, par le voisinage de l'oreille que commencent le prurit, la rougeur, **une sen**sation de tension qui précèdent le suintement ; sous les croûtes grasses, la surface du tégument est luisante, humide, d'un rouge plus ou moins foncé.

Le suintement peut devenir assez abondant pour recouvrir une partie ou la presque totalité du cuir chevelu d'une couche huileuse, claire ou trouble et jaunâtre (*séborrhée huileuse*), quelquefois en si grande quantité qu'elle vient couler sur le front et dégoutter à terre, lorsque le malade baisse la tête en avant.

Après quelques jours soit spontanément soit sous l'influence du traitement la séborrhée huileuse diminue d'abondance, devient plus épaisse et se dessèche, en formant des croûtes jaunâtres, grasses qui se concrètent et se granulent dans les cheveux. A ces croûtes succède une desmaquation abondante formant une couche épaisse de squames furfuracées blanches, brillantes, ayant en masse un aspect rappelant celui de l'amiante. Les cheveux sont engainés et collés en masse jusqu'à une certaine hauteur de leur base : en les relevant on soulève une couche de produits de desquamation. Ce caractère est important à connaître pour distinguer cette desquamation psoriasiforme de celle du véritable psoriasis dont les squames sont traversées perpendiculairement par les cheveux, de telle sorte qu'en tirant ces derniers on ne soulève pas de plaques de desquamation.

Tandis que chez l'adulte, l'eczéma séborrhéique de la tête, après avoir atteint l'oreille, descend vers le cou et se manifeste souvent sur le dos, entre les épaules et sur la région sternale, chez l'enfant de premier âge, l'éruption s'étend plutôt sur le front et sur les joues.

L'eczéma séborrhéique de la région sternale et de la région dorsale interscapulaire vient, par ordre de fréquence, immédiatement après celui du cuir chevelu. Il atteint de préférence les hommes et surtout ceux dont la peau est souvent en sueur. La malpropreté et l'usage des gilets ou des chemises de flanelle en favorisent le développement.

La lésion paraît débuter par des groupes de follicules pilo-sébacés dont les orifices deviennent saillants, rougeâtres et squameux; puis la rougeur et la desquamation s'étendant, on voit de petites plaques arrondies ou ovales d'un à deux centimètres de diamètre. D'une coloration jaunâtre, chacun de ces disques est entouré d'un petit liséré rougeâtre, squameux ou croûteux. En s'étendant par ses bords, il se réunit aux disques voisins et les larges plaques qui peuvent se former ainsi, ont des contours polycycliques.

Cette forme a été regardée en France comme un eczéma circiné et marginé : c'est l'*eczéma marginé* de Hardy; celui que Bazin, tenant compte de ce que la lésion semblait débuter dans les follicules pilo-sébacés, avait dénommé l'*eczéma acnéique*; c'est le *lichen annulatus serpiginosus* d'Erasmus Wilson, dont Colcott Fox a voulu faire une dermatose spéciale.

E. Besnier(1) insiste avec raison sur le début par les follicules pilo-sébacés de cet *eczéma érythémateux à bordure incisée*, de nature parasitaire.

Sur la région dorsale, l'eczéma séborrhéique prend souvent les formes d'une plaque triangulaire dont la base est en haut, entre les épaules, et dont la pointe descend vers la région lombaire.

Dans la barbe, l'eczéma séborrhéique se manifeste soit à l'état sec par une desquamation pityriasique sur quelques points, soit par de petites plaques discoïdes, un peu rouges, circonscrites, recouvertes parfois de petites croûtes grasses, jaunâtres, souvent granulées et friables. Les poils ne tombent pas et il ne se produit pas de folliculites suppurées contrairement à ce qui se voit dans la forme de l'eczéma chronique des régions pileuses dite eczéma pilaire. Ce que nous disons ici de la barbe est également applicable à la région pubienne.

Chez les hommes et chez les femmes, beaucoup plus fréquemment chez ces dernières, l'eczéma séborrhéique envahit quelquefois les ailes du nez, le sillon naso-labial et s'y révèle par des taches d'un jaune grisâtre, jaunâtres, un peu furfuracées, devenant plus rouges pendant la période menstruelle, se colorant davantage si la femme est sujette à des poussées congestives vers la face. Lorsque la congestion s'établit en permanence

____

(1) E. Besnier et Doyon, note à la traduction des *Leçons sur les maladies de la peau*, de Kaposi, 1881, vol. II, p. 449.

sur ces points, des pustules d'acné peuvent survenir et la couperose est constituée à sa première période érythémato-pustuleuse.

« L'eczéma séborrhéique, dit Unna (1) est chez les femmes une des causes les plus fréquentes de l'acné rosacée en général. »

Bien qu'elle nous semble un peu trop absolue, l'opinion d'Unna nous parait justifiée dans un certain nombre de cas.

Sur les régions de la partie inférieure du tronc, sur les fesses, sur les hanches, sur l'ombilic on n'observe généralement que la forme croûteuse ou la forme humide. Dans la région de l'anus, l'eczéma séborrhéique prend souvent la forme de cercles ou d'anneaux comme sur la région sternale et dans le creux axillaire. Dans les régions inguinales et supéro-internes de la cuisse, sur la région pubienne, on voit l'éruption former les plaques croûteuses arrondies, à bords nettement limités, de l'eczéma marginé d'Hébra.

Sur les régions abondamment pourvues de glandes sudoripares, telles que les régions axillaires, celles des plis de flexion du bras, des jarrets, et aussi sur les jambes, on observe surtout la forme humide.

Quand l'inflammation prend une certaine intensité dans la forme humide, particulièrement chez les sujets à système lymphatique vulnérable, les ganglions lymphatiques se tuméfient plus ou moins. Les ganglions post-auriculaires, occipitaux, cervicaux et aussi les ganglions inguinaux sont ceux dont l'augmentation de volume est la plus souvent constatée. Les adénites sudoripares (hydrosadénites de Verneuil) ne sont pas rares, comme complication de l'eczéma séborrhéique du creux de l'aisselle, de la région inguinale et du pourtour de l'anus.

L'eczéma séborrhéique peut atteindre toutes les régions, même le bord libre des lèvres et leurs commissures où il prend la forme croûteuse et squameuse et provoque fréquemment des fissures ; sur la commissure il peut quelquefois revêtir l'apparence syphiloïde et simuler une plaque muqueuse. Le diagnostic demande d'autant plus d'attention que, chez les sujets atteints d'eczéma séborrhéique, les syphilides papuleuses cutanées ont de la tendance à prendre une disposition circinée et une apparence squameuse.

Eczéma séborrhéique généralisé. — L'eczéma séborrhéique peut exceptionnellement se généraliser, devenir universel, s'accompagner de symptômes graves et causer la mort. L'un de nous (E. Vidal), dans son service de l'hôpital Saint-Louis (2), a vu succomber dans un état d'épuisement

---

(1) P. G. Unna, *Das seborrhoische Eczem*, in *Monatshefte für praktische Dermatologie*, n° 18, Bd. VI, 1887, p. 841.

(2) E. Vidal, *Comptes rendus du Congrès international de dermatologie et de syphiligraphie*, 1889, p. 78.

extrême, après six mois des souffrances les plus vives, un homme de trente-huit ans, d'apparence vigoureuse, chez lequel l'éruption croûteuse et humide avait débuté par des plaques discrètes sur le cuir chevelu, le dos, la région sternale, puis sur les bras ; elle s'était étendue graduellement et presque symétriquement sur le tronc et les membres et avait fini par envahir la totalité de la peau. Sur les parties envahies les premières, apparurent des squames de plus en plus larges, s'exfoliant sur une surface d'une rougeur intense, saignant facilement et recouvertes d'une exhalation séro-purulente abondante, répandant une odeur fétide.

En décrivant les symptômes de l'eczéma séborrhéique nous avons suivi l'ordre adopté par Unna. Cette dermatose n'a pas toujours une marche aussi régulière. Elle peut rester à son premier état, à la période de desquamation furfuracée, sans jamais devenir humide ni se recouvrir de croûtes. C'est ce qu'il n'est pas rare d'observer sur le cuir chevelu dont la région est celle par laquelle débute le plus souvent l'eczéma séborrhéique. Alors il est souvent impossible de le distinguer de l'*alopécie pityriasique* (voir ALOPÉCIE, p. 59) qui, pour les anciens auteurs, était une des formes du pityriasis (*Pityriasis capillitii, Pityriasis capitis* de Devergie.) Comme nous l'avons déjà dit dans une note au bas de la page 61, l'eczéma séborrhéique qui siège si souvent au niveau du cuir chevelu semble être en relation intime avec cette variété d'alopécie (alopécie pityrode de Pincus, alopécie furfuracée de Kaposi).

On l'observe surtout chez ceux dont le cuir chevelu est souvent en transpiration. Cette disposition à l'hyperhydrose, assez ordinaire dans cet état constitutionnel ou dyscrasique qui a été désigné sous le nom d'arthritisme, et assez habituelle chez les héritiers de ceux qui en sont atteints, peut jusqu'à un certain point rendre compte de la fréquence de l'eczéma séborrhéique chez ces sujets.

Les individus chez lesquels la séborrhée est constitutionnelle, souvent même héréditaire (voir SÉBORRHÉE et AFFECTIONS DES GLANDES SUDORIPARES) sont ceux chez lesquels l'eczéma séborrhéique est le plus fréquent. Chez ces sujets le psoriasis, le pityriasis rosé de Gibert, etc., peuvent prendre l'apparence séborrhéique. Nous n'admettons pas, comme le fait Unna, un psoriasis séborrhéique constituant une dermatose *sui generis*, pas plus que nous ne prononcerions le nom de psoriasis impétigineux pour des plaques de psoriasis avec suintement séro-purulent, comme on l'observe quelquefois chez des sujets lymphatiques.

Ce psoriasis séborrhéique est pour nous un psoriasis modifié par la disposition séborrhéique du malade.

Nous ignorons encore le rôle, vraisemblablement considérable, du parasitisme sur un terrain de culture aussi favorablement préparé par la séborrhée.

La marche de l'affection, l'efficacité des agents parasiticides sont des caractères qui peuvent être invoqués à l'appui de la théorie parasitaire.

En attendant que la démonstration bactériologique soit faite et qu'on puisse détacher du groupe de l'eczéma la plupart des eczémas séborrhéiques, pour les ranger dans un autre groupe, — très probablement dans celui des dermatoses parasitaires, — il est nécessaire, tant au point de vue clinique qu'au point de vue thérapeutique, d'en faire une étude particulière et de leur consacrer dans les traités de dermatologie un chapitre spécial.

Anatomie pathologique (1). — L'étude anatomo-pathologique suivante est basée surtout sur des notes, des préparations et des dessins histologiques qui nous ont été obligeamment communiqués par Unna.

Les recherches personnelles que nous avons faites confirment, sur la plupart des points, les recherches du savant dermatologiste hambourgeois.

Comme l'a dit Unna en 1889, au Congrès international de dermatologie, il est fort difficile de donner aujourd'hui un résumé à peu près complet de l'histologie de cette forme d'eczéma qu'il a décrite sous le nom d'eczéma séborrhéique.

Lorsque l'on examine des préparations d'eczéma séborrhéique humide, on constate tout d'abord une prolifération karyokinétique notable de tout le corps de Malpighi et en particulier de ses cellules basales. Les papilles du derme sous l'influence de la pression consécutive à la prolifération de l'épithélium sont en général amincies, filiformes ou en massues. Les petites papilles peuvent disparaître sous l'influence de la pression provenant de l'épithélium proliférant.

Les lésions du derme peuvent se borner à une infiltration de cellules rondes suivant les vaisseaux sanguins superficiels (papillaires et sous-papillaires), lesquels sont notablement dilatés, c'est le cas ordinaire. Dans les cas plus anciens, l'infiltration cellulaire s'étend le long des vaisseaux

(1) (Voir planche XII, et les figures 12, 13, 14, intercalées dans le texte). — Il faut noter que les figures 1, 2, 3, 4 de la planche XII ne correspondent pas à l'eczéma séborrhéique vulgaire, mais à certaines formes rares, localisées, chroniques de cette affection. — Les types histologiques de l'eczéma séborrhéique sont représentés dans la figure 5 de la planche XII et dans les figures 12, 13, 14, intercalées dans le texte.

horizontaux du derme, jusque dans l'hypoderme, jusque autour des glomérules des glandes sudoripares et le long des vaisseaux profonds du derme.

L'infiltration cellulaire se compose en majeure partie de cellules rondes migratrices; dans les cas plus anciens, on constate la présence de cellules fusiformes fixes en quantité plus ou moins considérable.

Les espaces lymphatiques du derme sont dilatés surtout autour des

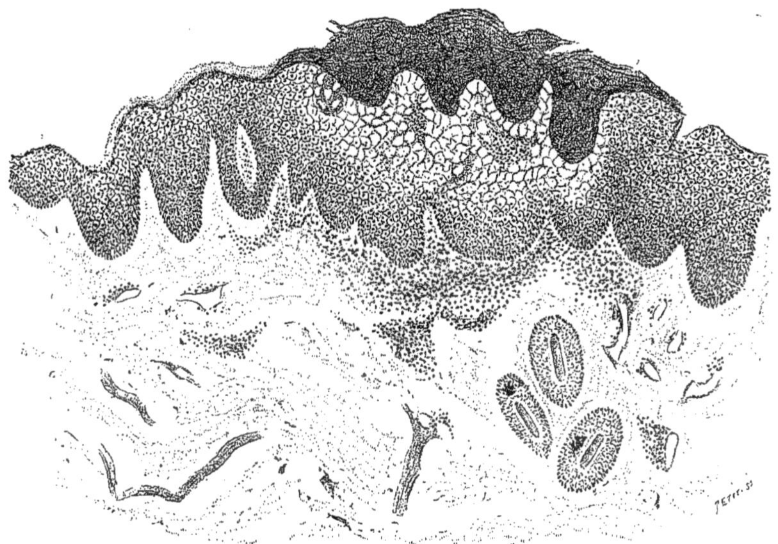

Fig. 12. — Eczéma séborrhéique croûteux et humide (d'après une préparation et un dessin de Unna.)

vaisseaux, exceptionnellement d'ailleurs, et seulement dans certaines formes d'eczéma séborrhéique localisé avec forte infiltration.

L'on trouve en outre, dans un certain nombre de cas très exceptionnels d'ailleurs, mélangées aux cellules inflammatoires de l'infiltration une certaine quantité de gouttelettes de graisse nettement colorables par l'acide osmique (voir pl. XII). Souvent cette infiltration de gouttelettes graisseuses gagne les parties profondes du corps de Malpighi dont elle masque en quelque sorte les cellules (voir pl. XII) (1).

Unna a eu tort, à notre avis, de passer sous silence, dans son *Anatomie pathologique de l'eczéma séborrhéique* publiée au Congrès international

(1) Cependant Unna nous a dit que, d'après son opinion actuelle, de telles images histologiques ne se rencontrent qu'exceptionnellement et que c'était la cause pour laquelle il ne les avait pas mentionnées comme typiques dans son discours au Congrès international de Paris.

de dermatologie, cette particularité importante qu'il a évidemment vue, car ces gouttelettes graisseuses se constatent admirablement dans les belles préparations qu'il avait bien voulu nous confier. Depuis, nous avons eu l'occasion d'en constater l'existence dans deux cas d'eczéma séborrhéique chronique, localisé, avec infiltration, et Unna nous a dit l'avoir aussi constaté dans des cas semblables.

L'on constate au niveau de l'épiderme des lésions intéressantes.

Comme nous l'avons dit, le corps de Malpighi et ses prolonge-

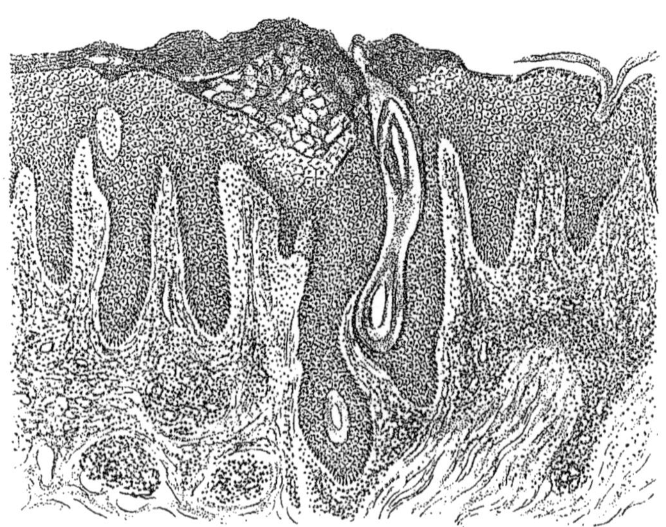

Fig. 13. — Eczéma séborrhéique croûteux humide (d'après une préparation et un dessin de Unna).

ments interpapillaires sont le siège d'une prolifération karyokinétique marquée.

L'on trouve en certains points de la couche malpighienne une dilatation prononcée des espaces lymphatiques qui séparent lesdites cellules et rappelant l'hydropisie interciliaire de Colomiatti. Plus tard ces fentes s'agrandissent au point de former des espaces ronds de la grosseur d'une cellule malpighienne. Ces vacuoles se réunissent en conduits vermiformes, tordus et étranglés de place en place, et remplis de cellules lymphatiques ou de fragments de cellules lymphatiques. Les cellules épithéliales ambiantes sont légèrement comprimées, mais ne présentent aucun signe de dégénérescence de leur noyau ou de leur protoplasme (Unna).

C'est surtout au niveau des régions supérieures du corps de Malpighi que cette dilatation des espaces lymphatiques est nette.

A ce niveau, car la couche granuleuse fait défaut, ces dilatations semblent séparer en certains points la couche cornée et le corps de Malpighi. Elles sont remplies de lymphe coagulée et constituent de véritables thrombus lymphatiques interépithéliaux, riches en fibrine (Unna).

Là où la croûte graisseuse de l'eczéma séborrhéique est nettement accusée, la couche granuleuse peut avoir disparu totalement. Dans d'autres cas, et ce sont les plus fréquents, elle est représentée par des cellules gonflées et dépourvues d'éléidine. L'altération œdémateuse des couches épithéliales commence dans les derniers rangs des cellules malpighiennes, pour se continuer dans la couche cornée, et aboutir ainsi à la formation de la croûte particulière que nous décrivons plus loin et qui a été considérée, en 1889, par Unna au Congrès international, comme pathognomonique de l'eczéma séborrhéique.

Il existe un passage insensible entre la couche malpighienne et la couche cornée basale dont les cellules présentent encore un noyau et un protoplasme nettement colorés par le carmin, ce qui constitue un signe important de dékératinisation, comme nous l'avons déjà dit en 1882 (1). Par suite de l'œdème envahissant, ces cellules cornées sont en quelque sorte gonflées.

Les couches cornées supérieures sont tantôt presque normales, tantôt présentent les mêmes caractères que la couche cornée basale, tantôt sont traversées par des foyers de noyaux fragmentés et des amas de substance fibrineuse (Unna).

La structure de la couche cornée supérieure a donc perdu toute analogie avec la couche cornée. C'est une croûte constituée par des couches épithéliales plus ou moins épaisses, plus ou moins grasses, plus ou moins colorées en noir par l'acide osmique, disposées d'une façon irrégulière et renfermant des masses irrégulières contenant des fragments de noyaux et un coagulum fibrineux provenant des thrombus lymphatiques dont nous avons parlé plus haut. La croûte est donc constituée par des bandes graisseuses alternant avec des cellules cornées comprimées et par des masses fibrineuses sèches ou humides, englobant des cellules lymphatiques (Unna).

Les glandes cutanées sont altérées. L'épithélium des follicules pileux prolifère surtout dans ses parties supérieures. L'épithélium des glandes sébacées prolifère également. Les glandes sudoripares contiennent parfois de la graisse, comme l'a montré Unna et comme on le peut constater dans les préparations 1, 2, 3, 4, de notre planche XII. Les anses supérieures des

______

(1) H. Leloir et E. Vidal, *Note sur l'histologie du psoriasis,* in *Comptes rendus de la Société de biologie,* mars 1882.

glomérules sudoripares sont en général dilatés. Unna a constaté une prolifération karyokinétique au niveau des glomérules des glandes sudoripares. Nous avons pu vérifier cette particularité, qui indique évidemment une exagération de la fonction sudoripare, une hypersécrétion. Après Unna, nous avons pu constater une prolifération karyokinétique au niveau des vaisseaux capillaires qui entourent les glandes sudoripares.

Dans l'eczéma séborrhéique sec, psoriasiforme, l'infiltration cellulaire du derme est en général très peu prononcée ; elle est presque uniquement constituée par des cellules rondes et se limite surtout au pourtour des vaisseaux sanguins superficiels du derme et en particulier aux vaisseaux sanguins papillaires.

Les vaisseaux sanguins sont dilatés. Il en est de même des fentes lymphatiques adjacentes. Dans les cas plus anciens, l'on constate une prolifération des cellules fixes du tissu conjonctif et l'infiltration inflammatoire renferme une certaine quantité de cellules fusiformes (Unna).

Le corps de Malpighi est épaissi. Le corps papillaire se trouve plus ou moins refoulé par les prolongements épithéliaux. Le corps de Malpighi renferme une assez grande quantité de cellules migratrices, mais les espaces lymphatiques intercellulaires ne sont pas élargis et ne renferment pas d'accumulation de lymphe.

La couche granuleuse est plus ou moins conservée au-dessus de la papule. Elle est même épaissie çà et là, bien que la couche cornée basale soit partout œdémateuse. Les cellules cornées basales sont gonflées, leurs contours sont nets, leurs noyaux bien colorés se présentent sous l'aspect de bâtonnets. Souvent, la couche cornée basale épaissie représente à elle seule la couche cornée, sans que l'on rencontre nulle part d'exsudat fibrineux.

Dans certaines variétés d'eczéma séborrhéique sec, plus nettement psoriasiforme, le derme et l'épiderme sont presque absolument libres de cellules migratrices. La couche granuleuse n'est pas seulement conservée ; elle est épaissie. La couche cornée basale est œdémateuse, mais les couches cornées supérieures sont relativement peu altérées.

Enfin, dans les types d'eczéma séborrhéique sec vraiment psoriasiforme, l'on voit alterner des prolongements épithéliaux interpapillaires longs et hypertrophiques avec des papilles dermiques régulières également hypertrophiques. L'infiltration cellulaire dermique est peu accentuée, surtout composée de cellules fusiformes fixes, et presque uniquement limitée au système de la circulation sanguine papillaire (Unna).

La couche granuleuse est beaucoup plus épaissie qu'à l'état normal.

La couche cornée basale est énormément épaissie, sans que la couche
cornée moyenne soit modifiée dans son aspect. Tout cela indique évidemment une augmentation de la cohérence de la couche cornée basale.
Aussi la squame se trouve-t-elle constituée par une série de corps cellulaires de la couche cornée basale, à protoplasme et noyau colorés par le
carmin, éléments cellulaires superposés les uns aux autres et constituant
dans leur ensemble la squame de la papule qui présente par suite une

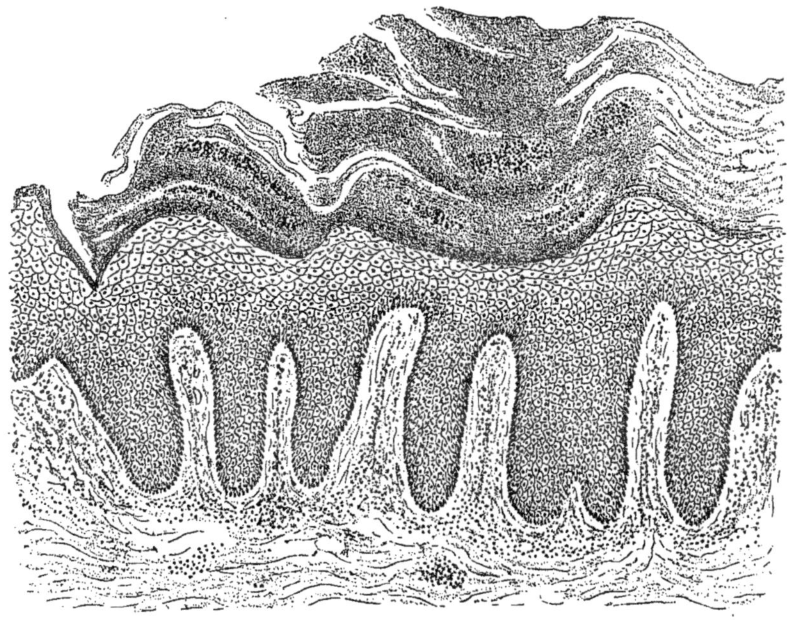

Fig. 14. — Eczéma séborrhéïque squameux psoriasiforme (d'après une préparation
et un dessin de Unna).

constitution égale dans toute son épaisseur. C'est là un fait remarquable
au point de vue de l'anatomie normale de la peau (fait que nous avons
déjà signalé en 1882) (1) de voir au-dessus d'une épaisse couche granuleuse, une couche cornée altérée pathologiquement, présenter encore des
noyaux et des contours cellulaires nets, un protoplasme et des noyaux
nettement colorables par le picrocarmin. On sait en effet, comme l'ont
montré les recherches de Ranvier et Suchard, qu'au-dessus d'une couche
granuleuse épaisse, il existe toujours une couche cornée normale, sans
noyaux ni contours cellulaires nets. Une couche cornée œdémateuse ne
présente pas sous elle une couche cornée granuleuse.

(1) H. Leloir et E. Vidal, *Note sur l'histologie du psoriasis* (*Bulletins de la Société de
biologie*, 1882).

Fait intéressant, cette squame ferme, cornée, renferme çà et là des amas de noyaux fragmentés provenant peut-être d'une dégénération nucléaire des cellules cornées. Unna insiste avec raison sur l'existence de ces cavités relativement grandes qui se trouvent dans la couche cornée, qui englobent quelquefois presque la moitié de cette couche, et sont remplies de fragments de noyaux et cela au-dessus d'un corps de Malpighi absolument dépourvu de cellules migratrices. Il pense que l'on ne peut expliquer ces faits et d'autres semblables que l'on observe au niveau des cornes cutanées solides, que par le phénomène qu'il a décrit sous le nom de dégénération nucléaire des cellules cornées.

L'on conçoit très bien que le diagnostic histologique d'une pareille préparation d'eczéma séborrhéique avec une préparation de psoriasis soit on ne peut plus difficile. Rappelons à ce propos que souvent dans ces eczémas séborrhéiques psoriasiformes, la distance qui sépare la couche cornée basale du sommet des papilles est tellement courte, que le grattage fait saigner facilement l'efflorescence eczémateuse et que l'on produit facilement le piqueté hémorrhagique considéré à tort comme caractéristique du psoriasis par quelques médecins.

Dans certaines variétés d'eczéma séborrhéique, il existe une continuation de la prolifération karyokinétique de l'épiderme jusqu'au fond des glandes sudoripares; ce fait, signalé en premier par Unna et dont nous avons pu vérifier l'exactitude, explique peut-être la nature rebelle et récidivante de l'eczéma séborrhéique (1).

ÉLÉPHANTIASIS

Aucun des noms usités dans la terminologie médicale n'a donné lieu à plus de confusions que celui d'*éléphantiasis*. Créé par les traducteurs des

---

(1) Pour terminer ce qui est relatif à l'eczéma séborrhéique, nous ferons remarquer que l'on peut dans certains cas d'eczéma séborrhéique, trouver de la graisse dans les préparations histologiques, ainsi que nous l'avons fait observer à la page 271 et ainsi qu'on peut le constater dans la planche 12.

Le fait n'a d'ailleurs rien qui doive surprendre outre mesure, car il est possible que dans bien des cas, l'affection que l'on désigne sous le nom d'eczéma séborrhéique, ne soit autre chose qu'un eczéma développé sur une peau séborrhéique, c'est-à-dire eczéma plus séborrhée.

Il est certain que de nouvelles recherches cliniques, bactériologiques et histologiques s'imposent pour éclaircir la véritable nature de l'affection ou des affections désignées sous le nom d'eczéma séborrhéique.

Arabes comme synonyme de l'expression *dhà-el-fil* (pied d'éléphant) qui était employée par Razès et par les médecins arabes, il a servi à désigner d'une part la lèpre, et d'autre part l'induration œdémateuse chronique des jambes, endémique ou sporadique, et par extension celle d'autres régions du corps, symptomatique de diverses maladies. Pendant des siècles le nom de lèpre a eu pour synonyme le terme d'*éléphantiasis des Grecs*, tandis que l'induration œdémateuse chronique de la peau, de l'hypoderme et des tissus sous-jacents, était dénommée *éléphantiasis des Arabes*. On lui donnait surtout ce nom quand l'intumescence était considérable, soit qu'elle eût pour siège les membres inférieurs, ce qui était assez concordant avec l'étymologie, soit qu'elle formât d'énormes tumeurs du scrotum, du pénis, des grandes et des petites lèvres et du clitoris, des seins chez la femme, etc.

Malgré l'autorité de la plupart des auteurs contemporains, nous pensons que le terme d'*éléphantiasis*, même sans qualificatif, est destiné à disparaître du vocabulaire dermatologique, comme bien d'autres termes pittoresques, tels que porrigo, teigne, esthiomène, rupia, etc., indiquant une apparence symptomatique commune à plusieurs maladies qui, aujourd'hui mieux connues, ne peuvent plus être confondues sous la même dénomination.

Actuellement, on ne peut plus faire de l'*éléphantiasis* une entité morbide qui serait : A. *endémique* dans les pays tropicaux ; B. *sporadique* dans les climats tempérés ou septentrionaux.

A. Les remarquables découvertes de Lewis, de Patrick Manson (Voy. FILAIRE et FILARIOSE) ont fait connaître la nature parasitaire de la maladie endémique connue sous le nom d'*éléphantiasis* dans les régions tropicales et circatropicales comprises entre le 35ᵉ degré de latitude nord et le 35ᵉ degré de latitude sud (1) et plus particulièrement l'Inde inférieure, l'Indo-Chine, la Chine, le Japon, tous les archipels de l'Océanie, l'Égypte ainsi que toute l'Afrique, surtout le littoral, et en Amérique, les Antilles et le Brésil.

Patrick Manson a démontré, en 1875, que les stases et les obstructions lymphatiques sont produites par la présence des filaires adultes (*filaria sanguinis hominis* de Lewis), dans les troncs lymphatiques, au voisinage des ganglions et par l'inflammation qu'elles déterminent. Les poussées de lymphangite érysipélatoïde récidivante, l'œdème chronique progressif, l'hypertrophie et l'induration des tissus tégumentaires et sous-cutanés sont les symptômes de ces troubles profonds de la circulation lymphatique

---

(1) Brassac, ÉLÉPHANTIASIS DES ARABES, in *Dictionnaire encyclopédique des Sciences médicales*, 1ʳᵉ série, t. XXXIII, p. 498.

provoqués et entretenus par la filaire. C'est l'*éléphantiasis endémique des régions tropicales* qui est — au même titre que la chylurie — un des syndromes caractéristiques de la *filarious disease* de Manson (Voy. FILAIRE et FILARIOSE).

B. Sous le nom d'*éléphantiasis sporadique*, d'éléphantiasis des pays tempérés, on a réuni des œdèmes chroniques (Voy. ŒDÈME CUTANÉ) et des pachydermies consécutives à ces œdèmes (Voy. PACHYDERMIE), des hypertrophies cutanées, qui n'ont entre elles d'autres rapports que d'être symptomatiques d'obstructions lymphatiques ou veineuses, d'inflammations chroniques et de toutes les causes qui peuvent amener l'œdème, le faire passer à l'état chronique et l'y perpétuer, soit par un accroissement continu, soit par poussées successives.

Nous trouvons, dans cette catégorie de soi-disant éléphantiasis sporadiques, des lésions hypertrophiques secondaires, d'origines diverses : les unes consécutives à des atteintes réitérées d'érysipèle (érysipèle à répétition), à des eczémas chroniques, les autres à des ulcères des jambes ; d'autres, plus fréquentes, symptomatiques de lymphangites (*phlegmatia alba dolens*), de phlébites ; d'autres encore compliquant des lésions scrofulotuberculeuses, telle que le lupus ulcéreux (*lupus éléphantiasique*), d'autres concomitantes à des lésions osseuses, et, en général, à presque toutes les affections qui peuvent se compliquer de lymphangite des réseaux ou des troncs lymphatiques.

ENGELURE

Pernio. — *Érythème pernio* (de Bazin). — *Érythème papuleux pernio* (de Besnier).

On donne le nom vulgaire d'*engelure* à l'hyperhémie persistante d'une région limitée du derme survenant sous l'influence d'un froid prolongé. C'est l'effet d'une sorte de congélation superficielle se produisant lentement et par poussées successives, différant en cela de la véritable congélation qui, se faisant rapidement et pénétrant plus ou moins profondément suivant l'intensité du froid, détermine d'un seul coup des modifications plus ou moins étendues. Pour Legouest et Valette, l'engelure est le premier des cinq degrés qu'ils ont admis pour la congélation.

Quand l'impression du froid sur les régions découvertes, et principalement sur les extrémités, comme par exemple sur les doigts, a été prolongée et réitérée, l'hyperhémie cutanée qui en est le résultat, au lieu d'être diffuse et fugace comme celle qui est provoquée par l'immersion des mains dans l'eau glacée ou dans la neige, peut être circonscrite et avoir une durée d'autant plus longue que les sujets sont plus prédisposés. Elle se caractérise par des rougeurs circonscrites, violacées au centre et permanentes. La peau, d'un rouge-violet, est souvent luisante, tendue et profondément indurée ; elle est toujours plus ou moins tuméfiée. L'augmentation de volume, en général médiocre, est parfois assez considérable pour que les doigts paraissent deux fois plus gros qu'à l'état normal. La teinte violacée disparaît sous la pression du doigt pour reparaître dès que la pression cesse.

La sensibilité de la peau ainsi altérée est émoussée et comme engourdie quand elle est froide ; mais si la température s'élève, et surtout si l'engelure est au voisinage d'un foyer de chaleur, elle devient chaude, brûlante. Les démangeaisons, les picotements, les cuissons, les douleurs pulsatives causent souvent des souffrances très vives et très pénibles.

Si la température s'adoucit pendant quelques jours, la tuméfaction et l'induration du derme et du tissu cellulaire sous-cutané diminuent, en même temps que la rougeur pâlit et que la desquamation se fait par petites lamelles épidermiques. Dès que le froid revient, cette tendance à la guérison est entravée et il y a une succession de récidives. L'affection devient chronique, et, chez certains sujets prédisposés, les engelures rebelles peuvent durer pendant tout l'hiver. Chez quelques-uns même, parmi les plus lymphatiques, l'induration du derme avec coloration violacée devient permanente (*erythème pernio* de Bazin), dure pendant tout l'été et passe de nouveau à l'état aigu dès les premiers froids.

J. Hutchinson (1) a signalé les *engelures papuleuses*. Bazin se refusait à admettre cette forme papuleuse qui semble être un diminutif de la forme érythémateuse que nous venons de décrire. William Dubreuilh et Jean Sabrazès (2) ont communiqué à la *Société française de dermatologie et de syphiligraphie* trois observations de cette forme anomale d'engelures. E. Besnier et Doyon (3) font remarquer que les engelures, bien qu'étant en fait une espèce de *gelure* « constituent, en réalité, une variété de l'érythème multiforme qu'elles simulent quelquefois de très près sous

____

(1) J. Hutchinson, *On some rare Diseases of the Skin*, 1879, p. 362.

(2) William Dubreuilh et J. Sabrazès, *De quelques formes anormales d'engelures*, in *Bulletin de la Société française de dermatologie et de syphiligraphie*, 11 juin 1891, p. 300.

(3) E. Besnier et Doyon, traduction des *Leçons de Kaposi*, 2ᵉ édition française, 1891, p. 506, note 1.

les formes papuleuses, *érythème papuleux pernio*, et quelquefois même sous la forme des disques irisés variés de l'érythème hydroa, » ils insistent en terminant pour faire ranger les engelures dans le groupe des érythèmes, « érythèmes de froid, si l'on veut, mais érythèmes ».

Sur un certain nombre de ces papules il se forme de petites vésicules ayant quelque ressemblance avec celle de l'hydroa. Ces petites phlyctènes se forment par le même processus qui, au second degré de l'engelure, produit des bulles. Si l'impression du froid a été plus intense et plus prolongée, si la prédisposition du sujet est plus accentuée, il est assez fréquent de voir se développer sur l'engelure des phlyctènes dont la sérosité citrine ou sanguinolente, au début, ne tarde pas à devenir purulente. Le derme sous-jacent est parfois assez profondément intéressé pour qu'il se produise de véritables ulcérations. La pellicule épidermique de la bulle, en se détachant, laisse à nu des surfaces ulcérées, violacées, dont le fond est sanieux, grisâtre, atonique, à bords irréguliers et déchiquetés. Ces ulcères, souvent très douloureux, s'étendent peu à peu et quelquefois gagnent en profondeur en produisant de véritables pertes de substance. Ils sont atoniques, la cicatrisation en est lente et très difficile avant la fin de l'hiver.

L'engelure peut prendre une marche chronique et persister dans un état intermédiaire entre la tuméfaction érythémateuse et l'ulcération. La peau reste infiltrée, tuméfiée, œdémateuse, froide et violacée ; elle se fissure et laisse suinter par des crevasses étroites, souvent recouvertes de croûtes, du pus séreux et sanguinolent.

Si l'engelure siège à l'extrémité d'un doigt et surtout si c'est à celle d'un orteil, l'ongle peut être soulevé par un épanchement séreux ou sanguinolent, une sorte de tourniole qui le détache et le fait tomber.

Les engelures affectent de préférence les mains et les pieds et plus particulièrement les faces dorsales et latérales des doigts et des orteils, quelquefois le talon. Il n'est pas rare de les rencontrer en d'autres points découverts comme au nez et aux oreilles, plus rarement aux joues et au menton. En ces régions, elles sont souvent plus tenaces et plus prolongées que celles des doigts.

Le lobule du nez devient rouge, violacé et se tuméfie ; il ne s'y forme pas d'ulcération, mais il peut s'y produire quelques vésicules. Quand le nez a été atteint à plusieurs reprises la peau reste violacée et épaissie, même pendant l'été.

L'oreille peut subir des lésions plus sérieuses ; elle est d'un rouge violet, tuméfiée ; sur l'hélix, les vésicules et les croûtes ne sont pas très rares ; quelques petites ulcérations, quelques érosions ressemblant à celles de l'asphyxie locale ou à celle du lupus, peuvent altérer le pavillon de l'oreille, l'éroder et y produire des pertes de substance et des cicatrices difformes.

Plus fréquentes pendant l'enfance, les engelures atteignent de préférence les sujets lymphatiques et ceux qui y sont prédisposés par hérédité (Marjolin). Elles deviennent plus rares vers l'âge de dix ou douze ans et la disposition à en être atteint cesse généralement à l'époque de la puberté.

Elles se montrent souvent dès les premiers froids et durent jusqu'au printemps, avec des rémissions et des exacerbations, suivant les variations de la température.

Nous avons vu qu'elles pouvaient persister pendant l'été, à l'état d'érythème induré, et produire des déformations des doigts qui restent tuméfiés. Le nez et les oreilles peuvent conserver une coloration violacée, permanente et un certain degré de tuméfaction.

La relation qui peut exister entre les engelures et la dermatoneurose connue sous le nom d'asphyxie locale des extrémités (maladie de Maurice Raynaud) (1), a été étudiée plus particulièrement par Legroux (2) et par ses élèves Rossignot (3) et Bouchez (4). Dans un certain nombre de cas, les engelures sembleraient avoir précédé l'asphyxie locale, dans d'autres elles auraient été consécutives.

Comme toute cause de ralentissement de la circulation, d'hyperhémie passive, il n'est pas contestable que l'asphyxie locale puisse constituer une prédisposition très marquée aux engelures, qui, dans ce cas, sont en général symétriques. Mais ce serait exagérer l'importance du rôle pathogénique de cette dermatoneurose que d'en faire le prélude nécessaire, obligatoire, des engelures. Chez les enfants lymphatiques, chez le plus grand nombre des sujets atteints d'engelures, elles ne sont pas symétriques et ne sont que rarement précédées, accompagnées ou suivies de l'asphyxie locale des extrémités de Maurice Raynaud.

A la suite des engelures, on peut observer des névralgies, des hyperesthésies, des anesthésies, des œdèmes chroniques et des lésions trophiques, de diverses formes, de la peau et même des ongles. Ces accidents consécutifs, deutéropathiques, immédiats ou tardifs, ont été signalés par-

(1) Maurice Raynaud, *De l'asphyxie locale et de la gangrène symétrique des extrémités.* Thèse de Paris, 1862.

(2) Legroux, *Asphyxie locale des extrémités. Ses rapports avec les engelures,* in *Bulletin de la Société française de dermatologie et de syphiligraphie,* 11 février 1892, p. 73.

(3) Rossignot, *De la gangrène symétrique des extrémités chez l'enfant.* Thèse de Paris, 1888.

(4) Bouchez, *Contribution à l'étude de l'asphyxie locale des extrémités. Ses rapports avec les engelures.* Thèse de Paris, 1892.

particulièrement par Tédenat (1) dans son étude sur « les gelures ».

Les engelures peuvent être le point de départ d'un *lupus érythémateux*, comme nous l'avons vu plusieurs fois et comme l'avait fait remarquer J. Hutchinson (2) qui a donné au lupus érythémateux ayant cette origine le nom de « Lupus Chilblain » (lupus engelure). Elles peuvent aussi, mais plus rarement, ouvrir la voie à une tuberculose cutanée, à un lupus vulgaire.

La dilatation des vaisseaux capillaires et lymphatiques, causée par les engelures, prédispose à une lésion récemment décrite sous le nom d'*angiocheratoma* (Voy. Hématangiome verruqueux ou papillomateux). Dans presque toutes les observations, les engelures sont indiquées comme ayant précédé l'angiokératome. Le premier qui en ait parlé, Breda (3), cité par Mibelli (4), dit avoir observé sur plusieurs membres d'une même famille, à la suite d'engelures, des altérations permanentes, non décrites, siégeant principalement sur la face dorsale des doigts et des mains et aussi sur la face dorsale des pieds. La description de Breda se rapporte parfaitement à l'angiokératome et concorde avec les signes cliniques indiqués par Mibelli (5) dans ses publications. Dans la dixième observation de son Mémoire de 1891, ce dernier auteur (6) rapporte que six membres d'une même famille, frères et sœurs, étaient atteints d'angiokératome. Tous les six avaient des engelures. L'auteur insiste sur cette étiologie qui est mentionnée dans presque toutes les observations et qui avait aussi été indiquée dans le cas publié sous le titre de « *verrues télangiectasiques* » par William Dubreuilh (7) quelques mois avant le premier mémoire de Mibelli.

Anatomie pathologique. — Pour bien comprendre les phénomènes d'histologie pathologique qui se passent au niveau des engelures, il faut se reporter aux expériences faites sur les animaux. Ce sont elles surtout qui, avec les travaux de Hunter, de Magendie, de Poiseuille, de Pouchet, de

(1) Em. Tédenat, *Des gelures.* Thèse d'agrégation. Paris, 1880.

(2) Jonathan Hutchinson, *Lectures on clinical Surgery,* vol. I, *On certain rares Diseases of the Skin.* Londres, 1879, p. 280.

(3) Breda (de Padoue), *Dermatite da congelazione. Compte rendu clinique,* in *Giornale Italiano delle malattie veneree e della pelle,* 1881, p. 159.

(4) Vittorio Mibelli, *L'angiocheratoma,* in *Giornale Ital. delle malat. vener. e della pelle,* juin et septembre, 1891, p. 275, note.

(5) V. Mibelli, *Di una nuova forma di Cheratosi* « *Angiocheratoma* », in *Giornale Ital. delle malattie veneree e della pelle,* vol. XXIV, septembre 1889, p. 285. — *Angiokeratoma* in *Atlas International des maladies rares de la peau,* 2ᵉ livraison, 1889.

(6) V. Mibelli, *loco citato,* juin 1891, p. 172.

(7) W. Dubreuilh, *Verrues télangiectasiques,* in *Annales de la Policlinique de Bordeaux,* n° 1, janvier 1889, p. 50.

Walther, de Crecchio, de Laveran, de Cohnheim, etc., ont permis d'interpréter les lésions anatomo-pathologiques décrites et plus ou moins bien
interprétées chez l'homme depuis Ambroise Paré, par Hamilton d'Édimbourg, Jean Luther, Cullen, Jacques Berrut, Larrey, Hoin (thèse de
Paris, 1813), Gerdy, Lacortière, Ladureau (Lille, 1848), etc.

Après la guerre de Crimée et les travaux de Valette, Legouest, Bau-
dens, Maupin, une discussion importante, à laquelle prennent part Broca,
Verneuil, Legouest, etc., s'engage à la Société de chirurgie. Soulier et
Létiévant (de Lyon), Tillaux et son élève Babaut (1872) éclaircissent les
lésions nerveuses produites par le froid. Duplay et Morat, Terrier et son
élève Germain (1879), enfin et surtout Tédenat (thèse d'agrégation, 1880),
viennent apporter des matériaux précieux à l'étude clinique et anatomo-
pathologique des gelures.

La pathologie expérimentale nous enseigne que, lorsque le froid agit
sur une extrémité par exemple, tous les tissus ressentent plus ou moins
profondément les effets de l'abaissement thermique.

Les circulations locales sont troublées d'une façon notable, les vaisseaux se resserrent, puis se dilatent; ils s'altèrent.

Le sang subit des modifications diverses, portant surtout sur les globules
rouges et les gaz.

Les plexus et les troncs nerveux périphériques, excités puis paralysés,
éprouvent parfois des altérations de structure profondes et durables,
sources de complications ultérieures.

Les fibres musculaires lisses ou striées sont, suivant le degré de réfrigération, excitées, paralysées, et même altérées dans leur structure.

Le tissu conjonctif, l'épiderme, le derme, présentent des lésions multiples.

Aux phénomènes et aux altérations prédécrites, succèdent, lorsque la
réfrigération a été prononcée, des phénomènes de réaction inflammatoire.

Ces phénomènes de réaction inflammatoire peuvent à leur tour être
compliqués par l'intervention des microbes pathogènes.

Il nous faut donc étudier successivement :

A. Les altérations déterminées dans les différents tissus constituant la
peau.

1° Au moment de la réfrigération ;

2° Au moment de la réaction inflammatoire.

B. Dire quelques mots de l'action des bactéries pathogènes.

C. Parler enfin des affections consécutives aux gelures survenant tardivement.

A. 1° *Période de réfrigération.* — Quand on examine une coupe de peau d'un animal qui a été soumis à une réfrigération peu prononcée (de 0° à — 3°), on constate qu'il existe un degré d'hyperhémie plus ou moins intense accompagnée d'une infiltration séreuse plus ou moins prononcée. Si l'abaissement de la température est plus considérable (de — 5° à — 10°), on constate que la peau offre une couleur rosée uniforme, présentant çà et là quelques points d'un rouge plus ou moins foncé, formés par des amas de sang contenu dans les vaisseaux. Les hémorrhagies punctiformes sont encore rares.

Mais quand survient la période de réaction, il se produit de nombreux points hémorrhagiques, d'autant plus volumineux et plus nombreux que le dégel a été plus rapide. C'est surtout en faisant sur les parties congelées des applications chaudes, que l'on rend ces hémorrhagies par rupture vasculaire plus prononcées et plus nombreuses.

Les hémorrhagies existent principalement au niveau de la couche papillaire du derme et de l'hypoderme. On les voit surtout siéger dans les parties les plus superficielles des papilles, sous le réseau de Malpighi qu'elles décollent parfois, comme l'un de nous l'a constaté plusieurs fois dans des expériences (Leloir). Elles sont moins fréquentes et moins étendues dans le derme.

En même temps, il se fait souvent une exsudation séro-sanguinolente qui infiltre plus ou moins le derme et même l'hypoderme, et peut, en décollant l'épiderme, donner lieu à la production de phlyctènes. Cette exsudation rend compte de l'épaississement de la peau, parfois considérable, qui se produit au niveau des parties engelées, à la période de réaction.

Lorsque la réfrigération est intense, l'épiderme peut se détacher par clivement; il en est de même quelquefois des phanères (ongles et poils).

Les lésions vasculaires sont de beaucoup les plus importantes. Elles priment pour ainsi dire toutes les autres. Elles sont en relation directe avec la durée et l'intensité de la réfrigération.

Comme on peut bien l'observer sur la langue ou la membrane interdigitale de la grenouille, ainsi que l'a conseillé Sartorius, on constate que l'application du froid provoque un resserrement général de tout le territoire vasculaire. La masse du sang diminue dans cette région, mais sa vitesse circulatoire augmente.

Si l'application du froid ne dure pas longtemps, le spasme vasculaire diminue, puis cesse complètement. Mais si le froid agit énergiquement et pendant longtemps, le rétrécissement des vaisseaux persiste pendant un temps bien plus long. Comme l'a observé Tédenat, il peut durer plusieurs jours et même plusieurs semaines.

Dans certains cas, l'oblitération vasculaire peut être complète, et Hunter avait déjà observé ce phénomène remarquable de la suspension complète d'une circulation locale, sous l'influence du froid.

Lorsque la réfrigération a été prolongée ou intense, il peut se produire de véritables thromboses vasculaires, qui se forment surtout dans les veinules (comme l'a bien montré Béhier) et qui peuvent même, dans certains cas, être l'origine d'embolies pulmonaires (comme l'a signalé Michel de Strasbourg).

Gubler, Landrieux, Mathieu et Urbain ont décrit des embolies capillaires et lymphatiques, dont les congestions viscérales seraient la conséquence.

Le sang qui a subi l'action du froid perd la propriété de se coaguler. Il présente en outre des altérations des globules rouges, bien étudiées par Pouchet dès 1844, puis par Rollet et par Crecchio de Naples.

Sous l'action d'un froid intense, comme l'ont montré les travaux de Mathieu et Urbain, les combustions diminuent, l'oxygène n'est plus utilisé dans les tissus et passe dans le sang veineux, dont la composition se rapproche de plus en plus de celle du sang artériel. L'acide carbonique augmente dans le sang artériel. On conçoit qu'il doive résulter de ceci des troubles considérables dans la nutrition des tissus.

Il faut noter que la congélation, la solidification du sang, se produisent bien plus rarement qu'on ne le pense dans les vaisseaux d'un tissu vivant.

Sous l'influence d'un froid intense, la lymphe peut se congeler. Il est probable, comme le fait remarquer Tédenat, que, par l'action du froid, la lymphe est surchargée d'acide carbonique. En tous cas, le froid ralentit ou supprime les mouvements amiboïdes des globules blancs.

Les lésions déterminées par le froid sur les nerfs sont d'une grande importance. Elles expliquent une grande partie des troubles vasculaires et nutritifs observés au niveau du tissu congelé. Elles rendent compte des troubles trophiques survenant plus ou moins tardivement et à distance plus ou moins grande des surfaces congelées.

Ces lésions nerveuses, bien étudiées par Waller, Weir-Mitchell, Vulpian, Rosenthal, Tillaux, Grancher, Laveran, Duplay et Morat, sont caractérisées par une coagulation de la myéline et peuvent aboutir, comme nous le verrons à la période de réaction, à la dégénérescence wallérienne.

Il peut se produire aussi des ruptures de vasa-vasorum, des hémorrhagies interstitielles, dans les gaînes des nerfs.

2° *Période de réaction.* — Si l'action du froid est peu intense et de courte durée, la circulation arrêtée dans les petits vaisseaux pourra reprendre sans qu'il se produise de diapédèse, d'œdème, de ruptures vasculaires, pourvu que l'on modère la réaction en ne réchauffant pas trop ni trop brusquement la partie malade (si l'on a soin par exemple, de plonger la patte de l'animal dans l'eau froide).

Si, au contraire, on réchauffe trop rapidement la partie congelée, il se produira une hyperhémie plus ou moins considérable, accompagnée de stase, de diapédèse, de ruptures vasculaires, d'hémorrhagies et d'une suspension plus ou moins complète de la circulation. De là, des inflammations plus ou moins intenses et même la gangrène.

Si la réfrigération se prolonge pendant longtemps, la gangrène d'emblée peut s'établir progressivement.

Si, au contraire, on réchauffe la partie congelée, il se produira des ruptures vasculaires nombreuses, de la stase sanguine, etc., suivies d'une inflammation intense et même de gangrène.

En somme, à la congélation caractérisée surtout par des phénomènes ischémiques et de constriction vasculaire, l'on voit succéder à la période de réaction, des phénomènes hyperhémiques. Cette hyperhémie, dans les cas légers, peut être passagère ; dans d'autres cas, elle s'accompagne d'un certain degré d'œdème et d'extravasation sanguine plus ou moins prononcés. Dans les cas légers, cette hyperhémie œdémateuse, accompagnée d'un certain degré d'hémorrhagie, pourra disparaître sans laisser d'autre trace que parfois une pigmentation et une légère desquamation de l'épiderme.

Dans d'autres cas, au contraire, l'hyperhémie œdémateuse pourra devenir plus intense, plus chronique ; l'œdème mou deviendra demi-dur ; les cellules fixes du tissu conjonctif infiltrées de sérum, de leucocytes et parfois de globules rouges proliféreront. Il pourra même se produire quelquefois un certain degré d'endophlébite et d'endocapillarite amenant à leur tour des thromboses.

Valette, Tillaux ont indiqué un épaississement et un rétrécissement des petits vaisseaux, et Valette a même signalé l'oblitération des artères, que l'on trouve dures et aplaties.

A un degré plus intense, lorsque les tissus auront été profondément altérés sous l'influence du froid, ou lorsque la réaction inflammatoire aura été trop violente, il se fera des ruptures vasculaires, des hémorrhagies, une infiltration considérable de leucocytes, lesquels s'accumulent surtout le long des vaisseaux fortement dilatés, comme l'a bien montré Cohnheim. Les thromboses vasculaires sont fréquentes et l'on verra se produire des altérations des parois vasculaires caractérisées surtout par l'endophlébite, l'endocapillarite et plus rarement l'endartérite.

Les nerfs, dont la myéline et le cylindre-axe ont été altérés sous l'in-

fluence du froid, présenteront tous les signes de la dégénérescence wallérienne et pourront être également atteints de névrite interstitielle.

Ainsi se produisent des phénomènes inflammatoires plus ou moins aigus et
plus ou moins prononcés, pouvant dans certains cas aboutir à la gangrène.

Souvent il se formera au niveau de l'épiderme, soit par le processus de l'altération cavitaire, soit le plus souvent par le processus de phlycténisation,
des vésicules, plus souvent des phlyctènes, qui se rempliront d'une sérosité
plus ou moins purulente, souvent teintée en rouge par le sang extravasé.

B. Les ulcérations, phénomènes suppuratifs, etc., qui se montrent fréquemment dans ce cas, sont souvent entretenus par l'action des agents de
la suppuration qui viennent inoculer secondairement certaines engelures
chroniques. Comme l'un de nous (Leloir) a pu le constater dans les recherches qu'il poursuit sur les affections cutanées pures ou hybrides déterminées par l'inoculation des agents de la suppuration (1), ces agents sont
surtout le staphylococcus pyogenes aureus et le staphylococcus pyogenes
albus. Mais il est probable, ainsi que l'un de nous (Leloir) l'a fait remarquer dans son *Traité de la scrofulo-tuberculose du tégument* (A. Delahaye,
1892), que les vieilles engelures ulcérées sont parfois inoculées par d'autres microbes pathogènes, en particulier par le bacille de la tuberculose.

C. Les alterations nerveuses et peut-être aussi les altérations vasculaires
(endophlébite et surtout endartérite), que l'on observe parfois à la suite
des gelures, rendent compte, comme l'ont bien montré Duplay et Morat,
Tédenat, Terrier, Germain et l'un de nous (H. Leloir, *Recherches cliniques et anatomo-pathologiques sur les affections cutanées d'origine nerveuse*, Paris, 1881 ; *Dermatoneuroses [Journal des maladies cutanées et
syphilitiques*, 1890]) des troubles trophiques divers (glossy-skin, phlyctènes,
vésicules, ulcérations, maux perforants, dyschromies, lésions des ongles
et des poils, troubles sudoraux, etc.), que l'on observe souvent à la suite
de lésions nerveuses graves déterminées par des gelures anciennes.

Dans certains cas même, ces lésions nerveuses peuvent être l'origine de
troubles médullaires amenant des lésions trophiques, comme l'ont montré
Leloir (2), Terrier, Germain, élève de Terrier, et Masurel (3), élève de Leloir.

(1) Leloir, *Des affections cutanées pures ou hybrides déterminées par l'inoculation des
agents de la suppuration. — Médecine moderne*, 1891. — *Journal des maladies cutanées et
syphilitiques*, 1891.

(2) Leloir, *Contribution à l'étude des atrophies musculaires d'origine spinale produites par
des lésions nerveuses d'origine périphérique (Bulletins de la Société anatomique*, mars 1881).
— *Des affections cutanées, d'origine spinale produites par des lésions nerveuses périphériques
(Annales de dermatologie*, 1886).

(3) Masurel, *Contribution à l'étude des maladies de peau d'origine spinale produites par
des lésions nerveuses périphériques*. Thèse de Lille, 1887.

ÉPHÉLIDES. — *Voy.* Hyperchromie.

ÉPHIDROSE. — *Voy.* Affections de l'appareil sudoripare et Dermatoneuroses.

ÉPITHÉLIOMA. — *Voy.* Tumeurs.

ÉRUPTIONS ARTIFICIELLES

Affections cutanées artificielles (Bazin). — *Dermites artificielles.*

Sous le nom d'*éruptions artificielles* nous comprenons toutes les éruptions qui peuvent être provoquées par l'action externe ou interne d'agents extérieurs : physiques, chimiques, toxiques, médicamenteux, végétaux, animaux, etc., etc., portant directement ou indirectement leur action sur la peau.

Les auteurs qui ont étudié les éruptions artificielles se sont placés à des points de vue différents. Les uns, comme Rayer (1), Bazin (2), Behrend (3), Tilden (4), ont considéré les lésions artificiellement provoquées et les ont décrites en les rangeant dans une classification willanique.

Quelques-uns ont adopté une classification basée sur l'action thérapeutique comme L. Lewin (5) qui, sur 402 substances médicamenteuses, en a trouvé 204 produisant des éruptions artificielles, dont 109 après usage exclusivement interne, 41 après usage interne et externe, et 54 après usage externe seulement. Les substances caustiques ont été laissées en dehors de cette statistique.

D'autres auteurs, entre autres von Harlingen (6), Prince Morrow (7),

(1) Rayer, *Traité des maladies de la peau*, 1835, t. I, p. 260, 312, 495 et suiv.

(2) Bazin, *Leçons théoriques et cliniques sur les affections cutanées artificielles*. Paris, 1862, p. 103.

(3) Gustav Behrend, *Zur allgemeinen Diagnostik der Arznei-Ausschläge*, in *Berliner Klin. Wochenschrift*, 1879, nᵒˢ 42 et 43. — *Lehrbuch der Hautkrankheiten*. Berlin, 1883, p. 287. — *Congrès médical international de Berlin*, 1890.

(4) George H. Tilden, *The Pathogenesis of certain Affections of the Skin*, in *Boston Medical and Surgical Journal*, 23 juillet 1885, p. 73.

(5) L. Lewin, *Die Nebenwirkungen der Arzneimittel*, Berlin, 1ʳᵉ édition, 1881, et 2ᵉ édition, 1893.

(6) Von Harlingen, *Medicinal Eruptions*, in *Archives of Dermatology*, octobre 1880.

(7) Prince A. Morrow, *Drug Eruptions*, New-York, 1887. – Cette publication contient une bibliographie étendue et complète.

James C. White (1), étudient, successivement et d'après l'ordre alphabétique des substances, les effets des divers agents qui, mis en contact avec la peau ou absorbés, soit par le tégument cutané, soit par les muqueuses des voies digestives ou aériennes, ou bien encore injectés dans les veines ou dans le tissu cellulaire, peuvent provoquer des éruptions. Dans cette étude comparative, ils recherchent les symptômes déterminés par ces agents et les signes qui pourraient permettre d'en reconnaître la spécificité. C'est la méthode d'exposition qui se prête le mieux aux déductions diagnostiques et thérapeutiques. En clinique, c'est incontestablement ainsi que la question doit être étudiée. Mais de fréquentes exceptions compliquent le problème. Le même agent physique et chimique peut produire des lésions diverses : de l'érythème, de l'urticaire, des papules, des vésicules, des bulles, etc., suivant sa quantité, son action plus ou moins prolongée, etc., et surtout suivant la disposition actuelle des sujets et leur idiosyncrasie.

L'hérédité peut aussi entrer en ligne de compte. King (cité par P. A. Morrow) a rapporté des faits de cette intolérance héréditaire par rapport aux sels de quinine.

Bien des états pathologiques amènent, exagèrent, ou entretiennent cette intolérance. Nous pouvons mentionner, en première ligne, tous ceux qui mettent obstacle à l'élimination rénale, les affections des reins, de la vessie, etc., nombre d'états morbides tels que le diabète glycosique, la goutte, le rhumatisme, l'artériosclérose, les dispositions héréditaires ou acquises à l'eczéma, à l'urticaire, etc.

Aucune lésion cutanée n'est pathognomonique de l'action de telle ou telle substance toxique ou médicamenteuse. Cependant, telle substance appliquée comme topique, sur les mêmes régions du tégument et dans les mêmes conditions de dose et de durée, produira chez la plupart des sujets des effets identiques. Ainsi, les préparations de moutarde provoqueront une hyperhémie plus ou moins intense, plus ou moins prolongée; l'emplâtre de *thapsia garganica* et l'*huile de croton tiglium* détermineront une éruption vésiculeuse dont la disposition et les caractères sont assez différents pour permettre de reconnaître, à première vue, quel est celui de ces deux agents qui l'a provoquée. Voilà la règle, mais combien nombreuses et individuelles sont les exceptions!

L'idiosyncrasie jouant un rôle considérable et même le plus souvent prépondérant, il n'est pas très rare de voir diverses substances, de caractères chimiques tout à fait différents, produire une seule et même éruption : soit un érythème, soit une urticaire, soit des vésicules, etc.,

_____

(1) James C. White, *Dermatitis venenata.* New-York, 1887.

tandis que d'un autre côté la même substance peut produire chez différents individus des éruptions très diverses.

La marche des éruptions artificielles est généralement caractéristique. Comme nous l'avons vu (p. 230) en parlant de la différenciation de l'eczéma d'avec les dermites vésiculeuses artificielles, les éruptions *de cause externe* (éruptions provoquées directes) sont en général limitées, d'une coloration uniforme sur toute leur surface, tranchant à leur pourtour sur la couleur normale de la peau, reproduisant souvent la forme et l'étendue de l'application irritante qui leur a donné naissance. Elles ont une tendance manifeste à une guérison spontanée et rapide.

Les éruptions *de cause interne* (éruptions provoquées directes) dues à l'absorption de certaines substances toxiques, médicamenteuses, alimentaires, etc., sont très importantes à connaître, au point de vue clinique, à cause de leur ressemblance avec les fièvres éruptives et avec certaines dermatoses telles que l'eczéma, le pemphigus, l'acné, etc.

Le diagnostic différentiel d'avec les fièvres éruptives, au début, est parfois d'autant plus difficile que ces érythrodermies artificielles peuvent commencer avec un mouvement fébrile. Il est de règle cependant que l'éruption artificielle ne soit pas annoncée par des symptômes prodromiques. Le plus souvent elle paraît soudainement, sans phénomènes fébriles, sans troubles généraux bien marqués, soit immédiatement après l'absorption de la substance qui la provoque, soit après quelques jours quand il y a accumulation ou quand cesse la tolérance.

La disparition rapide des symptômes cutanés, dès que l'usage de la substance pathogène est arrêté, leur réapparition, aussitôt que cette substance est de nouveau absorbée, sont des caractères cliniques importants des éruptions artificielles.

Nous plaçant au point de vue de la symptomatologie et de l'anatomie pathologique, en laissant de côté toutes les lésions cutanées produites par des objets ou instruments piquants, tranchants, contondants, etc., toutes les blessures, les plaies simples ou compliquées, les ecchymoses traumatiques, etc., qui sont du domaine de la chirurgie, nous diviserons les éruptions artificielles en :

1° *Éruptions érythémateuses;*
2°   —   *hémorrhagiques;*
3°   —   *urticariennes;*
4°   —   *· papuleuses;*
5°   —   *vésiculeuses;*
6°   —   *bulleuses;*
7°   —   *pustuleuses.*

Un certain nombre des agents dont l'action produit ces diverses éruptions peut aussi déterminer des *ulcérations*, des *abcès*, des *lésions gangreneuses* ou *escharotiques*, etc. Toutes ces lésions, dont la plupart appartiennent à la pathologie chirurgicale, peuvent se compliquer de phlegmons, de lymphangites, d'adénites, etc.

1° Éruptions érythémateuses. — Caractérisées par une hyperhémie, avec rougeur plus ou moins vive, chaleur plus ou moins marquée, cuisson, prurit ou picotement plus ou moins intense, ces éruptions érythémateuses, soit qu'elles paraissent comme seule manifestation de la réaction de la peau, soit qu'elles précèdent ou accompagnent d'autres lésions élémentaires, vésiculeuses, bulleuses, etc., sont les plus fréquentes. Une action mécanique telle qu'une pression un peu prolongée, un frottement superficiel, etc., un agent physique comme la chaleur du soleil ou celle du foyer ardent d'un fourneau à fondre le verre ou les métaux, le rayonnement d'une lumière électrique intense, comme dans les observations de Charcot (1), de Defontaine (2), etc., peuvent provoquer la congestion érythémateuse. Certaines substances végétales telles que les préparations de moutarde, de raifort, de capsicum annuum, etc., agissent comme rubéfiants sur les parties de la peau soumises à leur action. Cette hyperhémie peut être fugace, ne durer que quelques instants, ou bien un érythème plus prononcé persiste pendant plusieurs heures, parfois même pendant deux ou trois jours et se termine par desquamation. Tantôt la rougeur est uniforme, disparaissant sous la pression du doigt, tantôt elle est pointillée, *scarlatinoïde*, comme dans l'éruption provoquée par les préparations hydrargyriques, la belladone, la quinine, etc. ; dans ce cas, elle a tendance à s'étendre excentriquement au delà des régions directement impressionnées et parfois même à se généraliser.

Chez un certain nombre de sujets, la généralisation de l'érythème scarlatinoïde, son intensité, les symptômes fébriles qui l'accompagnent dans bien des cas, peuvent être assez prononcés pour obliger, sous menace d'accidents graves, à cesser l'emploi d'un médicament qui n'est pas toléré et dont les doses les plus minimes peuvent produire des récidives de l'éruption.

2° Éruptions hémorrhagiques. — Il n'est pas très rare de voir des éruptions hémorragiques telles que *purpura, ecchymoses*, accompagner

(1) Charcot, *Érythème produit par la lumière électrique*, in *Mémoires de la Société de Biologie*, 1858, p. 63.

(2) Defontaine, *Note sur le coup de soleil électrique. Rapport de Terrier*, in *Bulletins de la Société de Chirurgie*, 27 décembre 1887, p. 799.

l'éruption érythémateuse ou survenir sans érythème, sous l'influence des iodures et plus particulièrement de l'iodure de potassium, de l'acide salicylique et de ses composés, des sels de quinine, de l'hydrate de chloral, de l'arsenic, du mercure, etc.

Ces éruptions, étudiées par Behrend (1) sous le nom de « Purpura medicamentosa », ne diffèrent ni par les symptômes, ni par le siège, du purpura produit par d'autres causes (Voy. HÉMORRHAGIES CUTANÉES). Elles peuvent également coïncider avec des hémorrhagies des muqueuses, quelquefois même avec un certain degré de réaction fébrile.

3° **Éruptions urticariennes.** — Le type de l'éruption urticarienne est fourni par les piqûres de l'ortie (*urtica urens*). Elle peut être provoquée chez des sujets prédisposés, par l'ingestion de certains aliments tels que les fraises, les crustacés, les moules, les poissons de mer, etc., etc., par la pression des plis des vêtements, par un frottement (*urticaire factice*). Elle peut survenir à la suite de l'administration de certains médicaments tels que les sels de quinine, de morphine, etc. Le contact de certains insectes tels que la chenille processionnaire, de certains mollusques comme par exemple les méduses, les actinies, etc., produit souvent une éruption urticarienne (Voy. URTICAIRE).

4° **Éruptions papuleuses.** — Dans quelques cas, l'éruption provoquée, au lieu d'être franchement érythémateuse, se présente sous forme de papules dont la coloration peut varier du rose ou du rouge vif au rouge violacé. Isolées, sans aréole congestive, plus ou moins saillantes, plus ou moins volumineuses, ces papules peuvent être groupées dans une seule région, comme par exemple après des frictions avec une pommade fortement alcaline. Très prurigineuses, elles peuvent être localisées ou plus abondantes aux membres inférieurs, principalement aux jambes, lorsqu'elles sont causées par la larve du Trombidium soyeux (*Trombidium holosericeum*), connue sous les noms de Leptus automnalis, de Rouget, d'Aouta, de bête d'août, etc. Elles peuvent être généralisées comme à la suite de bains alcalins, comme dans la poussée des eaux thermales, etc.

Tout en étant générale, l'éruption peut être plus abondante en certaines régions. C'est ainsi que lorsque l'éruption est provoquée par les prépara-tions de baume de copahu les papules se développent en plus grande quantité sur les membres et sont presque confluentes vers leurs extré-

(1) G. Behrend, *Lehrbuch der Hautkrankheiten*, 2ᵉ édition. Berlin, 1883, p. 302.

mités. Cette action du copahu a été vivement contestée en ces dernières années et la dermopathie provoquée par ce balsamique a été attribuée dans tous les cas (à tort suivant nous, quand on veut ainsi généraliser) à l'infection générale causée par le virus blennorhagique.

L'un de nous (E. Vidal), en soumettant des psoriasiques au traitement par le copahu, a vu, après quelques jours de cette médication, des malades chez lesquels on ne trouvait pas la moindre apparence de blennorrhagie, soit ancienne, soit récente, présenter une éruption papuleuse généralisée avec le prurit intense et les localisations qu'affecte habituellement l'éruption copahique (Roséole copahique des anciens auteurs).

Hardy, qui le premier a expérimenté le copahu dans le traitement du psoriasis, l'a vu également déterminer l'éruption papuleuse typique, en dehors de toute blennorrhagie.

L'un de nous encore (H. Leloir), en traitant des eczémas chroniques par le baume de copahu, a observé l'érythème copahique chez plusieurs de ses malades parfaitement indemnes de blennorrhagie.

5° **Éruptions vésiculeuses.** — Les éruptions érythémateuses et papuleuses se produisent à des degrés divers, depuis la simple hyperhémie jusqu'à l'inflammation superficielle du derme, avec un certain degré d'œdème et la desquamation consécutive de l'épiderme. Un degré plus intense de dermite amène un exsudat séreux qui soulève l'épiderme corné en vésicules plus ou moins abondantes, devenant plus ou moins rapidement purulentes, suivant la nature de la substance qui les a provoquées, suivant la durée de son application, suivant les dispositions individuelles, etc. Ces éruptions vésiculeuses artificielles que Rayer (1) distinguait déjà de l'eczéma et qui, cependant, jusqu'en ces dernières années, étaient confondues par un très grand nombre d'auteurs avec cette dermatose, s'en distinguent par les caractères que nous avons indiqués (Voy. Eczéma, p. 230).

Les vésicules peuvent être très petites, comme celles qui succèdent aux applications de teinture d'arnica, d'essence de térébenthine, des emplâtres à base résineuse, des préparations hydrargyriques, etc.

Des vésicules plus grosses, devenant rapidement purulentes, sont le plus souvent déterminées par l'huile de croton, l'emplâtre de thapsia garganica, les poussières arsénicales, les macérations de substances organiques, comme par exemple celles qui produisent le *mal de bassine* ou *mal de vers*

____

(1) Rayer, *Traité des maladies de la peau*, 2ᵉ édition. Paris, 1835, t. I, p. 401.

chez les dévideuses de cocons de soie décrit par Potton (1), Duffours, Melchiori (2), et celles qui causent la dermite professionnelle des fileurs et varouleurs de lin, étudiée en premier par l'un de nous H. Leloir (3) et par son élève Lefebvre (4).

Beaucoup d'autres dermites professionnelles, telles que celles des épiciers, des boulangers, des maçons, des confiseurs, des polisseurs de meubles, etc., etc., sont primitivement ou secondairement vésiculeuses (eczématiformes) ou vésiculo-pustuleuses.

6° Éruptions bulleuses. — La bulle produite par l'application d'une préparation de cantharides est le type de ce genre de lésion. Précédée par une rougeur dont l'étendue ne dépasse pas ou dépasse à peine la surface occupée par l'agent vésicant, le soulèvement bullaire ne se produit qu'au bout de quelques heures. L'eau bouillante le détermine presque instantanément, l'ammoniaque en quelques minutes, la pommade aux cantharides ou au garou en quelques heures, etc. L'usage interne des bromures et des iodures, plus particulièrement de l'iodure de potassium, provoque dans quelques cas des éruptions bulleuses et pemphigoïdes, accompagnées souvent d'infiltration du derme sous-jacent. A ces bulles succèdent parfois des ulcérations végétantes dont l'aspect rappelle celui de l'*ulcus elevatum* ou de certaines syphilides végétantes. (Voir moulage 19 du Musée de l'hôpital Saint-Sauveur.)

7° Éruptions pustuleuses. — Certaines substances, soit par leur action topique, soit après avoir été absorbées, provoquent la formation de pustules, à évolution généralement rapide, laissant après leur guérison des cicatrices indélébiles. Les unes sont globuleuses et de moyenne grosseur, comme celles qui suivent l'application des pommades ou des emplâtres au tartre stibié (tartrate antimonio-potassique). D'autres sont plus petites, acuminées; d'autres encore, traversées par un poil, sont de véritables périfolliculites pustuleuses. C'est à cette variété qu'appartiennent les éruptions les plus habituellement observées dans le cours des traitements avec l'iodure de potassium ou d'autres préparations iodurées

(1) Potton (de Lyon), *Recherches et observations sur le mal de vers ou de bassine* (Rapport de M. Patissier), in *Bulletin de l'Acad. de méd.*, t. XVII, 1852, p. 803, et *Annales d'hygiène*, 1853, p. 245.

(2) Melchiori (Giov.), *La malattie del mani delle trattore da seta, osservata in Novi*, in *Ann. univers. di medic.*, t. CLX, 1857.

(3) H. Leloir, *Dermite professionnelle spéciale (eczéma des fileurs et varouleurs de lin)*, in *Annales de dermat. et de syph.*, 1885, p. 129.

(4) C. Lefebvre, *De l'eczéma des fileurs et varouleurs de lin.* Thèse de Lille, 1888.

(acné iodique). Elles sont aussi fréquentes pendant l'usage des bromures (acné bromique). Ces iodures et ces bromures, mais plus particulièrement ces derniers, provoqueront parfois de plus larges pustules et même des bulles d'apparence caractéristique.

La pénétration, dans les follicules pilosébacés, de poussières arsénicales (acné arsénicale), de goudron, d'huile de cade (acné cadique), etc., déterminent des folliculites et périfolliculites (Voy. FOLLICULITES) très analogues à celles qui sont produites par l'huile servant à graisser les machines dans les filatures et qui ont été décrites par l'un de nous H. Leloir (1) et par son élève Wargnier (2).

Nous n'entrerons pas dans la trop longue énumération des agents qui peuvent provoquer des dermites artificielles. Les uns irritent directement la peau : ce sont les agents traumatiques, physiques, chimiques, animaux, vegétaux, médicamenteux, toxiques, etc. Sous le nom de *Dermatitis venenata*, James C. White, de New-York (1887), a fait une étude très complète de ces *éruptions provoquées directes*. Les autres agissent à la fois directement, par leur action traumatique, et indirectement par absorption ; d'autres encore très nombreux, soit qu'ils pénètrent dans l'économie par les voies digestives ou respiratoires, soit qu'ils entrent dans le sang par des injections sous-cutanées ou intraveineuses, ne révèlent leurs effets sur la peau qu'après une incubation d'une certaine durée, mais le plus souvent très courte, en produisant des *éruptions provoquées indirectes*. C'est dans cette catégorie étiologique qu'on peut ranger beaucoup de médicaments, d'agents toxiques, et un certain nombre de substances alimentaires. Nous renvoyons aux publications de P. A. Morrow (3), pour les éruptions médicamenteuses dont la connaissance prend actuellement, en pathologie et en clinique, une importance considérable. Dans son livre « On Drug Eruptions » cet auteur en étudiant successivement, par ordre alphabétique, les substances médicamenteuses les plus connues, indique pour chacune d'elles les diverses dermopathies qu'elle peut provoquer.

---

(1) H. Leloir, *De la folliculite et périfolliculite des fileurs et rattacheurs* (bouton d'huile), in *Annales de dermatologie et de syphiligraphie*, 1889, p. 672.

(2) Wargnier, *De la folliculite et périfolliculite chez les fileurs et rattacheurs*. Thèse de Lille, sept. 1889.

(3) Prince A. Morrow, *On Drug Exanthemata, more particularly the Quinine Exanthem*, in *New-York Medical Journal*, 1880, et *Drug Eruptions*, New-York, 1887.

Au point de vue symptomatique, des manifestations cutanées très analogues, souvent même identiques, isolées ou associées, simples ou multiformes, peuvent être produites par des médicaments aussi différents l'un de l'autre que le sont le sulfate de quinine, l'arsenic, le mercure, l'antipyrine, le salicylate de soude, etc.

En général, ces éruptions sont complexes, multiformes, variant de forme et d'intensité suivant la dose, la durée du traitement et l'intolérance du sujet, etc.

Pour bien montrer ce polymorphisme des effets d'un même médicament, nous passerons en revue quelques-uns des plus importants : l'arsenic, les bromurés, les iodures, le mercure, le quinquina, etc., en signalant les éruptions diverses, les lésions multiples que chacun d'eux peut produire, soit par action directe sur la peau, soit indirectement après avoir été absorbé.

L'*arsenic* et ses composés peuvent déterminer des éruptions érythémateuses, desquamatives, purpuriques ou ecchymotiques, papuleuses, urticariennes, vésiculeuses, pustuleuses, bulleuses, ulcératives, gangréneuses. A toutes ces lésions, déjà mentionnées dans la monographie d'Imbert-Gourbeyre (1), on peut ajouter les folliculites pilaires produites par les poussières arsénicales (acné arsénicale), les pigmentations (taches arsénicales) ressemblant à celles de la maladie bronzée d'Addison, qui peuvent survenir à la suite de l'usage longtemps prolongé de l'arsenic, comme dans le traitement du psoriasis, et comme celles qui ont été observées, à Hyères, par Émile Vidal, Dubrandy, Marquez (2), chez un certain nombre des individus intoxiqués par des vins contenant de l'acide arsénieux. Dans des communications récentes, Jonathan Hutchinson (3), Pringle (4) et E. Besnier (5), ont rapporté des exemples d'hyperkératoses, de kératodermie palmaire et plantaire, à la suite de l'emploi prolongé de l'arsenic.

Les *bromures* provoquent assez souvent des éruptions : érythémateuses, urticariennes, papuleuses, nodulaires, papulo-pustuleuses ; ces dernières de beaucoup les plus fréquentes sont généralement désignées sous le

(1) Imbert-Goubeyre, *Histoire des éruptions arsénicales*, in *Moniteur des hôpitaux*, 1857, p. 3017.

(2) *Rapport sur l'affaire des vins empoisonnés d'Hyères*, au nom d'une commission composée de MM. E. Vidal et Ollivier rapporteur (*Bulletin de l'Académie de médecine*, séance du 5 novembre 1886).

(3) J. Hutchinson, *A Lecture on Arsenic as a Drug*, in *British Medical Journal*, 6 juin 1891, p. 1213.

(4) Pringle, *A Case of Keratosis of the Palms and Soles probably of Arsenical Origin*, in *The British Journal of Dermatology*, 1891, p. 390.

(5) E. Besnier, *Bulletin de la Société française de dermatologie et de syphiligraphie*, 28 janvier 1892, p. 37.

nom d'*acné bromique*. Il n'est pas rare de voir ces éruptions médicamenteuses sous les formes vésiculeuses, bulleuses, ulcéreuses profondes ou superficielles, surélevées ressemblant à l'*ulcus elevatum*, végétantes, papillomateuses, et ayant, dans ces dernières formes, beaucoup de ressemblance avec les lésions provoquées par les iodures.

Guttman a trouvé du brome dans le contenu des pustules, tandis que Veiel et beaucoup d'autres observateurs n'ont pu en décéler la présence dans aucune des éruptions bromiques.

Les *iodures* peuvent également provoquer des lésions très variées : érythémateuses, diffuses, ou en macules, ou en plaques, très rarement généralisées ; papuleuses, urticariennes, purpuriques (*purpura iodique*), vésiculeuses et eczématiformes, papulo-pustuleuses de beaucoup les plus fréquentes (*acné iodique*), anthracoïdes (*acné anthracoïde* d'Ernest Besnier), pemphigoïdes, bulleuses, ulcéreuses, ulcéro-végétantes. La lésion peut être tubéreuse, nodulaire (*Érythème noueux iodique* déjà signalé par Ricord en 1842, étudié depuis par Celso Pellizari, Talamon, Ianowski, etc.).

L'un de nous (H. Leloir), en 1890, au Congrès médical international de Berlin, a mentionné le fait d'une éruption iodo-potassique ressemblant à la gale par ses localisations, son aspect et le prurit dont elle était accompagnée.

Adamkievitz a constaté la présence de l'iode dans les pustules et en conclut à l'élimination du métalloïde par les glandes sébacées. Cette théorie est combattue par George Thin, Dyce Duckworth, P. A. Morrow, Radcliffe Crocker (1), qui ont constaté la présence de lésions pustuleuses sur des cicatrices de brûlures, de vaccine, etc., sur des points dont les glandes sébacées avaient été complètement détruites. La prolifération considérable des cellules épidermiques des glandes sébacées, observée histologiquement par N. Walker (2), serait une preuve à l'appui de l'action pathogénique de l'iode sur ces glandes cutanées.

Le *mercure* et ses préparations agissant directement sur la peau, sous forme d'onguent hydrargyrique, de solutions de bichlorure Hg., de fumigations, etc., ou administrés soit par l'estomac, soit par injections hypodermiques, etc., sont des causes fréquentes d'éruptions artificielles. Chez certains sujets, à intolérance excessive, les moindres doses peuvent provoquer les éruptions les plus intenses.

Dans les formes les plus légères, les éruptions sont érythémateuses ou eczématiformes, et restent limitées. Dans celles qui sont consécutives à

(1) Radcliffe Crocker, *Congrès médical international de Berlin*, Compte rendu, in *The British Journal of Dermatology*, sept. 1890, p. 270.

(2) N. Walker, *Dermatitis tuberosa eine durch die Darreichung von Iodkalium verursachte Hautaffection*, in *Monatshefte f. prakt. Dermatologie*, Bd XIV, 1890, p. 263.

l'action externe du mercure, une rougeur plus ou moins intense, accompagnée souvent de petites vésicules, ne dépasse guère la région sur laquelle a été faite l'application. Il n'est pas très rare cependant de voir l'éruption s'étendre bien au delà et même se généraliser.

A un degré plus intense, une dermite généralisée scarlatinoïde, accompagnée d'une fièvre plus ou moins intense, suivie d'une desquamation par larges lambeaux épidermiques, ressemblant à celle de la scarlatine déjà désignée, en 1804, par Alley d'Édimbourg, sous le nom d'*Hydrargyria febrilis*, peut être confondue au début de l'éruption avec la scarlatine (Voy. ÉRYTHÈMES). Outre ces formes scarlatinoïdes, eczématiformes, on peut observer des éruptions urticariennes, purpuriques, pustuleuses et des lésions ulcératives.

Le *quinquina* et ses sels, le sulfate de quinine, etc., produisent, non seulement chez les ouvriers employés à leur préparation, mais encore lorsqu'ils ont été administrés par les voies digestives, ou par injections sous-cutanées, des éruptions diverses qui ont été très bien étudiées par P. A. Morrow (1) : érythémateuses, scarlatinoïdes, rubéoliformes, se terminant par une desquamation furfuracée ou en minces lamelles. Elles sont parfois urticariennes, papuleuses, purpuriques, vésiculeuses, eczématiformes, bulleuses, pemphigoïdes. Dans un cas observé par Briquet (2), un certain nombre des taches ecchymotiques devinrent gangréneuses. Chez un malade de Schuppert (3), il y eut un commencement de gangrène du scrotum par excès d'inflammation.

L'*acide salicylique*, les *salicylates* de soude, de lithine, etc., de même que la plupart des autres médicaments tirés de la série aromatique, déterminent fréquemment des éruptions : érythémateuses, scarlatinoïdes, rubéoliformes, purpuriques, urticariennes, tubéreuses, parfois même vésiculeuses, pustuleuses, bulleuses, etc. Elles sont le plus généralement érythémato-desquamatives scarlatiniformes ; elles ressemblent à celles de l'*antipyrine*, du *sulfonal*, de l'*hydrate de chloral*, que l'on a souvent l'occasion d'observer.

L'effet d'un grand nombre de substances toxiques ou médicamenteuses appliquées sur la peau n'est pas exclusivement local ; l'éruption qu'elles provoquent peut s'étendre bien au delà des points d'application et même se généraliser. Il y a dans ce cas, outre l'action traumatique locale, des effets

<hr>

(1) Prince A. Morrow, *loc. citat.*, p. 103 et *On Drug Exanthemata more particularly the Quinine Exanthem*, in *New York Medical Journal*, 1880, t. XXI, p. 244.

(2) Briquet, *Traité thérapeutique du quinquina et de ses préparations.* Paris, 1853 et *Bulletin général de thérapeutique*, 1872.

(3) Schuppert, *Richmond and Louisville Medical Journal*, 1878, p. 315.

d'absorption comparables à ceux que produit l'ingestion de la substance toxique dans les voies digestives, ou sa pénétration par les voies respiratoires, ou son introduction soit dans les veines, soit dans le réseau capillaire (injections intraveineuses ou hypodermiques).

Que se passe-t-il après l'absorption de ces substances? Comment agissent-elles? Cette question « de la nature des éruptions médicamenteuses », mise à l'ordre du jour de la section de Dermatologie du Congrès de Berlin (1) a été discutée par Colcott Fox (2), H. G. Brooke, Neumann, Köbner, H. Leloir, Radcliffe Crocker, Behrend, Petersen, Dubois-Havenith, Janowsky.

La théorie de Köbner, de Lewin, d'après laquelle la substance toxique, après avoir été absorbée, impressionnerait le système nerveux périphérique et central et produirait sur la peau une réaction angioneurotique, a été soutenue par H. G. Brooke (3) dans sa communication sur la division de Behrend et sa classification des éruptions médicamenteuses en deux catégories : 1° celles qui sont causées par l'action *spécifique* du médicament, à marche généralement aiguë ; 2° celles qui sont causées par l'action *dynamique* du médicament : cette action est à marche rapide, mais semble avoir une certaine période d'incubation.

Behrend applique ce terme de « dynamique » aux éruptions produites par les médicaments, non en vertu de leurs effets physiologiques, mais par quelque élément accidentel dans leur action, le médicament agissant comme corps étranger. Poussant plus loin l'hypothèse, il pense que les substances toxiques absorbées ne produisent pas les phénomènes cutanés par action directe, mais en donnant naissance à un nombre limité de substances chimiques (*toxines*) engendrées sous leur influence. Il serait disposé à admettre que le même agent puisse donner lieu à des toxines différentes chez des individus d'idiosyncrasies dissemblables.

Ces toxines agiraient sur la peau par l'intermédiaire des vaso-moteurs. Les expériences récentes de Bouchard (4) paraissent démontrer que les toxines microbiennes agissent sur les deux ordres de nerfs vaso-moteurs :

---

(1) *Das Wesen der Arzneiexantheme.* Question III du X° Congrès Médical International. *Comptes rendus*, in *Monatshefte f. prakt. Dermat.*, sept. 1890, p. 215, et J. Girode, *Comptes rendus des communications et discussions relatives à la dermatologie et à la syphiligraphie, au X° Congrès médical international*, in *Annales de dermatologie et de syph.*, 1890, p. 672.

(2) Colcott Fox, *Exanthemata Medicinalia externa*, communication au Congrès de Berlin, in *The British Journal of Dermatology*, nov. 1890, p. 327.

(3) H. G. Brooke, *On Behrend's division of Rashes into Specific and Dynamic groups*, in *The British Journal of Dermatology*, oct. 1890, p. 313.

(4) Bouchard, *Action des toxines microbiennes sur les vaisseaux.* Communication à l'Académie des sciences, 26 octobre 1891.

les unes sur les vaso-dilatateurs, les autres sur les vaso-constricteurs. Cette action des toxines microbiennes sur les vaisseaux pourrait être invoquée, par analogie, à l'appui de la théorie des toxines médicamenteuses.

ÉRYTHÈMES

La classe des érythèmes est encore plus artificielle que celle des eczémas. Sans limites précises, elle s'étend ou se restreint au gré des différents auteurs. Quelques-uns voudraient y faire rentrer toutes les hyperhémies actives ou passives, passagères ou permanentes, simplement congestives ou exsudatives, qne l'on voit se produire soit au début, soit pendant le cours de la plupart des manifestations cutanées. Ces hyperhémies, qui peuvent survenir sous l'influence des causes les plus diverses, sont :

1° Les unes, de cause extrinsèque, dont on a fait les érythèmes de cause externe et qne nous avons étudiées dans les éruptions artificielles (Voy. ÉRUPTIONS ARTIFICIELLES) ;

2° Les autres de cause interne, comme par exemple celles qui accompagnent les maladies infectieuses, les fièvres éruptives, la septicémie, etc., les maladies diathésiques, telles que la goutte, le rhumatisme, etc., certains états pathologiques tels que le diabète, l'uricémie, l'albuminurie, l'ictère (cholémie), etc., etc.

On rapproche ainsi, sous le titre commun d'érythème et comme appartenant à un groupe naturel, toutes les rougeurs, les congestions actives ou passives, les hyperhémies simples ou plus ou moins exsudatives, qui peuvent se manifester, soit isolément, soit simultanément avec d'autres symptômes cutanés. On a voulu ainsi faire de l'érythème une dermatose définie, alors qu'en réalité ce n'est qu'un symptôme commençant à l'*hyperhémie simple*, pouvant ne pas dépasser ce degré congestif, ou bien devenir plus ou moins complexe, en passant par les divers degrés de l'*hyperhémie exsudative* qui forme le syndrome des érythèmes polymorphes.

Les éléments de ce syndrome étant nombreux, leur association donne lieu à une quantité considérable d'apparences diverses, de soi-disant variétés d'érythèmes qu'on pourrait multiplier presqu'à l'infini. Ce syndrome érythème se rencontre dans un grand nombre de troubles nerveux

et d'états pathologiqnes, pouvant être provoqués par les causes accidentelles
les plus diverses ; il est surtout subordonné aux prédispositions individuelles et souvent même à une sorte d'opportunité qui fait que la peau
d'un même sujet, sous l'influence de la même cause, sera ou ne sera pas
hyperhémiée ; que cette éruption sera fugace ou d'une durée prolongée,
qu'elle sera simple ou exsudative et polymorphe, qu'elle sera partielle ou
généralisée, faible ou intense, etc.

On peut dire avec Ernest Besnier et Doyon (1) : « Non seulement la
variété des érythèmes défie toute description complète, mais il faudrait
des catégories à l'infini si l'on voulait classer tous les faits en séries mé-
thodiques ; les auteurs qui en ont fait l'essai ont échoué régulièrement. »
Nous ne tenterons pas d'établir une classification pathogénique des éruptions érythémateuses, bien convaincus que nous sommes de l'impossibilité
d'y faire rentrer tous les faits dans lesquels ce syndrome peut être observé.

En ne considérant l'érythème qu'au point de vue de la symptomatologie
et de l'anatomie pathologique, nous pouvons avec F. von Hebra, avec
Kaposi et avec l'école de Vienne, diviser les érythèmes en :

A. Hyperhémies cutanées ;

B. Érythèmes polymorphes.

A. Les dermopathies décrites par les auteurs sous les noms d'*érythème
fugace*, d'*érythème émotif*, d'*érythème à pudore*, d'*érythème par rayonnement calorique ou lumineux* (solaire ou électrique), d'*érythème à frigore*,
d'*érythème neurotique*, d'*érythème paratrimme*, d'*érythema læve*, etc.,
appartiennent à l'hyperhémie cutanée (Voy. HYPERHÉMIE CUTANÉE).

B. Dans le cadre des érythèmes polymorphes, nous ferons rentrer :

1° Les érythèmes polymorphes, avec processus exsudatif non suivi de
vésicules ou de bulles tels que : l'érythème circiné ou annulaire, l'érythème marginé ou figuré, l'érythème papuleux, l'érythème tubéreux ou
papulo-tuberculeux, etc. ;

2° Les érythèmes avec processus exsudatif s'accompagnant de la production
de vésicules, de bulles, etc., tels que les érythèmes vésiculeux, bulleux ou
pemphigoïdes, les érythèmes polymorphes symptomatiques de divers
états infectieux ou diathésiques, les érythèmes polymorphes graves de
nature inconnue (types de Lewin, d'Uffelmann, d'E. Vidal, de de Molènes-
Mahon, etc.)

Les cadres de l'hyperhémie cutanée et des érythèmes polymorphes,

(1) Ernest Besnier et Doyon, Notes de la traduction française de la 3° édition de *Pathologie et traitement des maladies de la peau*, par Kaposi, 2° édition française. Paris, 1891,
t. I, p. 364.

peuvent contenir presque toutes les manifestations cutanées décrites sous le nom d'érythème.

L'un de nous (E. Vidal) a cru devoir en séparer l'*hydroa vésiculeux* (de Bazin) qui, généralement confondu avec les érythèmes polymorphes, s'en distingue nettement, suivant lui, par sa symptomatologie, par sa marche et même par sa lésion tout à fait caractéristique. Cette affection sera décrite comme une dermatose spéciale (Voy. Hydroa).

Nous avons placé hors cadre, dans des paragraphes séparés, certains érythèmes dont l'importance, au point de vue doctrinal, nous a paru nécessiter plus de développements ; tels sont : l'érythème scarlatinoïde, l'érythème noueux, l'érythème induré, l'érythème des pellagreux et l'érythème pellagroïde.

Nous étudierons successivement :

1° Les *érythèmes polymorphes* ;

2° L'*érythème scarlatinoïde* ou *scarlatiniforme* que nous distinguons de la dermatite scarlatiniforme généralisée récidivante (Voy. p. 163) et dont nous admettons une forme idiopathique et des formes symptomatiques de causes toxiques, médicamenteuses, infectieuses, etc.

3° L'*érythème noueux* que nous étudions dans sa forme idiopathique ;

4° L'*érythème induré* ;

5° L'*érythème des pellagreux* et l'*érythème pellagroïde.*

I. — ÉRYTHÈMES POLYMORPHES.

Erythema exsudativum multiforme (de F. von Hebra).

Les érythèmes polymorphes peuvent être divisés en :

1° Érythèmes polymorphes avec processus exsudatif non suivi de la formation de vésicules ou de bulles ;

2° Érythèmes polymorphes avec processus exsudatif s'accompagnant de la production de vésicules, de bulles, etc.

1° *Érythèmes polymorphes avec processus exsudatif non suivi de la formation de vésicules ou de bulles.*

Ces érythèmes ne sont plus circonscrits en certains points, localisés, comme le sont, pour la plupart, les éruptions érythémateuses de cause externe, directement provoquées (Voy. Éruptions artificielles) ; ils ont de la tendance à se généraliser.

Chez certains sujets, soit au printemps, soit à l'automne, tantôt à la suite d'un écart de régime, d'une indigestion, d'un excès alcoolique, jouant le rôle de cause occasionnelle, tantôt sans cause appréciable, on voit se produire des éruptions érythémateuses, le plus souvent polymorphes.

Elles peuvent être quelquefois fugaces, ne durer que vingt-quatre ou trente-six heures et n'être constituées que par une simple rougeur en plaques irrégulières, sans tuméfaction aucune de la peau. Elles se terminent par une simple résolution ou par une légère desquamation. Cette variété, assez souvent associée à l'érythème papuleux à petits éléments, s'observe parfois périodiquement chez certaines femmes à l'époque de leurs règles, particulièrement chez les jeunes filles dysménorrhéiques, ou chez des femmes vers le temps de la ménopause.

Il est beaucoup plus fréquent de rencontrer les formes d'érythème que nous allons décrire.

Après une période prodromique le plus souvent fort courte, mais parfois assez bien caractérisée par de légers frissons, un peu de fièvre, de la céphalalgie, de l'anorexie, de la courbature, quelques douleurs aiguës dans les membres, le malade voit apparaître, en certains points symétriques du corps, mais surtout à la face dorsale des mains et des pieds, aux poignets et aux cous-de-pied, aux avant-bras et aux jambes, sur les parties latérales du cou, des taches d'abord disséminées, assez nettement limitées, ayant au début la grosseur d'une tête d'épingle, puis s'élargissant rapidement de façon à atteindre, en peu de temps, les dimensions d'une pièce de 20 centimes ou même celles d'une pièce de 50 centimes. Leur coloration d'un rouge vif, un peu bleuâtre par places, disparaît en partie sous la pression du doigt. A leur niveau la peau est légèrement épaissie, et quand on passe la main à plat sur leur surface, on sent qu'elles font un léger relief sur les parties voisines. En quelques heures, du jour au lendemain, ces taches érythémateuses peuvent devenir confluentes et acquérir ainsi les plus grandes dimensions. Souvent elles changent d'aspect, elles s'étendent par leurs bords, le centre primitivement congestionné s'affaisse en prenant une teinte bleuâtre, ou plutôt violacée, qui finit par s'effacer complètement, tandis que la périphérie est limitée par un cercle très rouge, souvent un peu saillant. C'est l'*érythème circiné* ou *annulaire* des anciens auteurs.

Si la surface de toute la plaque est d'un rouge vif, si les bords sont un peu plus élevés que le centre, l'éruption prend un aspect assez spécial auquel on a donné le nom d'*érythème marginé*. Plusieurs de ces plaques viennent-elles à se rencontrer, à se fusionner, elles peuvent former des rubans, des bandes, des festons, de larges taches érythémateuses irrégulières d'aspect, mais assez nettement limitées par des sortes de demi-cercles, vestiges des cercles primitifs : c'est l'*érythème figuré* ou *erythema gyratum*.

Lorsqu'une plaque n'est plus constituée que par un cercle rouge concentrique, le centre étant redevenu sain, il peut se produire, au point central même, une nouvelle tache d'érythème; on aura dès lors une plaque constituée par trois cercles concentriques :

1° Une tache rouge centrale;

2° Un cercle de peau saine ;

3° Un cercle érythémateux.

Cette disposition en cocarde caractérise l'*érythème iris*.

L'éruption après avoir eu au début une teinte d'un rouge cinabre, peut prendre dans toute son étendue, mais principalement aux mains et aux pieds, une teinte d'un bleu violacé : c'est l'*érythème livide*.

Le plus souvent l'éruption se généralise à presque toute la surface du corps, tout en n'étant cependant confluente qu'aux points de prédilection que nous avons déjà signalés. On trouve quelques taches érythémateuses disséminées çà et là sur le tronc, quelques autres sur la face, en particulier sur les paupières, qui peuvent être fort œdématiées. Dans la grande majorité des cas les taches érythémateuses primitives deviennent saillantes et forment des sortes d'élevures d'un volume variable faisant un relief au-dessus du niveau de la peau, relief que l'on sent au toucher encore plus qu'on ne le voit, et qui donne la sensation d'une surface rugueuse et mamelonnée. Le derme est manifestement épaissi à leur niveau. Ces élevures peuvent devenir confluentes et produire des saillies très irrégulières, bosselées, comme mamelonnées, d'une coloration qui varie du rose au rouge foncé. C'est l'*érythème papuleux*, la variété papuleuse de l'érythème polymorphe d'Hebra. Lorsque les saillies papuleuses sont extrêmement prononcées, quand elles forment des nodosités, parfois aussi volumineuses que celles de l'érythème noueux, et que l'infiltration du derme est telle qu'il semble envahi dans toute sa profondeur, on donne à l'éruption le nom d'*érythème tuberculeux* ou mieux d'*érythème papulo-tuberculeux* ou *tubéreux* (*erythema tuberosum*). Ces tubérosités, malgré leur volume, ne persistent pas longtemps : elles sont fugaces comme toutes les lésions d'érythème vrai. Elles affectent les mêmes localisations que les formes précédentes. Dans certains cas, elles ressemblent beaucoup à l'érythème noueux ou à l'urticaire tubéreuse, affections avec lesquelles on doit se garder de les confondre (Voy. ÉRYTHÈME NOUEUX et URTICAIRE).

2° Érythèmes polymorphes avec processus exsudatif s'accompagnant de la production de vésicules, de bulles, etc.

Au début, comme dans les formes précédentes, on voit une éruption de taches érythémateuses, de papules, les unes isolées, les autres confluentes et formant des plaques souvent fort étendues. Sur ces plaques érythémateuses, l'épiderme ne tarde pas à être soulevé en vésicules et en bulles plus ou moins volumineuses par de la sérosité transparente. Les vésicules ou les petites bulles en s'agglomérant peuvent, par rupture de leurs cloisonnements, s'ouvrir les unes dans les autres, de façon à soulever l'épiderme en bulles plus ou moins régulières et hémisphériques, plus ou moins grosses, souvent volumineuses et pouvant atteindre jusqu'aux dimensions d'un œuf (*érythème polymorphe bulleux* ou *pemphigoïde*). Le liquide qu'elles contiennent ne tarde pas à devenir séro-purulent, puis purulent; il peut être aussi rougeâtre, coloré par le sang, dans les formes à tendance hémorrhagique. Le plus souvent ces bulles crèvent ou se rompent avant que leur sérosité ait eu le temps de devenir purulente. Elles ne laissent pas d'ulcérations ; la surface qu'elles recouvraient est très rouge, très congestionnée et suintante. En se desséchant elles forment des croûtes minces, jaunâtres ou brunâtres, qui, en tombant, laissent une tache d'abord rougeâtre, puis pigmentée en brun, qui à la longue et très lentement finit par disparaître sans laisser de cicatrices.

Le développement à peu près constant de ces bulles sur une surface érythémateuse et l'existence, après leur formation, d'une aréole érythémateuse périphérique sont des caractères qui diffèrent de ceux du *pemphigus diutinus* dont les bulles, soulevées sur une peau en apparence saine, n'ont pas d'aréole érythémateuse. Nous devons dire cependant que, dans un certain nombre de cas d'érythème bulleux, nous avons vu par exception, une ou plusieurs bulles, transparentes, hémisphériques, paraissant d'emblée sur la peau, sans être précédées d'aucune rougeur érythémateuse, et semblant n'être cerclées à aucune période de leur évolution par une aréole rouge, bulles parfaitement pemphigoïdes. Considérée dans son ensemble l'éruption est toujours polymorphe et constituée par des plaques d'érythème, des taches rouges, des papules, des vésicules et des bulles.

Le processus érythémateux s'élève parfois jusqu'au degré d'une véritable inflammation du derme, qui prend une teinte d'un rouge violacé et s'épaissit. Le tissu cellulaire lui-même peut être envahi ; l'inflammation peut se propager aux lymphatiques et aux ganglions, en déterminant des lymphangites et des adénites. Le liquide des bulles peut devenir rapidement purulent et sous les bulles il peut se former des ulcérations. Dans ce cas, le liquide contenu dans les bulles pourra être hémorrhagique ou bien l'écoulement sanguin aura lieu après la rupture de l'épiderme.

Un des principaux caractères de cette affection, un de ceux qui, à première vue permettent le mieux de la différencier du pemphigus chronique (*pemphigus diutinus*), c'est le groupement symétrique et le siège tout particulier des lésions au voisinage des articulations.

Des lésions analogues à celles de l'érythème polymorphe se produisent souvent simultanément sur les muqueuses. F. von Hebra, I. Neumann, Grigorow, E. Vidal, H. Leloir, ont vu l'érythème papuleux de la muqueuse buccale coïncider avec l'érythème papuleux de la peau. Les manifestations sur les muqueuses sont très fréquentes avec l'érythème polymorphe vésiculeux et bulleux. Sur le pourtour de la bouche, sur les lèvres, sur la face dorsale de la langue, sur le frein et au-dessous de la pointe de cet organe, sur la voûte palatine, sur le voile du palais et sur ses piliers, sur la luette, sur le pharynx, on voit se former des plaques rouges puis de petites bulles, qui en se rompant laissent flotter des lambeaux blanchâtres d'épithélium, incomplètement détachés, et mettent à découvert de petites ulcérations d'un rouge vif ou couvertes d'un détritus grisâtre, généralement assez douloureuses et souvent très pénibles chez les enfants.

La muqueuse nasale fréquemment atteinte, présente de petites bulles, de petites ulcérations, parfois sanguinolentes, et des croûtes noirâtres.

Les conjonctives sont assez souvent rouges, enflammées, avec écoulement continu des larmes.

Les paupières sont alors presque toujours enflammées, œdémateuses, tuméfiées au point qu'on est parfois obligé de les décoller pour examiner les yeux. Leur épiderme est souvent soulevé par des vésicules, des bulles, ou se détache en laissant à nu des excoriations.

Les symptômes généraux des érythèmes polymorphes sont excessivement variables. Tantôt ils sont presque nuls, tantôt au contraire ils ont une intensité redoutable. Cette gravité n'appartient pas seulement aux érythèmes polymorphes graves, de nature encore inconnue, dits primitifs, et aux érythèmes symptomatiques des maladies infectieuses déterminées, mais on l'observe aussi dans les toxicodermies érythémato-polymorphes d'origine médicamenteuse où le facteur de gravité le plus important paraît être l'idiosyncrasie du malade.

Dans la période prodromique ou prééruptive, très caractérisée surtout dans les érythèmes polymorphes graves de nature inconnue, l'éruption peut être précédée pendant trois ou quatre jours par un mouvement fébrile intense, de la courbature, des douleurs articulaires, des troubles gastro-intestinaux, de l'anorexie, de la diarrhée. L'état fébrile, dans les formes graves, persiste souvent pendant plusieurs jours après l'éruption et peut s'accompagner de symptômes adynamiques et typhoïdes parfois très prononcés. Ces symptômes sont d'autant plus accentués et se manifestent d'autant plus fréquemment que l'état antérieur des malades surmenés, débilités, les dispose à contracter la maladie et à en éprouver les effets les plus graves.

Au point de vue pathogénique les érythèmes polymorphes peuvent être considérés, au moins pour la plupart, comme des toxicodermies, comme des manifestations cutanées de l'action de produits toxiques, les uns provenant du dehors et accidentellement absorbés, les autres (toxines) élaborés au sein de l'économie ou d'origine pathologique.

Le plus grand nombre des érythèmes polymorphes pourraient être classés dans les trois divisions suivantes :

1° Les érythèmes polymorphes de cause extrinsèque, produits par des agents toxiques, minéraux, végétaux, animaux, médicamenteux, alimentaires, etc., que nous avons étudiés dans les éruptions artificielles (Voy. ÉRUPTIONS ARTIFICIELLES);

2° Les érythèmes polymorphes, de cause interne, symptomatiques de certaines maladies diathésiques telles que la goutte, le rhumatisme, de certains états pathologiques tels que le diabète glycosique, l'uricémie, l'albuminurie, la cholémie, etc., etc., maladies dans lesquelles il y a production de toxines de diverses espèces ;

3° Les érythèmes polymorphes infectieux dans lesquels on peut maintenir provisoirement deux subdivisions; plus tard une étude plus complète des formes regardées comme primitives par Lewin, de Molènes-Mahon, etc., permettra peut-être de les réunir tous dans une seule classe sous le nom d'érythèmes des maladies infectieuses.

En attendant que la microbiologie soit assez avancée pour autoriser cette assimilation, on peut les ranger en deux catégories :

A. Érythèmes polymorphes secondaires, symptomatiques de divers états morbides infectieux déterminés ;

B. Érythèmes polymorphes graves de nature inconnue, dits, à tort, érythèmes infectieux primitifs.

A. *Érythèmes polymorphes secondaires, symptomatiques de divers états morbides infectieux déterminés.*

Dans toutes les grandes pyrexies, il peut se produire soit au début de la maladie, soit pendant son cours, soit même pendant sa période de déclin, des éruptions érythémateuses polymorphes, scarlatinoïdes, rubéloïdes, érythémateuses, purpuriques, miliaires, érythémato-vésiculeuses ou bulleuses, pemphigoïdes, etc., etc. On les a constatées dans la variole, dans la scarlatine, dans la rougeole, dans la vaccine, dans la fièvre typhoïde, dans le choléra, dans la grippe (influenza), etc. Elles sont très fréquentes dans les septicémies, dans le puerpérisme, dans la diphthérie, etc. On les a signalées dans le cours de la tuberculose

(Œhme, Uffelmann), de la syphilis (H. Leloir (1) et son élève Testu) (2).

On peut ranger dans la même classe les éruptions érythémateuses polymorphes du rhumatisme articulaire aigu vrai, dont les recherches récentes tendent, de plus en plus, à établir la nature infectieuse.

B. *Érythèmes polymorphes graves de nature inconnue, dits, à tort, érythèmes infectieux primitifs.*

Sous ce titre nous rangeons des affections d'origine vraisemblablement infectieuse, dans lesquelles la manifestation cutanée paraît primitive, et dont l'érythème polymorphe forme le syndrome le plus caractéristique. Pour ceux qui, à l'inverse de notre opinion, considèrent l'érythème comme une dermatose définie, ce serait une variété infectieuse d'érythème se compliquant souvent de symptômes viscéraux plus ou moins intenses plus ou moins graves et pouvant devenir rapidement mortelle. Pour Lewin, pour de Molènes-Mahon, l'érythème polymorphe grave est une affection infectieuse, une sorte de fièvre éruptive, dont le microorganisme pathogène est encore inconnu. Pour nous, de même que dans les autres formes des érythèmes dits infectieux, les manifestations cutanées nous paraissent être l'expression symptomatique d'une maladie infectieuse. La nature de celle qui produit ces érythèmes polymorphes graves est encore inconnue et il serait possible qu'il y en eût plusieurs variétés.

Ce qui est bien établi, c'est que des manifestations viscérales peuvent survenir sous l'influence de la même cause pathogénique qui a produit la détermination cutanée.

Des symptômes des plus graves, des lésions viscérales permanentes et même la mort peuvent en être les conséquences. Lewin (3) décrit une forme maligne de l'érythème multiforme et, sur un total de 126 observations dont 56 personnelles, a relevé 10 cas de mort. Uffelmann (4) admet une forme à pronostic grave. L'un de nous (E. Vidal) a vu mourir, dans son service de l'hôpital Saint-Louis, deux malades atteints de cette affection, avec tous les symptômes d'un état infectieux à déterminations viscérales sur les reins, les poumons et le cerveau. L'un d'eux, dont

(1) H. Leloir, *Clinique de l'hôpital de Saint-Sauveur*, 1885, 1886, 1887. Voir le moulage n° 109 du musée de l'hôpital Saint-Sauveur représentant un érythème polymorphe hémorrhagique et bulleux chez un syphilitique.

(2) Testu, *Des Érythèmes polymorphes et des nodosités pseudo-rhumatismales éphémères survenant chez les syphilitiques.* Thèse de Lille, 1888.

(3) Lewin, *Erythema exsudativum multiforme*, in *Charité Annalen*, III, 1878, et communication et discussion dans les séances du 9 avril et du 14 mai 1879, *Berliner med. Gesellschaft* et *Deutsche med. Wochenschrift*, n°s 24 et 26, 1879.

(4) J. Uffelmann, *Ueber eine ominöse in der Haut sich localisirende Krankheit des Kindlichen Alters*, in *Deutsches Archiv für klinische Med.*, t. X, sept. 1872.

l'observation a été publiée par Paul Gibier (1), succomba, le dix-huitième jour de l'éruption, quarante-huit heures après le début des accidents de congestion pulmonaire. L'un de nous (H. Leloir) a vu mourir dans un état typhoïde et adynamique profond, douze jours après le début d'un érythème polymorphe bulleux et hémorrhagique au niveau de quelques-unes de ses lésions élémentaires, une femme de vingt-cinq ans, bien portante jusque-là. Dans ce cas, Leloir constata des phénomènes de congestion pulmonaire accentuée, de l'albumine dans l'urine, et des microbes (diplococci et streptococci) dans le sang et l'urine.

Dans sa thèse inaugurale, de Molènes-Mahon (2) rapporte sept cas de mort dont un (Obs. V) observé par lui-même dans le service d'Ernest Besnier et les autres empruntés à Trousseau (3), à Horand (de Lyon) (4), à Féréol (5), à Spillmann (6), à Daneck (7), à Purjesz (8).

Lewin admet deux formes de l'érythème exsudatif multiforme :

1° L'une de longue durée avec intermissions et rechutes.

Cette forme correspond aux érythèmes polymorphes de notre deuxième division, symptomatiques de certaines maladies diathésiques ou de certains états pathologiques plus ou moins chroniques (Voy. p. 306).

2° L'autre infectieuse avec fièvre prodromique, stade éruptif et finalement avec complication du côté du pharynx, des amygdales, et même du poumon et du cœur.

Les manifestations viscérales, survenant sous l'influence du même agent pathogène infectieux qui produit à la peau l'éruption érythémateuse polymorphe, peuvent atteindre non seulement le poumon mais encore la plèvre, le cœur, les reins, la rate, le cerveau, etc. Teissier (de Lyon) a vu un cas d'érythème polymorphe grave suivi d'ataxie locomotrice.

On a signalé des lésions cardiaques consécutives ; Gerhard a relevé 22 cas d'endocardite dans le cours ou à la suite de l'érythème polymorphe. Uffelmann pense que cette affection peut être une cause déterminante de

---

(1) Paul Gibier, *La bactérie du pemphigus*, in *Comptes rendus de la Société de biologie*, 15 et 22 octobre 1881 et *Annales de dermatologie*, 1882, p. 101.

(2) Paul de Molènes-Mahon, *Contribution à l'étude des maladies infectieuses. — De l'érythème polymorphe.* Thèse de Paris, 1884, n° 60.

(3) Trousseau, *Clinique médicale de l'Hôtel-Dieu de Paris*, 2e édition, 1865, vol. I, p. 159.

(4) Horand (de Lyon), *Note pour servir à l'histoire du pemphigus aigu fébrile*, in *Annales de dermatologie et de syph.*, 1872, p. 401.

(5) Féréol, *Gazette hebdomadaire*, 1874, p. 769.

(6) Paul Spillmann, *Contribution à l'histoire du pemphigus aigu*, in *Annales de dermat. et de syph.*, 1881, p. 66.

(7) Danek, *Wiener med. Wochenschrift*, n° 36, 1883.

(8) Purjesz, *Wiener med. Wochenschrift*, 1883.

tuberculose pulmonaire; Œhme attribue la même influence pathogénique à l'érythème noueux.

Les lésions viscérales concomitantes ou consécutives, passagères ou permanentes, au même titre que d'autres phénomènes morbides fréquents dans le cours ou au déclin de l'érythème polymorphe, tels que les furoncles, les abcès, les hémorrhagies cutanées, les gangrènes, etc., sont des signes indicateurs de la nature infectieuse de la maladie, imparfaitement connue et encore loin d'être déterminée, dont l'érythème polymorphe est un des syndromes.

Lewin (1) assimile la marche de l'érythème exsudatif multiforme à celle d'une fièvre éruptive; il dit que cette maladie infectieuse est quelquefois épidémique et due alors, comme la rougeole, la scarlatine, la variole, à un contage volatil.

La possibilité de la contagion a été admise par plusieurs auteurs qui comme Gall en Bosnie 1857, Œhme de Dresde (2), Volquardsen, de Saint-Louis en Amérique (3) ont signalé des pseudo-épidémies d'érythème polymorphe.

N'est-ce pas une maladie du même genre qui a été observée à Londres en 1891, par Thomas D. Savill (4) et qui, sur 163 malades (ayant pour la plupart passé l'âge de soixante ans), a causé 26 décès? Manifestement contagieuse, d'une durée de sept à huit semaines, cette maladie était caractérisée par une dermatose érythémateuse polymorphe, scarlatiniforme au début, souvent vésiculeuse, suivie d'une abondante desquamation épidermique. La muqueuse buccale, la conjonctive étaient atteintes dans la plupart des cas, les congestions bronchiques et pulmonaires étaient fréquentes et souvent mortelles; l'albuminurie était constatée chez la plupart des malades.

Les recherches bactériologiques de J. S. Risien Russell (5) ont démontré dans le derme, dans les croûtes, dans les squames et dans le sang, la présence d'un diplocoque, à segments ellipsoïdes, ou en bâtonnets, ne liquéfiant pas la gélatine et dont les inoculations aux animaux n'ont encore fourni qu'un seul résultat positif. De nouvelles expériences sont néces-

---

(1) Lewin, *Vorlaüfige Mittheilung über das Erythema exsudativum*, in *Berliner klin. Woch.*, 1876, n° 23, analyse in *Annales de dermatologie et de syphiligraphie*, 1877, p. 403.

(2) Œhme, *Archiv der Heilkunde*, Bd XVIII, 1877.

(3) Volquarsen, *Erythem as Folge von Malaria* in *Schmidt's Jahrbücher*, Bd CLXXV n° 1, 1877.

(4) Thomas D. Savill, *On an Epidemic Skin Disease somewhat ressembling Eczema and Pityriasis Rubra*, in *The British Journal of Dermatology*, février et mars 1892, p. 35 et 69.

(5) J.-S. Risien Russell, *The Bacteriology of Epidemic exfoliative Dermatitis*, in *The British Journal of Dermatology*, avril 1892, p. 106.

saires pour fixer la science sur la nature de la maladie infectieuse et contagieuse dont la dermatose polymorphe, très bien étudiée au point de vue clinique par Thomas D. Savill, est le syndrome caractéristique.

Plusieurs cas sporadiques ont été observés par F. William Cock (1) Evans Nias, Gwynn, Turner, Harris, Forbes, Turnbull, Caiger, Pringle, Stephen Paget, Arthur Downes et par d'autres médecins de Londres.

Anatomie pathologique (Voy. planches XIII et XIV). — L'érythème, dans ses diverses variétés, est constitué anatomiquement par des phénomènes hyperhémiques (variant comme intensité depuis l'hyperhémie congestive simple ou non exsudative la plus passagère, jusqu'à l'hyperhémie la plus accentuée) et pouvant se compliquer parfois d'un certain degré d'inflammation. Mais cette inflammation, quand elle existe (et c'est l'exception, comme nous le verrons), est très légère, très fugace; c'est plutôt une hyperhémie inflammatoire (dans le sens allemand du mot) qu'une inflammation franche proprement dite.

ÉRYTHÈME POLYMORPHE. — Nous nous occuperons ici surtout des lésions histologiques de l'érythème polymorphe (mot préférable au point de vue anatomique à celui d'érythème exsudatif multiforme, car tous les érythèmes saillants sont exsudatifs).

L'étude de cette variété d'érythème comprend celle de toutes les formes élémentaires de l'érythème, depuis la macule jusqu'à la nouure, depuis la petite exsudation apparaissant au centre de la papule, jusqu'à la bulle, depuis la légère diapédèse de globules rouges qui complique toujours l'hyperhémie exsudative ou œdémateuse, jusqu'à l'ecchymose. Donc, en étudiant l'érythème polymorphe, nous aurons passé en revue toutes les formes anatomiques, toutes les lésions élémentaires des érythèmes en général.

Nous étudierons successivement dans l'érythème polymorphe les stades suivants qui ont été décrits en 1884 (2), d'une façon détaillée au point de vue histologique, par l'un de nous (Leloir), et dont nous ne saurions mieux faire que de reproduire ici le travail in extenso :

1° Simples rougeurs ou macules plus ou moins irrégulières, sans infiltration apparente de la peau et se terminant par une légère desquamation.

A ce stade, des coupes fines pratiquées perpendiculairement à la surface

____

(1) F. William Cock, *A case of Contagious Dermatitis*, in *British Med. Journal*, 7 janvier 1892, p. 68.

(2) H. Leloir, *Recherches sur l'anatomie pathologique et la nature des érythèmes et de l'érythème polymorphe en particulier*, in *Bulletins de la Société anatomique*, 4 avril 1884 et *Progrès médical*, 1884.

de la lésion élémentaire montrent seulement : A. Une dilatation des vaisseaux du derme, en particulier de ceux de la couche papillaire et des régions moyennes du derme; B. Bien qu'il n'y ait pas d'infiltration apparente de la peau, il existe déjà parfois un très léger degré de diapédèse de globules blancs, parfois même de quelques globules rouges et enfin d'une partie du sérum sanguin, mais l'exsudation semble ne pas renfermer de fibrine. Les globules blancs sont presque toujours accolés aux vaisseaux d'où ils sont sortis. En somme, on constate seulement un état accentué d'hyperhémie simple, accompagné d'un léger degré des phénomènes caractéristiques de l'hyperhémie exsudative au début;

2° Dans un degré un peu plus accentué, ce sont des taches de dimension variable, d'un rouge vif, un peu bleuâtres par places. Ces taches sont accompagnées d'un léger épaississement de la peau et font un léger relief.

Ici les phénomènes d'exsudation sont constants. Les vaisseaux dilatés, en particulier ceux des papilles et de la couche moyenne du derme, sont entourés de véritables manchons de cellules lymphatiques extravasées; ils sont gorgés de globules blancs. Il y a en même temps extravasation de quelques globules rouges, et d'une partie du sérum sanguin, coloré sans doute en rouge par l'hémoglobine, comme cela s'observe toujours dans les hyperhémies exsudatives passives. Ces phénomènes expliquent l'apparition des taches rouge vif ou violacées, ainsi que l'ecchymose souvent consécutive à la disparition de la macule;

3° Si les phénomènes d'exsudation sont plus accentués, alors on voit survenir une véritable papule. Dans ce cas, il y a hyperhémie exsudative du derme et de l'hypoderme, mais surtout du derme. Nos examens nous ont montré que, dans les stades précédents, l'hypoderme paraît intact. L'œdème hypodermique ne semble donc se montrer qu'avec la forme papuleuse.

Nous ne pensons donc pas avec Lewin (1) que dans l'érythème polymorphe l'exsudat débute toujours primitivement par l'hypoderme et que l'hyperhémie dermique soit consécutive. A ce stade, les phénomènes principaux qui frappent l'œil de l'observateur lorsqu'il examine la coupe de ces lésions élémentaires au moyen d'un grossissement faible sont une dilatation vasculaire notable et une diapédèse considérable. Les leucocytes forment des traînées ou des manchons épais autour des vaisseaux du derme dilatés (Voy. planche XIII, fig. 2). Mais non seulement ces globules sortis par diapédèse se trouvent groupés autour des vaisseaux et glandes si riches en vaisseaux (Voy. planche XIV, fig. 1), mais ils se

____

(1) Lewin, *Berliner klinische Wochenschrift* et *Charité-Annalen*, t. III, p. 632.

rencontrent à une distance plus ou moins grande de ces vaisseaux, soit disséminés d'une façon irrégulière entre les mailles du tissu conjonctif, soit au contraire formant parfois des amas, des groupes plus ou moins nombreux, plus ou moins grands et plus ou moins denses dans les différents points du derme, surtout au niveau de sa couche moyenne. (Voy. planche XIII, fig. 1).

Il est probable que ces amas de globules blancs ont été pris par Bohn (1), Obtulowitz, Kobner (2), etc., pour des cellules embryonnaires en prolifération. On constate dans l'hypoderme tous les signes d'un œdème peu accentué de l'hypoderme, ainsi que cela a été bien vu d'ailleurs par le professeur Renaut. En plusieurs endroits, au niveau des papilles, on voit ces globules blancs s'insinuer entre les cellules de la couche profonde du corps de Malpighi, pour pénétrer plus avant dans l'épiderme en suivant les espaces intercellulaires du corps de Malpighi (Voy. planche XIV, fig. 2).

Ces cellules migratrices sont plus ou moins abondantes suivant les cas ; on peut les rencontrer dans les couches les plus superficielles du corps de Malpighi. Nous en avons rencontré, rarement il est vrai, jusque dans la couche granuleuse. Dans cette forme papuleuse pure, on ne constate pas du côté de l'épiderme, ces modifications si accentuées et si intéressantes, que nous étudierons bientôt à propos des érythèmes vésiculeux, bulleux, etc.

Cependant il existe assez fréquemment une dilatation du nucléole d'un certain nombre de cellules du corps de Malpighi. Cette dilatation des nucléoles d'un certain nombre de cellules et la plus grande abondance de cellules migratrices dans le corps de Malpighi nous expliquent la desquamation de l'épiderme (Cornil, Renaut).

Parfois quelques cellules présentent les signes de l'altération cavitaire ; nous y reviendrons.

Outre la diapédèse des globules blancs, il y a toujours extravasation plus ou moins considérable de globules rouges. Ces globules rouges peuvent se rencontrer non seulement au voisinage des vaisseaux, mais même à une grande distance de ceux-ci, soit isolés, soit réunis en groupes plus ou moins grands (Voy. planche XIII, fig. 1).

Dans certaines variétés d'érythèmes papuleux à tendance hémorrhagique, ces amas de globules rouges sont assez considérables. Les transformations que subit le sang extravasé rendent compte des teintes ecchymotiques plus ou moins accentuées, presque toujours consécutives à la

---

(1) Bohn, *Jahrbuch für Kinderheilkunde*, 1868.
(2) Köbner, *Berliner klinische Wochenschrift*, 1877.

disparition des lésions élémentaires de l'érythème polymorphe. Souvent on trouve entre les faiseaux conjonctifs, ou dans les cellules plates qui les tapissent, des granulations colorées en jaune clair, très petites, parfois anguleuses, qui proviennent évidemment de la matière colorante du sang (Cornil, *Cours de la Faculté*, 1884).

Dans ces formes papuleuses de l'érythème polymorphe, les lésions de l'œdème hyperhémique qui accompagnent toujours à un degré plus ou moins avancé l'hyperhémie exsudative sont beaucoup plus accentuées. On trouve çà et là une assez grande quantité d'espaces lymphatiques dilatés. Ils se présentent sous forme de lacunes, plus ou moins étalées, creusées en quelque sorte entre les faiseaux du tissu fibreux et revêtues en dedans d'une couche endothéliale, comme l'a bien montré Renaut (Voy. planche XIV, fig. 4 et 5).

Les cellules plates du tissu conjonctif qui tapissent ces espaces lymphatiques sont gonflées ; beaucoup d'entre elles sont granulo-graisseuses et renferment un noyau fort apparent, souvent vésiculeux ; mais elles ne présentent pas de tendance à la prolifération. Souvent cet endothélium desquamé forme des amas caractéristiques (Voy. planche XIV, fig. 4 et 5). Les espaces lymphatiques qui entourent les glandes sudoripares et à un moindre degré les glandes pilo-sébacées, sont entourés d'une grande quantité de globules blancs mêlés de quelques globules rouges.

Parfois deux ou trois espaces lymphatiques dilatés peuvent se disposer de manière à entourer un vaisseau sanguin, mais toujours à distance et sous forme de croissants creusés dans le tissu fibreux.

Ces espaces lymphatiques et ces lymphatiques contiennent des caillots de lymphe bien apparents sur les préparations de peau fixées par l'acide osmique. Ils sont entourés d'une certaine quantité de leucocytes. Le liquide exsudé que l'on trouve entre les mailles du tissu conjonctif n'est pas spontanément coagulable, et, dans nombre de cas, il ne nous a pas paru contenir de fibrine. Toutefois il n'en est pas toujours ainsi, et cela se comprend d'ailleurs, car nous sommes en quelque sorte à cheval sur l'inflammation et l'hyperhémie.

Le professeur Cornil (*Cours de la Faculté*, 1884), et nous-même, avons trouvé de la fibrine dans les lymphatiques dilatés. Ces faits-là sont néanmoins exceptionnels.

L'on conçoit très bien que, et nous avons montré plus haut comment, l'œdème congestif en s'accentuant et en comprimant les vaisseaux centraux du cône vasculaire, siège de la lésion élémentaire, le centre de celle-ci s'anémie. C'est ainsi que se produit le pomphus de l'urticaire, lequel accompagne d'ailleurs souvent l'érythème polymorphe. Aussi les lésions anatomiques de l'urticaire sont-elles voisines de celles de l'érythème polymorphe, ainsi que nous avons pu le constater sur une papule d'urticaire excisée sur nous-même et fixée de suite par l'acide osmique.

Parfois il se produit autour de la lésion élémentaire, et à une assez grande distance de celle-ci même, un œdème étendu et accentué. Cet œdème peut même devenir légèrement inflammatoire et des lymphangites peuvent se produire ;

4° Si les phénomènes précités s'accentuent encore davantage, si l'hypoderme est envahi d'une façon plus prononcée encore, si les cellules du tissu conjonctif tendent à proliférer, alors apparaît l'érythème papulotuberculeux ou *erythema tuberosum.*

Ici la limite étroite qui sépare l'hyperhémie de l'inflammation est en quelque sorte franchie. Les cellules fixes tendent à proliférer.et le liquide exsudé contient souvent de la fibrine. Mais ici encore, ce sont surtout les phénomènes d'hyperhémie exsudative ou d'œdème congestif qui prédominent. Jamais on ne trouve cette infiltration serrée et dense de cellules embryonnaires avec absence de signes caractérisés d'hyperhémie exsudative que l'on observe dans certaines inflammations papuleuses de la peau.

L'un de nous (Leloir) a observé, en 1883, un cas d'érythème polymorphe survenu chez un syphilitique, rappelant de très près par ses caractères, une syphilide varioliforme, puis plus tard une syphilide papuleuse, ou papulopustuleuse, dont l'examen histologique permit de constater d'une façon certaine, que l'on était en présence d'une hyperhémie exsudative accentuée, d'un érythème en un mot, et non en présence d'une néoplasie cutanée, d'un syphilome comme on l'avait cru pendant quelques jours. La biopsie est donc d'une utilité diagnostique incontestable dans certains cas d'érythème polymorphe, en précisant les caractères cliniques dépendant de l'absence de néoplasie proprement dite. Aussi dans les érythèmes, ces tubérosités, malgré leur volume, ne persistent-elles pas longtemps ; elles sont fugaces. D'autre part, si l'on serre fortement entre les doigts ces papules, on les réduit, on les fait disparaître pour un moment, et l'on voit bien ainsi que l'on a affaire, non à une néoplasie, mais à une hyperhémie exsudative ou œdémateuse (1). Rappelons enfin que, d'après Lewin, l'infiltration débuterait d'abord dans le tissu conjontif sous-cutané et que l'hyperhémie lui serait consécutive.

En général, dans ces érythèmes tubéreux, la diapédèse des globules rouges est très abondante. Aussi ces formes d'érythème sont-elles toujours

___

(1) Voir H. Leloir, *Recherches sur l'anatomie pathologique et la nature des érythèmes et de l'érythème polymorphe en particulier (Bulletin de la Société anatomique,* 1884 *et Progrès médical,* 1884).

suivies d'ecchymoses accentuées, et par cela encore elles se rapprochent beaucoup de l'érythème noueux où l'extravasation du sang est si prononcée.

Nous avons cherché avec soin dans les petits vaisseaux du derme et dans les capillaires, les embolies que Bohn et après lui quelques autres auteurs ont considéré comme étant la cause de certaines variétés d'érythèmes infectieux et de l'érythème noueux. Jusqu'ici, malgré de nombreuses recherches pratiquées par l'un de nous, nous n'avons pas trouvé d'infarctus inflammatoires, d'embolies cellulaires ou microbiennes.

Lésions de l'épiderme dans l'érythème polymorphe. — Érythème bulleux ou pemphigoïde. — Erythème vésiculeux (Herpès *ou* erythema iris). — Les lésions de l'épiderme dans l'érythème polymorphe sont à peine décrites. L'un de nous (Leloir) a eu l'occasion de les étudier, en 1883, sur un malade atteint d'un érythème polymorphe simulant à s'y méprendre une syphilide varioliforme ou même une varioloïde, et chez lequel le diagnostic demeura incertain pendant quarante-huit heures.

D'une façon générale, le processus qui préside à la formation de ces saillies bulleuses ou vésiculeuses est celui de la phlycténisation.

Cependant, sur une des lésions élémentaires recueillies sur notre malade, nous avons constaté nettement le processus qui préside à la vésiculation (altération cavitaire). Voici ce que l'un de nous a observé chez ce malade.

Dans un premier degré, alors qu'il n'existait pas encore de phlyctènes ou de vésicules appréciables à l'œil nu, on constatait cependant que le corps de Malpighi était envahi par une grande quantité de cellules migratrices ; que la zone hyaline centrale périnucléaire d'un certain nombre de cellules du corps de Malpighi était notablement agrandie ; en un mot qu'il existait en certains points de l'épiderme un début d'altération cavitaire (Leloir, *Archives de physiologie*, 1878-1880. Voy. planche XIV, fig. 2). D'autre part, quelques cellules présentaient une dilatation considérable de leurs nucléoles.

En quelques points, l'on trouvait au niveau de la couche granuleuse une espèce de décollement de l'épiderme corné au-dessus de cette couche. Sur une autre lésion élémentaire qui présentait au centre une vésicule, on constatait d'une part une altération cavitaire assez prononcée en certains points de la partie moyenne du corps de Malpighi, comme cela se rencontre dans certaines vésicules ; d'autre part on constatait au niveau du sommet de quelques papilles des lésions intéressantes.

Les cellules de la couche perpendiculaire se trouvaient détachées en masse (Voy. planche XIV, fig. 3) par places sur une étendue d'une dizaine de cellules environ et constituaient ainsi une sorte de phlycténule profonde minuscule, dont la cavité était remplie par un exsudat légèrement fibrineux contenant des leucocytes. En d'autres points, au contraire, elles présentaient des lésions assez analogues à celles décrites par Campana (1), c'est-à-dire qu'elles étaient en partie détachées du sommet de la papille, ou qu'en d'autres points elles étaient plus allongées et comme plus élargies.

En somme il existait dans ce cas des lésions mixtes avortées, embryonnaires en quelque sorte : 1° de phlyctènes profondes ; 2° de vésiculation. Mais ces lésions, je le répète, étaient *embryonnaires* ou *avortées* (Leloir).

Chez une autre malade du docteur Lailler et sur une autre lésion élémentaire où existait une bulle assez prononcée, nous avons au contraire trouvé toutes les lésions histologiques de la phlyctène superficielle, c'est-à-dire que l'épiderme corné, soulevé en masse avec quelques parties du stratum lucidum, ainsi que la couche granuleuse, en constituait la paroi superficielle. Quant à la cavité de la bulle, elle contenait un liquide renfermant à peine quelques traces de fibrine et de très rares leucocytes. (Voir planche XXXV, fig. 4).

Telles sont les lésions épidermiques que nous avons observées dans plusieurs cas d'érythème polymorphe accompagné de la formation de phlycténules, de bulles, de vésicules.

Elles pourraient servir de types aux lésions de l'épiderme dans les différentes variétés d'érythème.

On peut en somme les résumer ainsi. Sous l'influence de l'hyperhémie exsudative, les liquides extravasés et un certain nombre de globules blancs tendent à pénétrer dans l'épiderme. Cette pression de dedans en dehors tend à soulever en masse l'épiderme par places ; mais ce soulèvement véritablement microscopique ne se fait que sur des espaces très limités (formation de phlyctènes profondes avortées ou embryonnaires).

Les liquides ou les cellules migratrices pénètrent dans l'épiderme, cheminent dans les espaces intercellulaires qu'ils dilatent. Sous l'influence de cette sorte d'irritation, un certain nombre de cellules du corps de Malpighi présentent les caractères de l'altération cavitaire (formation de vésicules avortées). D'autres présentent, au contraire, les signes de l'atrophie du noyau par dilatation du nucléole. Les cellules dépourvues ainsi de leur noyau ont perdu toute activité formative ; parvenues au niveau de la zone granuleuse, elles ne peuvent produire qu'une kératinisation nulle ou imparfaite ; elles ne se soudront qu'incomplètement aux cellules voisines et constitueront, au niveau du stratum lucidum ou au niveau du stratum granulosum, de petites lignes de clivage minuscules, des loci minoris resistentiæ (Leloir).

(1) Campana, *Movimento med. Chir.* Napoli, 1877.

Sous l'influence de la pression de dedans en dehors par les liquides exsudés dans le derme, ces loci minoris resistentiæ cèdent; il se produit un véritable clivement de l'épiderme au niveau du stratum granulosum ou du stratum lucidum; la phlyctène superficielle est constituée.

En général, le liquide de ces phlyctènes superficielles est clair. Dans certains cas cependant, la diapédèse des leucocytes est beaucoup plus abondante, et le liquide des bulles rempli de globules blancs dégénérés et d'une certaine quantité de fibrine peut devenir purulent. Lorsque cet exsudat purulent se fait dans une bulle, on conçoit très bien, si l'on se rappelle la structure anatomique de la bulle constituée par une cavité unique, que le pus doit tomber vers les parties déclives. C'est ce qui explique pourquoi l'on rencontre parfois des bulles dont la moitié supérieure est claire et dont la moitié inférieure, où s'est accumulé le pus, pré sente un aspect jaunâtre, lactescent (H. Leloir, *loc. cit.*). On conçoit également que dans les vésicules et vésico-pustules constituées par une série de cavités plus ou moins grandes résultant de l'altération spéciale de l'épiderme décrite par l'un de nous, sous le nom d'altération cavitaire (Leloir, *Archives de physiologie*, 1878-1880), il n'existe pas de phénomènes semblables et que le pus se trouve disséminé dans la vésico-pustule, dans toutes les petites cavités ou loges qui la constituent. Enfin dans certains cas, lorsqu'il y a eu également une extravasation de globules rouges ou de sérum coloré par le sang, le liquide des bulles peut devenir hémorrhagique et présenter une teinte rouge plus ou moins foncée. Jamais à la suite de ces bulles ou pseudo-bulles on ne voit survenir d'ulcérations véritables, et les légères exulcérations consécutives à ces lésions épidermiques guérissent toujours rapidement, sans laisser à leur suite de cicatrices.

A la suite de ces lésions élémentaires, il ne persiste plus qu'une exfoliation de courte durée et une teinte ecchymotique ou bistrée plus ou moins tenace.

Bien des auteurs ont recherché dans le sang ou dans les lésions élémentaires des sujets atteints d'érythème polymorphe un agent pathogène, un microbe spécifique de cette affection. C'est ainsi que Kohn (1) a décrit des tubes de mycélium dans l'érythème polymorphe. Il est vrai que depuis cette époque ces tubes de mycélium n'ont été revus par personne ni même par Kohn.

Rappelons à ce propos qu'on ne saurait trop se mettre en garde contre les causes multiples d'erreurs, résultant de l'introduction de parasites

(1) Kohn, *Arch. für Dermatologie und Syphilis*, 1871, p. 311.

quelconques dans les préparations de peau, et que l'on ne saurait trop se rappeler qu'il existe très souvent des parasites dans l'épiderme et à la surface de l'épiderme même normal.

Haushalter (1), P. Simon et E. Legrain (2), Mansuroff, B. Luzzato (3), ont, il est vrai, réussi à isoler chez des malades atteints d'érythème polymorphe un microcoque mobile. Spillmann (4), E. Vidal, Gibier (5) ont décrit dans les bulles de pemphigus aigu des bactéries mobiles.

L'un de nous (Leloir) a dans plusieurs cas d'érythème infectieux trouvé dans le sang des malades, tantôt un microbe présentant le caractère du Micrococcus pyogenes aureus, tantôt du streptocoque de la suppuration.

Notons enfin que l'érythème polymorphe peut se rencontrer dans le cours ou à la suite de maladies infectieuses très diverses, ainsi que nous l'avons vu plus haut.

Il paraît donc très probable que les érythèmes doivent être considérés comme des réactions de la peau, communes à un grand nombre d'infections; que l'érythème polymorphe en particulier peut être produit par des infections très différentes; qu'il est possible que dans certains cas l'affection ne soit pas due à un parasite unique, mais qu'elle résulte d'une infection par association microbienne.

Nous n'avons pas à discuter ici la pathogénie des érythèmes. S'il est possible que dans certain cas l'éruption cutanée semble plutôt en rapport avec la localisation de l'agent virulent dans la peau, il semblerait que le plus souvent ce n'est pas directement, mécaniquement, mais par la sécrétion de leurs produits toxiques qu'agissent les microbes infectieux pour produire l'érythème (6).

Les produits solubles sécrétés par les microbes de l'économie dans le cours des maladies infectieuses, agissant sur le système nerveux central ou périphérique, comme l'ont bien montré les recherches de Bouchard, Charrin, Gley, Babès, seraient l'origine des troubles vasculaires aboutissant à l'érythème. Les érythèmes infectieux se rapprocheraient donc ainsi des érythèmes dus à l'intoxication de l'économie par différentes substances chimiques et médicamenteuses.

---

(1) Haushalter, *Contribution à l'étude de l'érythème polymorphe*, in *Annales de dermatologie*, 1887.

(2) P. Simon et Legrain, *Contribution à l'étude de l'érythème infectieux*, in *Annales de dermatologie*, 1888.

(3) B. Luzatto, *Sull'erythema acuto polymorfo*, in *Archivio ital. de clinica medica*, 1889.

(4) Spillmann, *Contribution à l'étude du pamphigus aigu*, in *Annales de dermatologie*, 1881, 1880, p. 66.

(5) Gibier, *Annales de dermatologie*, 1882, p. 102.

(6) Leloir, *Clinique de l'hôpital de Saint-Sauveur*, 1886-1887.

Ainsi pourrait s'interpréter dans bien des cas, comme l'avait remarqué depuis longtemps Vulpian, la théorie angio-névrosique de l'érythème polymorphe, émise dès 1869 par Köbner et défendue ensuite par Pick, Behrend, G. Lewin, Uffelmann, Leloir, etc. (1).

Comme le dit très bien Besnier dans son *Mémoire sur la pathogénie des érythèmes* : « Variable d'ordre et de nature dans des proportions fort étendues, l'élément pathogénique peut être tout extrinsèque et agir exclusivement sur la surface périphérique, naître du dedans, ou y être introduit par toutes les voies de pénétration normales, pathologiques, traumatiques. L'action d'un irritant sur la peau, l'ingestion de certains aliments ou de certains médicaments, la résorption de toutes les substances septiques, toutes les inoculations virulentes, les proliférations microbiennes, les mille adultérations du sang, autogènes ou autres, peuvent concourir au même résultat, provoquer des érythèmes identiques. »

II. — ÉRYTHÈME SCARLATINOÏDE.

Érythème scarlatiniforme (Hardy).

Le qualificatif *scarlatinoïde*, proposé par E. Besnier (2), nous paraît préférable à celui de *scarlatiniforme* qui peut faire confondre la forme d'érythème dont nous nous occupons dans ce paragraphe avec l'érythème scarlatiniforme récidivant (Érythème desquamatif récidivant de Feréol et E. Besnier). Nous avons donné les raisons pour lesquelles cette dermatite récidivante nous paraît devoir être rangée dans la classe des dermatites exfoliantes. C'est celle que nous avons décrite sous le nom de *dermatite scarlatiniforme généralisée récidivante* (Voy. p. 163.)

L'érythème scarlatinoïde, presque toujours symptomatique d'un état infectieux ou d'une toxémie (par poison, médicament, etc.), peut-il être primitif ?

La question est controversée. Pour E. Besnier « le terme d'érythème scarlatinoïde s'applique à des érythèmes *secondaires*, vraiment scarlatinoïdes par la rapidité de l'invasion, la réaction fébrile, l'hyperthermie, les localisations muqueuses et viscérales, les accidents graves et le mode évolutif ; sauf leur desquamativité souvent hâtive, l'éruption est entièrement scarlatine ».

---

(1) Jusqu'ici l'on n'a pas trouvé d'altérations du système nerveux central ou périphérique constatables avec nos moyens actuels d'investigations dans l'érythème polymorphe. Cependant Jahrisch (*Vierteljr. f. Derm. und Syphil.*, 1880) a publié des lésions de l'axe gris de la moelle dans un cas d'herpès iris.

. (2) Ernest Besnier, *Pathogénie des érythèmes*, in *Annales de dermatologie et de syphiligraphie*, 1890, p. 13, et in *Leçons de Kaposi*, 2ᵉ édition française, 1891, t. I, p. 337.

Hardy (1) admet une forme primitive et bénigne caractérisée par une éruption partielle, bien que parfois très étendue, d'une courte durée, qui, soit soudainement avec ou sans fièvre, soit quelquefois après un ou deux jours de malaise fébrile, apparaît sous forme de plaques rouges à la face antérieure de la poitrine, au pli du coude, à la face interne des cuisses et généralement plus tard au cou et à la face, sans que toutefois cet ordre d'apparition soit régulier.

La rougeur écarlate, pointillée, *scarlatiniforme* qui envahit ces régions, s'accompagne d'une légère cuisson et de démangeaison. Elle pâlit ordinairement entre vingt-quatre et quarante heures; la desquamation commence dès le second, le troisième ou le quatrième jour. Elle est partielle, limitée aux régions envahies par l'érythème, peu abondante et formée de squames, petites, minces et furfuracées. La langue reste naturelle ou se recouvre seulement d'un léger enduit blanchâtre. On trouve souvent, mais non constamment, une rougeur légère de l'isthme du gosier. Radcliffe Crocker a constaté qu'il est ordinaire de trouver l'éruption en plaques bien limitées, tranchant brusquement par leur coloration avec la peau saine, contrairement à ce qu'on voit dans la scarlatine. Au point de vue du diagnostic différentiel d'avec cette pyrexie, Hardy fait remarquer que dans l'érythème scarlatiniforme il n'existe jamais d'éruption miliaire, épiphénomène si fréquent dans la scarlatine.

La durée est, en moyenne, de huit à dix jours; elle peut être prolongée de quelques jours par de nouvelles poussées subintrantes. Dans ce cas la desquamation est plus abondante et se fait parfois par larges lambeaux épidermiques aux mains et aux pieds.

Nous avons vu chez des individus jeunes, adolescents ou adultes, cette forme primitive, rarement observée, de l'érythème scarlatinoïde survenant spontanément en pleine apparence de santé, et en dehors de l'influence de toute substance toxique.

On peut, avec Brocq, diviser les érythèmes scarlatinoïdes en trois groupes :

1° Les érythèmes scarlatinoïdes primitifs, toujours bénins. — Ce sont ceux que nous venons de décrire;

2° Les érythèmes scarlatinoïdes infectieux secondaires, observés surtout dans le puerpérisme, dans la septicémie, dans la diphthérie, etc., dont nous avons déjà parlé (Voy. p. 306);

3° Les érythèmes scarlatinoïdes de cause externe que nous avons étudiés

______

(1) A. Hardy, *Leçons sur les maladies de la peau*, 2ᵉ partie, 1851, p. 31 et *Traité pratique et descriptif des maladies de la peau*, 1886, p. 636.

dans les *Éruptions artificielles* (Voy. p. 290 et 297) et qui sont les plus fréquents. On les observe surtout à la suite de l'absorption de certaines substances toxiques, médicamenteuses, alimentaires, etc., dont l'action, toujours proportionnée à la disposition idiosyncrasique, peut tantôt être primitive, mais qui tantôt aussi s'associe à une disposition diathésique rhumatismale ou goutteuse, ou à un état infectieux compliquant ainsi le problème étiologique.

III. — ÉRYTHÈME NOUEUX.

. Erythema nodosum. — Dermatitis contusiformis.

Sous le nom d'*érythème noueux* on a confondu diverses manifestations cutanées, d'origine variée, caractérisées par la formation de nodosités plus ou moins volumineuses, résolutives, d'une durée plus ou moins prolongée. On trouve le plus souvent désignées sous cette dénomination :

a. — L'*érythème noueux idiopathique* ;

b. — L'*érythème tubéreux* (*erythema tuberculatum*) symptomatique de divers états morbides ;

c. — L'*urticaire tubéreuse* (*urticaria tuberosa*, de J. P. Frank et de Willan).

Des gommes scrofulo-tuberculeuses, des gommes syphilitiques au début, certaines poussées congestives de la lèpre systématisée tégumentaire (lèpre tuberculeuse) ont été parfois, comme nous le verrons en parlant de l'*érythème induré*, considérées, par erreur de diagnostic, comme des nodus d'érythème noueux chronique à évolution très prolongée.

Nous pensons avec Ferdinand Hebra (1) que « différant des érythèmes polymorphes par sa forme, le volume, les tuméfactions qu'il produit, sa marche et aussi par les symptômes qui l'accompagnent, l'*Erythema nodosum* ou *Dermatitis contusiformis*, doit être décrit comme une maladie indépendante. »

Nous divisons notre étude de cette dermatose idiopathique en deux parties :

1° Dans la première, nous décrivons la symptomatologie de l'*érythème noueux idiopathique* ;

2° Dans la deuxième, nous examinons les faits regardés par les auteurs comme appartenant à l'érythème noueux (considéré comme une variété de l'érythème polymorphe), symptomatiques de divers états morbides : maladies infectieuses, rhumatisme, fièvre paludéenne, tuberculose, syphilis, etc., et nous cherchons à démontrer que ces faits appartiennent

____

(1) Ferdinand Hebra, *Traité des maladies de la peau*, traduction française de Doyon, 1872, t. I, p. 288.

les uns à l'érythème polymorphe tubéreux, les autres à l'urticaire tubéreuse.

I

Érythème noueux idiopathique.

L'*érythème noueux idiopathique* est caractérisé par de gros tubercules,
de véritables nodosités, d'abord rosées ou rouges, devenant ensuite violacées, bleuâtres, pour passer graduellement par les différentes phases de
coloration de l'ecchymose, par le vert, par le jaune, avant de disparaître
complètement. Les points qu'ont occupés ces lésions ne reviennent à l'état
normal qu'après une légère exfoliation épidermique.

Les nodosités sont arrondies ou ovalaires, ayant généralement dans ce
dernier cas leur grand axe dans la direction du membre. Assez volumineuses,
de la grosseur d'une noisette à celle d'une noix et même plus, elles ont
pour la plupart de trois à cinq centimètres de diamètre. Elles proéminent
plus ou moins au-dessus du niveau de la peau en formant une saillie, à
sommet arrondi, dont les bords se terminent par une pente insensible.
Elles sont dures, résistantes et cependant un peu dépressibles. L'infiltration
œdémateuse du tissu cellulaire périphérique donne lieu à un empâtement
facile à constater à l'aide de la pression exercée par le doigt : celui-ci
une fois enlevé, laisse une petite cupule qui persiste pendant quelques
instants, comme l'a fait remarquer Charles Amiaud. C'est avec raison
que Leloir, 1884, avait insisté sur ce signe au point de vue du diagnostic
différentiel d'avec les gommes syphilitiques et les gommes scrofulo-tuberculeuses au début.

Elles sont multiples, apparaissent successivement en plusieurs poussées,
parfois même à quelques jours d'intervalle. D'une sensibilité assez souvent
très vive à la pression, elles sont le siège de douleurs spontanées contu-
sives et d'une sensation de cuisson rappelant celle des engelures. Bien que
parfois assez pénibles, ces douleurs ne se font sentir que pendant les vingt-
quatre ou trente-six premières heures consécutives à l'apparition du
nodus.

L'érythème noueux idiopathique est toujours symétrique ; il occupe de
préférence les jambes, les cuisses, plus rarement les avant-bras et plus
rarement encore les bras, on l'a vu exceptionnellement sur la face, mais
pour ainsi dire jamais sur le tronc.

Il a pour siège de prédilection la région tibiale antérieure, entre le
genou et les malléoles.

Les nodosités apparaissent assez rapidement. Du jour au lendemain on peut en constater un certain nombre, souvent une dizaine, et leur ressemblance avec des contusions ne laisse pas d'avoir, au point de vue du diagnostic différentiel, une certaine importance en médecine légale. C'est qu'en effet les lésions fondamentales de l'érythème noueux ont de grandes analogies, comme consistance et comme évolution, avec les tumeurs sanguines intradermiques consécutives à une contusion.

Arrivés à leur période de déclin les nodus deviennent de moins en moins durs, s'affaissent et se terminent par résolution, laissant la peau un peu pigmentée. Ils ne se terminent jamais par suppuration.

Chaque nodosité dure une douzaine de jours et l'affection évolue par poussées successives. La durée est en moyenne de quatre à cinq semaines et au minimum de trois semaines.

Généralement le début est marqué par quelques symptômes fébriles, précédant ou accompagnant les manifestations cutanées et dont la durée, souvent très courte, ne dépasse guère quatre à cinq jours.

La plupart des malades se plaignent de douleurs articulaires, de myalgies, d'hémicranie et ces symptômes concomitants ont été pour beaucoup d'auteurs une raison déterminante pour admettre la nature rhumatismale de l'érythème noueux. Bazin en a fait un type de ses arthritides. En réalité ces douleurs rhumatoïdes sont des arthralgies ou périarthralgies et des mélalgies analogues à celles des maladies infectieuses.

On rencontre le plus souvent l'érythème noueux idiopathique chez les enfants, surtout chez les adolescents et plus particulièrement chez des jeunes filles, délicates, chlorotiques, mal réglées, soumises à des causes de débilitation. Elles y sont encore plus sujettes lorsqu'elles exercent des professions qui les exposent à l'humidité et qui les forcent à travailler debout comme celles de blanchisseuse, de repasseuse, etc.

Le maximum de fréquence est de quinze à trente ans.

Il n'est pas très rare de voir des récidives au printemps et à l'automne et quelquefois annuellement chez les sujets les plus prédisposés.

II

Nous distinguons de l'érythème noueux et nous regardons comme appartenant à l'*érythème polymorphe tubéreux* (erythema tuberculatum de Willan) et en certains cas à l'*urticaire tubéreuse* :

1° Les dermopathies nodulaires symptomatiques du rhumatisme articulaire aigu, signalées sous le nom de *peliosis rheumatica* par Schönlein (1829) et ensuite observées par Rayer (1835), Bouillaud (1840) Watson, Copland, Wilson, Fuller, Begbie (1849), Legroux, A. Duriau et

Maximin Legrand (1858), Cornil, Bergeon, Fernet, Siredey, Trousseau, Hoffmann, etc.

2° Celles qu'on observe dans le cours de diverses maladies infectieuses dont les déterminations viscérales telles qu'endocardites, pneumonies, pleurésies, etc., ont été regardées à tort comme des complications de l'érythème noueux considéré comme une maladie par C. Amiaud (1), E. Rondot (2), Talamon (3), tandis qu'en réalité les lésions cutanées érythémato-nodulaires et les lésions viscérales ne sont que des manifestations symptomatiques de la même cause infectieuse.

3° Celles qui surviennent dans le cours de la fièvre paludéenne, avec poussées éruptives et exacerbations pendant les accès périodiques et qui, signalées en 1869 par Obédénare (de Bucharest), ont été étudiées, en ces dernières années, chez les enfants par A. Boïcesco (4) et Moncorvo (5).

Dans une publication récente, le professeur de la Faculté de médecine de Rio-Janeiro (6) insiste sur les exacerbations de l'éruption pendant les accès fébriles, sur ses remissions pendant l'apyrexie, sur sa disparition rapide sous l'action des préparations de quinine.

Cette évolution rapide, irrégulière, appartient à l'urticaire tubéreuse bien plutôt qu'à l'érythème noueux. Nous ferons la même remarque à propos des localisations de cette éruption passagère et intermittente. Comme nous l'avons indiqué en décrivant l'érythème noueux idiopathique, le siège de prédilection de ces nodosités, toujours symétrique, est la région tibiale antérieure, tandis que dans les faits de Moncorvo ils s'éloignent de cette règle. Chez son premier malade l'éruption érythémato-nodulaire avait envahi la figure et les mollets, chez le second le front et les tempes, chez le troisième les fesses, et chez un quatrième, un jeune homme de dix-sept ans, sujet depuis l'âge de huit ans à l'érythème noueux palustre, l'éruption se faisait toujours et *exclusivement* sur le front, le nez, les joues, les pavillons des oreilles et la face dorsale des mains.

Un fait d'éruption nodulaire intermittente symptomatique de la fièvre

(1) Charles Amiaud, *L'érythème noueux et ses complications viscérales*. Thèse de Paris, 1879, n° 58.

(2) Édouard Rondot, *L'érythème noueux fébrile et ses complications*. Paris, 1883, analyse in *Annales de dermatologie*, 1883, p. 465.

(3) Ch. Talamon, *Complications pulmonaires de l'érythème noueux*, in *Progrès médical*, n°s 15 et 16, 1883.

(4) A. Boïcesco, *De l'érythème noueux palustre*, in *Archives roumaines de médecine et de chirurgie*. Paris, 1888, t. I, p. 421 et 1889, p. 65.

(5) Moncorvo (de Rio-Janeiro), *Érythème noueux palustre*, in *Revue mensuelle des maladies de l'enfance*, Paris, 1890 et *Mémoire à l'Académie de médecine*, 19 janvier 1892, p. 66.

(6) Moncorvo, *Sur l'érythème noueux palustre*, in *Gazette hebdomadaire*, 11 juin 1892, p. 281.

paludéenne, observé chez l'adulte, une femme de vingt-six ans, avait déjà été publié, en 1877, par Volquardsen (1).

La plus ancienne observation de ce genre que nous connaissions est celle de Biett et Cazenave (2); elle remonte à 1827. Ces deux éminents dermatologistes avaient bien reconnu les caractères diagnostiques de l'éruption nodulaire intermittente qui se manifestait chez leur malade, un homme de trente-trois ans, pendant les accès fébriles et disparaissait pendant l'apyrexie; ils avaient considéré cette éruption comme une *urticaire tubéreuse* et non comme un érythème noueux. Nous reviendrons sur cette question en parlant de l'*urticaire de la fièvre paludéenne* (Voy. URTICAIRE).

4° Nous regardons comme appartenant à l'*érythème polymorphe tubéreux* symptomatique des maladies infectieuses les faits de soi-disant érythème noueux contagieux, avec complication de purpura et de gangrène, publiés par Demme (3) les cas d'*érythème noueux malin* de Schmitz (4) et l'épidémie observée par L. Appert (5). Ce dernier auteur, sur neuf enfants d'une même famille, habitant le même logement, en a vu sept atteints en une semaine d'une maladie infectieuse à symptômes typhoïdes, avec érythème noueux et complications viscérales telles que : bronchite, bronchopneumonie, pleurésie, diarrhée, etc.

5° Existe-t-il un érythème noueux syphilitique?

Mauriac (6) dans plusieurs de ses publications, a cherché à établir l'existence d'un *érythème noueux syphilitique* survenant comme manifestation précoce de la syphilis; il le décrit comme une affection syphilitique précoce du tissu cellulaire sous-cutané.

En dehors des cas dans lesquels on aurait pu attribuer l'éruption à l'influence, aujourd'hui bien connue, de l'iodure de potassium (Voyez ÉRUPTIONS ARTIFICIELLES), nous avons rarement vu l'érythème polymorphe

(1) Volquardsen, *Erythema als Folge von Malaria*, in *Schmidt's Jahrbücher*, 1877, n° 1.

(2) Cazenave, *Urticaria tuberosa intermittente avec accès fébriles qui a duré plusieurs années et qui, après avoir disparu deux fois sous l'influence du sulfate de quinine et s'être manifestée peu de jours après, a enfin complètement cédé à la solution de Fowler*, in *Nouvelle Bibliothèque médicale*, 1827, t. IV, 62.

(3) Demme, *Zur Kentniss der schweren Erythem und der acuten multiplex Hautgangrän*, in *Forschritte der Medicin*, n° 7, 1888, analyse dans *Revue des sciences médicales*, 1889, t. XXXIII, p. 174.

(4) Schmitz, *Zur Casuistik der Erythema nodosum malignum*, in *Wiener med. Blätter*, 1887, n° 8, p. 239. Analyse in *Revue de Hayem*, 1887, t. XXX, p. 223.

(5) L. Appert, *Eine interessante Hausepidemie*, in *Correspondenzblatt für Schweizer Aerzte*, n° 8, 15 avril 1890, p. 258. Analyse dans *Revue des sciences médicales*, 1891, t. XXXVII, p. 589.

(6) Charles Mauriac, *Mémoire sur les affections syphilitiques précoces du tissu cellulaire sous-cutané*, in *Annales de dermatologie et de syphiligraphie*, 1880, p. 419. — *Erythème noueux syphilitique*, in *Leçons sur les maladies vénériennes*. Paris, 1883, p. 837.

tubéreux survenir, comme accident deutéropathique, chez des syphilitiques; plus rarement encore nous avons observé la coïncidence de l'érythème noueux idiopathique avec les syphilides secondaires.

L'érythème noueux n'est en aucun cas une manifestation syphilitique, un symptôme de la syphilis, et si cette maladie prédispose à l'érythème noueux et en favorise la concomitance, elle n'agit qu'indirectement, comme peuvent le faire d'autres états morbides, tels que le rhumatisme, la tuberculose (Œhme) (1), etc. Ainsi que l'a fait observer Leloir dans la thèse de Testu (2), et comme il l'a écrit, ce sont des *accidents parasyphilitiques*, survenant chez des sujets syphilitiques.

Avec Ernest Besnier et Doyon (3) on peut dire : « En présence d'une éruption accessoire survenue chez un syphilitique, il y a toujours à débattre quelle est la part des coïncidences, des actions médicamenteuses, de l'idiosyncrasie ou de la maladie protopathique. »

Anatomie pathologique. — Nous n'avons pas eu l'occasion d'examiner histologiquement la lésion élémentaire de l'érythème noueux recueillie sur le vivant.

Presque tous les auteurs admettent dans l'érythème noueux la présence d'un exsudat hémorrhagique et même une hémorrhagie dans le tissu même et dans le tissu cellulaire sous-cutané.

Lewin a trouvé dans un cas une dilatation des capillaires de la peau, une infiltration de globules blancs et rouges dans les papilles et les couches profondes du chorion. L'infiltration de globules blancs était plus abondante dans le tissu cellulaire sous-cutané. Dans le cas de Lewin, d'après cet auteur, les faisceaux de tissu conjonctif étaient infiltrés de cellules granuleuses et les vaisseaux lymphatiques étaient remplis de cellules.

Pour Kaposi, l'érythème noueux dépendrait d'une infiltration séreuse de tous les tissus de la peau et du tissu cellulaire avec stase capillaire simultanée. La nodosité ne serait, selon Kaposi, dans l'érythème noueux qu'un pomphy ortié plus fortement développé.

Tel n'est pas l'avis de Polotebnoff (4), Ziemssen (5) pense que l'érythème

(1) Œhme, *Ueber Erythema nodosum und seine Beziehung zur Tuberculosis*, in *Archiv der Heilkunde*, Bd XVIII, 1877.

(2) Testu, *De l'érythème polymorphe et des nodosités sous-cutanées pseudo-rhumatismales non syphilitiques survenant chez les sujets syphilitiques*. Thèse de Lille, 1888.

(3) E. Besnier et Doyon, traduction des *Leçons de Kaposi*, 2ᵉ édition française, 1890, t. I, p. 389.

(4) Pelotebnoff, *Zur Lehre von den Erythemen* (*Monatshefte für praktische Dermatologie*, 1887).

(5) Ziemsen, *Ueber erythema nodosum* (*Viertelj. für Dermat. und Syphilis*, 1878).

noueux provient d'une extravasation du sang, dans le tissu cellulaire sous-cutané consécutive à un thrombus.

Bohn (1) pense que l'érythème noueux est le résultat d'une embolie. L'opinion de Bohn, de même que celle de Ziemssen, attendent encore leur démonstration anatomo-pathologique. Rappelons enfin que F. Hebra considérait l'érythème noueux comme une inflammation de nature lymphangitique.

Hardy, Purdon, Hoisholt ont signalé des suppurations des nodules de l'érythème noueux.

Les recherches de l'un de nous (Leloir) sur l'anatomie pathologique de l'érythème papuleux et de l'érythème tubéreux nous porteraient à supposer que les altérations de la peau dans l'érythème noueux sont de même nature, mais plus profondes et plus accentuées; mais nous ne pouvons émettre à cet égard qu'une simple hypothèse.

IV. — ÉRYTHÈME INDURÉ.

Bazin (2) a distingué de l'érythème noueux et considéré comme une variété d'*érythème chronique* spéciale aux scrofuleux, et plus particulièrement aux jeunes filles scrofuleuses, un érythème induré dont nous discuterons l'individualité morbide et qu'il décrit ainsi :

« L'érythème induré, de nature scrofuleuse, n'est pas rare; il se caractérise par les plaques rouges indurées, sur lesquelles le doigt appliqué fait momentanément disparaître la rougeur qui ne tarde pas à reparaître au bout de quelques instants. On sent à la peau et sous la peau une induration qui s'enfonce plus ou moins profondément dans le tissu cellulaire sous-cutané. La rougeur plus ou moins foncée, assez souvent violacée, plus marquée au centre, se fond insensiblement sur la circonférence avec la couleur normale de la peau. Il n'y a sur ces plaques aucun prurit; la pression avec le doigt y est à peine douloureuse. »

« Cette affection s'observe communément sur les jambes, plus souvent peut-être chez les filles que chez les garçons. Je l'ai souvent rencontrée sur les jambes des jeunes blanchisseuses, chez des jeunes filles offrant tous les attributs de la fraîcheur et de l'embonpoint scrofuleux. Son siège de prédilection est la partie externe et inférieure de la jambe. On la voit quelquefois aussi siéger au-dessus du talon, le long du tendon d'Achille. Enfin on peut la remarquer encore sur la face, et je l'ai vue, sur cette région, alterner avec l'ophthalmie scrofuleuse. »

(1) Bohn, *Jahrbuch für Kinderheilkunde*, 1878.
(2) Bazin, *Leçons théoriques et pratiques sur la scrofule*, 2ᵉ édition. Paris, 1861, p. 146.

Dans une publication ultérieure, Bazin (1) fait la différenciation entre l'érythème noueux et l'érythème induré des scrofuleux « caractérisé par de larges plaques dont la coloration est la même sur tous les points, l'induration sous-cutanée sensiblement égale et qui ne donnent naissance à aucune douleur quand on la presse entre les doigts tandis que l'érythème noueux, affection avec laquelle on pourrait la confondre, présente successivement toutes les nuances de l'ecchymose et est douloureux à la pression, etc. ».

« Enfin l'érythème noueux ne persiste pas au delà de dix-huit à vingt jours tandis que l'érythème induré se perpétue pendant des mois. »

Hardy (2) pense aussi que l'*érythème induré scrofuleux* est une espèce spéciale différente du véritable érythème noueux.

Nous n'admettons pas que ces plaques indurées, décrites par Bazin, appartiennent à une variété d'érythème chronique, à un érythème induré idiopathique ou secondaire. Nous pensons que ces indurations tégumentaires sont des lésions chroniques symptomatiques de diverses affections telles que :

1° Des pachydermies consécutives à l'œdème chronique (*œdème induré*) (Voy. ŒDÈME CUTANÉ et PACHYDERMIE);

2° Des gommes scrofulo-tuberculeuses en nappe (Voy. GOMMES et TUBERCULOSE CUTANÉE);

3° Des gommes syphilitiques en nappe, dans un certain nombre de cas relevant pour la plupart d'une syphilis héréditaire, à manifestations tardives.

Dans les cas d'œdème chronique, les deux jambes sont symétriquement tuméfiées autour des malléoles et l'induration pachydermique se forme à la partie externe et antérieure du bas de la jambe, parfois en arrière autour du tendon d'Achille et en un certain nombre de cas circulairement. Les pieds sont souvent plus ou moins œdémateux.

Cet œdème chronique, avec induration pachydermique, se rencontre surtout chez des adolescents d'une constitution très lymphatique, chez des jeunes filles débilitées, mal réglées, anémiques, vivant dans de mauvaises conditions hygiéniques, et principalement chez celles que leurs travaux obligent à la station debout, longtemps prolongée, dans des ateliers humides.

Les cas de soi-disant érythème noueux passant à l'état chronique et se terminant après plusieurs mois par des ulcérations n'appartiennent pas

(1) Bazin, *Leçons théoriques et cliniques sur les affections génériques de la peau*, 1862, t. I, p. 73.
(2) A. Hardy, *Traité pratique et descriptif des maladies de la peau*. Paris, 1886, p. 635.

à l'érythème noueux idiopathique : ce sont des faits de gommes scrofulo-tuberculeuses ou de gommes syphilitiques nodulaires. Les observations d'érythème induré avec processus ulcératif doivent être rapportées aux gommes en nappe dont les caractères cliniques sont actuellement bien connus (Voy. GOMMES).

V. — ÉRYTHÈME DES PELLAGREUX ET ÉRYTHÈME PELLAGROIDE.

Érythème des pellagreux.

Depuis que Gaspar Casal d'Oviedo (1735 et 1762) a fait connaître la première observation de pellagre, sous le nom populaire dans les Asturies de *Mal de la rosa*, depuis les écrits des médecins italiens Frappoli de Milan (1771), Odoardi, Gherardini (1780), Strambio (Gaëtano), Fanzago, etc. (1), l'érythème pellagreux, ou, pour mieux dire, en laissant de côté la question étiologique, l'*érythème des pellagreux* a été considéré comme un des symptômes les plus constants et les plus caractéristiques de la cachexie pellagreuse. Ces premiers observateurs avaient parfaitement indiqué que cet érythème chronique est localisé aux mains, au cou, au visage, aux régions découvertes exposées aux ardeurs du soleil. Les noms de *Mal del sol*, de *Mal rosso*, indiquent bien que primitivement la pellagre était regardée comme maladie de la peau, comme une dermatose endémique compliquée de troubles des organes digestifs et de manifestations graves du côté du système nerveux.

Les lésions cutanées ne sont pas le symptôme initial comme on le croyait autrefois ; elles sont toujours consécutives à des manifestations évidentes de la cachexie pellagreuse. L'affaiblissement progressif, un état d'abattement général tant physique que moral, la perte de l'appétit, des douleurs épigastriques, la diarrhée, des douleurs vagues dans les membres, de la céphalalgie, des étourdissements, des troubles nerveux divers sont des symptômes qui précèdent pendant longtemps l'apparition de l'érythème.

Ce qui prouve bien que cet érythème est un épiphénomène, un accident deutéropathique, c'est qu'il peut faire défaut dans des cas de pellagre parfaitement avérée et parcourant toutes les phases de son évolution, chez des individus qui, sédentaires par profession ou par habitude, ne sont pas exposés à l'action du soleil. Cette observation, déjà faite par Strambio, avait été confirmée par Facheris et Lussana qui, dans des années de disette, avaient vu des ouvriers travaillant dans les fabriques, être atteints de pellagre bien caractérisée et rester, pendant toute la durée

---

(1) Pour l'historique et pour l'étiologie consulter l'article PELLAGRE, de Jules Arnould, in *Dictionnaire encyclopédique des sciences médicales*.

de la maladie, exempts de l'érythème pellagreux. La même remarque a été faite par Hameau (de la Teste) et par la plupart des auteurs qui ont écrit sur la pellagre.

Les régions découvertes, exposées au soleil, sont celles sur lesquelles se manifeste l'érythème. C'est à la région dorsale des mains et des doigts qu'il est le plus habituel ; il ne dépasse guère le poignet que chez ceux qui travaillent nu-bras, et dans ce cas c'est ordinairement le côté de l'extension de l'avant-bras qui est le plus envahi. Viennent ensuite par ordre de fréquence la région antérieure de l'articulation tibio-tarsienne, les régions cervicales antérieure et latérale avec prolongement jusqu'à la région sternale. Sur la face, c'est le dos du nez, puis les joues et quelquefois le front, surtout chez les femmes, qui sont les régions les plus fréquemment atteintes par l'érythème.

Au début c'est un véritable érythème solaire, avec sa teinte rosée ou rouge, uniforme, accompagné rarement de tuméfaction, avec chaleur et sensation de cuisson plus ou moins vive, que l'exposition au soleil exaspère et rend très douloureuse.

Le début peut se faire par une plaque limitée au dos de la main, d'un rouge plus ou moins intense, que complique parfois une éruption vésiculeuse ou même bulleuse.

L'épiderme se dessèche, prend une teinte brune et se détache par lamelles plus ou moins larges, plus ou moins épaisses.

L'érythème débute au printemps, pendant les mois de mars et d'avril, et après des poussées successives diminue vers la fin de l'été, cesse en automne, en laissant la peau plus luisante, plus sèche qu'à l'état normal. Suivant la comparaison de Gintrac, « on dirait du parchemin couvert d'une couche mince de vernis ».

Au printemps suivant il se fait une nouvelle poussée érythémateuse avec lésions plus prononcées et exfoliation de lamelles épidermiques plus épaisses, d'une couleur brunâtre ou d'un gris sale. Tantôt les squames ne se détachent qu'incomplètement et restent imbriquées, très épaisses ; tantôt encore l'épiderme desséché, brunâtre, ne se soulève pas et donne à la peau des mains cet aspect plissé à rides rayonnées, connu sous le nom de peau ansérine.

La peau a perdu beaucoup de sa contractilité et, en la pinçant, le pli persiste pendant un temps assez long avant de s'effacer.

Quelquefois, au niveau des articulations des phalanges, l'épiderme s'épaissit, se casse ; des fissures et des crevasses plus ou moins profondes rendent douloureux les mouvements des doigts dont les espaces interdigitaux présentent aussi des gerçures (Henri Gintrac).

Les ongles peuvent être altérés ; ils peuvent, comme l'a indiqué Calderini (1) se déformer, se fendre, devenir épais et rugueux.

Les plaques épidermiques, en se détachant, laissent voir la coloration rouge foncé de la peau ; elle est épaissie parfois à un degré assez prononcé pour motiver le nom d'*Elephantiasis italica* employé par Mason Good. Arrivées à ce degré les lésions persistent pendant tout l'hiver.

La paume des mains n'est pas envahie par l'érythème et reste ordinairement à l'état normal.

Nous sommes d'accord avec Bouchard (2) pour dire que « l'érythème pellagreux n'est autre chose qu'un érythème solaire développé chez un pellagreux ».

Dès 1780, Gherardini (3) avait montré qu'on peut faire naître l'érythème à volonté sur telle ou telle région de la peau, en exposant cette partie à l'action de la lumière solaire et en tenant les autres constamment couvertes.

Hameau (4), qui le premier fit connaître la pellagre des Landes, a vu chez les sujets tenus à l'abri du soleil la pellagre évoluer sans manifestation cutanée ; il a pu étendre ou limiter à son gré, sur les mains, les taches érythémateuses avec des gants découpés de différentes façons.

Les expériences de Charcot (1858), celles de Perroud (de Lyon) (1877), celles de Bouchard (5) ont démontré que l'érythème solaire est produit par les rayons chimiques (ultra-violets) plutôt que par les rayons calorifiques (rouges). Une ingénieuse expérience de Bouchard ne laisse aucun doute à cet égard. Laissant une ouverture à un morceau de toile adhésive recouvrant le bras, il badigeonne avec une substance fluorescente, une solution de sulfate de quinine, la moitié de la surface cutanée laissée à découvert ; cette partie reste indemne d'érythème solaire, tandis que la partie voisine non badigeonnée devient le siège d'un érythème intense.

Le rôle du soleil est donc évident dans la production de l'érythème pellagreux, mais il semblerait que d'autres causes mal déterminées jouent également un certain rôle dans la localisation de l'érythème du dos des mains et des pieds. Comme l'a remarqué l'un de nous (Leloir) dans ses

(1) Calderini, *Rapport sur les pellagreux traités, en* 1843, *à l'hôpital Majeur de Milan*, extrait in *Annales des maladies de la peau*, de Cazenave, t. I, p. 340.

(2) Bouchard, *Recherches nouvelles sur la pellagre*, in-8°. Paris, 1862, p. 95.

(3) Gherardini, *Descrizione della pellagra*, in-4°. Milan, 1780.

(4) Hameau (de la Teste), *Pellagre des Landes*, in *Bulletins de l'Académie de médecine*, 1832, t. II, p. 7 et 1845, t. X, p. 788.

(5) Ch. Bouchard, *Expériences relatives à la production de l'érythème solaire et plus particulièrement de l'érythème pellagreux*, in *Comptes rendus de la Société de biologie*, 1877, p. 253.

voyages en Italie, en Autriche-Hongrie, en Roumanie, etc., l'érythème pellagreux envahit parfois des parties cachées par les vêtements ; il peut se produire sur le dos du pied chez des sujets qui portent des bas. Il se montre seulement aux mains et aux pieds chez les enfants tziganes qui, très souvent complètement nus, ont ainsi toute leur surface cutanée exposée aux rayons solaires.

Érythème pellagroïde.

L'érythème des pellagreux n'a rien de spécial. Chez des individus prédisposés aux troubles trophiques par d'autres causes débilitantes que les conditions pathogènes de la pellagre, vivant dans des contrées où cette maladie n'est pas endémique, ne se nourrissant pas de maïs, l'insolation répétée des régions découvertes de la peau peut produire des lésions cutanées identiques à celles de l'érythème pellagreux, ainsi que l'a bien exposé Arnould dans son article PELLAGRE, du *Dictionnaire encyclopédique des sciences médicales.*

Si la pellagre n'est pas le résultat d'une intoxication lente et chronique par les produits toxiques du maïs altéré, comme l'ont soutenu Balardini, Th. Roussel (1), Costallat (1860), etc., si c'est une cachexie par alimentation insuffisante, un *mal de misère (maɩe di miseria* des Italiens), les lésions cutanées des pellagreux seraient dues à des troubles trophiques d'une nature analogue à celle de ceux qui ont été observées chez les aliénés par Billod (2), chez les paralytiques généraux par Landouzy (3), par Bouchard (4), chez des alcooliques par Hardy (5) et Déjerine (6).

Dans tous ces faits publiés sous les noms de pellagre sporadique, de pellagroïde, nous voyons, sous l'influence de l'action des rayons solaires, se produire sur les régions découvertes de la peau des lésions érythémateuses et de dermite chronique, tout à fait semblables à celles de l'*érythème des pellagreux,* relevant comme ce dernier de troubles trophiques

(1) Théophile Roussel, *De la pellagre, de son origine, de ses progrès, de son existence en France, de ses causes et de son traitement curatif et préservatif.* Paris, 1845, et *Traité de la pellagre et des pseudo-pellagres.* Paris, 1866.

(2) Billod, Plusieurs publications depuis 1855 résumées dans son *Traité de la pellagre, d'après les observations recueillies en Italie, en France et principalement dans les asiles d'aliénés.* Paris, 1865 et 2ᵉ édition, 1870.

(3) H. Landouzy, *De la pellagre sporadique.* Paris, 1860.

(4) Ch. Bouchard, *Recherches nouvelles sur la pellagre.* Paris, 1862.

(5) Hardy, *Bulletins de l'Académie de médecine,* 28 juin 1881, p. 852 et discussion, p. 868.

(6) Déjerine, *Des altérations des nerfs cutanés dans la pellagre,* in *Comptes rendus de l'Académie des sciences,* 11 juillet 1881.

préexistant. L'intensité de ces lésions. cutanées paraît être en rapport direct avec la gravité de ces troubles trophiques.

Anatomie pathologique. — Les renseignements que nous possédons sur l'anatomie pathologique de l'érythème pellagreux sont pour ainsi dire nuls. Jusqu'ici aucun anatomo-pathologiste n'a examiné d'une façon méthodique les différentes périodes évolutives de l'érythème pellagreux, à savoir :

La période de congestion, de sugillation hémorrhagique et de desquamation ;

La période d'épaississement et de pigmentation de la peau ;

La période d'atrophie, de parcheminement de la peau, avec raréfaction du tissu cellulaire sous-cutané.

L'un de nous (Leloir) a eu l'occasion d'examiner une petite parcelle de peau atteinte d'érythème pellagreux à la période congestive, recueillie par lui en Lombardie en 1878, alors qu'il étudiait la pellagre en Italie et en Autriche. Ce lambeau cutané avait été recueilli sur le vivant.

Voici ce que l'un de nous (Leloir) a pu constater :

La couche cornée paraît un peu augmentée de volume. Le corps muqueux de Malpighi paraît normal. Il existe toutefois d'assez nombreuses cellules migratrices entre les cellules malpighiennes. Quelques-unes des cellules malpighiennes présentent les signes de l'altération du noyau par dilatation du nucléole, altération décrite par Cornil et Ranvier dans les processus desquamatifs.

Les papilles du derme paraissent un peu effacées, mais les vaisseaux papillaires sont dilatés et entourés d'une assez grande quantité de cellules migratrices disposées çà et là sous forme de manchons. Par places existent des bouquets vasculaires fortement dilatés. Les glandes cutanées semblent être intactes. Les vaisseaux ne paraissent pas altérés d'une façon notable, mais ils sont fortement dilatés.

Les nerfs n'ont pu être examinés au moyen de la dissociation, par conséquent il a été impossible de savoir d'une façon certaine s'ils étaient altérés ou non.

Les renseignements que nous possédons sur l'état de la peau à la période d'épaississement et de pigmentation sont pour ainsi dire nuls. Griffini a signalé la sclérose des vaisseaux des papilles du derme et dans un cas l'hypertrophie du corps de Malpighi.

A la période d'atrophie et de parcheminement, l'on a signalé tantôt un amincissement de la couche cornée (Griffini), tantôt au contraire une hypertrophie de celle-ci (Raymond). Le corps muqueux de Malpighi serait également atrophié. Les papilles du derme disparaissent. Les vaisseaux de la peau sont dilatés. Ils seraient parfois même sclérosés (Griffini). Les glandes de la peau sont intactes (Griffini).

L'on ne sait rien de précis sur l'état des nerfs de la peau dans l'érythème pellagreux vrai, car, jusqu'ici personne n'a examiné les nerfs cutanés d'après la technique indiquée par l'un de nous (Leloir) en 1880 (1), seule méthode qui permette d'être fixé d'une façon ferme sur l'état des nerfs cutanés que l'on étudie.

Pour plusieurs auteurs, entre autres pour Arnould, cette altération des nerfs est probable, mais elle n'est pas démontrée.

Comme le fait très bien observer Arnould, dans son magistral article PELLAGRE du *Dictionnaire encyclopédique des sciences médicales :* « A notre avis, la façon très large dont H. Leloir a étudié et démontré les rapports des altérations de la peau avec les troubles du système nerveux s'appliquerait très bien à la pellagre.

» ... La lèpre, d'après ce savant, est liée à une névrite parenchymateuse primitive. Il s'agit évidemment ici des manifestations cutanées de cette affection. Or la lèpre est une maladie à bacilles. C'est la présence du parasite qui provoque d'abord les troubles nerveux. Il pourrait en être de même de la pellagre, ce dernier rôle appartenant cette fois au poison spécial de la pellagre ou au bacille à trouver. Nous n'insistons pas, puisque des recherches directes en ce sens n'ont pas eu lieu ; mais nous croyons pouvoir les indiquer comme à faire aux observateurs modernes. »

Il faut noter cependant que dans un cas d'érythème pellagroïde (survenu chez un alcoolique et rappelant à tel point l'érythème pellagreux vrai que M. Hardy considéra cet érythème comme un érythème pellagreux caractéristique et le malade qui en était porteur comme un pellagreux sporadique), Déjerine (2) a trouvé une altération prononcée des nerfs cutanés (névrite dite parenchymateuse).

Il est probable que, dans le cas de Déjerine, l'altération de l'économie du sujet déterminé par la misère, l'alcoolisme surtout, a présidé à la production de ces névrites parenchymateuses dont la conséquence a été peut-être l'érythème pellagroïde.

La pellagre étant une intoxication, il est possible que cette intoxication puisse déterminer des altérations nerveuses, des névrites parenchymateuses présidant à la production de l'érythème pellagreux vrai, de même

(1) Recherches cliniques et anatomo-pathologiques sur les affections cutanées d'origine nerveuse. Paris, A. Delahaye, 1881.

(2) Déjerine, Note sur l'altération des nerfs cutanés dans un cas de pellagre. *Comptes rendus de l'Académie des Sciences,* juillet, 1881.

que, dans le cas de Déjerine, l'intoxication alcoolique a déterminé la névrite parenchymateuse des nerfs cutanés avec érythème pellagroïde secondaire.

ÉRYTHRASMA

La dermatose parasitaire à laquelle von Baerensprung (1) a donné, en 1862, le nom d'*erythrasma* avait été reconnue par Burchardt (2) qui, dès 1859, en avait indiqué les caractères cliniques distinctifs, et en avait fait connaître le parasite pathogène, le *Microsporon minutissimum*.

Burchardt eut le mérite de distinguer cette affection parasitaire d'avec les diverses dermatoses de la région inguinale confondues par Ferdinand Hebra et par ses élèves sous le nom d'eczéma marginé. Cette distinction est parfaitement précisée dans la définition de von Baerensprung : « Je donne, dit-il, le nom d'*erythrasma* à une éruption contagieuse limitée le plus souvent à la région inguinale ou axillaire, ayant l'apparence d'un pityriasis rubra se présentant sous la forme de taches nettement délimitées, arrondies ou en rosettes. Le docteur Burchardt (*Preuss. Vereinszeitung*, 1859) y a découvert un champignon différent de ceux connus jusqu'à présent. Vu la ténuité particulière de ses éléments, ce parasite a reçu le nom bien approprié de *Microsporon minutissimum*. »

Cette découverte fut confirmée par H. Köbner (3) qui, en 1866, admit l'individualité du Microsporon minutissimum et réussit à inoculer l'érythrasma. Il distingua cette dermatomycose d'avec l'herpès circiné (Trichophytie circinée) et d'avec le pityriasis versicolor, même dans un cas où il en observa la coïncidence avec l'érythrasma; il insiste sur les caractères qui différencient le microsporon Minutissimum et le Microsporon furfur. C'est avec raison que, dans une publication ultérieure (4), il réclame contre l'erreur commise par plusieurs auteurs, entre autres par A. Weyl (5), qui l'ont accusé, à tort, d'avoir confondu l'érythrasma avec l'eczéma marginé

(1) Von Baerensprung, *Neue Beobachtungen ueber Herpes*, in *Annalen des Charité-Krankenhauses*. Berlin, 1862, p. 150.

(2) Burchardt, *Ueber eine bei Chloasma vorkommende Pilzform*, in *Med. Zeitung, herausgegeben von Verein für Heilkunde in Preussen*, n° 29, 1859, p. 141.

(3) Heinrich Köbner, *Referat ueber Hautkrankheiten*, in *Canstatts Jahresbericht*. Berlin, 1867, p. 485.

(4) Henrich Köbner, *Erythrasma*, in *Monatshefte f. prakt. Dermat.*, déc. 1884, p. 439.

(5) A. Weyl, *Erythrasma*, in *Monatshefte f. prakt. Dermat.*, févr. 1884, p. 33.

de Hebra et de n'avoir pas distingué le Microsporon minutissimum d'avec le Trichoptyton tonsurans. En réalité cette confusion a été faite pendant longtemps, par Ferdinand Hebra, Pick, Kaposi, O. Simon, Weyl et par la plupart des auteurs allemands.

En France l'érythrasma était encore à peu près inconnu quand E. Besnier (1), en 1879, observa quelques cas à l'hôpital Saint-Louis et provoqua les recherches de Balzer (2) et l'année suivante celles de Balzer et de W. Dubreuilh (3). Grâce à ces travaux et à ces publications suivies de celles de G. Riehl (4), de Payne (5), de G. Behrend (6), de de Michele (7) et, en dernier lieu, d'Ernest Besnier (8), l'érythrasma a été remis en lumière et a pris sa place dans les dermatoses parasitaires. La spécificité de son parasite pathogène, le *Microsporon minutissimum* est maintenant généralement reconnue.

Symptômes. — L'érythrasma se manifeste, au début, par de petites plaques rougeâtres, arrondies, nettement circonscrites, d'abord punctiformes, augmentant graduellement, pouvant atteindre l'étendue de la paume de la main et même la dépasser.

Les plaques récentes sont d'une couleur rougeâtre uniforme sur toute leur étendue ; en vieillissant leur teinte se ternit, devient d'un rouge brunâtre et elles peuvent être le siège d'une véritable pigmentation. Une légère irritation, un frottement suffisent pour ranimer la teinte érythémateuse, aussi voit-on souvent une large plaque ancienne présenter en différents points de sa surface diverses nuances de coloration. Le centre de la plaque n'est pas moins coloré que les bords et ne semble pas se guérir, comme dans la trichophytie circinée : la lésion y paraît aussi marquée qu'à la périphérie, quoiqu'il ne soit pas rare de voir la coloration des bords un peu plus prononcée. La surface est comme ternie et, quand on la frotte, elle prend un aspect farineux produit par une desquamation

(1) Ernest Besnier, *Leçons sur les maladies de la peau* de Kaposi, 1re édition de la traduction française 1881, note p. 446.

(2) F. Balzer, *De l'érythrasma*, in *Annales de dermat. et de syph.*, déc. 1883, p. 681.

(3) F. Balzer et William Dubreuilh, *Observations et recherches sur l'érythrasma et sur les parasites de la peau à l'état normal*, in *Annales de dermatologie et de syph.* 1884, p. 597 et 661.

(4) Gustav Riehl, *Ueber Erythrasma*, in *Wiener Med. Wochensch*, nos 14 et 42, 1884, et *Journal of cutaneous and venereal diseases*, 1885, p. 84.

(5) Payne, *Erythrasma*, in *British Med. Journal*, 1886, p. 977.

(6) Gustav Behrend, *Erythrasma*, in *Real-Encyclopaedie der gesammten Heilkunde*, 1886, p. 621.

(7) Pasquale de Michele, *L'erythrasma e il suo parassito*, in *Giornale internaz. delle Science med.*, 1890, fasc. 21, p. 821. Analyse in *Annales de dermat. et de syph.*, octobre 1891, p. 796.

(8) Ernest Besnier, *Leçons de Kaposi*, 2e édition française, 1891, appendice, p. 864.

furfuracée, très fine, assez adhérente. Cette desquamation est un peu plus marquée sur les bords, ce qui, suivant la remarque de Riehl (1), donne une certaine rudesse au toucher.

Le contour, presque toujours très nettement arrêté, est généralement dessiné par un liséré farineux formant un léger relief; il est, dit Balzer (2), « comme tracé avec une pointe d'aiguille. » Il est irrégulièrement indiqué, souvent comme déchiqueté et forme rarement de grandes lignes circulaires.

Les plaques principales, surtout quand elles ne sont pas encore très étendues, sont souvent accompagnées de petites plaques, formées dans leur voisinage et qui peuvent, en s'agrandissant, rejoindre la grande plaque préexistante et se confondre avec elle.

Dans les plis de flexion, et particulièrement dans la région inguino-scrotale, les plaques de l'érythrasma sont en contact et se correspondent presque exactement, au moins à une certaine époque de leur évolution : plus tard la plaque de la cuisse, en s'agrandissant, dépasse plus ou moins en étendue celle du scrotum.

Le *Microsporon minutissimum* ne diminue pas l'adhérence de la couche cornée de l'épiderme comme le fait le *Microsporon furfur* du pityriasis versicolor. Le coup d'ongle n'enlève pas, comme dans ce dernier, un copeau d'épiderme et le grattage avec la curette ne détache que des squames blanchâtres très ténues (E. Besnier et Balzer).

Jamais on ne voit sur la surface de l'érythrasma ni papules, ni vésicules (Riehl).

Les symptômes subjectifs de l'érythrasma sont presque nuls. Quand ceux qui en sont atteints éprouvent un peu de démangeaison, c'est en général après un exercice violent ou après une transpiration abondante ou surtout à la suite de frottements. Parfois cependant cette affection peut provoquer un prurit assez vif, fait déjà noté par Burchardt.

L'érythrasma a une préférence pour les régions humides de la peau, pour celles dont les surfaces cutanées adossées sont souvent en transpiration comme, par exemple, la région inguino-scrotale qui en est le siège le plus habituel, le scrotum du côté qui est en contact avec la cuisse, la marge de l'anus, les régions axillaires. Au début, la dermatose parasitaire est assez exactement limitée à la partie de la cuisse en contact avec le scrotum, mais quand elle est plus ancienne on la voit s'étendre de divers côtés sur la cuisse, les fesses, la paroi abdominale, etc. De la région axillaire, E. Besnier l'a vu gagner les bras jusqu'aux coudes et atteindre les flancs et la poitrine.

(1) G. Riehl, *Ueber Erythrasma*, in *Wiener med. Wochenschrift*, n°s 14 et 42, 1884.
(2) F. Balzer, *De l'érythrasma*, in *Annales de dermatologie et de syph.*, 1883, p. 681.

L'érythrasma peut, en formant des foyers multiples, se généraliser, envahir les jambes, les épaules, les bras, le cou, etc. et s'y montrer par plaques arrondies, rougeâtres, isolées, dont le diamètre ordinaire varie de un à trois centimètres.

Balzer dit n'avoir jamais rencontré l'érythrasma sur les parties découvertes. Cette localisation est, en effet, assez rare : cependant Behrend (1) l'a vu sur le cou et à la face; l'un de nous (E. Vidal) en a constaté deux plaques ayant chacune environ deux centimètres de diamètre sur un côté de la face et plusieurs petites plaques sur le cou d'un jeune homme de vingt-deux ans, atteint depuis plus d'une année d'un érythrasma généralisé.

Chez la femme, cette affection parasitaire occupe surtout la région périvulvaire et le creux axillaire ; elle prend, en général, moins d'extension que chez l'homme.

Bien que l'érythrasma soit une affection fréquente, peut-être aussi commune que le pityriasis versicolor, comme il ne cause aucune incommodité à celui qui en est atteint, il passe généralement inaperçu, au moins dans ses premières périodes. Le malade n'y fait attention que lorsque cette éruption parasitaire cause des démangeaisons, ou lorsqu'elle se généralise, ou quand la plaque s'agrandit beaucoup. Cette extension, qui se fait par auto-inoculation, est très lente ; le plus souvent l'érythrasma reste limité à la région inguino-scrotale et s'y maintient presqu'indéfiniment stationnaire, en conservant à peu près la même étendue moyenne avec des alternatives d'accroissement et de diminution. Les récidives sont très fréquentes, ce qui est un trait de plus d'analogie avec le pityriasis versicolor.

Riehl dit avoir vu une fois l'érythrasma à l'état aigu.

Le Microsporon minutissimum n'altère pas les poils. Il ne se complique pas de vésicules, comme le fait le trichophyton.

Chez les sujets dont le tégument est irritable, chez les individus ayant beaucoup d'embonpoint, chez ceux dont la peau est souvent en transpiration ou en état de malpropreté, il n'est pas rare de voir l'érythrasma coïncider avec un certain degré d'intertrigo, soit que la dermite superficielle intertrigineuse ait préexisté et facilité l'inoculation du Microsporon minutissimum, soit qu'elle soit deutéropathique et provoquée par le parasite.

Beaucoup plus rarement, la dermite devient plus intense, prend une apparence eczématiforme et même, chez des individus prédisposés, l'érythrasma peut être le point de départ d'un eczéma.

Les ressemblances cliniques de l'érythrasma avec le pityriasis versi-

(1) Gustav Behrend, *Erythrasma*, in *Real-Encyclopaedie der gesammten Heilkunde*, 1886, p. 624.

color expliquent pourquoi O. Simon (1) en fait une dermatomycose intermédiaire entre le pityriasis versicolor et l'herpès tonsurant (Trichophytie tonsurante).

E. Besnier et A. Doyon (2), résument ainsi le diagnostic différentiel : « A tous ces caractères on reconnaîtra aisément, lorsqu'on les aura une seule fois vues, les plaques de l'érythrasma : la forme, la couleur, l'uniformité de la plaque, l'absence de marge, le plissé fin, la desquamation fine, l'absence de lambeau par le procédé du coup d'ongle permettent de différencier immédiatement l'érythrasma du trichophyton ou du pityriasis versicolor des mêmes régions. La desquamation, la possibilité d'enlever au raclage la nappe colorée permettront de ne pas confondre les plaques de l'érythrasma maculeux brun, avec les taches pigmentaires. »

Ces caractères cliniques permettent, dans la plupart des cas, de faire la différenciation entre l'érythrasma, le pityriasis versicolor et la trichophytie circinée. Dans un cas douteux, le microscope permettrait de reconnaître le Microsporon minutissimum, dont nous indiquons plus loin (p. 343) les caractères différentiels.

C'est dans la jeunesse et dans l'âge adulte qu'on observe l'érythrasma, Il est beaucoup plus fréquent chez les hommes que chez les femmes ; Riehl dit ne l'avoir jamais constaté chez des enfants. Le plus jeune de ses malades avait seize ans, le plus âgé cinquante-huit ans. L'une des observations de Balzer a pour sujet un homme de soixante-huit ans et une autre est celle d'une femme de soixante-deux ans. Cette dermatose parasitaire diminue de fréquence à mesure que l'âge est plus avancé, ce qui permet de penser, avec Riehl, que la guérison peut être spontanée, comme celle du pityriasis versicolor qui disparaît aussi dans la vieillesse.

Bien que la contagion ne paraisse pas très fréquente et qu'elle ait été contestée, ce qui est un trait de plus d'analogie avec le pityriasis versicolor, elle ne paraît pas douteuse et elle est démontrée par l'expérimentation. En 1866, Heinrich Kobner (3), dans des expériences sur lui-même et sur un élève en médecine, M. Schellhaus, a réussi à inoculer l'érythrasma et depuis il a fait avec succès de nouvelles inoculations.

P. de Michele (4) a réussi à cultiver le microsporon minutissimum, qu'il distingue du *Leptothrix epidermidis* avec lequel Bizzozero et Firket

(1) O. Simon, *Die Localisation der Hautkrankheiten.* Berlin, 1873, p. 150.

(2) Ernest Besnier et A. Doyon, Deuxième édition française des *Leçons de Kaposi*, 1891, t. II, p. 866.

(3) H. Köbner, *Referat über Hautkrankheiten*, in *Canstatts Jahresbericht.* Berlin, 1867, p. 485.

(4) Pasquale de Michele, *loc. cit.*, p. 835 et *Annales de dermatologie et de syph.*, octobre 1891, p. 796.

l'ont confondu, et avec ces cultures pures il a fait des expériences d'inoculation. Elles ont été nulles avec les cultures de Leptothrix epidermidis, mais celles qu'il a faites dans la région inguinale avec la culture pure du Microsporon minutissimum a reproduit l'érythrasma. La plaque, d'un rouge brun, lentement développée atteignait après trente jours le diamètre d'une pièce de dix centimes. Elle avait tous les caractères de l'érythrasma que confirmait l'examen microscopique en montrant dans les squames épidermiques le mycélium du Microsporon minutissimum (voir p. 335).

Anatomie pathologique. — Le parasite de l'érythrasma a été décrit pour la première fois en 1859, par Burchardt (1), qui le dénomma en raison de son extrême ténuité : Microsporon minutissimum.

Il fut accepté par Baerensprung, en 1862 (2), qui donna le nom d'érythrasma à l'affection qui en dérive.

Köbner (3) a montré la transmissibilité par voie expérimentale de cette affection.

Les recherches ultérieures de Besnier (4), qui lui donna le nom de Microsporon gracile, de Balzer (5), de Balzer et Dubreuilh (6), de Riehl (7), de Bœck (8) etc., ont distingué cliniquement et histologiquement ce champignon de celui de l'eczéma marginé et de la trichophytie, avec lesquels Hebra, Pick, Kaposi, O. Simon (9), Weyl (10), etc., ont voulu le confondre.

Le parasite de l'érythrasma habite la couche cornée de l'épiderme. Il peut pénétrer jusqu'au corps muqueux de Malpighi. Il n'envahit pas les poils, ce qui le distingue du champignon de la trichophytie, avec les formes atrophiques duquel on a voulu le confondre.

Pour les préparations extemporanées, Balzer recommande l'examen dans la potasse à 40 p. 100 après macération des squames dans l'éther ou

---

(1) Burchardt, *Ueber eine bei Chloasma vorkommende Pilzform*, in *Medicin. Zeitung, Neue Folge, Zweiter Jahrgang*, n° 29, juillet 1859. Berlin.

(2) Baerensprung, *Ann. der Charité Krankenhauses*, 1862.

(3) Köbner, *Gesellschaft für Vaterl. zu Breslau*, 1866.

(4) Besnier et Doyon, *Note de la 1re édition de la traduction de Kaposi*; Besnier, *Annales de dermatologie*, 1883.

(5) Balzer, *De l'érythrasma*, in *Annales de dermatologie*, 1883.

(6) Balzer et Dubreuilh, *Annales de dermatologie*, 1884.

(7) Riehl, *Érythrasma*, in *Wiener med. Wochenschrift*, octobre 1884.

(8) C. Bœck, *Ueber das Microsporon minutissum* (Burchardt), in *Vierteljaresschrift für Dermatologic*, 1886.

(9) O. Simon, *Localisation der Hautkrankheiten*.

(10) Weyl, *Ziemssens Lehrbuch der Hautkrankheiten*, 1884. — *Monatshefte für praktische ermatologie*, 1884, p. 33.

l'alcool et coloration ultérieure par l'éosine, ou encore après macération des squames dans l'éther, coloration dans l'éosine ou le bleu de quinoléine dissous dans l'alcool absolu.

Pour les préparations persistantes, Balzer et Dubreuilh recommandent la coloration des squames par le violet d'aniline ou le violet de gentiane, ensuite lavage à l'eau distillée, puis, pendant quelques minutes, bain dans la solution d'iode iodurée ; puis, après lavage à l'eau distillée, passage dans l'alcool absolu et après éclaircissement par l'essence de girofle, monter dans le baume de Canada. Comme le remarque Balzer, le Microsporon minutissimum s'imprègne assez facilement des matières colorantes employées, mais il les retient mal.

Voici la description de ce parasite, telle qu'elle a été très bien donnée par Balzer :

« Lorsqu'on examine les préparations obtenues d'après les procédés ci-dessus, le champignon se voit avec une certaine difficulté, surtout lorsqu'il s'agit d'une première observation. Dans les points les plus favorables à l'examen, on distingue souvent les éléments du champignon disposés d'une manière qui rappelle le Microsporon furfur, c'est-à-dire qu'on voit des agglomérations de spores formant des groupes isolés, autour desquels serpentent les cellules épithéliales. Ce qui frappe aussi tout d'abord, c'est la grande abondance habituelle du parasite. Les tubes forment des réseaux serrés qui enveloppent pour ainsi dire chaque cellule épithéliale et qui s'enchevêtrent régulièrement dans toutes les directions.

» Les spores sont très petites, rondes ou un peu elliptiques, formées d'une substance protoplasmique qui constitue un noyau punctiforme et d'une enveloppe cellulosique homogène et transparente. Ces caractères des spores sont en somme assez peu spéciaux, et il est évident que sans la présence des tubes, on les confondrait facilement avec les micrococcus qui se trouvent toujours à la surface de la peau. Les tubes sont ordinairement irréguliers, noueux, serpentins, recourbés en S, en U, ils contournent les cellules épithéliales de la couche cornée. Ils sont assez souvent ramifiés, ce qui se voit aisément, lorsqu'on dissocie la préparation de manière à les mettre en liberté dans le liquide. Ce qui est caractéristique, c'est leur extrême finesse, leur gracilité qui leur a valu le nom de Microsporon minutissimum. Comme dimensions, ils peuvent être très justement comparés aux tubes du Leptothrix buccalis, comme ceux-ci d'ailleurs, ils sont formés d'articles placés bout à bout et ordinairement assez courts.

» Malgré cette gracilité remarquable du mycélium, les tubes sont constitués régulièrement comme ceux des grands parasites de la peau, du Microsporon furfur ou du Trichophyton. On trouve donc : 1° des tubes

pleins constitués par une paroi mince et homogène et un contenu protoplasmique continu ; 2° des tubes sporifères dans lesquels cette substance
protoplasmique est segmentée en noyaux ; 3° des petites chaînes de sporules plus rares et plus difficiles à observer que dans les gros champignons.

» Ces divers éléments ne se trouvent que dans la couche cornée de l'épiderme ; on ne les rencontre plus dans le corps de Malpighi. Mais, ainsi
que nous l'avons dit, il est remarquable de voir que le parasite diminue

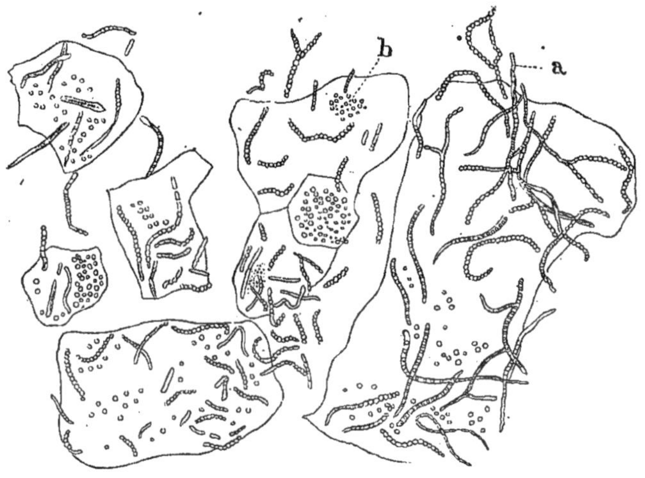

Fig. 15. — Érythrasma (d'après Balzer).

peu la cohésion de la couche cornée. Celle-ci qui est gonflée, dissociée et
facile à détacher dans le pityriasis versicolor, est beaucoup moins désa-
grégée dans l'érythrasma ; elle ne se détache que par pellicules et non par
lambeaux, comme dans le pityriasis versicolor.

» Les tubes en effet s'introduisent entre les cellules sans détruire toutes
leurs connexions, n'étant pas plus épais que le corps même de la cellule.
Lorsque les dissociations ne sont pas complétées, de manière à laisser
librement les tubes nager dans le liquide, ils sont facilement confondus
avec les bords des cellules cornées qui simulent souvent à s'y méprendre,
comme on le sait, les tubes mycéliens.

» Pas de rapports spéciaux avec les poils ; ceux-ci ne sont jamais envahis, quelles que soient l'intensité et l'ancienneté de la végétation parasitaire. Quelquefois, lorsqu'ils sont éraillés, les tubes s'attachent en
touffes aux écailles de leur épidermicule, mais la pénétration ne va pas
plus loin.

» Cette description est en résumé celle que l'on donne pour le Microsporon furfur ; mais il y a ici un caractère distinctif principal qui suffit à lui seul pour spécialiser le Microsporon que nous étudions, c'est la gracilité extrême et constante de tous ses éléments.

» Le Microsporon furfur offre parfois aussi cette finesse, mais c'est toujours exceptionnellement et seulement sur quelques éléments isolés. Cette seule considération, indépendamment de beaucoup d'autres, suffit pour ruiner l'opinion de ceux qui pourraient penser, en examinant les préparations, que le Microsporon minutissimum n'est qu'un Trichophyton ou un Microsporon furfur flétri et atrophié. »

Jusqu'ici le Microsporon minutissimum n'a pu être cultivé d'une façon certaine. Quelques tentatives ont été faites dans le laboratoire de Duclaux pour ensemencer le champignon.

Le liquide de Raulin a fourni assez rapidement un parasite dont la forme se rapprochait beaucoup de celle du Microsporon minutissimum. Mais les essais d'inoculation chez l'homme ont échoué constamment. Nous verrons cependant plus loin que de Michele, élève de de Amicis, a peut-être réussi à cultiver et à inoculer le parasite de l'érythrasma.

Malgré la description exacte que Balzer a donnée de ce champignon, on n'est pas encore d'accord sur son origine et sa nature.

Bizzozero (1) a montré que des parasites semblables au Microsporon minutissimum peuvent se rencontrer à l'état normal chez un grand nombre de sujets.

Balzer et Dubreuilh ont fait des constatations analogues. Aussi Bizzozero n'admet-il pas l'action pathogène du Microsporon minutissimum dont il fait en quelque sorte un parasite banal.

Faut-il donc, avec Bizzozero, refuser toute action spécifique pathogène au parasite de l'érythrasma ? Faut-il au contraire, avec d'autres auteurs, avec G. Behrend (2), considérer l'érythrasma comme n'étant au début qu'un simple eczéma intertrigo sur lequel se développe secondairement le Microsporon minutissimum, de telle sorte que l'infection, vulgaire d'abord, prend ultérieurement un caractère parasitaire?

Faut-il, avec Balzer et Dubreuilh, supposer que le Microsporon minutissimum est l'un des parasites qu'engendrent (ou mieux, selon nous, dans le terrain desquels se développe) la fermentation des sécrétions de la peau, la macération et la décomposition de l'épiderme, mais que cette génération parasitaire, chez le plus grand nombre des sujets, n'est pas assez puissante pour provoquer l'irritation de la peau et le développement de l'érythrasma

(1) Bizzorero, *Sui microfiti dell'epidermide umana normale*, in *Gazetta degli ospedali*. Milan, avril 1884.

(2) G. Behrend, *Real-Encyclopaedie des Gesammtenheilkunde* (art. ERYTHRASMA), 1885.

et qu'il faut pour cela des conditions individuelles spéciales qui jusqu'à présent nous échappent complètement ?

Il serait téméraire de l'affirmer.

D'ailleurs il n'existe pas de région du corps où des parasites semblables au Microsporon minutissimum se rencontrent à l'état normal avec la même abondance que dans les points affectés d'érythrasma.

D'autre part, comme le remarque justement Besnier, aucune dermatite autre que l'érythrasma ne présente ce parasite comme élément essentiel et exclusif.

En outre, l'érythrasma a été inoculé par Köbner (1) en 1866, sur lui-même et sur un élève en médecine. Depuis lors Köbner a réussi plusieurs fois à l'inoculer (2). Il en a été de même de de Michele (3) qui a constaté en outre sa présence dans les squames des lésions produites artificiellement en inoculant des cultures du champignon de l'érythrasma. En outre Besnier a rapporté des exemples de généralisation en des régions non intertrigineuses.

Enfin Besnier remarque avec raison que nombre de sujets ont de l'intertrigo sans érythrasma, ou de l'érythrasma sans intertrigo. Aussi Besnier conclut-il que l'érythrasma a un parasite spécifique n'existant dans aucune autre dermopathie classée.

Balzer classe le Microsporon minutissimum en botanique à côté du Microsporon furfur. Il appartiendrait ainsi à la classe des Schizomycètes, au genre Oïdiées de Marchand, dans lequel ce dernier auteur range aussi l'Achorion et le Trichophyton, à côté du Pénicillium et de l'Aspergillus.

Mais, comme l'a écrit avec raison H. Fournier (4), cette détermination est peut-être prématurée et il est bon d'attendre des études de culture et d'inoculation tout à fait positives avant de lui assigner une place dans la classification.

Il nous semble bon, pour terminer et montrer combien cette question est difficile, de dire quelques mots d'un important travail de de Michele (5) publié sous la direction des professeurs de Amicis et Schrön.

L'examen microscopique des squames, après dégraissement par l'alcool et action de l'acide acétique ou de la potasse caustique, lui a fait constater : 1° des amas considérables de mycélium à contours obscurs, très

(1) H. Köbner, *Referat ueber Hautkrankheiten*, in *Canstatts Jahresbericht*, 1867.

(2) H. Köbner, *Erythrasma*, in *Monatshefte für praktische Dermatologie*, 1884.

(3) De Michele, *Erythrasma : inoculabilité, loc. cit.*

(4) H. Fournier, article ÉRYTHRASMA du *Dictionnaire encyclopédique des sciences médicales.*

(5) P. de Michele, *L'erythrasma e il suo parassito, Ricerche sperimentali*, in *Giornale Internaz. delle Science medicale*, 1890, p. 821.

mince et très court, avec des ramifications intriquées qui en faisaient une sorte de filet à mailles de largeur variable, mais la plupart très fines ; dans quelques-unes de ces mailles, des spores le plus souvent isolées, mais quelquefois groupées par deux, trois ou plus ; 2° des filaments minces, clairs, de longueur variable, pouvant atteindre des dimensions véritablement considérables, droits, flexueux ou courbés légèrement ou à angle droit, disséminés ou groupés sans ordre ou affectant une disposition radiée, sans spores et sans gonidies. Cette seconde forme de parasite correspond sans aucun doute à la description donnée par Bizzozero et Firket du Leptothrix epidermidis.

Quant à la première forme, de Michele ne croit pas que ce soit à elle que V. Baerensprung et Burchardt ont donné le nom de Microsporon minutissimum. Se basant sur les descriptions de ces auteurs, qui décrivent des filaments mycéliens plus ou moins longs, très minces, quelquefois articulés entre eux, accompagnés de spores plus ou moins groupées, ressemblant en petit au Microsporon furfur. P. de Michele pense qu'ils ont décrit sous ce nom la deuxième forme parasitaire, c'est-à-dire le Leptothrix : ce dernier est d'ailleurs plus facile à constater que la première forme, dont la recherche nécessite l'emploi d'un mode de préparation spécial.

Les deux parasites se laissent imprégner par les mêmes matières colorantes, cependant le Leptothrix se colore d'une façon plus intense et résiste mieux à la décoloration que le premier parasite.

Les cultures des squames faites sur pomme de terre ont donné d'une part des colonies d'un rouge vineux sous forme de stries correspondant au trajet de l'aiguille, qui s'élargissent peu à peu les jours suivants de façon à couvrir toute la surface ; en même temps se développèrent le long des sillons laissés par l'aiguille deux espèces de colonies, les unes formées de petits mamelons rouge brun, les autres de coloration blanc laiteux dont l'aspect peut faire croire à la dissolution de la pomme de terre. Ces dernières étaient constituées par le Leptothrix epidermidis, qui dans les milieux liquides formait à la surface une sorte de couche blanchâtre et dans le fond un dépôt laiteux et sur l'agar des colonies arrondies d'un blanc d'ivoire. Les colonies rouges étaient formées par un champignon qui se développait sur la gélatine sous la forme de colonies arrondies de coloration brunâtre, et qui sur l'agar prenait le même aspect que sur la pomme de terre.

L'auteur a essayé de transmettre la maladie à des sujets sains en déposant sur leur peau les cultures de ces champignons ; il a obtenu ainsi le développement dans la région inguinale, de taches rouge brun analogues à celles de l'érythrasma et couvertes de squames dans lesquelles il n'a pas trouvé traces de Leptothrix, mais seulement l'autre parasite qu'il décrit.

P. de Michele considère le Leptothrix de Bizzozero comme un hôte habituel de l'épiderme qui ne joue aucun rôle dans le développement de l'érythrasma. Au contraire, le parasite qu'il décrit en premier lieu et dont les cultures ont une coloration rouge ou brunâtre, est l'agent pathogène de l'érythrasma : c'est lui qui mérite, d'après ses caractères morphologiques, le nom de Microsporon minutissimum.

Voilà donc, sur la question controversée du parasite de l'érythrasma, une opinion nouvelle qui peut mettre d'accord la plupart des auteurs antérieurs.

FAVUS

La dermatose parasitaire provoquée par l'*Achorion Schönleinii* est généralement désignée sous le nom de *Favus*, ou sous celui de *teigne faveuse* (1).

C'est la *Tinea lupinosa* de Guy de Chauliac et d'Ambroise Paré, la *Tinea vera* de Lorry, le *Porrigo lupinosa* de Willan et Bateman, la *Porrigo favosa* de Biett; la *Teigne faveuse* d'Alibert.

Nous renvoyons, pour l'étude historique du favus, aux traités et publi-

(1) Nous pensons qu'on doit rejeter de la terminologie dermatologique actuelle l'expression de « teigne faveuse », si longtemps usitée comme synonyme de Favus. Cette dénomination, tout aussi bien que le terme générique de « teigne », a fait son temps ; elle est devenue inutile et surannée depuis la découverte des parasites cutanés. Ce nom de teigne, qui a donné lieu à tant d'équivoques et de confusions, était appliqué anciennement à presque toutes les dermatoses du cuir chevelu; les auteurs anglais s'en servent encore, avec des qualificatifs différents pour ranger dans un même cadre toutes ou presque toutes les dermatomycoses ; quelques dermatologistes français disent indifféremment « teigne faveuse » ou « favus »; d'autres emploient encore la vieille expression de « teigne tondante » pour désigner la trichophytie du cuir chevelu ainsi que celle de « teigne pelade » comme synonyme de pelade, mais le temps est proche où on ne retrouvera plus ce nom de teigne que dans la langue vulgaire (H. Leloir, E. Vidal).

L'un de nous, E. Vidal, préférerait au terme de « favus » une dénomination dérivée du nom du mycoderme, mais il ne voit pas bien celle qu'on pourrait tirer du mot *Achorion*, créé par Remak pour désigner l'*Oidium* découvert par Schönlein : il proposerait de donner au parasite le nom de *Favophyton Schönleinii*, qui aurait l'avantage de rappeler le nom clinique et le terme de Favus pourrait alors être remplacé par celui de *Favophytie*.

cations de Bazin (1), de Ferdinand Hebra et de son savant collaborateur Kaposi (2). On trouvera aussi dans la thèse de Feulard (3) d'intéressants documents.

La période réellement scientifique ne commence qu'en 1839, avec la découverte de Schönlein (4). Ses premières recherches microscopiques, faites à l'hôpital de Zurich, ne lui laissaient aucun doute sur la nature parasitaire de la soi-disant pustule du porrigo lupinosa de Willan. Voici en quels termes il s'exprime, à ce sujet, dans un court article inséré dans les *Archives de Müller* : « Die ersten Versuche liessen keinen Zweifel über die *Pilz Natur* der sogenannten Pusteln. »

Gruby (5), dans ses communications à l'Académie des sciences, donna du mycoderme parasite du favus la description la plus détaillée et en soupçonna même l'existence dans l'épaisseur du derme. Il proposait de lui donner le nom de *Porrigophyte*.

Déjà Remak (1840), Langenbeck (septembre 1840), Fuchs (1840), avaient confirmé la découverte de Schönlein. Parmi les nombreuses publications qui ont pour sujet l'étude de l'Achorion Schönleinii, nous devons citer celles de Müller et Retzius (1842), de Dubini (1842), de Bennett (1842), d'Hannover (1842), de Lebert (1845), de Ch. Robin (1845), d'Erasmus Wilson (1847), de Wedl, d'Ardsten, de G. Simon, de Bazin, de Kuchen-meister, de Ferdinand Hebra, de Kaposi, de Pick, de Neumann, de Quincke, de Kral, de Frank, de Douglas, de Mibelli, de Busquet, d'Unna.

Période initiale de la végétation favique. — Les inoculations de l'Achorion Schönleinii qui ont été faites sur l'homme par Remak, Vogel, Fuchs, Hebra, Kobner, Pick, Peyritsch, Bazin, Deffis, Gudden, Tripier (de Lyon), Duncan Bulkley, etc., ont permis d'étudier la gradation des symptômes provoqués par le développement de la végétation parasitaire.

Peu après l'inoculation une légère démangeaison se fait sentir au niveau du point de la peau dans lequel on a fait pénétrer l'achorion. Ce prurit précède ou accompagne une rougeur érythémateuse, tantôt assez nettement limitée et circonscrite à une petite surface arrondie, tantôt s'étendant

---

(1) Bazin, *Leçons théoriques et cliniques sur les affections cutanées parasitaires*, 2ᵉ édit., 1862, p. 87 et *Dictionnaire encyclopédique des sciences médicales*, article FAVUS, p. 272.

(2) Ferdinand Hebra, *Traité des maladies de la peau*, traduction par Doyon. Paris, t. II, p. 783.

(3) Henri Feulard, *Teignes et teigneux. Histoire médicale. Hygiène publique.* Thèse de Paris, 1886.

(4) Schönlein, *Zur Pathogenie der Impetigines*, in *Müller's Archiv*, 1839, p. 82, pl. III, fig. 5.

(5) Gruby, *Mémoire sur une végétation qui constitue la vraie teigne*, in *Comptes rendus de l'Académie des sciences*, 12 juillet 1841, t. XIII, p. 72.

graduellement en prenant une apparence circinée. Ces plaques érythémateuses s'élargissent plus ou moins vite et se recouvrent bientôt d'une légère desquamation pityriasique. En général ce sont des cercles réguliers, rouges, d'un petit diamètre, dont l'extension périphérique est beaucoup plus lente que celle de la trichophytie.

Au début et avant l'apparition des petits points de couleur jaune soufre, caractéristiques de la végétation de l'achorion, les plaques circinées du favus pourraient être confondues avec celles de la trichophytie circinée. C'est ce que l'on peut voir sur le moulage d'un favus de l'avant-bras (*Musée de l'hôpital Saint-Louis*, Collection générale, n° 428) et sur celui d'un favus de la joue d'un enfant (n° 567 de la Collection générale), sur celui d'un favus du tronc et des bras d'un malade de l'un de nous (Leloir) (*Musée de l'hôpital Saint-Sauveur*, n° 149). Sur chacune des deux pièces du Musée de l'hôpital Saint-Louis on voit une plaque rouge circinée : l'une de deux centimètres, l'autre de deux centimètres et demi de diamètre, à bords plus colorés, finement squameux, ayant cette fausse apparence qui a fait donner autrefois à la trichophytie circinée le nom d'herpès circiné. Quelques petits points jaunâtres, minuscules, à peine apparents, permettent déjà de reconnaître le favus.

A ce premier degré les couches superficielles de l'épiderme paraissent seules intéressées. Cependant quelques points peuvent être plus profondément atteints et Bazin dit avoir observé dès cette époque quelques petites pustules précédant le développement de godets faviques.

Excepté dans un cas de favus généralisé, observé à l'hôpital Saint-Sauveur par l'un de nous (H. Leloir), et dans lequel le favus débuta sur le tronc par des pustulettes péripilaires minuscules remplies de pus, nous n'avons pas constaté de pustules au début du favus des régions glabres, mais nous avons constamment vu, huit à dix jours après l'épilation du cuir chevelu, et surtout après les deux ou trois premières épilations, un certain nombre de pustules miliaires, se former çà et là à l'orifice des follicules pileux des régions envahies par l'achorion. Vient-on à piquer ces petites pustules, on en fait sortir un liquide jaunâtre, purulent. Abandonnées à elles-mêmes elles se sèchent sans se rompre, la circonférence s'élève, le centre s'affaisse, et six à huit jours après son apparition le petit point jaune commence à prendre le forme caractéristique du godet.

Les lotions faites après l'épilation avec une solution de sublimé, les onctions réitérées avec des pommades contenant des substances irritantes telles que le turbith, les sels de cuivre, etc., peuvent rendre compte de ces folliculites. Elles sont plus fréquentes et plus abondantes chez les sujets lymphatiques. Chez ces derniers, comme nous le verrons en parlant des complications, l'impétigo et l'eczéma impétigineux ne sont pas très rares. C'est l'observation de faits de ce genre qui a fait admettre, pendant bien longtemps, que le favus commençait par des pustules. Willan et Bateman en faisaient une variété du porrigo et le rangeaient, ainsi que l'impétigo et la gale dans l'ordre des pustules. Alibert, Rayer, Biett admettaient encore que les godets faviques provenaient de la dessiccation des pustules. Cette opinion a été victorieusement combattue, en 1829, par Mahon jeune (1) et, en 1831, par M. Baudelocque (2). Les auteurs modernes regardent les pustules, survenant dans le cours d'un favus et développées à la base des poils, comme des inflammations des follicules pilo-sébacés consécutives à l'irritation provoquée par l'achorion, augmentée souvent par des pommades ou d'autres topiques.

Il est facile de comprendre comment autrefois, avant la découverte de l'achorion, on ait pu regarder comme un premier état du favus des lésions du cuir chevelu pustuleuses ou croûteuses préexistantes, telles que celles de la phthiriase, de l'impétigo, d'un eczéma séborrhéique ou impétigineux et toutes celles qui, en altérant l'épiderme, ouvrent la voie aux inoculations de mycodermes.

Le favus arrivé à sa période d'état présente des différences d'aspect suivant qu'il atteint les régions pileuses, les régions glabres, ou les ongles. Pour faciliter l'étude de sa symptomatologie nous étudierons successivement :

1° Le favus du cuir chevelu et des régions pileuses ;

2° Le favus des régions glabres ;

3° Le favus des ongles.

I. — FAVUS DU CUIR CHEVELU ET DES RÉGIONS PILEUSES.

Après les symptômes initiaux de démangeaisons, de rougeur, souvent même de desquamation pityriasique circonscrite — dont la circination est très difficile à voir à travers les cheveux — en examinant attentivement avec la loupe on peut, comme l'a fait remarquer Bazin (3), constater tantôt un petit soulèvement épidermique à l'endroit où le poil sort de la peau, tantôt un petit point jaunâtre sous-épidermique sur un côté du poil, ou bien encore deux ou trois amas de même couleur, isolés, séparés à la

---

(1) Mahon jeune, *Recherches sur le siège et la nature des teignes.* Paris, 1829.

(2) M. Baudelocque, *Recherches anatomiques et médicales sur la teigne faveuse,* in *Revue médicale,* t. IV, 1831.

(3) Bazin, art. Favus, in *Dictionnaire encyclopédique des sciences médicales,* p. 283.

base du poil et qui le lendemain ne formeront déjà plus qu'une seule concrétion creusée d'un enfoncement conique. Ce point, de couleur jaune soufre, traversé par un poil, est le premier signe typique du développement de la végétation parasitaire. Ces caractères ne tardent pas à s'accentuer à mesure que la prolifération de l'achorion s'accumule davantage et forme, tout autour du cheveu, une sorte de cupule ou de godet tout à fait spécial.

Tantôt la surface déprimée, cupuliforme, du godet est lisse, régulière, polie comme la cavité de la cupule d'un gland de chêne, tantôt elle est hérissée de petites saillies et semble composée de plusieurs couches concentriques formant à l'extérieur une série de reliefs, de bourrelets circulaires, plus ou moins étagés, dont le nombre est en rapport avec l'âge du godet. Bazin en compare l'aspect à celui des bords d'un nid d'hirondelle.

En soulevant le godet avec une pointe mousse, on voit que la face profonde, adhérente à la peau, est lisse, convexe, et s'enfonce comme une sorte de mamelon dans le point où elle correspond au follicule pileux. Du côté du tégument on met à nu une dépression qui est petite et en entonnoir pour les plus petits godets; elle est concave et cupuliforme, pour les godets plus gros. La surface de cette dépression est injectée, rouge, nettement circonscrite et tapissée par une très fine membrane formée par la couche profonde de l'épiderme. Cette membrane peut être éraillée et la surface peut être sanguinolente si le godet a été arraché brusquement.

Le godet est d'une couleur jaune soufre, parfois d'une teinte jaune un peu plus foncée. A mesure qu'il vieillit, les couches les plus anciennes, celles qui occupent le centre, pâlissent, deviennent d'un blanc jaunâtre, tandis que les productions les plus récentes, celles de la périphérie, sont d'un jaune plus prononcé.

Le godet favique isolé peut, en s'élargissant graduellement, par zones successives, atteindre jusqu'à deux centimètres de diamètre, dimension relativement considérable, qui est rarement dépassée. Il peut s'élever jusqu'à dix et même quinze millimètres au-dessus du niveau de la peau. C'est le *favus urcéolaire* de Bazin, le *favus disséminé*, la *tinea favosa*, le *porrigo favosa*, la *tinea lupinosa* (par comparaison avec la forme des graines de lupin).

La végétation parasitaire se développe pendant un certain temps entre deux couches de l'épiderme, dont l'une, superficielle, la couche cornée, tapisse la face extérieure du godet et dont l'autre profonde, revêtant sa face convexe, est adhérente et repose sur un derme plus ou moins rouge et enflammé. Distendue par la prolifération favique l'enveloppe épidermique finit par se rompre soit au centre sur les côtés du poil, soit vers la circonférence de la cupule.

Dans la profondeur, les couches superficielles du derme sont graduellement envahies et la végétation mycodermique se développe dès lors irrégulièrement à la surface de la peau formant des amas informes, d'un blanc jaunâtre, quelquefois grisâtres comme des vieux plâtres ou bien encore teintés en brun par du sang.

Ces concrétions d'aspect croûteux, pulvérentes à leur surface, s'effritent et se détachent en poussière et en parcelles, ou bien tombent en masse. Elles ne tardent pas à être remplacées par des productions nouvelles. Leur épaisseur est des plus irrégulières et peut mesurer jusqu'à un centimètre et demi et même plus; leur aspect est très inégal; elles forment des saillies, des dépressions, des stratifications qui modifient complètement l'apparence primitive. Le godet favique n'est plus reconnaissable, au moins dans les parties centrales; il est cependant possible, dans la plupart des cas, de constater à la périphérie des plaques, soit des godets bien caractérisés, soit un contour polycyclique, soit au moins quelques vestiges de la disposition urcéolaire du début.

Au-dessous de ces croûtes faviques qu'il est le plus souvent facile de soulever et d'extraire, on trouve le derme enflammé d'un rouge foncé, parfois violacé, très inégal avec des saillies et des dépressions des plus prononcées. Quelquefois, granuleux et suintant en quelques points, il présente tous les signes d'une inflammation chronique et profonde.

Plus tard, à mesure que l'achorion atteint un plus grand nombre de poils et enflamme plus profondément le derme qu'il a envahi, la papille pilifère est détruite et il en résulte une alopécie définitive. A la longue la sclérose se fait dans les éléments constitutifs du follicule pilo-sébacé; la peau perd en certains points, sa coloration rouge ou violacée d'inflammation chronique, pour pâlir graduellement et prendre la coloration blanche du tissu cicatriciel. Elle est atrophiée, amincie, comme parcheminée et adhérente aux tissus sous-jacents. Le parasite disparaît de ces parties transformées par l'atrophie scléreuse, et une guérison partielle se produit ainsi spontanément. Sur ce tissu cicatriciel on voit encore, çà et là, quelques poils qui ont échappé à la destruction: ils sont frisottants, généralement aplatis, irréguliers et parfois plus gros et plus foncés en couleur que les poils normaux. Leur présence complète le caractère typique de ces plaques cicatricielles du cuir chevelu, cicatrices indélébiles qui permettent, pendant toute la durée de la vie, de faire le diagnostic rétrospectif du favus.

Variétés. —Suivant les périodes de son évolution, suivant qu'il est plus ou moins ancien, plus ou moins étendu, qu'il provoque des complications inflammatoires du derme, le favus varie dans ses aspects. De ces diverses apparences on a voulu à tort faire autant de variétés. On admettait autrefois (1) un favus vulgaris, scutiformis, scutulatus, disseminatus, sparsus, squarrosus, suberinus, turriformis, achatinus, squamosus, granulatus, lupinosus, nummularis, figuratus, etc.

On peut distinguer trois états dont Bazin faisait trois formes distinctes : a. le *favus urcéolaire*; b. le *favus scutiforme* ; c. le *favus squarreux*.

a. Le *favus urcéolaire* est caractérisé par des godets bien distincts qui restent pour la plupart isolés les uns des autres. C'est la forme de début.

b. Le *favus scutiforme*, que l'on a appelé aussi favus en écu, favus nummulaire, favus en groupes, en anneau, en cercles, porrigo scutulata, se distinguerait, d'après Bazin, par un développement plus rapide et plus exubérant de la végétation favique.

Les petits points jaunes par lesquels l'achorion révèle tout d'abord sa présence seraient très voisins les uns des autres, deviendraient confluents dès leur apparition, se déformeraient et se confondraient en une ou plusieurs plaques jaunâtres plus ou moins étendues, de telle sorte que la période dans laquelle les godets sont distincts n'existerait pas ou serait de très courte durée. Très rapidement le favus se présenterait sous forme d'une croûte jaunâtre, à peu près circulaire, traversée par des poils, légèrement saillante et devenant bientôt inégale, mamelonnée, friable et pulvérulente vers le centre. On observe le plus souvent sur la même tête plusieurs de ces plaques faviques initiales qui, bientôt se réunissant, forment de vastes surfaces irrégulières dont la coloration jaune est plus foncée sur les bords que vers le centre où elle pâlit et devient grisâtre ou blanchâtre. Elles peuvent finir par recouvrir la presque totalité du derme chevelu. Cependant il reste ordinairement, sur presque tout le pourtour et surtout sur le front et à la partie inférieure de la région occipitale, une étroite couronne de cheveux épargnés par l'achorion.

La disposition en godets est la forme primitive sur les régions pileuses : cette forme persiste quand les poils sont indépendants (*favus urcéolaire*). Elle est au contraire promptement modifiée, si les poils sont très rapprochés et si les cupules faviques se confondent, dès le début, pour former les plaques du *favus scutiforme*.

c. Le *favus squarreux* (porrigo squarrosa, teigne faveuse squarreuse de Bazin) appartient surtout au cuir chevelu. Cette variété se distingue d'une

(1) F. Hebra, *Traité des maladies de la peau*, trad. française de Doyon, t. II, p. 791.

part de la forme urcéolaire par ce fait que les godets primitifs ne sont plus reconnaissables, et d'autre part de la variété scutiforme en ce que la végétation favique ne forme plus des plaques circulaires, mais des amas irréguliers anfractueux, rupiformes, d'un jaune gris blanchâtre, couleur de vieux plâtres, et pulvérents à leur surface. Ces amas de vieille végétation favique peuvent s'élever jusqu'à un centimètre et même plus au-dessus du niveau de la peau. C'est l'état auquel arrivent les placards très anciens de favus.

Quand le favus occupe des surfaces assez étendues, la production parasitaire exhale une odeur *sui generis* caractéristique, et qui a été comparée à l'odeur de la souris et par quelques auteurs à celle de l'urine de chat ou à celle des moisissures. Verujski (1), dans ses expériences faites dans le laboratoire de Duclaux, a constaté que cette odeur du favus se retrouve dans les cultures pures de l'Achorion Schönleini, tandis qu'elle n'existe pas dans celles du Trichophyton.

Altérations des poils. — Les poils commencent à être modifiés dans leur vitalité dès la première période ; ils deviennent ternes et sont plus faciles à arracher. A mesure que le favus fait des progrès et que l'Achorion Schönleini pénètre plus profondément dans le bulbe pileux et dans le derme, l'altération des poils devient de plus en plus manifeste. On voit les cheveux des régions atteintes par le parasite perdre leur aspect brillant et changer de couleur. Ils deviennent ternes, grisâtres, d'une teinte cendrée, ou rougeâtres, ou d'une couleur fauve et ils semblent atrophiés. En regardant le cuir chevelu, et, encore mieux, en l'examinant à la lumière oblique, on distingue, à la couleur et à l'apparence des cheveux, les parties envahies par le mycoderme d'avec les régions restées saines.

Les cheveux cèdent à la moindre traction et se laissent arracher par touffes, mais ne se cassent pas comme dans la trichophytie. Soit qu'on les arrache, soit qu'ils tombent spontanément, ils restent entiers et conservent leurs racines. Le plus ordinairement la gaine épidermique, entraînée avec la racine du cheveu dont le follicule est déjà atteint, est d'aspect vitreux et plus volumineuse que celle d'un cheveu sain. Les cheveux des régions atteintes tombent d'eux-mêmes, mais inégalement, s'éclaircissant graduellement en clairières (*Alopécie primitive* de Bazin) et non sous forme de tonsure, comme on le voit dans la trichophytie et dans la pelade.

Sur les régions pileuses autres que le cuir chevelu le favus est beaucoup plus rare que la trichophytie. On le voit quelquefois, à la barbe où il produit des godets caractéristiques plus petits et plus discrets que sur le

____

(1) Verujski, *Recherches sur la morphologie et la biologie du Trichophyton tonsurans et de l'Achorion Schönleini*, in *Annales de l'Institut Pasteur*, 1887, p. 369.

Leloir et Vidal.   23

cuir chevelu. Besnier et Doyon (1) disent que : « Si la nature de la lésion est méconnue, il se produit des périadénites pilaires isolées (sycosis tuberculeux) ou groupées (sycosis en plaques) qui ont pu en imposer pour des affections tout à fait différentes, voire même pour des épithéliomes ou des syphilomes. » Dans la région de la barbe nous n'avons pas observé ce *sycosis favique*; nous n'y avons constaté que la forme érythémato-pityriasique et la forme typique en godet, et dans les cas que nous avons vus le cuir chevelu était également atteint par le favus.

Le favus de la région pubienne doit être excessivement rare chez l'adulte; nous n'en avons observé qu'un fait : c'était dans un cas de favus généralisé chez un homme de quarante ans ; mais chez les enfants nous avons vu plusieurs fois cette région, encore glabre, envahie par l'Achorion.

II. — FAVUS DES RÉGIONS GLABRES.

Le favus des régions glabres peut être primitif ou se développer consécutivement à un favus du cuir chevelu. Cette auto-inoculation, produite le plus souvent par le malade lui-même, en se grattant, peut se faire après un temps qui varie de quelques mois à quelques années.

Tous les points de la face, le front, les paupières, le nez, les joues, l'oreille, et même le conduit auditif peuvent être atteints. Sur le tronc, le favus occupe le dos, les épaules, les fesses ; sur les membres toutes les régions, mais de préférence les coudes, les genoux et le côté externe des membres. Bazin attribuait cette prédilection pour le côté externe à ce que le système pileux y est plus développé. Nous l'avons vue aussi manifeste sur des enfants d'une dizaine d'années et nous nous demandons si on ne doit pas plutôt l'attribuer aux frottements auxquels ces régions sont plus exposées et qui faciliteraient l'auto-inoculation.

Le début se fait par des cercles érythémateux de petit diamètre, à extension périphérique lente, mais qui parfois, en se réunissant, s'étendent sous la forme initiale érythémato-pityriasique. Ces cercles rouges sont le siège d'une desquamation furfuracée, parfois plus abondante à la périphérie qui est aussi plus colorée, ce qui donne à la plaque une ressemblance avec celle de la trichophytie circinée. Mais bientôt de petits points jaunâtres caractéristiques ne tardent pas à se montrer. D'abord en petit nombre et irrégulièrement semés sur la surface érythémato-pityriasique, ils prennent graduellement la forme typique de godets et font relief au dessus de la peau (*favus urcéolaire*) Ces godets, d'abord isolés, discrets, deviennent

(1) E. Besnier et A. Doyon, *Leçons de Kaposi*, 2ᵉ édition de la traduction française 1891, t. II, p. 770, note 2.

plus nombreux, s'élargissent par leur périphérie et peuvent devenir cohérents et former des plaques dont la surface inégale, comme gaufrée, et les bords polycycliques indiquent encore la forme des godets primitifs. Le développement est plus rapide que sur le cuir chevelu. Si le favus est abandonné à lui-même et surtout s'il fructifie sur un organisme débilité, on le voit arriver, en vieillissant, à l'état squarreux et occuper de larges surfaces. C'est dans ces cas de favus généralisé, durant depuis plusieurs années, qu'on voit ces énormes concrétions faviques ressemblant à des amas de vieux plâtres effrités et pulvérents, atteindre jusqu'à 2 centimètres d'épaisseur comme sur la pièce 1232 de la Collection générale de l'hôpital Saint-Louis, que l'un de nous (E. Vidal) a fait mouler sur le bras et sur la région du coude d'un enfant de douze ans, et comme sur la pièce 149 du Musée de l'hôpital Saint-Sauveur.

Le godet du favus des parties glabres est facile à détacher ; parfois même il tombe accidentellement. La dépression cupuliforme dans laquelle il est enchâssé revient rapidement au niveau de la peau. Le fond en est rouge marbré ou rouge intense. La végétation favique ne tarde pas à reparaître sur cette surface si elle n'a pas été modifiée par un traitement local. Si le derme a été profondément envahi par l'achorion, si la dermite que provoque ce parasite a duré assez longtemps pour amener la sclérose et l'apparence cicatricielle, on voit, comme nous l'avons décrit pour le cuir chevelu, des cicatrices permanentes succéder au favus et en indiquer la trace. Ces cicatrices lisses entourées d'une zone colorée en brun, plus ou moins clair, peuvent ressembler à des cicatrices d'origine syphilitique.

III. — FAVUS DES ONGLES (*Onychomycose favique*).

Chez les individus atteints de favus, et surtout chez ceux dont l'affection est déjà ancienne, le sillon unguéal, par suite du grattage, est presque constamment rempli de spores et de mycélium de l'Achorion. L'ongle devrait être presque constamment envahi par le parasite et cependant le favus s'y développe moins souvent qu'on le pourrait penser.

L'onychomycose favique, qui avait échappé à l'attention des anciens observateurs, avait été remarquée par Pinel et signalée par Alibert (1), et aussi par Mahon qui l'avait contractée au cours de ses épilations. Elle a été bien décrite par Bazin et par Lailler, qui disent l'avoir observée assez souvent dans des cas de favus ancien.

Dans le cas de favus primitif de l'ongle, comme par exemple chez les

---

(1) Alibert, *Monographie des dermatoses*, 1835, t. I, p. 496.

épileurs, la lésion atteint le plus habituellement l'ongle du pouce ou celui de l'index de la main droite. L'un de nous (E. Vidal) a vu, avec Brocq, un cas d'onychomycose favique primitive, limitée à l'ongle d'un des gros orteils, sans apparence de favus sur les autres ongles, ni sur le cuir chevelu, ni sur aucune région du corps.

La lésion débute généralement sur la face latérale de l'ongle ou près de son bord libre, ou dans le sillon unguéal, comme dans le cas d'onycho-mycose secondaire des anciens faviques. La prolifération parasitaire se fait d'abord entre la couche cornée et le derme sous-unguéal, et tend à soulever l'ongle. Elle se reconnaît d'abord par une coloration d'un gris brunâtre, occupant un point limité, qui bientôt s'étend, prend une teinte jaunâtre ou d'un blanc jaunâtre qu'on voit par transparence sous la lame cornée unguéale épaissie et qui est caractéristique. Bientôt l'ongle jaunit, devient terne, piqueté dans une partie de son étendue. Il est épaissi, comme feuilleté à son bord libre ; des stries longitudinales se forment, deviennent de plus en plus apparentes et parfois s'exfolient. A une époque plus avancée, on voit des renflements, des soufflures, indiquant l'amin-cissement et la destruction progressive sous l'action de la végétation parasitaire qui, à la longue, finit par perforer la lame cornée (Bazin, Ancel) (1).

Le favus des ongles est d'une extrême ténacité s'il n'est pas traité éner-giquement. Dans le cas où il provient de l'auto-inoculation par grattage d'un favus du cuir chevelu il peut persister longtemps et même pendant plusieurs années, après la guérison de ce dernier ; Henri Fournier (2) rapporte un exemple remarquable de cette longue durée du favus des ongles. Les cinq enfants d'une famille de la campagne des environs de Paris, dont l'âge s'échelonnait entre huit et seize ans, étaient tous atteints d'onychomycose favique, démontrée par le microscope, le favus ayant complètement disparu au cuir chevelu par un traitement approprié.

L'onychomycose favique des orteils est si rare que nous n'en avons vu qu'un exemple et que Ferdinand Hebra dit ne l'avoir jamais constaté. Nous n'en connaissions qu'une seule observation, celle de Fabry (3). Le malade, âgé de quarante et un ans, guéri depuis vingt ans d'un favus du cuir che-velu, était depuis son enfance atteint d'onychomycose favique. Le favus avait envahi non seulement plusieurs ongles des deux mains, mais aussi plu-

(1) Ancel, *Des ongles au point de vue anatomique, physiologique et pathologique*. Thèse de Paris, 1868.

(2) Henri Fournier, *Étude sur la trichophytie des ongles*, in *Journal des maladies cutanées et syphilitiques*, avril 1889, note de la p. 6.

(3) J. Fabry, *Ueber Onychomycosis favosa*, in *Archiv. f. Dermat. und Syphilis*, 1890, p. 21.

sieurs ongles des orteils. La lésion parasitaire existait sur un seul orteil du pied gauche, altérant l'ongle du médius, et sur trois ongles du pied droit : ceux du médius, du quatrième et du cinquième orteil. On voyait dans ces ongles des opacités circonscrites, de coloration jaunâtre évidente, au nombre de trois ou quatre et même plus pour un même ongle. Les lames unguéales étaient un peu soulevées et écartées du lit de l'ongle. Il n'y avait jamais eu de réaction inflammatoire. La pression sur les ongles n'était pas douloureuse.

Complications au favus. — C'est au cuir chevelu qu'on a le plus souvent occasion de voir des complications du favus. Les plus ordinaires sont la phthiriase avec la dermite qui l'accompagne, l'impétigo et surtout l'eczéma impétigineux. Ces dermopathies sont plus fréquentes et plus intenses chez les sujets lymphatiques.

De ces complications peuvent résulter des difficultés de diagnostic. Non seulement le favus peut être recouvert et masqué par les croûtes de l'eczéma impétigineux, mais encore l'apparence en est modifiée, parce que l'inflammation et la suppuration superficielle du derme nuisent à l'activité de la prolifération parasitaire. C'est une sorte de végétation appauvrie ne produisant que des godets minuscules, miliaires, ne dépassant pas la grosseur d'un grain de millet et dont Charpy (1) a voulu faire une forme ou une variété de favus sous le nom de *favus miliaire*. Ce n'est en réalité qu'un favus accompagné d'un eczéma impétigineux, soit préexistant et ayant facilité l'inoculation, soit deutéropathique et provoqué par l'irritation causée par l'affection parasitaire, ou par le grattage, chez des sujets prédisposés.

L'apparence extérieure est celle d'un eczéma impétigineux, tantôt à la période exsudative et croûteuse, tantôt à sa période squameuse, formant une croûte épaisse qui enveloppe la tige des cheveux, parfois jusqu'à un centimètre de hauteur, les tient couchés, les agglutine et fournit une desquamation furfuracée grisâtre et blanchâtre. En soulevant une petite touffe de cheveux on voit la desquamation, quand elle est très sèche, prendre un aspect d'amiante d'où le nom de « teigne amiantacée » que donnaient les anciens auteurs à l'eczéma impétigineux arrivé à cette période de desquamation.

Cet eczéma impétigineux, compliquant le favus, couvre souvent une grande partie ou la presque totalité du cuir chevelu dont il ne dépasse pas la limite. Ses bords sont nettement arrêtés et il s'étend très rarement sur

(1) A. Charpy, *Du favus miliaire*, in *Annales de dermatologie et de syphiligraphie*, 1875, t. IV, 1re série, p. 328.

le front ou sur la région de l'oreille. Sa durée est très longue ; il ne cesse que lorsque le favus a été guéri et il donne fréquemment lieu à des erreurs de diagnostic. Lorsque l'odeur de souris, ou pour mieux dire l'*odeur favique*, est perceptible et surtout si les cheveux sont altérés, s'ils sont secs, ternes, appauvris, décolorés, d'une teinte tirant sur le gris rougeâtre, très clairsemés en certains points, — ce qui est fréquent — il y a lieu de soupçonner l'existence du favus. Ces caractères des cheveux sont presque constants, tandis que l'odeur favique fait souvent défaut ou n'est pas suffisamment indicative. Nous avons vu cependant, dans quelques cas exceptionnels, relativement récents, les cheveux rester abondants et conserver leur coloration à peu près normale.

En arrachant des cheveux sur les points suspects, le plus grand nombre se détache facilement, entraînant une gaine épidermique beaucoup plus volumineuse que celle d'un cheveu normal ; cette gaine entoure la racine d'une sorte de pulpe transparente, vitreuse, dans laquelle le microscope fait constater les spores et le mycélium de l'Achorion.

En soulevant la couche formée par les exsudats de l'eczéma impétigineux, on découvre un tégument enflammé, d'un gris rougeâtre, sec et luisant. On y voit des orifices dilatés de follicules pileux ; la plupart de ces orifices sont infundibuliformes et correspondent à des saillies jaunâtres de la croûte soulevée. La face profonde de cette croûte est semée de ces points jaunâtres formant relief. Ce sont des godets miliaires, dont la grosseur ne dépasse pas celle d'un grain de millet. Il est facile de les rendre plus apparents, et souvent de les déceler, en mouillant avec de l'alcool, suivant le procédé indiqué par A. Neisser. Les petites masses faviques ainsi humectées prennent une couleur jaune foncé qui les distingue de la croûte de l'eczéma.

En les dissociant avec la pointe d'une aiguille on les réduit en une poudre sèche, jaunâtre, caractéristique de la végétation de l'Achorion.

Comme dans tous les eczémas impétigineux les ganglions lymphatiques voisins sont tuméfiés. Ces adénopathies surviennent aussi quand il y a complication de dermite provoquée par la phthiriase, le grattage ou par des applications irritantes. Il se produit quelquefois des abcès intradermiques. Alibert et Bazin ont vu des cas de favus compliqués d'abcès froids pénétrant jusqu'à la surface osseuse dénudée. Nous pensons que dans ces cas il y a eu coïncidence et non pas une relation, au moins directe, de cause à effet, car, comme le dit très justement Kaposi, il n'y a pas d'ulcère favique.

Dans les hôpitaux on voit quelquefois un enfant atteint de favus contracter la trichophytie et les deux affections parasitaires évoluer simultanément, sans modifier leurs caractères, sur le même cuir chevelu.

Existe-t-il un *favus des muqueuses*?

Le favus de la surface du gland a été observé par presque tous les dermatologistes. Bazin, qui n'admettait pas la possibilité de la forme urcéolaire dans les régions dépourvues de poils, dit avoir vu sur le gland un godet favique traversé par un poil. Aucun de nous n'a pu constater de poils dans les godets faviques du gland que nous avons examinés. Nous sommes sur ce point d'accord avec Pick (1) qui n'a pu trouver la plus petite trace de poils sur un gland couvert de favus urcéolaire.

On n'a jamais constaté de favus sur la muqueuse des narines ni sur celle de la cavité buccale qui sont constamment exposées à la poussière favique, détachée de la tête ou d'autres régions, dans le cas de favus généralisé. Nous ne l'avons même jamais vu sur la limite muqueuse du bord libre de la lèvre. Nous attendrons que l'observation de Kundrat et de Kaposi (2), dans laquelle on aurait trouvé des lésions de l'estomac produites par l'Achorion, soit confirmée par de nouveaux faits pour admettre l'existence d'un favus des muqueuses.

Bien que plus fréquent dans l'enfance, le favus est de tous les âges et peut persister dans l'extrême vieillesse. L'un de nous (E. Vidal) a vu sur le cuir chevelu d'un enfant, âgé seulement de six semaines, des godets faviques déjà bien caractérisés et dont le microscope confirmait la nature. Dès le commencement de la *quatrième semaine* après la naissance, sa mère avait remarqué sur sa tête de petits points jaunâtres qui graduellement s'étaient agrandis. Cette femme était elle-même atteinte depuis plusieurs années d'un favus étendu du cuir chevelu. E. Besnier (3) a observé un favus occupant de grands espaces sur le cuir chevelu d'un enfant de six mois. D'autre part, — ce qui démontre bien que l'Achorion peut se perpétuer jusqu'à l'âge le plus avancé, — il a traité une vieille femme de quatre-vingts ans, chez laquelle le début de l'affection parasitaire remontait probablement à une époque très ancienne. L'un de nous, Leloir, a observé un cas de favus chez un homme de quatre-vingt-trois ans. Chez cet homme, l'affection aurait débuté par le cuir chevelu dans les premières années de la vie. Il existait encore çà et là sur le tronc des godets faviques, en voie d'évolution, mais en plus petit nombre.

Le favus est contagieux, à un degré moindre cependant que la tricho-

(1) F. J. Pick, *Ueber einen Fall von Favus an der Eichel des Gliedes in Archiv. f. Dermat. u. Syphil.*, 1869, p. 302.

(2) Kaposi, *Communication à la Société de médecine de Vienne*, le 17 octobre 1884. — Compte rendu, in *Wiener medizinische Presse*, 26 octobre 1884. — Analyse, in *Annales de dermatologie et de syphiligraphie*, p. 104.

(3) E. Besnier et Doyon, *Leçons de Kaposi*, 2e édit. de la traduction française, t. II, p. 770, note 1.

phytie. Il n'est pas rare de voir des individus réfractaires à la contagion, et chez lesquels l'inoculation reste stérile ou ne produit qu'une végétation sans activité, de courte durée, et guérissant spontanément. L'immunité des ongles, chez le plus grand nombre des faviques, l'immunité partielle de certaines régions du cuir chevelu et particulièrement de son pourtour, indiquent que les conditions locales ne sont pas également favorables à la germination de l'Achorion.

Les conditions qui favorisent la contagion et l'évolution du dermophyte sont, comme pour la plupart des autres dermatoses parasitaires, le jeune âge, le tempérament lymphatique, la misère physiologique, la malpropreté, etc.

La transmission peut se faire : 1° par contact direct; 2° indirectement par l'intermédiaire des vêtements, coiffures, objets de toilette, peignes, brosses, etc.; 3° par l'air tenant en suspension les spores de l'Achorion, comme l'ont prouvé les expériences de Bazin et Deffis; 4° enfin par inoculation, comme l'ont démontré Remak, Bennett, Vogel, Fuchs, F. Hebra, Kobner, Pick, Peyritsch, Gudden, Bazin et Deffis, Grawitz, Unna, etc.

L'Achorion Schönleini est transmissible de l'homme à l'homme, des animaux à l'homme, de l'homme à certains animaux et des animaux entre eux.

Les animaux sur lesquels le favus a été observé sont : le rat, la souris, le chat, le chien et les poules.

Les observations de Mégnin (1) et de Goyan qui auraient constaté la présence de l'Achorion Schönleini sur le cheval ont été contredites. Actuellement, suivant L. G. Neumann (2), les vétérinaires pensent que le cheval et le bœuf sont réfractaires à l'Achorion Schönleini.

Le favus a été observé pour la première fois chez les animaux, en 1847, par Jacquetant (de Lyon) (3). Il a été constaté chez le chien par Saint-Cyr (4), Trasbot, Siedamgrotzky, Cadiot, etc. Il est plus fréquent chez le chien ratier lequel, comme le chat, est plus exposé à être contagionné par la souris ou par le rat, animaux chez lesquels la dermatophytie favique a été signalée par Draper (de New-York), par Bennett (5), par Bazin, par Mac Cail Anderson (6), par Mollière (de Lyon), avec des exemples de transmission directe à l'homme.

(1) J.-P. Mégnin, *Dermatologie hippique*. Paris, 1868, p. 102.
(2) L.-G. Neumann (de Toulouse), *Traité des maladies parasitaires non microbiennes des animaux domestiques*. 2ᵉ édition, Paris, 1892, p. 307.
(3) J.-C. Jacquetant (de Lyon), *Essai sur le favus*. Thèse de Paris, 1847.
(4) Saint-Cyr, *De la teigne faveuse du chien et du chat*, in *Journal de médecine vétérinaire*, Lyon, 1868, p. 5, et in *Recueil de médecine vétérinaire pratique*, 1869, p. 651.
(5) Bennett, *Monthly Journal of med. Science*, 1850.
(6) Mac Cail Anderson, *On the Parasitic Affections of the Skin*. Londres, 1868, p. 164.

Il est généralement admis que l'Achorion Schönleini est apporté dans les maisons par les souris et par les rats et qu'il est transmis à l'homme par les chats ou par les chiens. Plusieurs auteurs, entre autres Hillier, supposent que l'Achorion est d'origine végétale, ce qui expliquerait pourquoi le favus est incomparablement plus fréquent dans les campagnes que les villes.

Chez le lapin le favus a été vu par Mourrand, Récordon, Mégnin, etc. La transmission directe du lapin à l'homme a été observée par Saint-Cyr.

Kobner l'a inoculé le premier sur le cobaye avec des croûtes de favus de l'homme.

Le favus des poules a été reconnu par Gerlach qui le premier, en 1858, l'assimila à la teigne faveuse de l'homme. Il a été étudié par Müller, par Leisering, par Schütz, et en dernier lieu par L.-G. Neumann (1).

Gerlach a vainement tenté de transmettre le favus des poules aux animaux domestiques. Il affirme cependant avoir réussi à l'inoculer à l'homme.

Schütz (2) a échoué dans ses tentatives de transmission à une souris blanche, à un rat, à un mulot, à un cobaye et à un pigeon. Il n'a pu l'inoculer que sur des poules.

Avec la précaution d'enlever par le grattage et de désagréger l'épiderme de la crête de jeunes gallinacés pour permettre l'inoculation de l'achorion, Neumann (3) a pu transmettre au lapin le favus de la poule ; les symptômes ont été identiques à ceux du favus du lapin inoculé avec l'*Achorion Schönleini* pris sur l'homme. D'autre part, en inoculant ce parasite de l'homme à la poule, il a reproduit sur ce gallinacé un favus absolument semblable au favus des poules.

Mégnin (4) n'admet pas que le parasite du favus des poules soit identique à l'Achorion Schönleini et signale des différences cliniques entre le favus des gallinacés et celui de l'homme et des autres animaux sur lesquels il a été observé.

Ces divergences d'opinion sont elles fondées sur ce que l'*Achorion Scöhnleini* subit des variations suivant le terrain sur lequel il se développe, ou sur ce que, suivant une opinion qui commence à s'accréditer, il existerait plusieurs variétés d'Achorion? C'est une question que nous discuterons plus loin.

(1) L.-G. Neumann, *Favus des poules*, in *Revue vétérinaire*, 1885, p. 289 et *Comptes rendus de la Société de biologie*, 3 avril et 1er mai 1886.

(2) Schütz, *Mittheilungen d. K. Gesundheitsamt*, 1890.

(3) L.-G. Neumann, *Traité des maladies parasitaires non microbiennes des animaux domestiques*. Paris, 1888, p. 287.

(4) M.-P. Mégnin, *Différence spécifique entre le champignon de la teigne des poules et celui de la teigne faveuse démontrée par la culture*, in *Journal des connaissances médicales*, 1890, p. 100.

Anatomie pathologique (Voy. pl. XV et XVI). — Le champignon de la teigne faveuse, découvert en 1839 par Schönlein (1) qui lui donne le nom d'oïdium, puis décrit d'une façon détaillée par Gruby (2), par Remak (3) qui lui donne le nom d'Achorioni Schönlein, par Langenbeck (4), par Fuchs (5), par Lebert (6), par Ch. Robin (7), par Bazin (8), etc., a été inoculé en 1840 par Remak (9) sur la peau de son propre bras.

Depuis lors il a été l'objet de nombreux travaux tant en France qu'à l'étranger.

Ce champignon appartient à la famille des périsporiacées (Ascomycètes).

Pour pouvoir étudier ce champignon facilement à l'état de pureté presque complète, le mieux est de le recueillir au niveau d'un godet encore jeune et revêtu de son enveloppe épidermique, de placer la parcelle ainsi obtenue sur une lame porte-objet, de la délayer légèrement avec une solution de potasse caustique ou d'ammoniaque. Au bout de quelques minutes la parcelle se désagrège, et il suffit alors de laver à l'éther pour enlever la matière grasse. L'on ajoute ensuite une goutte de glycérine éosinée ainsi que l'a indiqué l'un de nous dans ses *Cliniques* (10) ou une goutte de solution d'iode dans l'eau additionnée d'iodure de potassium.

L'élément végétal se trouve ainsi débarrassé des substances étrangères qui en masquent plus ou moins la configuration. Il est coloré par les réactifs histochimiques et on peut l'étudier dans tous ses détails.

On constate alors que le champignon favique est constitué par des spores et des tubes de mycélium.

Les spores sont isolées ou réunies en chaînettes. Ces chaînes de spores

(1) Schönlein, professeur à Zurich, *Zur Pathogenie des Impetigines* (Archiv für Anatomie und Physiologie, von J. Muller, 1839).

(2) Gruby, *Comptes rendus de l'Académie des sciences*. Paris, 1841, t. XIII, p. 72. — Espèce de mentagre contagieuse résultant du développement d'un nouveau cryptogame dans la racine des poils de la barbe d'un homme (*Comptes rendus de l'Académie des sciences*. Paris, 1841, t. XV, p. 572). — Sur la nature, le siège et le développement du Porrigo decalvans (*Comptes rendus de l'Académie des sciences*. Paris, 1843, t. XVII, p. 301).

(3) Remak, *Medicinische Zeitung, herausgegeben von den Verien für Heilkunde in Preussen*. Berlin, 1840, n° 16, p. 73, 74.

(4) Langenbeck, *Samtlitcher Bericht über die 18te versammlung der Gesellschaft deutscher Näturforscher und Aertze zu Erlangen*, in septembre 1840, von Leopold und L. Stromeyer. Erlangen, 1841, p. 166, 167.

(5) Fuchs, *Die krankhaften Veranderungen der Haut*. 3 vol. in-8°. Gœttingen, 1840.

(6) Lebert, *Physiologie pathologique*. Paris, 1845, t. II.

(7) Ch. Robin, *Des végétaux qui croissent sur l'homme et les animaux vivants*. Paris, 1847.

(8) Bazin, *Affections cutanées parasitaires*, 1862.

(9) Remak, *Medicinische Zeitung von Verein für Heilkunde in Preussen*. Berlin, 1842, n° 1.

(10) H. Leloir, *Cliniques de l'hôpital Saint-Sauveur*, 1885.

terminent ordinairement des filaments de mycélium ou thallus; à l'extrémité libre de ces derniers elles sont sphériques, puis deviennent légèrement allongées, de telle sorte que le filament est constitué par une réunion d'articles courts. Les spores placées en série qui terminent les filaments de mycélium sont facilement caduques et doivent être considérées comme une portion de végétal en voie de germination. Les spores présentent un noyau central granuleux; elles sont entourées par une enveloppe homogène et transparente très résistante et ne se colorant pas par les réactifs (épispore). Il existe souvent un étranglement au niveau du noyau de la spore, indice d'un travail de segmentation. Ces spores sont de forme et de volume variables. Elles ne sont pas régulièrement sphériques, mais le plus souvent ovoïdes, quelquefois triangulaires et même quadrilatères; elles sont parfois comme étranglées en biscuit par le milieu. Leur volume est variable; les plus petites ont 3 μ., les autres ont jusqu'à 7 et 11 μ. Qu'elles soient groupées ou ramifiées, ces spores sont toujours facilement isolables.

Le mycélium est très abondant, très irrégulier de forme, d'apparence grossière. Les filaments qui le composent sont composés d'articles allongés, droits, recourbés ou brisés, solidement unis entre eux, dichotomiquement ramifiés, mais rameux sans aucune direction définie. Les ramifications se produisent en général à des intervalles très courts, il existe des filaments non ramifiés sans caractère particulier. Parmi ces tubes de mycélium, les uns sont vides, clairs, ponctués (thallus, tubes à nutrition), ils sont rarement ramifiés; les autres, plus larges, renferment des spores en général irrégulièrement cubiques par le tassement (tubes sporifères).

Il est à noter, comme l'a fait remarquer Balzer (1) qu'elles n'ont pas de gaine amorphe comme les spores libres. C'est la paroi tubulaire qui en tient lieu. Elles sont constituées uniquement par la substance du noyau des spores.

Suivant la juste remarque de Barthélémy (2), les éléments de l'Achorion peuvent germer par un simple bourgeonnement du noyau des spores, ou par segmentation consécutive, ou bien encore la spore en se développant fournit un ou plusieurs prolongements qui se transforment en tubes de mycélium. A ceux-ci succèdent les tubes sporifères, puis enfin les chaînes des spores terminales.

La paroi des tubes de mycélium est amorphe et homogène. Ces différents éléments sont unis par une sorte de matière visqueuse hyaline dont

____

(1) Balzer, *Recherches histologiques sur le favus et la trichophytie* (*Archives générales de médecine*, octobre 1881).

(2) Barthélemy, traduction de Duhring, p. 761.

la nature n'est pas encore exactement connue et qui paraît faire défaut autour des tubes et des spores qui ont pénétré dans le poil.

En résumé, comme l'a bien dit Balzer (*loc. cit.*), tout dérive de la spore. En s'allongeant et en se développant elle forme un filament de mycélium. Dans l'intérieur de ce tube, la substance du noyau bourgeonne, envoie des prolongements latéraux, se segmente de manière à former le tube sporifère. Quand enfin la segmentation de la gaine se produit à son tour en emprisonnant ces segments de la substance centrale, de nouvelles spores se trouvent formées et évoluent à leur tour de la même manière. En résumé l'évolution commence et finit par la spore.

Cette évolution n'est pas nécessairement complète dans tous les cas et sur tous les points. Très souvent la transformation spontanée ne se fait qu'à l'extrémité des tubes, tandis que la partie végétante se flétrit, reste stérile et inerte. Mais lorsque le dermatophyte parcourt librement toutes ses phases, le tube se transforme en chaîne de spores. Les spores dérivent d'une part et surtout du travail de bourgeonnement et de segmentation intralobulaire, d'autre part du simple bourgeonnement de noyaux de spores et de la segmentation consécutive, processus identiques, puisque les tubes ne sont que des spores allongées et à noyaux multiples. C'est ce même bourgeonnement des noyaux qui donne naissance aux ramures tubulaires si nombreuses qui caractérisent l'Achorion.

Nous connaissons le champignon; étudions-le maintenant au point de vue de la disposition qu'il présente lorsqu'il envahit l'épiderme, le follicule sébacé (godet favique), le poil, le derme et les ongles.

Lorsque le champignon favique envahit l'épiderme, on constate au début un certain degré d'irritation de celui-ci, les cellules épithéliales et en particulier les cellules du stratum lucidum, les cellules malpighiennes superficielles présentent parfois les signes de l'altération cavitaire (H. Leloir). En effet il y a parfois tendance à la vésico-pustulation et ce processus de vésico-pustulation est plus ou moins accentué suivant les cas, comme l'ont bien montré Cazenave et Lailler.

Le corps de Malpighi est en outre envahi par une grande quantité de cellules migratrices.

La couche granuleuse disparaît plus ou moins complètement et la couche cornée basale est œdémateuse. Dans cet épiderme ainsi altéré et au début surtout au niveau de la couche cornée basale, du stratum lucidum et du corps de Malpighi, se trouvent une grande quantité de spores et un certain nombre de tubes de mycélium. Plus tard l'on constate que les filaments de mycélium pénètrent de plus en plus dans l'épiderme, mais cette pénétration n'est jamais bien profonde.

Mais c'est surtout au niveau des follicules pilo-sébacés que les lésions déterminées par le champignon favique sont particulièrement remarquables. Ainsi que l'ont justement fait remarquer Besnier et Balzer (1), dans les jours qui précèdent l'apparition du godet favique, l'examen microscopique démontre autour du poil des amas de spores qui peu à peu s'accumulent dans la gaine de celui-ci. Déjà les cellules de la gaine du poil sont irritées. Si l'on arrache le poil, on voit un follicule gonflé, ayant un aspect transparent et comme œdémateux dù à un certain degré d'œdème du corps muqueux qui forme la gaine des poils. Cette couche malpighienne est en outre infiltrée d'un grand nombre de cellules migratrices (Voy. pl. XVI, fig. 2). Cette irritation peut aboutir à l'altération cavitaire des cellules malpighiennes constituant la gaine du poil (2). Ainsi se produit une pustulette péri-pilaire plus ou moins saillante, ou plus ou moins aplatie, qui précède souvent l'apparition du godet favique.

La masse cryptogamique pullulant de plus en plus dans l'infundibulum pilaire s'accroît en largeur et en hauteur, dilate celui-ci, dont il prend souvent au début la forme conique (Voy. pl. XVI, fig. 1). Plus tard elle s'élargit encore et prend en général l'aspect d'une lentille concavo-convexe à concavité supérieure. D'ailleurs cette lentille est parfois biconvexe. Le scutulum favique qui s'accroît surtout à son pourtour peut même présenter l'aspect d'un disque d'épaisseur égale. A son début le scutulum favique est placé entre la couche cornée de l'épiderme et le corps muqueux.

Toutefois, ainsi que l'a remarqué Unna (3), c'est surtout entre la couche cornée superficielle et la couche cornée basale que le champignon prolifère, c'est ce qui explique pourquoi la dépression dans laquelle se trouve le godet favique est lisse, brillante, formée qu'elle est en partie par un épiderme déjà kératinisé.

Au début la couche cornée basale paraît œdémateuse, épaissie, et ses noyaux sont nets. La couche granuleuse est en général complètement disparue, comme on peut le constater sur la figure 1 de la planche XV. La couche malpighienne est aplatie, écrasée. Mais, contrairement à ce qu'a dit Unna et ainsi qu'on peut le constater sur les figures 2 de la planche XV et 1 de la planche XVI, celle-ci est loin de constituer une barrière infranchissable à l'envahissement parasitaire.

(1) Besnier, traduction de Kaposi, 1881, t. II, p. 398.
(2) H. Leloir, *Cliniques de l'hôpital Saint-Sauveur*, 1885.
(3) Unna, *Mycologische Beiträge* (*Vierteljahreschrift für Dermatologie und Syphilis*, n° 2, 3, 1880).

Plus tard le champignon envahit de plus en plus le follicule et ne demeure pas limité aux couches épidermiques.

Si l'on pratique une coupe d'un godet favique d'un certain âge (Voyez p. XV, fig. 1 et 2) on constate que la surface du godet favique est recouverte par une mince couche de cellules cornées altérées renfermant souvent quelques spores et en outre des micrococci, des bactéries et des gouttelettes graisseuses. Cette couche cornée est d'ailleurs assez souvent disparue au niveau des anciens godets faviques. Puis vient une couche constituée par des détritus granuleux, des cellules épithéliales altérées, des micrococci, des bactéries, des spores faviques, des granulations graisseuses, et peut-être par la matière visqueuse hyaline qui englobe les éléments du champignon favique. En dessous l'on trouve des amas abondants de spores, puis en dessous encore et entre celles-ci, des tubes sporifères ramifiés, puis presque uniquement enfin des tubes de mycélium (Voy. p. XV, fig. 3). En effet, comme on peut bien le constater sur la planche XV, les tubes de mycélium sont disposés en quelque sorte comme les rayons d'une roue d'une façon concentrique et presque parallèle vers le centre du godet favique, au voisinage duquel ils se segmentent de plus en plus, de telle sorte que le centre de ce godet est presque uniquement formé par des tubes sporifères fortement segmentés et par des spores. Ainsi donc le centre et la superficie du godet favique sont constitués surtout par des tubes sporifères et par des spores, et sa périphérie par des tubes de mycélium plus ou moins riches en spores et par quelques spores, indice de la marche envahissante du champignon (1).

Le centre du godet favique est souvent déprimé. Cela tient d'une part à ce que cette affection, comme toutes les teignes, tend à se guérir au centre pour se propager d'une façon excentrique et d'autre part à ce que, comme l'a fait observer Kaposi, l'épiderme adhérent aux poils, au centre du godet, ne se laisse pas si facilement soulever qu'à la périphérie; enfin cet aspect morphologique est en relation avec le développement même du godet favique, comme l'a montré Vérujsky et comme nous le verrons plus loin à l'étude des cultures de ce champignon.

Au niveau des godets faviques un peu anciens, l'invasion du champignon n'est plus limitée par les couches épidermiques, comme elle l'était au niveau des jeunes godets faviques, ainsi qu'on a pu le constater sur la figure 1 de la planche XV. Ici au contraire, comme on peut le voir sur la figure 2 de la planche XV, le champignon, après avoir refoulé et détruit presque tout l'épiderme ambiant, finit par envahir le derme.

(1) H. Leloir, *Cliniques de l'hôpital Saint-Sauveur,* 1885.

Ainsi que l'a bien montré Malassez (1), cette pénétration n'est pas due à un simple refoulement des tissus, mais à un véritable envahissement. On voit en effet, sur les coupes, les tubes de mycélium partir du fond du godet et s'insinuer dans le tissu conjonctif, entre les faisceaux de ce dernier, à la façon des racines pivotantes. Ces tubes de mycélium donnent naissance à de nombreuses spores qui dissocient les fibres du tissu conjonctif, entre lesquelles elles se présentent sous forme d'amas plus ou moins considérables, mélangés de tubes sporifères (Voy. p. XVI, fig. 3 et 4).

Le derme finit à son tour par réagir devant cette invasion parasitaire. Comme on peut le constater sur la figure 2 de la planche XV, sur les figures 1, 3 et 4 de la planche XVI, il se produit des phénomènes de dermite dus à l'irritation déterminée par le champignon.

Les vaisseaux sanguins se dilatent, il se fait une diapédèse abondante de globules blancs qui constituent des manchons à ces vaisseaux sanguins.

Le derme s'infiltre de nombreuses cellules embryonnaires. Les cellules fixes du tissu conjonctif peuvent même proliférer et nous avons constaté des signes évidents de karyokinèse.

Les phénomènes de dermite expliquent l'aréole inflammatoire rouge qui entoure le godet favique et celui-ci peut-être même séparé de la cavité qui le contient par un cercle de suppuration plus ou moins large.

Le tissu conjonctif envahi par l'Achorion Schönleini se résorbe peu à peu (J. Renaut), et c'est en partie à cette résorption que l'on doit attribuer la production des cicatrices qui se montrent au-dessous du godet favique après la guérison de la teigne faveuse.

Fait important à noter, c'est que ces cicatrices spéciales appartiennent essentiellement au favus du cuir chevelu, parce qu'à ce niveau, comme l'a montré Malassez, et comme on peut le voir dans la planche XVI, le champignon favique envahit profondément les follicules pileux et végète dans le derme. Il n'en est pas de même des autres régions, sauf dans des cas tout à fait exceptionnels.

L'inflammation du derme ambiant, due à la réaction déterminée par le champignon favique, peut, dans certains cas, être assez prononcée pour amener un processus ulcératif. D'autre part, comme l'a indiqué l'un de nous dans ses *Cliniques* (2), différents microbes pathogènes et en particulier les microbes de la suppuration pénétrant dans les ulcérations ou

(1) Malassez, in Cornil et Ranvier, *Manuel d'histologie pathologique*, 2ᵉ édit. Paris, 1884, t. II, p. 873.

(2) H. Leloir, *Leçons sur le lymphatisme, la scrofule et la tuberculose étudiés au point de vue dermatologique (Bulletin médical*, 1888). — *Traité pratique, théorique et thérapeutique de la scrofulo-tuberculose de la peau et des muqueuses adjacentes.* Paris, A. Delahaye, 1892.

exulcérations faviques peuvent déterminer des ulcérations plus ou moins profondes, plus ou moins chroniques avec retentissement sur les ganglions cervicaux. Dans un cas, l'un de nous a démontré histologiquement et expérimentalement (inoculations expérimentales) que l'ulcération faveuse peut être la porte d'entrée du bacille de la tuberculose et la cause primaire d'une tuberculose cutanée et ganglionnaire (Voy. Moulage n° 200, du Musée de l'hôpital Saint-Sauveur).

Dans un cas signalé par Jacob Braschoss (1), élève de Doutrelepont, il y eut destruction complète de toute l'épaisseur du derme en plusieurs points de la surface cutanée du crâne. Mais, comme l'a remarqué Braschoss, ce cas paraît unique dans son genre.

D'ailleurs, ainsi que l'a indiqué Kaposi, la compression exercée par les godets faviques sur les papilles sous-jacentes (papilles pilifères, papilles vasculaires) joue évidemment aussi un rôle dans l'étiologie de la formation des cicatrices consécutives au favus ancien, mais ce rôle nous paraît accessoire.

Que l'on ajoute à cela l'irritation chronique déterminée par le champignon lui-même, la dermite qui en est la conséquence et dans certains cas l'application intempestive de topiques irritants; et l'on aura bien des raisons suffisantes pour expliquer l'étiologie de l'état cicatriciel de la peau, consécutif à l'évolution du favus, sur lequel les dermatologistes ont tant discuté. Il nous faudra d'ailleurs plus loin étudier avec plus de détails la pathogénie de l'alopécie favique, lorsque nous étudierons le poil favique.

Notons, pour terminer, que quelques auteurs prétendent même que des os du crâne ont été résorbés jusqu'à disparition, par suite de la pression des masses faviques. Il est évident que ces cas exceptionnels ne peuvent être expliqués par la seule action mécanique du godet favique, mais qu'il faut faire intervenir d'autres facteurs dus aux complications concomitantes. Remarquons cependant que le favus inoculé expérimentalement aux souris (véritable animal réactif employé pour les inoculations expérimentales du favus), altère parfois les os du crâne de cet animal.

Les poils et les cheveux sont eux-mêmes envahis par l'Achorion Schönleini (comme pouvaient d'abord le faire prévoir leurs altérations constatables à l'œil nu), lorsque le poil est fortement atteint et prend cette teinte gris souris si caractéristique, s'étendant au fur et à mesure que l'affection parasitaire gagne du terrain et sur laquelle a si justement insisté Lailler (2). Comme l'a bien écrit Lailler, examinés au microscope, les cheveux sont atrophiés, amincis, à surface inégale, usés par places, et comme érodés

---

(1) Jacob Braschoss, *Merkwurdige Fälle von Favuserkrankung*. Thèse de Bonn, 1887.
(2) Lailler, *Leçons cliniques sur les teignes*. Paris, 1878.

par un acide. « Cette atrophie du cheveu, dit Lailler, explique sa fragilité. »
Mais il est encore une autre cause de fragilité, c'est l'infiltration du cheveu
par les spores, infiltration parfois assez pénétrante pour dissocier les éléments constitutifs du derme. Cette infiltration est moins grande que dans
la teigne tondante, d'où fragilité plus grande et cassure plus facile des
cheveux dans cette dernière affection.

Il faut en effet ne pas oublier que, ainsi que l'a dit Balzer, l'Achorion
n'atteint le cheveu que secondairement. Le cheveu semble jouer, par rapport à sa végétation, le rôle que joue le tuteur pour les jeunes arbres.
L'Achorion, dont les éléments sont réunis en masse compacte, sans
racines étendues à la surface de la peau, a besoin du cheveu et de l'infundibulum pilaire pour se maintenir et pour progresser. Il n'atteint le poil
qu'au bout d'un certain temps, et le poil devient pour lui une retraite
sûre dans laquelle il résiste avec avantage aux agents de destruction (1).

Mais l'envahissement du cheveu par le champignon favique est chose
certaine, comme l'ont bien montré Bazin, Lailler, Kaposi, contrairement
aux assertions de Lebert, Wede, Ch. Robin, Gudden. Ainsi que nous avons
pu le constater dans nombre de cas, cette pénétration est certaine, mais
inconstante.

Le parasite, dans le poil, peut remonter très haut jusqu'à l'extrémité du
poil, et il descend aussi tout d'abord vers la racine du poil.

Dans cette descente, certaines parties du poil sont respectées. Le parasite, par exemple, ne pénètre que rarement le bulbe, de même que la
gaine externe du poil, le corps muqueux de Malpighi. Il respecte les
cellules molles.

C'est en effet principalement dans l'écorce du poil que végète le champignon favique, mais le poil entier peut être envahi par le parasite, comme
l'ont bien montré Kaposi, Lailler, Besnier et Balzer. L'on a écrit de longues
pages sur les causes des altérations du poil dans le favus et de l'alopécie
favique et les auteurs ont émis sur ce sujet les opinions les plus contradictoires. Nous ne fatiguerons pas le lecteur en discutant et relatant longuement ces diverses théories d'importance assez secondaire suivant
nous. D'après nos recherches, ces différentes opinions contradictoires sont
trop exclusives les unes des autres et toutes doivent être considérées
comme jouant un rôle plus ou moins considérable dans l'étiologie de
l'altération du poil favique et de l'alopécie favique.

Le poil, engainé dans le godet favique et respecté d'abord par le parasite,
finit en effet par être envahi au bout d'un certain temps. Tout d'abord on

(1) Balzer, *Recherches histologiques sur le favus et la trichophytie* (*Archives générales de
médecine*, octobre 1881).

voit. les tubes et les sporules progresser entre les cellules de la racine et dans les couches de l'enveloppe du poil. Le parasite peut pénétrer dans l'intérieur du poil en traversant directement la cuticule et en l'envahissant d'emblée, comme l'a montré Kaposi, contrairement à l'opinion de Hoffmann. Mais il est absolument certain que le champignon peut envahir le bulbe et que assez souvent, comme l'a montré Hoffmann, comme l'a montré Kaposi dans son excellente exposition de la théorie du détour, le champignon n'envahit l'intérieur du poil qu'après avoir pénétré dans l'infundibulum jusqu'à la limite inférieure de la cuticule au-dessous de laquelle il passe pour germer ensuite devant l'épaisseur du poil. Pendant longtemps, ainsi que l'a vu Unna, le parasite s'arrête dans les cellules du bulbe pileux comme devant un mur. Mais, contrairement à ce qu'a dit Unna, le champignon peut finir par détruire cette barrière ; il franchit la gaine épithéliale interne du poil. A son contact, le derme finit par s'enflammer et s'ulcérer, les papilles du poil se détruisent et c'est en partie à ces ulcérations que sont dues les cicatrices que l'on observe après la guérison du favus. La destruction des papilles des poils et l'alopécie cicatricielle mettent un terme à l'évolution [du champignon, le parasite ne subsistant que dans le foyer folliculaire.

Dans des cas exceptionnels, le favus peut envahir les ongles. Comme le font observer avec raison Besnier et Doyon, dans leurs annotations à la traduction de Kaposi, cette rareté de l'onychomycose favique est très remarquable, le sillon unguéal étant durant de longues années tapissé de fragments de favus par l'action du grattage. Laïller a eu l'obligeance de nous prêter de très belles préparations de favus des ongles, dans lesquelles on voit les filaments de mycélium siéger dans la substance unguéale et dissocier les cellules de l'ongle.

Ces préparations, montrent bien que dans le favus unguéal les spores sont moins nombreuses, le mycélium au contraire plus abondant.

Comme l'a fait remarquer avec raison Henri Fournier (1), un fait à ne pas omettre est la survivance du **favus des ongles** au favus du cuir chevelu, sa persistance durant de longues années, après que la maladie du cuir chevelu est éteinte et oubliée.

J. Fabry (2) insiste également sur l'absence d'amas de spores au niveau de l'ongle favique. Il montre que les foyers d'éclosion du champignon sont le tissu unguéal entre les papilles du derme et les prolongements épithéliaux ; de là le champignon pénètre dans les couches supérieures de l'épi-

---

(1) H. Fournier, *Étude sur la trichophytie des ongles* (*Journal des maladies cutanées et syphilitiques*, 1ʳᵉ série, 1889, p.3, note 1).

(2) J. Fabry, *Ueber Onychomycosis favosa* (*Archiv für Dermatologie und Syphilis*, 1890).

derme non kératinisé. Dans les lamelles cornées de l'ongle, il n'y a pas de filaments ; il n'y a pas de terrain qui convienne au favus dans les couches cornées de l'ongle. Le champignon, d'après Fabry, ne pénétrerait ni dans les papilles, ni dans le derme. Il végète surtout entre les papilles et les prolongements interpapillaires du corps de Malpighi. Aussi comprend-on que la masse épaisse du réseau filamenteux, séparant ainsi les couches épithéliales des vaisseaux papillaires, amène une modification plus ou moins prononcée de l'ongle.

Nos connaissances sur l'histologie du favus des muqueuses sont presque nulles, car l'on peut dire d'une façon générale que le favus n'envahit jamais les muqueuses. Dans un cas présenté à la Société de médecine de Vienne (1) par Kaposi et Kundrat, à l'autopsie d'un malade atteint de favus généralisé de la peau, du service de Kaposi, l'on put constater au voisinage du pylore un infiltrat de la dimension d'une pièce de deux francs, recouvert d'une eschare diphthéritique. Un examen histologique attentif fit voir qu'il s'agissait bien d'un cas de favus de l'estomac, car, dans les masses d'exsudat, on constatait la présence de mycéliums faviques analogues à ceux que l'on observe sur la peau. Au niveau des points enflammés et érodés de l'intestin, on ne trouva pas le champignon favique, sans doute, d'après les auteurs, parce que les champignons étaient exposés à l'action des liquides intestinaux. Il s'agissait bien dans ce cas, d'après les professeurs Kaposi et Kundrat, d'une gastro-entérite faveuse. Ce fait est absolument extraordinaire, car jusque-là l'on n'avait jamais trouvé de favus de l'estomac, même chez les animaux. L'on peut d'ailleurs se demander à la rigueur si, dans ce cas, les champignons trouvés dans l'estomac étaient bien les champignons du favus, ou si l'on n'était pas en présence d'une autre variété de Mucédinées. En tous cas, il est regrettable que la démonstration absolue de la nature favique de ce champignon n'ait pas été appuyée par des cultures et des inoculations expérimentales.

Nous avons décrit le champignon favique dans son aspect et dans ses rapports avec les tissus au milieu desquels il se développe. Il nous faut maintenant l'étudier au point de vue de sa nature, de son développement et de sa fructification. Nous aurons incidemment à dire quelques mots de son origine.

Jusqu'au jour où les frères Tulasne en France (1851), puis bientôt Ber-

(1) Kaposi et Kundrat, *Favus généralisé, Favus de l'intestin et de l'estomac* (*Wiener med. Wochenschrift*, 1884, p. 1287-1467).

keley en Angleterre et de Bary en Allemagne, eurent transformé complètement les idées régnantes en mycologie en fondant la théorie du polymorphisme des champignons, l'Achorion Schönleinii fut considéré comme une espèce absolument distincte, ne présentant aucun rapport, ne pouvant être confondue avec le Trichophyton tonsurans, les Pénicillés, etc., etc., et autres champignons des moisissures.

Mais quand il fut démontré que beaucoup de formes déterminées, regardées comme caractéristiques d'autant d'espèces de champignons, n'étaient souvent que des transformations d'une même espèce ; quand il fut prouvé qu'un champignon peut revêtir jusqu'à trois ou quatre formes fécondes, ces formes dépendant du milieu de culture, un certain nombre de dermatologistes voulurent assimiler les champignons parasites de la peau aux moisissures végétant en dehors de l'organisme humain. En outre des dermatologistes considérèrent l'Achorion et le Trichophyton comme des variétés de fructification d'une même espèce.

L'on vit alors en 1854 Hebra considérer le Penicillum comme le champignon originel, pouvant, suivant les conditions spéciales de végétation, déterminer le favus ou l'herpès, ou tous les deux, lorsqu'ils se développent sur la surface cutanée. L'on vit Löwe considérer au contraire l'Aspergillus comme le champignon pouvant produire le favus ou une forme sporifère particulière de celui-ci, le Trichophyton tonsurans. Pick, Tilbury Fox, admirent l'identité du Trichophyton et de l'Achorion Schönleinii. Hallier, reprenant dans des travaux qui eurent un grand retentissement, les essais de cultures tentés autrefois par Remak, crut observer la transformation de l'Achorion en Penicillum glaucum. Baumgarten confirma les recherches de Hallier. Hoffmann fit au contraire dériver le champignon favique du mucor. Dans ses premiers travaux, Grawitz combattit également la spécificité des formes végétales correspondant aux différentes teignes et les fit, lui aussi, provenir d'une seule et même espèce végétale.

Dans une série de travaux fondés sur des expériences de culture, sur des inoculations pratiquées chez les animaux, Grawitz combattit également la spécificité des formes végétales correspondant aux différentes teignes et les fit, lui aussi, provenir d'une seule et même espèce végétale, qui n'était plus ni l'Aspergillus, ni le Penicillum, ni le Mucor, mais l'Oidium lactis.

Dans une troisième série de travaux basés sur des inoculations pratiquées chez les animaux, Grawitz conclut que les champignons de la teigne et du favus, non seulement étaient identiques entre eux, mais encore étaient identiques aussi au champignon du muguet, au champignon du pityriasis versicolor, enfin que toutes ces espèces pathologiques n'étaient elles-mêmes que des modifications morphologiques d'un champignon vulgaire, l'Oidium lactis, lequel lui-même était identique au Mycoderma vini (1).

Mais les résultats si contradictoires obtenus par ces différents expérimentateurs d'une part, et d'autre part ce fait que les inoculations souvent répétées chez les animaux et sur l'homme, des divers champignons des teignes, n'ont jamais reproduit que l'espèce végétale inoculée, que l'inoculation des croûtes faviques n'a jamais reproduit que le favus, que l'inoculation de la teigne tondante n'a jamais reproduit que le Trichophyton tonsurans (Köbner, Peyritsch, Mac Call Anderson, Rollet, Gailleton et Gigard, etc.) auraient dû mettre en garde les expérimentateurs précités, auxquels on pourrait donner le nom d'identistes.

C'est ce que comprirent Köbner et Peyritsch qui continuèrent à démontrer que l'Achorion et que le Trichophyton constituaient bien, comme on l'avait admis jusque-là, deux espèces distinctes l'une de l'autre et n'ayant aucun rapport avec les moisissures, contrairement à l'opinion défendue par l'école de Hebra.

En effet ces résultats contradictoires devaient faire supposer que ces prétendus champignons originels : Penicillum, Aspergillus, Oidium, n'étaient que le résultat de productions accidentelles ou de germes étrangers introduits comme impuretés dans la culture. A cette époque, en effet, la technique employée pour les cultures était mauvaise. Les cultures n'étaient pas complètement à l'abri de l'envahissement de tout germe extérieur.

L'application à ces recherches de la méthode de cultures pures créée par Pasteur, que Koch perfectionna par sa méthode de cultures sur milieux solides, permit enfin de placer de nouveau la question sur un terrain réellement scientifique.

Que vit-on alors ? On en revint au point de départ, et les recherches de Duclaux, de Nauwerch, Bœr, les récentes recherches de Grawitz, de Verujsky, Pick, Kral, Elsenberg, vinrent démontrer que l'Achorion Schönleinii constituait une espèce distincte, ne pouvant en aucune façon être considérée comme une forme de fructification du trichophyton, de l'oïdium, du penicillium, du mucor, etc., etc.

La cryptogamie scientifique venait donc vérifier ce que depuis longtemps avaient démontré la clinique et les inoculations expérimentales : la teigne faveuse est une maladie spéciale déterminée par un champignon spécial, l'Achorion Schönleinii.

Abordons maintenant l'étude des cultures de ce champignon.

En janvier 1886, Grawitz (2) revient en grande partie sur ses premières

(1) Grawitz, *Archives de Virchow*, 1887, LXXVII et 1881, LXXXI.
(2) Grawitz, *Société de médecine de Berlin*, 6 janvier 1886.

affirmations. Ayant ensemencé de la gélatine, de l'agar-agar et du sérum du sang avec des spores de la teigne faveuse d'une part, et d'herpès tonsurant d'autre part, il reconnaît enfin, en observant la fructification de ces champignons, qu'ils représentent deux espèces bien distinctes. Il montre que le Trichophyton liquéfie rapidement la gélatine, tandis que·le favus ne la liquéfie que lentement; que le champignon du favus se présente sous forme de petits flocons, contrairement au Trichophyton qui, au bout de peu de jours, se présente en jaune à la partie inférieure et donne une poussière blanchâtre.

Sur l'agar-agar, la culture du champignon favique se présente sous une forme étoilée, tandis que celle du Trichophyton se développe sous la forme d'un gazon diffus.

Il admet complètement dans ses nouveaux travaux, que l'Achorion, le Trichophyton et l'Oidium lactis sont trois êtres bien distincts, bien qu'il y ait entre l'Achorion et le Trichophyton une parenté intime se traduisant sous la forme de leur développement dans l'aspect microscopique de leurs cultures et dans des ressemblances de structure telles qu'il n'est pas toujours facile de les distinguer au microscope.

De son côté Duclaux (1) cultivant le Trichophyton et l'Achorion sur le lait et l'eau de malt, battait complètement en brèche les premiers travaux de Grawitz et démontrait que l'Achorion et le Trichophyton constituent deux espèces bien distinctes.

Dans une note communiquée au docteur Feulard et que Feulard a publiée dans sa thèse (2), il montre que le Trichophyton et l'Achorion poussent très bien dans le bouillon de veau neutre et concentré, dans le moût de bière, et de préférence dans le lait dont la caséine a été solubilisée par l'action de la caséase. Il est essentiel que le liquide ne soit pas acide, car une légère addition d'acide acétique arrête la végétation quand elle est en train. Par contre, on peut, en ajoutant une goutte de potasse au liquide ensemencé, donner aux spores inertes jusque-là, la facilité de se développer. Dans ces cultures faites sur milieux liquides, le favus se développe sous forme de touffes flottantes isolées ; peu à peu le mycélium arrive à la surface, pousse des filaments aériens donnant lieu à des spores aériennes, tandis que les spores mycéliennes, disposées en files plus ou moins nombreuses, aux dépens d'un même filament immédiat, rapprochent à leur tour le Trichophyton et l'Achorion de divers oïdiums.

M. le docteur Verujsky (3), élève de Duclaux, s'attache, en variant les

(1) Duclaux, *Comptes rendus de la Société de biologie*, 16 janvier 1886.
(2) Feulard, *Teignes et teigneux*. Paris, 1886.
(3) Verujsky, *Annales de l'Institut Pasteur*, août 1887.

milieux de culture du Trichophyton et du Favus à obtenir pour chacune de ces deux espèces sa forme de développement typique, normale, et à les comparer aux dégénérescences qu'elles subissent, quand on les cultive sur des milieux moins favorables et qu'on se rapproche par là du milieu de culture qu'elles trouvent sur le corps humain et sur celui des animaux.

Cultivant le favus en cellules humides, ce qui lui paraît être un mode de culture très commode pour bien étudier les phases de la vie du champignon des teignes, il constate que les spores de l'Achorion sont généralement plus grosses que celles du Trichophyton, souvent ovales, parfois sphériques, et qu'il est rare de les trouver réunies à des fragments de filaments. Le mycélium de l'Achorion est plus épais et plus segmenté que celui du Trichophyton. Ses enchevêtrements sont moins compliqués et sa résistance à l'arrachement moins grande. Sa croissance est aussi plus lente.

Cultivé dans des milieux liquides, l'Achorion se développe difficilement, ses formes mycéliennes sont très irrégulières, il se fait une ébauche de formation de conidies. Dans le bouillon de veau simple ou peptonisé, le petit-lait, le liquide d'ascite, l'Achorion se développe très bien et se montre parfois sous forme de godets. Dans le lait, l'Achorion donne une couche cotonneuse et mate, blanche, compacte, parfois de 2 à 3 millimètres d'épaisseur, pigmentée en jaune au niveau de sa surface inférieure dans sa portion en contact avec le liquide. Cette couche aérienne est assez fragile. Dans l'eau de navets et surtout dans l'eau de touraillons, l'on voit apparaître 8 à 20 jours après l'ensemencement de la culture, des touffes mycéliennes isolées, parfois confluentes, mais plus souvent éparses. Au bout de deux à trois semaines à la tempérarature de 26°, quelques-unes de ces touffes attaquent la surface du liquide et commencent à émettre des filaments aériens avec spores (fig. 2, planche III du Mémoire de Verujsky).

Le mycélium émergé présente une coloration non pigmentée; la couche superficielle avec filaments aériens se présente sous forme de tubercules épais et solides, de forme irrégulière, s'élevant au-dessus du niveau du liquide voisin. Ces tubercules ont une forme en godets plus ou moins accusée; le godet a d'abord une surface mate. Au moment de la formation des spores, il paraît comme enfariné.

Les filaments sporifères aériens de l'Achorion se désagrègent et même se désorganisent vite, et une culture de ce végétal agitée avec de l'eau, y laisse instantanément les spores en suspension; de là vient que, sur les vieilles cultures, la surface est farineuse.

Verujsky montre ensuite que la forme spéciale du godet favique est le résultat non de son développement dans un siège anatomique particulier, mais du processus physiologique de sa croissance et que l'odeur de souris du favus se retrouve sur le champignon lui-même et dans son milieu de culture. Cette odeur est très nette, surtout quand on filtre le liquide de culture, ou quand on a commencé à dessécher le champignon pour le peser à l'état sec. Elle rappelle moins l'odeur de la souris que celle des matières animales en décomposition putride, ce qui est dû sans doute, d'après lui, à ce que cette mucédinée consomme exclusivement de la matière albuminoïde.

M. Verujsky a cultivé le favus sur milieux solides. La gélatine ou la gélose lui ont paru les milieux solides les plus favorables, mais moins favorables que les milieux liquides. Son développement y est plus lent, moins abondant. On arrive bien encore à la formation de spores aériennes, mais les conduits aériens se développent plus tôt et la désagrégation du végétal est plus rapide. La gélatine se liquéfie et le liquide se colore en jaune intense. En couchant le tube de gélatine on trouve des îlots isolés et quelquefois des godets. Ces godets présentent un aspect tout à fait pareil à celui que l'on peut observer en clinique.

Enfin Verujsky montre que, quand on fait des cultures du favus en milieux favorables, en partant d'une semence prise sur un malade, on voit que, de culture en culture, le développement du végétal se fait de plus en plus régulier et abondant.

Dans un mémoire des plus importants, paru en 1891 dans les *Archiv für Dermatologie und Syphilis*, Franz Kräl, élève de Pick, publie une description très importante du champignon favique basée sur une très curieuse méthode d'isolement, que nous ne pouvons résumer ici. Nous ne saurions trop conseiller de lire le très important mémoire de Kräl dont l'un de nous (Leloir) a pu, en 1890, au Congrès international, voir les très belles cultures pures.

Le champignon favique de Kräl diffère par des caractères morphologiques et de culture de ceux décrits jusqu'ici. Cultivé sur agar, il est remarquable par les prolongements rappelant la mousse, qui, à la périphérie de la culture, s'étendent horizontalement et dans la profondeur de l'agar. Il se cultive surtout dans la profondeur de l'agar. Il pousse dans le lait et dans l'infusion de malt. Il forme également des prolongements en mousse dans les milieux de culture liquides. Il ne liquéfie pas la gélatine, même en couche mince, avant trente jours. Il ne forme qu'exceptionnellement et d'une façon très peu prononcée un mycélium aérien. Cultivé sur les pommes de terre ou les carottes, il pousse sous forme d'un gazon vertical de coloration jaune grisâtre. Inoculé, il reproduit toujours le favus comme l'a montré Pick.

Telle est l'étude biologique du champignon favique étudié au moyen de cultures pures de ce champignon.

Mais la question est devenue plus complexe, récemment, depuis que Quincke (1) a essayé de démontrer qu'il existerait dans les cultures de croûtes et poils faviques, au moins trois champignons différents, qui peu-

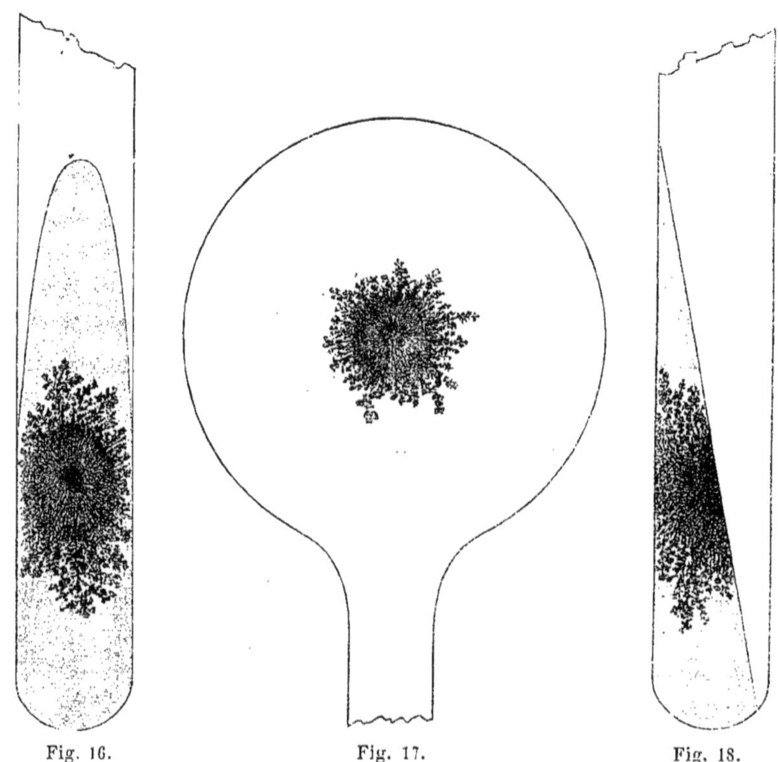

Fig. 16. Fig. 17. Fig. 18.

Culture de l'Achorion Schönleinii (d'après F. J. Pick et Kräl).

vent déterminer la maladie désignée sous le nom de favus, et que l'auteur désigne provisoirement par les lettres α, β, γ.

Plus tard Quincke admit que les champignons β, γ, étaient identiques, déterminaient le favus du cuir chevelu, tandis que son champignon α donnerait lieu à l'herpès circiné favique (favus herpeticus).

Cette opinion de Quincke, des travaux duquel il nous est impossible de donner ici une analyse détaillée, fut d'ailleurs combattue par F. Pick (2) pour différentes raisons dont la plus importante est que, en cultivant des

(1) Quincke, *Ueber Favus pilzen* (*Archiv für Experimentelle Pathologie und Pharmacologie*, 1886, n° 1 et 2).

(2) F. Pick, *Ueber Favus* (*Prager medicinische Wochenschr.*, 1887).

particules de godets favique, Pick a toujours obtenu des cultures pures d'un seul et unique champignon. P. Antown (1), Elsenberg (2), Fabry (3) s'élevèrent également contre cette opinion de Quincke. Il en fut de même de Kräl (4), élève de Pick, dans sa belle communication sur le favus, faite en 1890 au Congrès international des sciences médicales. L'opinion de Quincke semble ne plus être admise.

Aussi, comme l'a bien dit en 1891 Pick (5), dans son très important mémoire sur le favus, faut-il admettre sans aucun doute, qu'il n'existe qu'une seule et unique espèce de champignon favique, qu'il n'y a aucune distinction mycologique à faire entre le favus du cuir chevelu et celui du corps ; que la recherche mycologique a démontré que le même microorganisme a toujours été retrouvé à l'état de pureté dans les cultures, et a reproduit chez des individus divers les mêmes résultats (que la culture ait été obtenue en cultivant du favus de la tête ou du favus du corps).

Mibelli (6) est arrivé à des conclusions identiques : il a montré également l'unicité du champignon favique qui est le même microorganisme que celui qui a été décrit par Kräl et Pick, Dubreuilh et Marianelli (7).

Si le favus varie tant d'aspect en passant du cuir chevelu dans la peau, il faut en rechercher la cause dans la structure particulière de celle-ci, et dans le nombre et la qualité de spores situées sur le même point.

Notons en passant que l'on a constaté souvent que les inoculations faites avec des cultures étaient plus faciles et plus rapides que les inoculations faites directement.

En résumé, les dermatologistes ont d'abord dit avec raison que le favus constituait un champignon spécial distinct du champignon de la trichophytie. L'on a voulu soutenir ensuite (Grawitz) que favus et trichophyton

(1) A. Antown, *Doppelle Infection mit Favus vulgaris und Favus herpeticus* (*Monatsh. für prakt. Dermatologie*, 1889).

(2) Elsenberg, *Ueber den Favus pilz* (*Archiv f. Derm. und Syphilis*, 1889). — *Ueber den Favuspilz bei favus herpeticus* (*Archiv f. Derm. und Syphilis*, 1890).

(3) Fabry, *Klinisches und Etiologisches über Favus* (*Archiv f. Derm. und syphilis*, 1889).

(4) Kräl, *Ueber den Favus Erreger* (*Congrès internat. des sciences médicales.* Berlin, 1890).

(5) Pick, *Untersuchungen über Favus* (*Archiv f. Derm. und Syphil.* 1891).

(6) Mibelli, *Recherches cliniques et mycologiques sur le favus.* — Communication faite à la section de dermato-syphiligraphie du 14e Congrès de l'association de médecine italienne. Milan, 1891.

(7) Dubreuilh et Marianelli, *Deux cas d'onychomycose favique* (*Journal de médec. de Bordeaux*, 1890).

constituaient deux variétés du même champignon. Cette opinion erronée une fois rejetée, l'on a continué à obscurcir la question en disant qu'il fallait décrire dans le favus des formes végétales distinctes correspondant aux variétés cliniques du favus.

Après ce long détour, on en est revenu au point de départ, et les recherches de Duclaux, Verujsky, Pick et Kräl, Elsenberg, Fabry, Mibelli, Dubreuilh et Marianelli, etc., etc., ont montré que toutes les variétés cliniques du favus ressortissaient à un seul et unique champignon : le champignon favique.

En somme il est certain que les unicistes ont raison quand ils déclarent qu'une seule espèce de champignon existe dans le favus. Mais il est possible qu'il faille distinguer diverses formes dans le champignon favique, formes dépendant de la culture différente du champignon dans des milieux différents. Toutefois ce ne sont que des formes d'un même champignon et non des espèces entièrement différentes, comme ont voulu les considérer certains pluricistes.

L'étude du favus chez les animaux est très intéressante. Outre son importance scientifique, elle explique certains faits de contagion favique chez l'homme et peut-être la fréquence bien plus grande du favus à la campagne que dans les villes. Mais cette question nous entraînerait trop loin et nous renvoyons le lecteur que ce sujet intéresse, à la thèse du Dr Feulard (1).

Les auteurs ne semblent d'ailleurs pas bien d'accord sur cette question. En 1881, en effet, Mégnin étudie de nouveau avec soin le favus que Müller, Gerlach, et d'autres ont observé en 1858 sur la crête et les caroncules du coq et de la poule, et à qui ils donnent le nom d'Epidermophyton gallinæ. Mais il le considère comme spécifiquement distinct de l'Achorion Schönleinii.

En 1890, dans le *Journal des connaissances médicales*, Mégnin (2) revient sur cette distinction.

Au contraire Neumann (de Toulouse), conclut à l'identité du favus des poules et de celui de l'homme.

Il semblerait donc résulter des expériences de Neumann, que la poule

---

(1) Feulard, *Teignes et teigneux*. Thèse de Paris, 1886.

(2) Mégnin, *Différence spécifique entre le champignon de la teigne des poules et de la teigne faveuse démontrée par les cultures* (*Journal des connaissances médicales*, 1890, p. 100).

doit, comme le chien, le lapin, le chat, les rats, les souris, etc., etc., être envisagée comme l'une des sources du favus humain (1).

Notons en terminant que pour Draper, Anderson, Quincke, l'école de Lyon (2) les Muridés (souris et rats) sont le premier terrain animal vivant sur lequel croît le champignon encore inconnu qui produit le favus. D'après Busquet, sur ces animaux, il commence à modifier ses appareils mycéliens et engendre la forme qui correspond à la forme mycrophyte α de Quincke, très semblable à la forme Achorion Arloini de Busquet.

Ce ne serait, dit Busquet, qu'après ce premier acclimatement sur la matière animale vivante qu'il se répandrait dans la série des vertébrés, sur le chat, le chien, comme l'avait si bien montré Saint-Cyr en 1869, le lapin, le cheval, le bœuf, la poule et l'homme.

Dans ce passage d'un animal à l'autre, le champignon change d'aspect et après un séjour plus ou moins prolongé sur le nouveau milieu vivant où il se trouve, il prendrait une forme distincte. C'est ainsi qu'on a rencontré sur la souris la forme microphyte α de Quincke, très semblable à l'Achorion Arloini ; sur la poule la forme Epidermophyton gallinæ (Mégnin) ; sur l'homme la forme Achorion Schönleinii (Remak).

Nul doute, ajoute Busquet, que lorsque le favus sera mieux connu chez les autres animaux, on ne trouve d'autres formes analogues aux précédentes.

Dans ce passage à travers les milieux les plus variés, le protéiforme champignon du favus prend des aspects différents suivant le terrain sur lequel il végète ou les conditions dans lesquelles il se trouve. C'est cette diversité de formes que prend le champignon favique, formes dont il faut avoir soin de ne pas faire des espèces distinctes (car le favus est un, au point de vue du champignon) qui a été et est encore l'origine d'interminables discussions entre les unicistes et les pluricistes (3).

(1) Neumann (de Toulouse), *Société de biologie*, avril 1886. — *Traité des maladies parasitaires non microbiennes des animaux domestiques.*

(2) Voir le travail de G. Busquet. — *De l'origine muridienne du favus* (*Annales de dermatologie*, 1892).

(3) L'article Favus était depuis longtemps terminé et mis en feuilles, quand est paru un important mémoire de M. le docteur Sabrazès (*Sur le favus de l'homme, de la poule et du chien*, Bordeaux, 1893), travail que nous ne saurions trop recommander au lecteur et où l'auteur conclut à la pluralité des champignons faviques, tout en faisant des restrictions relativement au nombre des espèces.

TRAITÉ DESCRIPTIF

DES

MALADIES DE LA PEAU

SYMPTOMATOLOGIE ET ANATOMIE PATHOLOGIQUE

PAR MM.

<table>
<tr><td>HENRI LELOIR
PROFESSEUR A LA FACULTÉ DE MÉDECINE DE LILLE
MEMBRE CORRESPONDANT DE L'ACADÉMIE DE MÉDECINE</td><td>ÉMILE VIDAL
MEMBRE DE L'ACADÉMIE DE MÉDECINE
MÉDECIN DE L'HOPITAL SAINT-LOUIS</td></tr>
</table>

TEXTE

ACHROMIE-FAVUS

PARIS

G. MASSON, ÉDITEUR

LIBRAIRE DE L'ACADÉMIE DE MÉDECINE

1889-1893

Lorsque mon éminent et si regretté collègue Vidal me proposa de faire avec lui un *Traité descriptif des maladies de la peau*, il fut convenu entre nous que Vidal se chargerait de presque toute la partie clinique et moi de la partie anatomo-pathologique.

La mort de mon collaborateur et ami est venue interrompre notre publication.

L'œuvre que j'avais entreprise avec lui devait-elle demeurer inachevée ? Tel n'a pas été l'avis de Mme Vidal et de l'éditeur M. Masson, tel n'a pas été mon avis et celui des dermatologistes de mes amis auxquels j'en ai parlé.

Mais pour achever cette œuvre, devant à mon tour me charger de toute la partie clinique, il m'aurait fallu plusieurs années. Le temps écoulé depuis que le *Traité descriptif* a été entrepris, étant déjà trop long, l'ouvrage aurait perdu de son actualité et de son homogénéité.

Restait l'Atlas, dont les planches faites à une époque à peu près correspondante, représentent un tout homogène d'une grande valeur scientifique et artistique.

Cet Atlas constitue une sorte de monument de l'histologie pathologique cellulaire des maladies de la peau, correspondant aux années 1880-1888.

C'est dans ce sens qu'il a été fait. Nous ne pouvions prévoir les longs retards qui nécessiteraient maintenant l'adjonction à cet atlas d'histologie cellulaire, d'un atlas d'histologie bactériologique des maladies de la peau.

Tel qu'il est, je le répète, cet atlas constitue une œuvre unique dans son genre. Toutes les figures qu'il contient sont la reproduction exacte des préparations que j'ai faites.

Mme Vidal et M. Masson m'ayant demandé de ne pas abandonner cet ouvrage, j'ai cru devoir, en souvenir de Vidal, publier les planches qui avaient été tirées, avec leur explication.

Le *Traité descriptif des maladies de la peau* ne restera donc pas inachevé.

H. LELOIR.

Fig. 1. — Acné pilaris pustuleuse.

La préparation représente une coupe d'acné pilaris pustuleuse un peu ancienne provenant du dos d'un malade atteint d'acné polymorphe.

Biopsie (Acide picrique, gomme, alcool. Coloration au picro-carmin). Grossissement, 30 diamètres.

Cette préparation montre un follicule pileux dilaté rempli de pus et de cellules cornées, et contenant encore un poil, avec une inflammation périfolliculaire très nette. Elle montre qu'il existe un peu d'inflammation autour des autres follicules pileux, que les vaisseaux du derme sont un peu dilatés et entourés de manchons de cellules embryonnaires, que les glandes sébacées sont saines.

f, follicule pileux fortement dilaté, rempli d'un mélange de cellules cornifiées et de globules de pus granulo-graisseux caséifiés. Il contient encore un poil, p.

$f'f'$, follicules pileux sains.

c, couche cornée. Elle se détache et se soulève en c'.

g, couche granuleuse. Elle est épaissie et plus riche en éléidine autour du follicule malade.

m, couche de Malpighi, légèrement épaissie au niveau du follicule dilaté; elle en constitue la membrane interne.

d, derme dont les vaisseaux autour du follicule malade sont dilatés et entourés de cellules embryonnaires.

d', le derme qui entoure le follicule présente des traces notables d'inflammation; il contient un grand nombre de cellules embryonnaires; de même les papilles avoisinant le follicule malade.

s, s, glandes sébacées saines.

Fig. 2. — Acné indurata.

Cette préparation représente une coupe d'acné indurata un peu ancienne, provenant de la poitrine d'un sujet atteint d'acné indurée du tronc.

Biopsie (Passage par l'acide picrique, la gomme et l'alcool. Coloration au picro-carmin). Grossissement, 30 diamètres.

Au centre du bouton (ou mieux, de la préparation) se trouvent deux follicules pilosébacés très distendus, l'un, f', coupé longitudinalement, l'autre, f, le plus distendu, coupé transversalement. Les couches épidermiques sont très épaissies autour de ce follicule pileux, surtout autour de celui coupé transversalement. En certains points on y trouve de vraies papilles de nouvelle formation.

f', follicule pileux fortement dilaté dont l'épiderme est fort épaissi et rempli de cellules cornifiées. Il est coupé longitudinalement.

f, follicule pileux encore plus dilaté et à parois épidermiques encore plus épaisses. Il est coupé transversalement. Dans les parois de ce follicule on voit plusieurs sections de poils avec leur gaine épidermique, p. La paroi du follicule est constituée elle-même par plusieurs couches de cellules, qui sont en allant de dedans en dehors :

c, la couche cornée.

g, une couche assez épaisse de cellules granuleuses assez fortement chargées d'éléidine.

m, une couche fort épaissie de cellules crénelées absolument identiques à celle du corps de Malpighi. L'épaisseur de cette dernière couche (membrane interne du follicule) est très considérable; elle s'étend latéralement en p et profondément dans le derme.

Au niveau des parties profondes de ce kyste folliculaire le tissu conjonctif du derme présente des papilles d, d, qui pénètrent dans l'intérieur de la membrane interne du follicule (couche muqueuse) et s'en coiffent absolument comme elles le feraient à la surface de la peau.

Le tissu conjonctif du derme qui entoure ces deux follicules pileux dilatés, en particulier l'enkysté, f, est épaissi, enflammé, rempli de cellules embryonnaires. Les vaisseaux sont dilatés eux-mêmes et entourés de cellules embryonnaires. Les cellules du tissu conjonctif sont tuméfiées.

$f'f'$, coupe de follicules pileux contenant des poils et coupés plus ou moins obliquement à leur direction et plus ou moins profondément situés. Ils sont à peu près sains.

Les glandes sébacées et sudoripares, bien qu'entourées de quelques cellules embryonnaires, paraissent saines.

c, épiderme corné.

m, corps muqueux de Malpighi. f″, follicule pileux.

f′, follicule pileux fortement dilaté.

f, follicule pileux enkysté dont la paroi est tapissée par une couche cornée c, une couche granuleuse g, un corps muqueux m.

p, p, coupe de poils.

d, d, papilles qui entourent le follicule enkysté. Elles sont infiltrées de cellules embryonnaires ainsi que le derme ambiant

Fig. 3. — Altérations épidermiques au niveau d'une petite pustule d'acné pilaris.

(Les contours des cellules cavitaires ont été beaucoup trop accentuées par le dessinateur.)

Biopsie (Acide osmique à $\frac{1}{100}$. Coloration au picro-carmin). Grossissement, 350 diamètres.

Cette préparation représente les différents stades de l'altération cavitaire qui préside, comme on le sait, au processus de vésiculo-pustulation, ainsi que l'ont montré les recherches de l'un de nous sur ce sujet (voir Leloir, Altération spéciale des cellules épidermiques, *Archives de physiologie*, 1878, et Contribution à l'étude de la formation des vésicules et des pustules sur la peau et les muqueuses, *Archives de physiologie*, 1880).

c, couche cornée.

a, cellules cavitaires. L'une d'elles renferme deux noyaux.

n, cellule cavitaire très dilatée et où l'on ne voit plus de noyau.

d, o, deuxième degré de l'altération cavitaire. Rupture des mailles du réticulum épidermique primaire. Formation de cavités anfractueuses secondaires, puis ouverture les unes dans les autres des cellules cavitaires.

Fig. 4. — Acné cornée.

Biopsie (Alcool absolu. Coloration au picro-carmin). Grossissement, 40 diamètres.

Dans cette préparation, il y a hypertrophie des papilles, aspect papillomateux de la peau. Le follicule est fortement dilaté; à son niveau l'épiderme corné est très épais; il y a une véritable cornification de l'épiderme du follicule; les poils, etc., sont en quelque sorte étouffés par cette cornification.

On ne voit pas de glandes sébacées malades dans les préparations.

c, couche cornée, fortement épaissie et clivée en deux (tant elle est épaisse). Remarquer que cette couche cornée contient encore un assez grand nombre de cellules à noyau vivant.

p, contenu du follicule pileux fortement cornifié et contenant quatre poils et se continuant avec l'épiderme superficiel épaissi.

f, cavité du follicule pileux fortement dilatée, remplie de cellules cornées.

g, couche granuleuse.

m, corps de Malpighi. La couche des cellules perpendiculaires contient plusieurs rangées de cellules.

d, derme dont les papilles sont fortement allongées; les vaisseaux papillaires i sont dilatés et entourés de manchons de cellules. Le derme papillaire lui-même contient une certaine quantité de cellules embryonnaires. Mais, en somme, l'inflammation est ici très peu prononcée. Il s'agit ici d'une folliculite hyperkératinisante à kératinisation anormale.

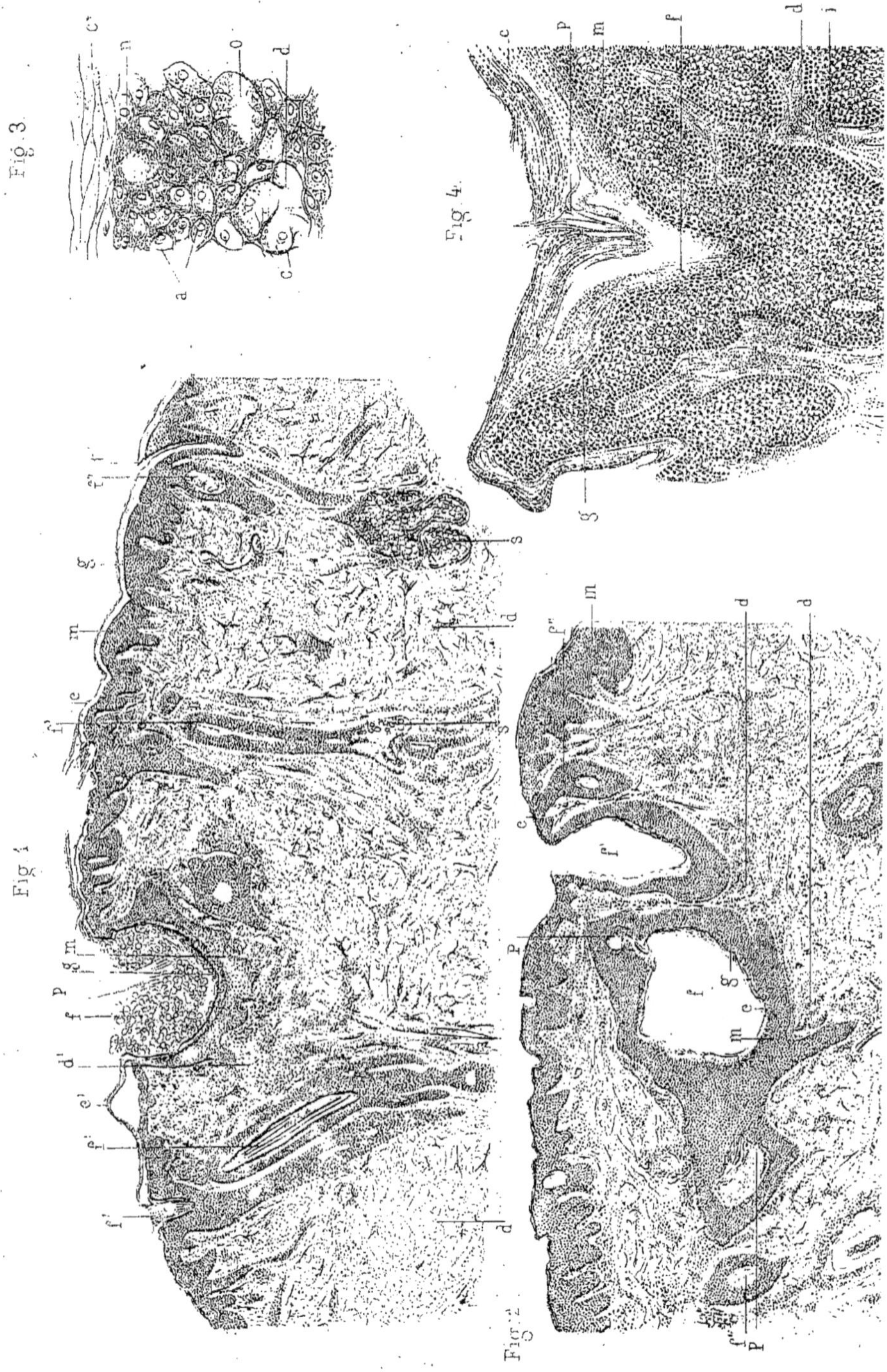
Fig. 3
Fig. 4.
Fig. 1
Fig. 2

A. Karmanski del. Paris, G. Masson Nicol
Imp. Lemercier & Cie, Paris

Fig. 1. — Acné hypertrophique (Variété glandulaire).

La préparation reproduite dans la figure 1 provient d'une face atteinte d'acné hypertrophique.

Biopsie (Acide picrique, gomme, alcool. Coloration au picro-carmin). Grossissement, 15 diamètres.

Cette préparation est destinée à montrer l'hypertrophie considérable des glandes sébacées, la dilatation de leurs conduits, des follicules pileux (qui sont plus ou moins remplis de cellules cornifiées), la disparition du poil, la sclérose du tissu conjonctif.

e, épiderme (sain en apparence).

d, derme sclérosé, épaissi, surtout autour des glandes sébacées, mais ne contenant presque plus de cellules embryonnaires (car la lésion est trop ancienne).

s,s, glandes sébacées hypertrophiées et remplies de cellules sébacées dont les parois colorées par le carmin leur donnent un aspect réticulé.

c,c, cavité du follicule pilo-sébacé fortement dilaté.

g, tissu adipeux de l'hypoderme.

Fig. 2. — Acné hypertrophique de la face (Variété mixte. Glandulaire et éléphantiasique).

Cette préparation représente une coupe de la peau d'un nez atteinte d'acné hypertrophique (variété mixte).

Biopsie (Alcool absolu, coloration au picro-carmin). Grossissement, 25 diamètres.

L'on voit que le derme présente à un haut degré les lésions de l'œdème chronique. Mais, de plus, les glandes sébacées sont hypertrophiées et leurs conduits dilatés; enfin, il existe de l'inflammation accentuée autour des glandes. C'est une forme intermédiaire entre la forme glandulaire pure de la figure 1 de la planche II et des figures de la planche III.

e, épiderme.

g, g, glandes sébacées un peu hypertrophiées.

c, leur conduit dilaté.

i, lésions inflammatoires chroniques accentuées du derme autour des glandes sébacées.

D, derme qui est fortement hypertrophié et présente dans toute son épaisseur les lésions de l'œdème chronique et une grande vascularisation.

l, l, lymphatiques dilatés et entourés de manchons de cellules embryonnaires.

v, vaisseaux sanguins du derme dilatés et entourés de manchons de cellules embryonnaires.

Fig. 1

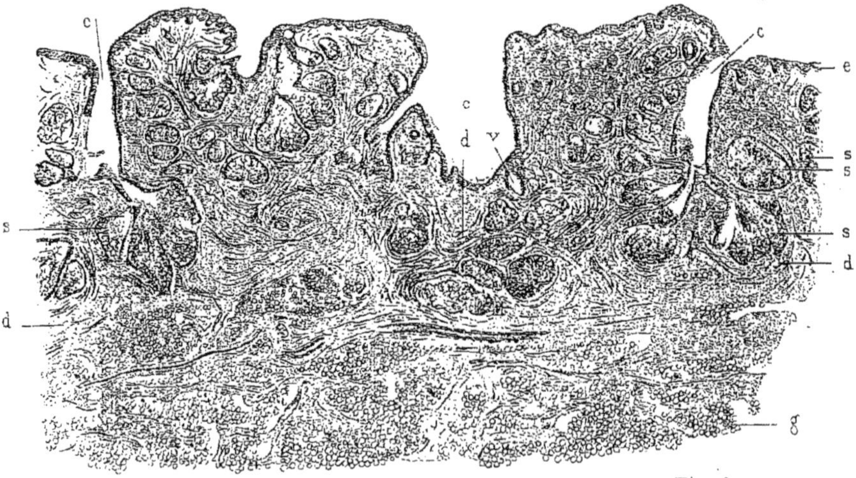

Fig. 2

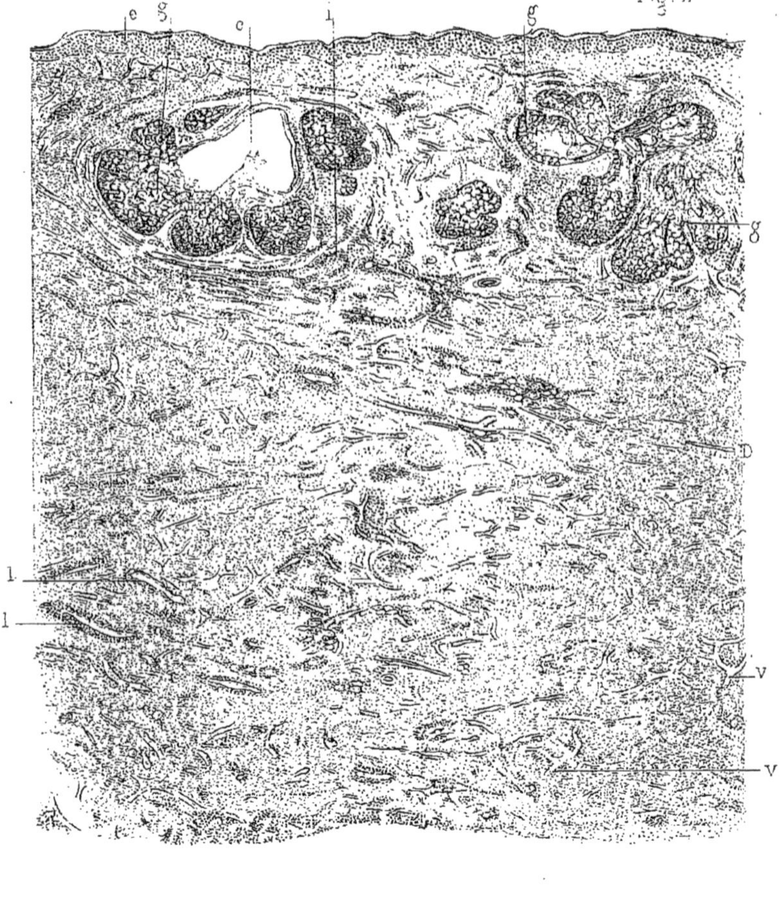

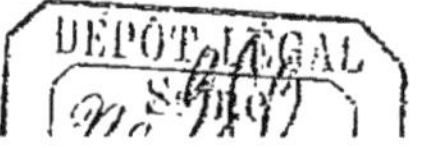

A. Karmanski del   Paris, G.Masson   Nicolet lith

Imp. Lemercier &C.ie, Paris.

PLANCHE III

Fig. 1. — Acné hypertrophique (Variété éléphantiasique).

Il s'agit ici de préparations provenant d'un nez lobulé, bien que lisse, rouge vineux, congestionné, énorme. Le lobule qui a servi à ces préparations était gros comme un œuf de pigeon et fut excisé pendant la vie, sur la demande d'un buveur (10 litres de vin par jour), qui vint à Lille prier l'un de nous de le débarrasser d'un des lobules de son nez, parce que le lobule le gênait pour boire.

(Liquide de Muller, gomme et alcool, coloration au picro-carmin.)

Dans ce cas, l'hypertrophie énorme du nez tient surtout à l'altération du derme, qui rappelle beaucoup l'œdème chronique éléphantiasique, est épaissi, dur, élastique, à la dilatation des vaisseaux et, en particulier, des petits vaisseaux et des veines.

Les artères ont plutôt leurs parois épaissies, sclérosées.

Quant aux follicules pilo-sébacés, ils sont relativement peu atteints et, malgré quelques points noirs (comme du tatouage par grains de poudre) que l'on observait sur le nez du sujet et qui proviennent de l'altération des follicules pilo-sébacés, ceux-ci sont presque intacts. On ne peut constater qu'un peu de dilatation de leurs conduits excréteurs, un peu d'hypertrophie des glandes elles-mêmes. Les glandes sébacées sont loin de présenter les altérations énormes de la figure 1 de la planche II. Il faut d'ailleurs noter qu'à l'état normal les glandes sébacées du nez sont volumineuses. En quelques points, toutefois, les glandes sébacées sont hypertrophiées et comme enkystées (elles paraissent dépourvues de canal excréteur). L'hypertrophie du nez dépend surtout dans cette variété d'acné de l'état éléphantiasique du derme, consécutif probablement aux troubles circulatoires sanguins (stase veineuse, etc.) et lymphatiques.

L'hypertrophie des glandes sébacées n'est que secondaire.

Fig. 1. — Grossissement, 20 diamètres.

e, épiderme.

d, derme épaissi et présentant les lésions de l'œdème chronique (état éléphantiasique, etc.).

a, artères à parois épaissies, sclérosées.

s, glandes sébacées un peu hypertrophiées et, en quelque sorte, encapsulées par un tissu conjonctif scléreux *d'*.

m, fibres musculaires striées.

Fig. 2. — Point de la préparation précédente situé près de la couche papillaire et examiné à un grossissement de 320 diamètres.

m, corps de Malpighi.

p, couche des cellules perpendiculaires.

vv, vaisseaux dilatés et bourrés de globules blancs. En *v'* cette dilatation est devenue considérable, ampullaire, et en ce point il y a un vrai nid de globules blancs. En plusieurs points, le long des vaisseaux, et en dehors d'eux se trouvent des globules blancs extravasés par diapédèse. Ces cellules migratrices existent en assez grande abondance, même à une assez grande distance des vaisseaux, où on les trouve infiltrées dans les mailles du derme, en *l*, etc. Les papilles contiennent une grande quantité de cellules embryonnaires *e*, qui ne sont pas seulement des produits de diapédèse (il est probable qu'une grande partie d'entre elles proviennent de l'inflammation chronique du tissu conjonctif dont en plusieurs points les cellules tendent à proliférer).

D'ailleurs, çà et là, on rencontre dans le derme des îlots de cellules embryonnaires, produit de cette inflammation chronique du derme. En plusieurs points, il y a hyperplasie scléreuse du tissu conjonctif.

De plus, çà et là, l'on trouve des espaces très nets, parfois assez grands, se présentant sous forme de lacunes plus ou moins étoilées, creusées entre les faisceaux du tissu conjonctif et dont on peut voir parfois très nettement l'intérieur tapissé par une couche endothéliale continue; ce sont des lacunes lymphatiques très dilatées, entourées souvent de leucocytes. Elles rappellent, à s'y méprendre, les lymphatiques cutanés dilatés dans l'œdème chronique, tels qu'ils ont été décrits par Young et surtout par Renaut de Lyon.

Fig. 3. — Grossissement, 120 diamètres.

Cette figure représente un point profond du derme de la préparation examiné à un fort grossissement. On y constate un tissu caverneux, lacunaire, constitué par des vaisseaux dilatés au plus haut degré.

aa, vaisseaux énormément dilatés, dont la paroi interne est tapissée par de belles cellules endothéliales *e*, en train de proliférer et de se desquamer.

v, vaisseau sanguin rempli de globules rouges entourés eux-mêmes d'une couronne de globules blancs.

c, petite lacune lymphatique.

d, derme muqueux assez fortement sclérosé, rempli plus ou moins de cellules embryonnaires ou migratrices et atteint en somme de lésions avancées de l'œdème chronique (état éléphantiasique).

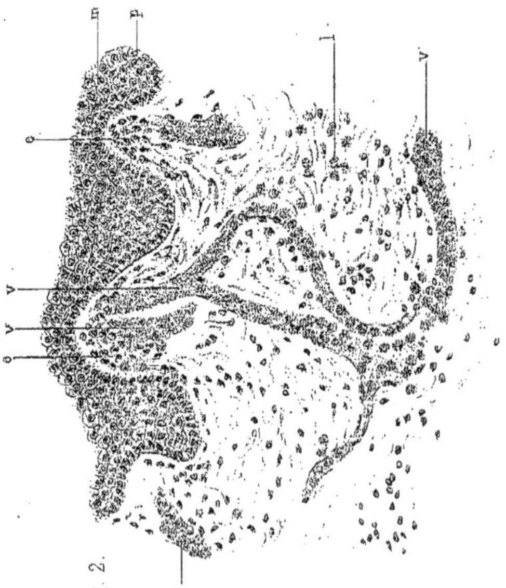

Fig. 2.

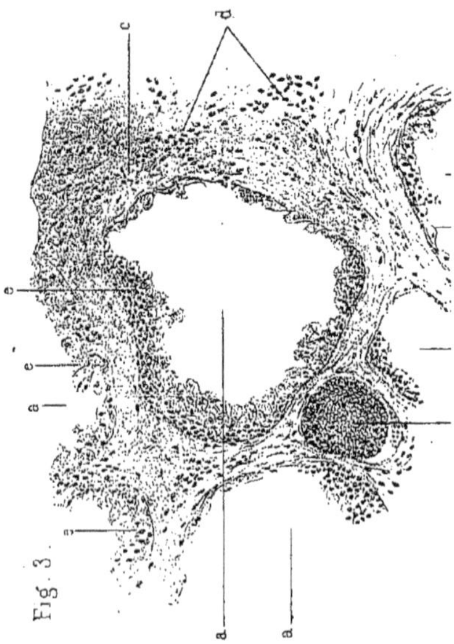

Fig. 3.

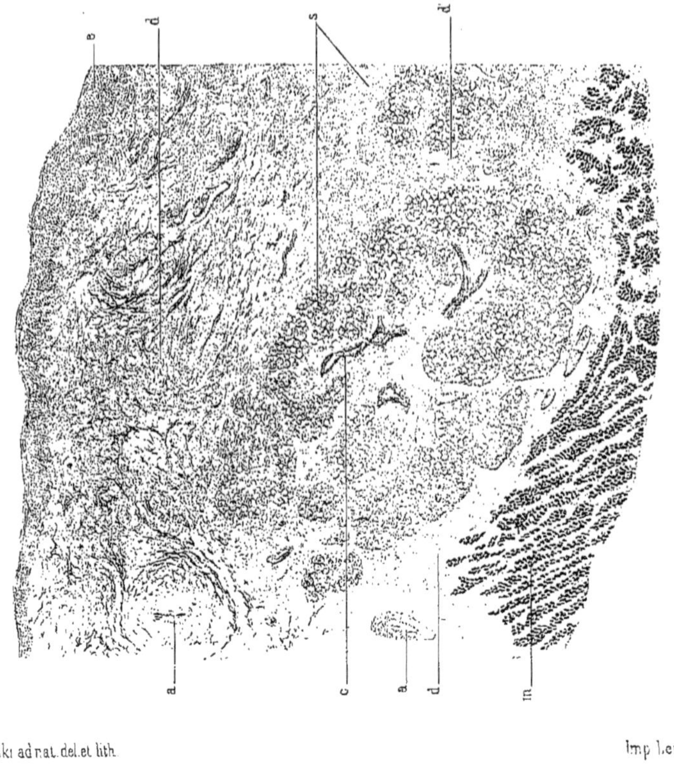

Fig. 1.

A.Karmanski ad nat. del. et lith.

Imp. Lemercier & Cie

Paris G. Masson

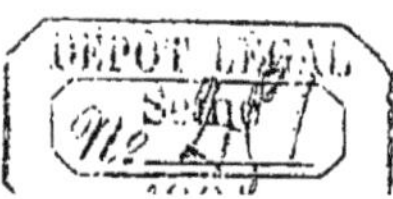

Fig. 1. — Acné chéloïdienne.

Préparation provenant d'un morceau de peau excisé sur le vivant.

(Alcool absolu, coloration au picro-carmin). Grossissement, 20 diamètres.

m, épiderme un peu épaissi et dont les prolongements interpapillaires sont un peu hypertrophiés.

f, *f*, *f''*, *f'''*, follicules pileux.

p, sections de poils.

l, fibres musculaires lisses hypertrophiées.

v, vaisseaux entourés de manchons de cellules embryonnaires.

i, infiltrat de cellules embryonnaires.

s, tissu scléreux.

o o, espaces vides dus à la chute artificielle du follicule pileux.

Fig. 2. — Acné varioliforme (Variété conglomérée).

Cette grosse tumeur d'acné varioliforme conglomérée a été enlevée sur le vivant et plongée aussitôt dans l'alcool absolu. Son étude histologique a été la base d'une communication faite en 1883, par l'un de nous, à la Société anatomique, sur l'histologie de l'acné varioliforme. (Voir H. Leloir. — Acné varioliforme et acné varioliforme conglomérée. Anatomie pathologique. In *Bulletin de la Société anatomique*, mai 1883).

La figure représente une coupe un peu oblique de la tumeur pédiculée présentant l'aspect d'un cône renversé, dont la base libre se trouve en haut, et dont la partie moyenne n'est autre que le pédicule qui l'attache à la peau.

Coloration au picro-carmin. Grossissement, 13 diamètres.

e, épiderme cutané qui recouvre les lobules de la tumeur d'acné conglomérée.

d, derme cutané qui englobe les lobules de la lésion.

a, cavité de la glande sébacée malade dont l'altération donne lieu à l'acné varioliforme.

c, nombreux culs-de-sac de la glande sébacée dont les cellules sont transformées. Ces culs-de-sac renferment les cellules cornées et les cellules globuleuses.

g, cellules polyédriques et aplaties très riches en éléidine.

m, cellules malpighiennes altérées ou non des culs-de-sac de la glande sébacée.

Fig 1.

Fig. 2.

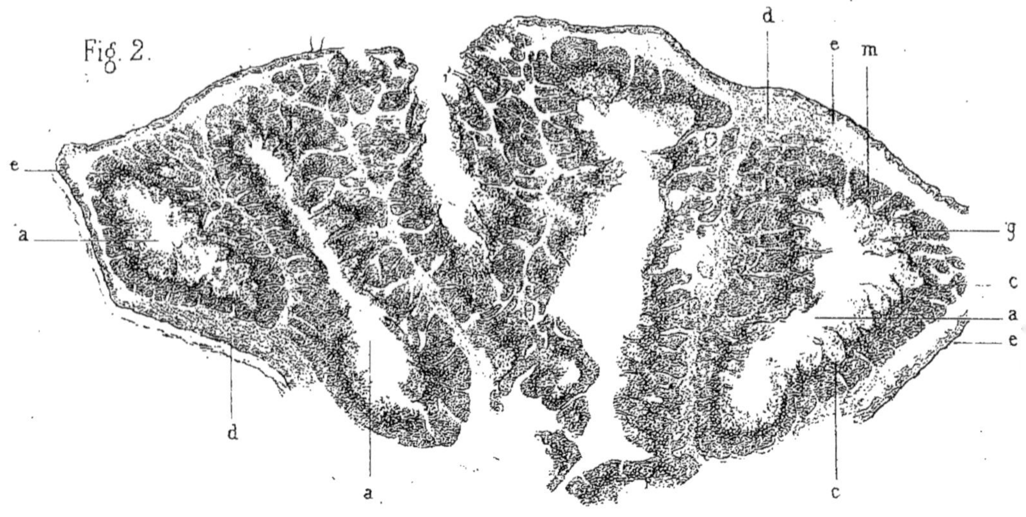

A. Karmanski del. et lith. Paris, G. Masson. Imp. Lemercier & Cie Paris.

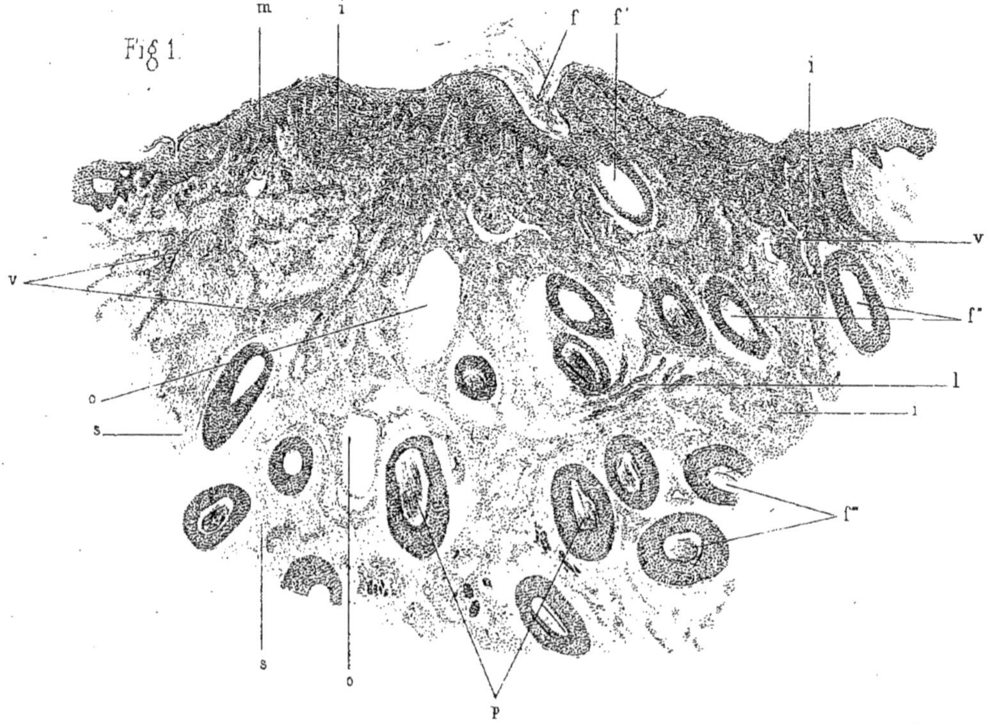

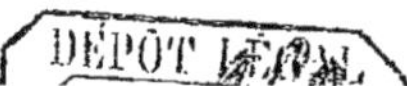

Cette planche représente les lésions de l'acné varioliforme telles que nous les avons fait dessiner en 1881. L'on y peut suivre avec netteté les deux processus pathologiques qui évoluent parallèlement dans la glande sébacée malade : 1° le processus de kératinisation atypique des cellules glandulaires ; 2° le processus particulier qui atteint une partie des cellules du lobule dans ses régions les plus profondes et qui est dû peut-être à l'envahissement de la cellule par des parasites de l'ordre des grégarines.

Biopsie. (Durcissement dans l'alcool absolu, coloration au picro-carmin ou passage dans la solution d'acide osmique à 1/300 et coloration au picro-carmin ou au carmin.)

Fig. 1.

Cette figure représente une coupe d'acné varioliforme encore au début de son développement, non encore épanoui. Elle montre avec la plus grande netteté que l'altération du molluscum contagiosum a pour siège les glandes sébacées. Elle permet en outre d'étudier les altérations de cette affection à son début.

Grossissement, 15 diamètres.

o, orifice ou goulot de la glande sébacée.

c, couche cornée.

m, corps de Malpighi.

r, repli dermique entourant le lobule de la glande sébacée.

d, derme.

v, vaisseaux du derme.

g, lobules glandulaires altérés.

l, cônes demi-cornés des lobules glandulaires altérés.

Fig. 2.

Cette figure représente une coupe d'ensemble d'acné varioliforme à une période assez avancée de son développement. La glande sébacée malade s'étant en quelque sorte épanouie, les bourgeons épithéliaux se montrent à nu sous l'aspect de petites saillies verruqueuses, grossissement 30 diamètres.

c, couche cornée de la peau normale qui entoure la glande sébacée.

g, couche granuleuse,   —   —   —

m, corps de Malpighi,   —   —   —

d, derme.

p, p, papilles dermiques, devenues très allongées entre les lobules de la glande altérée.

m', région des lobules glandulaires malades, qui correspond au corps de Malpighi de l'épiderme sain.

l', région des lobules glandulaires malades qui correspond au stratum lucidum de l'épiderme sain.

c', cônes verruqueux ou bourgeons de l'acné varioliforme formés par les cellules paradoxales de l'acné varioliforme englobées dans un réticulum de cellules kératinisées.

e, pointes formées par des cellules kératinisées qui séparent les bourgeons ou cônes verruqueux de l'acné varioliforme.

Fig. 3.

Un point de la préparation précédente vu à un plus fort grossissement et permettant d'étudier en détail et dans leur ensemble les altérations de la glande malade.

Grossissement, 115 diamètres.

d, prolongements interlobulaires très allongés et rétrécis que le derme envoie entre les lobes de la glande.

p, a, couche des lobules glandulaires correspondant à la couche des cellules perpendiculaires ; cette couche est normale.

m, couche des lobules glandulaires correspondant au corps du Malpighi.

v, cellules de cette couche malpighienne qui tendent à prendre un aspect globuleux, hyalin, par suite du dépôt de masses brillantes en un point du protoplasma cellulaire. C'est le début de la formation des cellules paradoxales de l'acné varioliforme.

g, cellules granuleuses fortement chargées d'éléidine qui constituent en *e* une sorte de réticulum plus ou moins complet et chargé d'éléidine dont chaque maille plus ou moins entière entoure en partie ou en totalité les cellules globuleuses.

l, couche correspondant au stratum lucidum et au niveau de laquelle ces lésions s'accentuent. A partir de cette zone, les cellules globuleuses K deviennent les corps oviformes, les corpuscules paradoxaux que l'on trouve dans les pointes verruqueuses de l'acné varioliforme.

Les cellules chargées d'éléidine ont subi la transformation cornée totale et constituent un réseau *c* dont les mailles cornifiées englobent les cellules ovoïdes.

Fig. 4.

Cette figure représente les altérations des cellules épithéliales au niveau de la région des pointes verruqueuses de l'acné varioliforme (cônes ou bourgeons) qui correspond au stratum lucidum. On peut y constater nettement que les cellules globuleuses sont entourées par une sorte de cuticule cornifiée.

Grossissement, 350 diamètres.

c, cellule globuleuse à protoplasme un peu granuleux.

p, cuticule en partie kératinisée qui entoure les cellules.

Fig. 5.

Cellules paradoxales ou globuleuses de l'acné varioliforme, étudiées au début de leur formation, dans les parties profondes des lobules glandulaires correspondant au corps de Malpighi. La pièce qui a servi à cette préparation a été plongée pendant 12 heures dans une solution d'acide osmique à 1/300, puis détaillée en coupes minces qui furent colorées au picro-carmin et aussitôt rapidement lavées à l'eau distillée.

Grossissement, 350 diamètres.

On constate que le protoplasme cellulaire *p, p'* renferme des masses transparentes, *r*, parfois plus granuleuses *a, c*, rondes ou ovales, qui paraissent posséder une paroi distincte qui refoulent peu à peu le noyau cellulaire *n* comme de véritables corps étrangers et, en s'accroissant, finissent par remplir toute la cellule, laquelle perd son aspect polygonal et ses dentelures pour se gonfler et prendre une forme globuleuse. Ces masses doivent-elles être considérées comme des psorospermies ?

Fig. 6.

Pointe d'un cône d'acné varioliforme examiné par écrasement à un fort grossissement, 350 diamètres, coloration au picro-carmin.

e, c, d, cellules globuleuses d'aspect et de coloration différentes.

p, réticulum de cellules à kératinisation atypique qui les sépare.

Fig. 2.

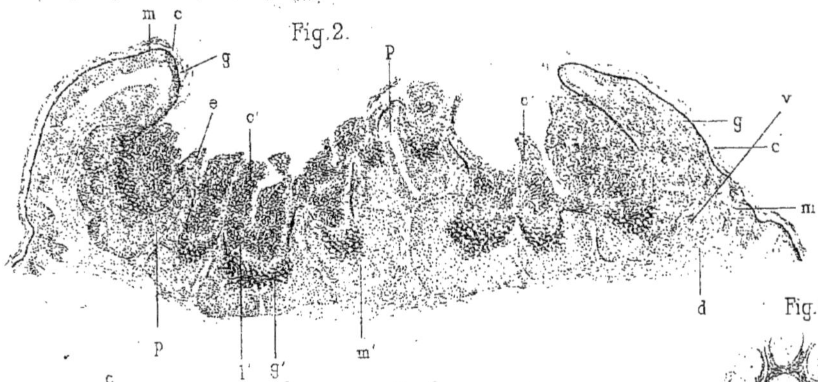

Fig. 4.

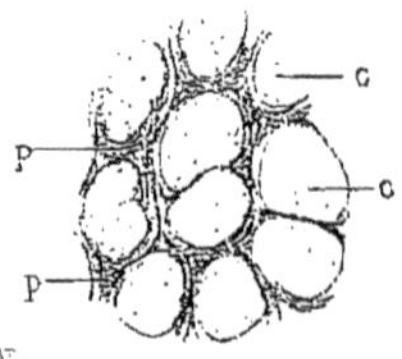

Fig. 3

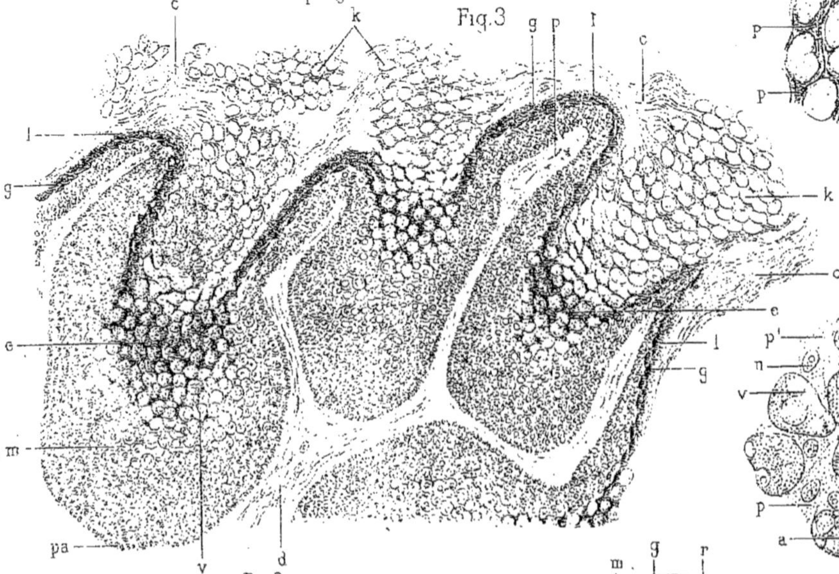

Fig. 5.

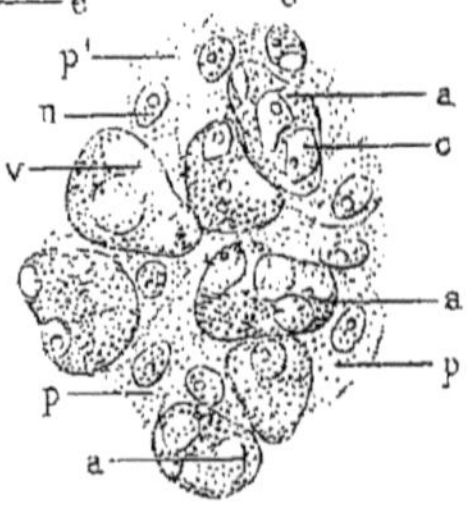

Fig. 6.

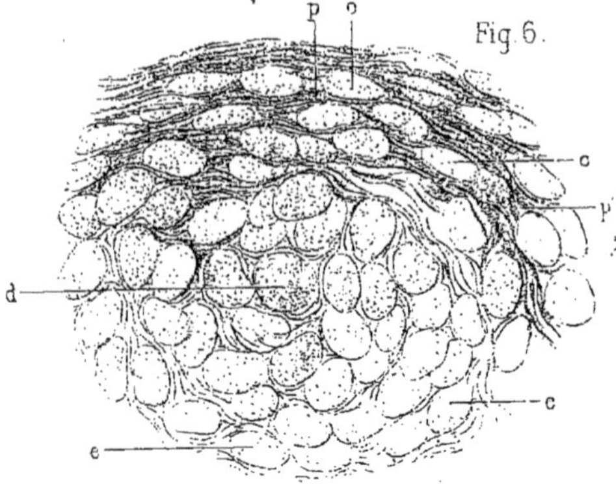

Fig. 1.

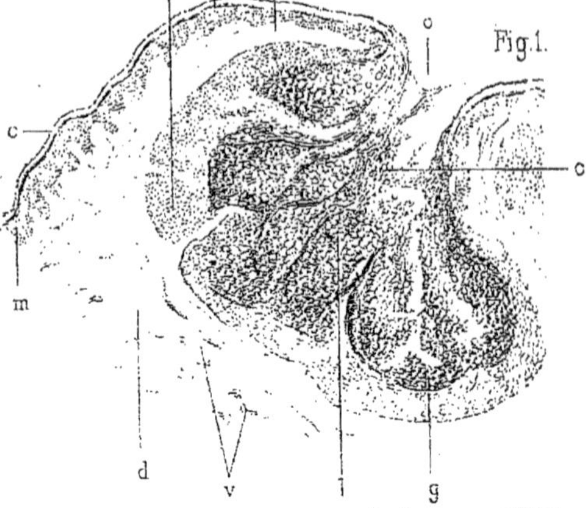

A. Karmanski del et lith. Paris, G. Masson Imp. Lemercier et Cie, Paris

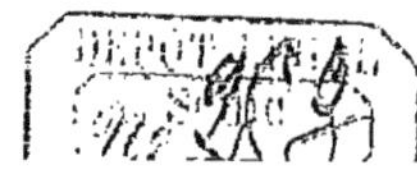

Planche VI

Ces figures, faites d'après les préparations de l'un de nous et communiquées par lui (M. Leloir) à son élève, M. Loustalot, ont été publiées dans la thèse de M. Loustalot : *le Bouton de Biskra*. Thèse de Lille, 1888.

Fig. 1.

Coupe d'ensemble d'un clou de Biskra (période papillomateuse). Biopsie (Durcissement dans l'alcool absolu. — Coloration au picro-carmin). Grossissement, 45 diamètres.

c, couche cornée dont un grand nombre de cellules présentent un protoplasme et un noyau colorés en rouge par le picro-carmin.

g, couche granuleuse.

m, corps de Malpighi hypertrophié et envoyant dans le derme des prolongements nombreux et ramifiés.

i, îlots d'infiltration du néoplasme du tubercule de Biskra.

v, vaisseaux sanguins.

Fig. 2.

Coupe de clou de Biskra (période papillomateuse). — Biopsie (Durcissement dans l'alcool absolu. Coloration au picro-carmin). Grossissement, 55 diamètres.

c, couche cornée dont un grand nombre de cellules présentent un protoplasme et un noyau colorés en rouge par le carmin.

g, couche granuleuse hypertrophiée et dont les cellules sont très fortement chargées d'éléidine.

m, couche de Malpighi épaissi et envoyant dans le derme des prolongements interpapillaires hypertrophiés et ramifiés.

s, conduit d'une glande sudoripare.

i, infiltrat néoplasique nodulaire du tubercule de Biskra.

Fig. 3.

Coupe du clou de Biskra colorée par la méthode de Gram. Grossiss., 700 diamètres.

s, coupe d'une glande sudoripare.

c, cellules embryonnaires infiltrant le derme.

m, deux micrococci en points doubles.

Fig. 4.

Culture du microbe de clou de Biskra sur gélatine peptonisée.

c, velum de la culture.

c, gélatine peptone.

Fig. 5.

Microbes du clou de Biskra (sang). Culture sur agar-agar. Coloration par la méthode de Gram. Grossissement, 1200 diamètres.

Fig. 6.

Mibrobes du clou de Biskra (pus). Culture sur gélatine peptonisée. Coloration par la méthode de Gram. Grossissement, 1200 diamètres.

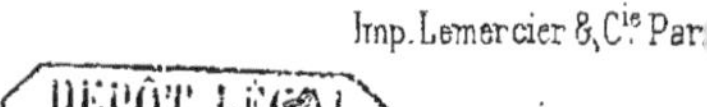

H.Leloir = E.Vidal.
Maladies de la Peau.
PL.VI.
Fig.1. 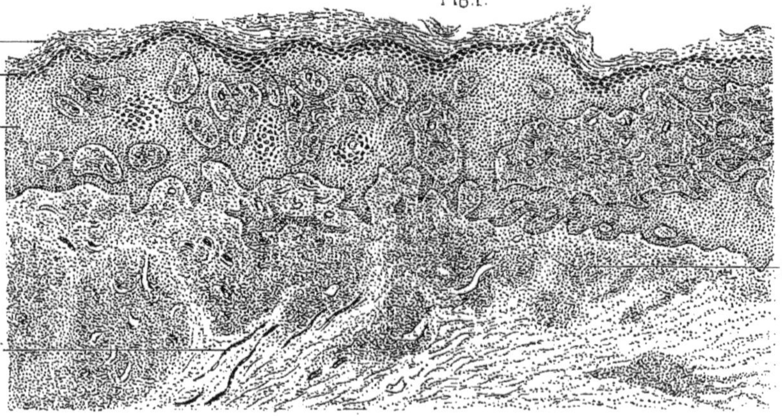
Fig. 4. 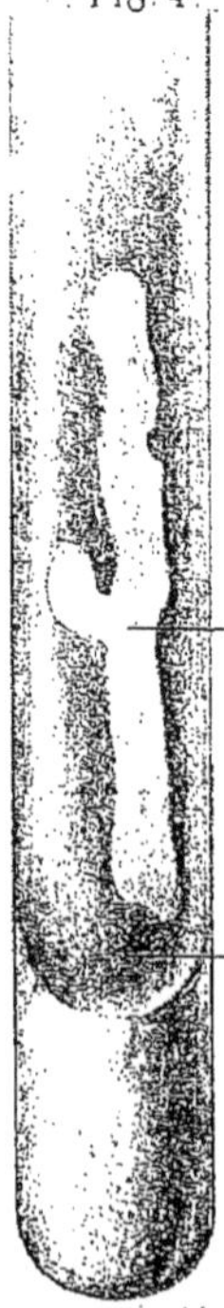
c
g
m
i
v
c
e
Fig. 3. 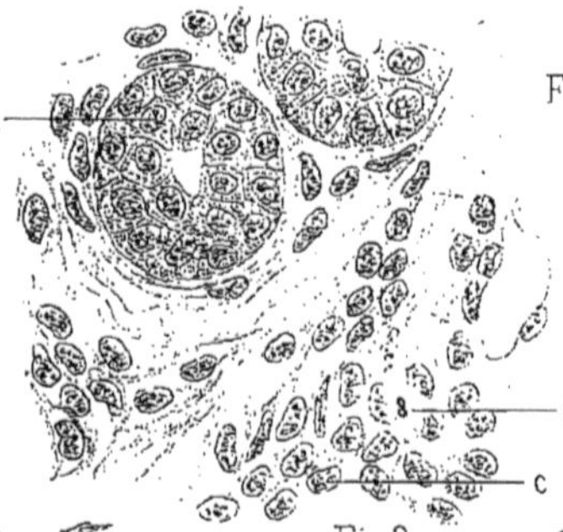
Fig. 5. 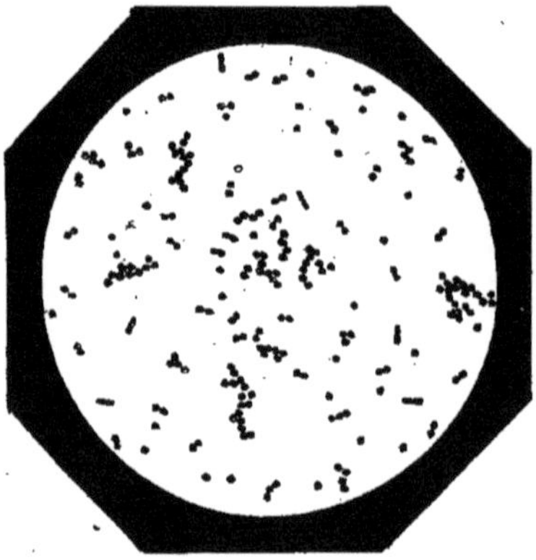
s
m
c
Fig 2. 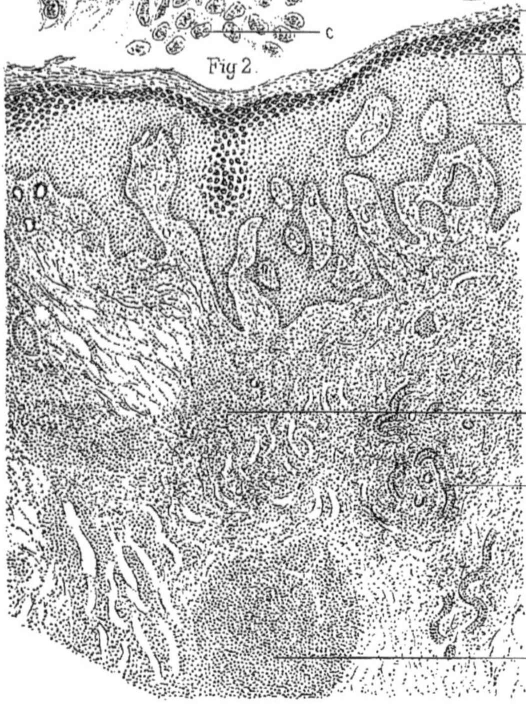
c
g
m
Fig. 6. 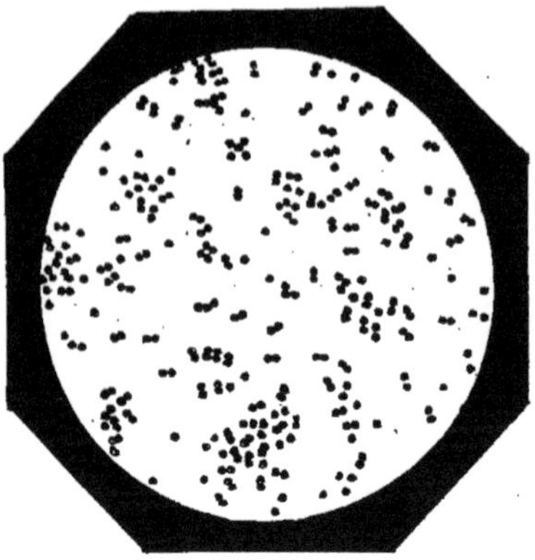
i
s
i
A.Karmanski ad nat. del. et lith.
Paris, G.Masson
Imp. Lemercier & Cie Par.
DEPOT LEGAL

Planche VIII

Fig. 1. — Dermatite exfoliatrice vraie (Type Erasmus Wilson, Vidal et Brocq).

Cette préparation provient d'un morceau de peau recueilli par l'un de nous sur la cuisse d'une femme de soixante-deux ans. Durcissement dans l'alcool absolu; coloration au picro-carmin. Grossissement 37 diamètres. On y remarquera : l'exfoliation de la couche cornée, la disparition de la couche granuleuse de l'épiderme, l'infiltration des couches supérieures du derme par de nombreuses cellules embryonnaires, la dilatation des vaisseaux sanguins du derme qui sont entourés de cellules embryonnaires.

*c,c,*couche cornée de l'épiderme qui s'exfolie et se détache en deux couches.

m,m. corps de Malpighi.

i, couche superficielle du derme infiltrée de cellules embryonnaires.

v, vaisseaux sanguins entourés de véritables manchons de cellules lymphatiques.

e, vaisseau coupé transversalement.

Fig. 2.

Cette préparation provient d'un morceau de peau recueilli par l'un de nous sur l'avant-bras d'un homme atteint de dermatite exfoliatrice vraie (type Erasmus Wilson, Vidal et Brocq). Durcissement dans l'alcool absolu, coloration au picro-carmin. Grossissement 280 diamètres.

On y remarquera : la disparition du stratum lucidum et de la couche granuleuse de l'épiderme, l'infiltration dense de la couche supérieure du derme par de nombreuses cellules embryonnaires, les altérations du tissu conjonctif dermique.

c, couche cornée

m, corps de Malpighi.

p, couche des cellules perpendiculaires.

d, derme infiltré de cellules embryonnaires.

Fig. 3. — Dermatite maligne chronique exfoliante. — Herpétide de Bazin.

Cette préparation provient d'un morceau de peau recueilli par l'un de nous en 1883 sur la face dorsale de l'avant-bras droit d'un malade de l'hôpital Saint-Louis.

Durcissement dans l'alcool absolu. Coloration au picro-carmin. Grossissement 25 diamètres.

On y remarquera : la desquamation de la couche cornée; la disparition du stratum lucidum et de la couche granuleuse; l'hypertrophie notable du corps de Malpighi et les nombreux et profonds prolongements ramifiés qu'il envoit dans le derme (ce qui montre bien qu'il s'agit ici d'une altération chronique de l'épiderme avec troubles de la kératinisation) ; l'infiltration des couches supérieures du derme par de nombreuses cellules embryonnaires ; l'altération du tissu conjonctif dermique.

c, couche cornée de l'épiderme.

c', couche cornée de l'épiderme qui s'exfolie et se détache en masse.

m, corps de Malpighi.

p, prolongements interpapillaires hypertrophiés et ramifiés du corps de Malpighi.

i, infiltrat de cellules embryonaires dans les couches supérieures du derme.

**Fig. 4. — Dermatite maligne chronique exfoliante. — Herpétide
de Bazin.**

Cette préparation provient d'un morceau de peau recueilli en 1885, sur l'avant-bras
d'un malade de l'hôpital Saint-Sauveur.

Durcissement dans l'alcool absölu. Coloration au picro-carmin. Grossissement
80 diamètres.

On y remarquera : la tendance de l'épiderme corné à s'exfolier, la persistance de
noyaux colorés par le carmin dans un certain nombre de cellules de la couche cornée ; la disparition du stratum lucidum et de la couche granuleuse au niveau des régions correspondant aux points où l'épiderme corné s'exfolie ; l'hypertrophie et l'allongement des prolongements interpapillaires du corps de Malpighi ; la destruction des
faisceaux conjonctifs du derme (le tissu élastique étant conservé) au niveau des régions supérieures du derme et en particulier au niveau de la région papillaire ; la
localisation de cette altération le long des vaisseaux ascendants et horizontaux du
derme, qu'elle entoure et dessine en quelque sorte (l'on dirait qu'un principe nocif
provenant des vaisseaux a amené l'altération du tissu conjonctif ambiant) ; l'infiltration
de cellules rondes essentiellement limitée aux territoires conjonctifs dermiques altérés ;
la dilatation des espaces lymphatiques du derme autour desquels se produit une altération du tissu conjonctif et une infiltration de cellules embryonnaires analogues à
celles qui existent autour des vaisseaux sanguins.

c, épiderme corné coloré en rose par le picro-carmin et dont un certain nombre
de cellules possèdent encore un noyau coloré en rouge par le picro-carmin.

g, vestige de la couche granuleuse.

m, corps de Malpighi.

e, prolongement interpapillaire hypertrophié du corps de Malpighi.

p,p, papilles dont le tissu conjonctif est altéré et qui sont elles-mêmes infiltrées de
cellules rondes.

v, Vaisseau sanguin entouré d'un tissu dermique altéré et infiltré de cellules embryonnaires.

i, altération dermique et infiltrat de cellules embryonnaires autour d'un gros vaisseau sanguin.

t,t, tissu conjonctif du derme non encore altéré.

Fig. 5.

Un point de la préparation précédente examiné à un grossissement de 400 diamètres.

On y remarquera : la destruction des faisceaux conjonctifs en quelque sorte rongés
par le mal envahissant ; la conservation des fibres élastiques et l'infiltrat de cellules
embryonnaires au niveau des territoires conjonctifs altérés ; la dilatation des lymphatiques du derme, suivant lesquels et autour desquels le processus destructif du tissu
semble se faire en plusieurs endroits.

i, infiltrat de cellules rondes dans un espace lymphatique.

m, noyau d'une cellule endothéliale tapissant les parois de l'espace lymphatique.

c, faisceau conjonctif.

c', faisceau conjonctif en partie détruit.

i, infiltrat de cellules rondes dans le tissu dermique altéré.

e, fibres élastiques.

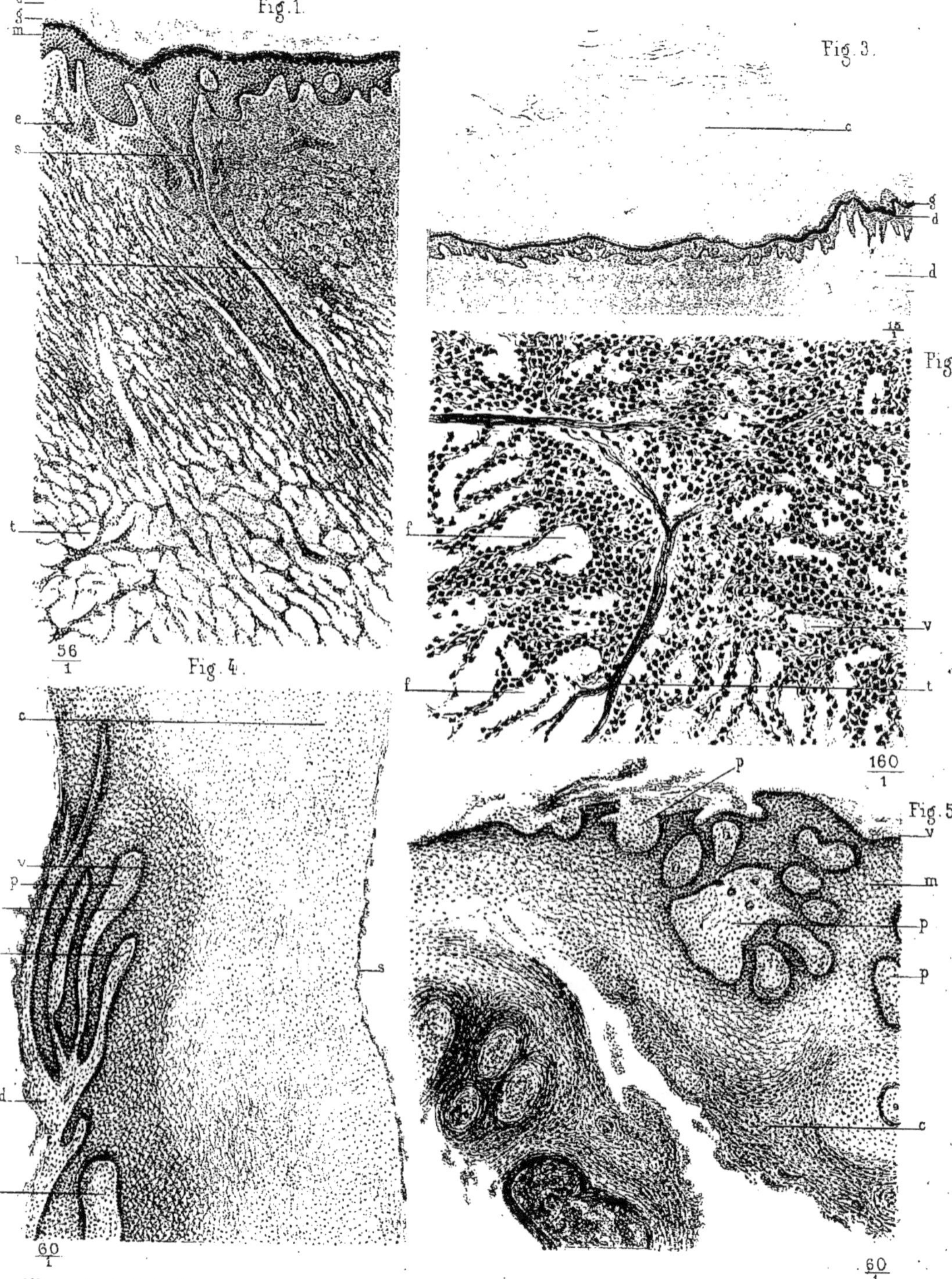

Fig. 1.
Fig. 3.
Fig. 4.
Fig. 5.
56/1
160/1
60/1
60/1

PLANCHE VII

Fig. 1. — Chéloïde.

Cette figure représente une coupe de *chéloïde spontanée* examiné à un grossissement de 56 diamètres. — Coloration au picro-carmin après durcissement dans l'acide picrique, la gomme et l'alcool :

Cette chéloïde, comme on peut le constater à un examen superficiel, est encore jeune et riche en tissu embryonnaire. Elle siège dans la partie supérieure du derme, mais a à peine envahi la couche papillaire de celui-ci.

c, couche cornée de l'épiderme.

g, couche granuleuse.

m, corps de Malpighi.

e, infiltrats de cellules embryonnaires entourant comme des manchons les vaisseaux superficiels du derme.

s, conduit d'une glande sudoripare.

i, tissu de la chéloïde.

t, tissu conjonctif.

Fig. 2.

Cette figure représente un point de la coupe précédente examiné à un grossissement de 160 diamètres. On y peut constater dans tous ses détails la structure intime de la chéloïde, qui envahit peu à peu et dissocie en quelque sorte les faisceaux conjonctifs du derme.

Ce tissu est constitué, comme on le voit, par un tissu conjonctif encore jeune et tendant à devenir fibreux.

f,f, faisceaux conjonctifs du derme.

v, vaisseau coupé transversalement.

t, vaisseau transformé en une sorte de tractus fibreux.

Fig. 3. — Cor.

Cette figure représente la coupe d'un Cor recueilli aussitôt après la mort sur la face dorsale du petit orteil d'un vieillard. — Coloration au picro-carmin après durcissement dans l'alcool absolu. Grossissement 15 diamètres.

c, épiderme corné très épaissi.

g, couche granuleuse.

d, corps de Malpighi. On remarquera que les prolongements interpapillaires du corps de Malpighi sont aplatis, effacés au niveau de la face inférieure du cor.

d, derme.

Fig. 4. — Corne cutanée.

Cette figure représente une coupe longitudinale d'une *corne cutanée*.

Coloration au picro-carmin. — Grossissement 60 diamètres.

c, couche cornée de l'épiderme.

s, surface de la couche cornée.

m, corps de Malpighi.

v, couche des cellules perpendiculaires.

p,p, papilles.

d, derme.

Fig. 5.

Cette figure représente une coupe transversale de la même corne. Coloration au picro-carmin. Grossissement 60 diamètres.

c, couche cornée de l'épiderme.

m, corps de Malpighi.

v, couche des cellules perpendiculaires.

p, papilles.

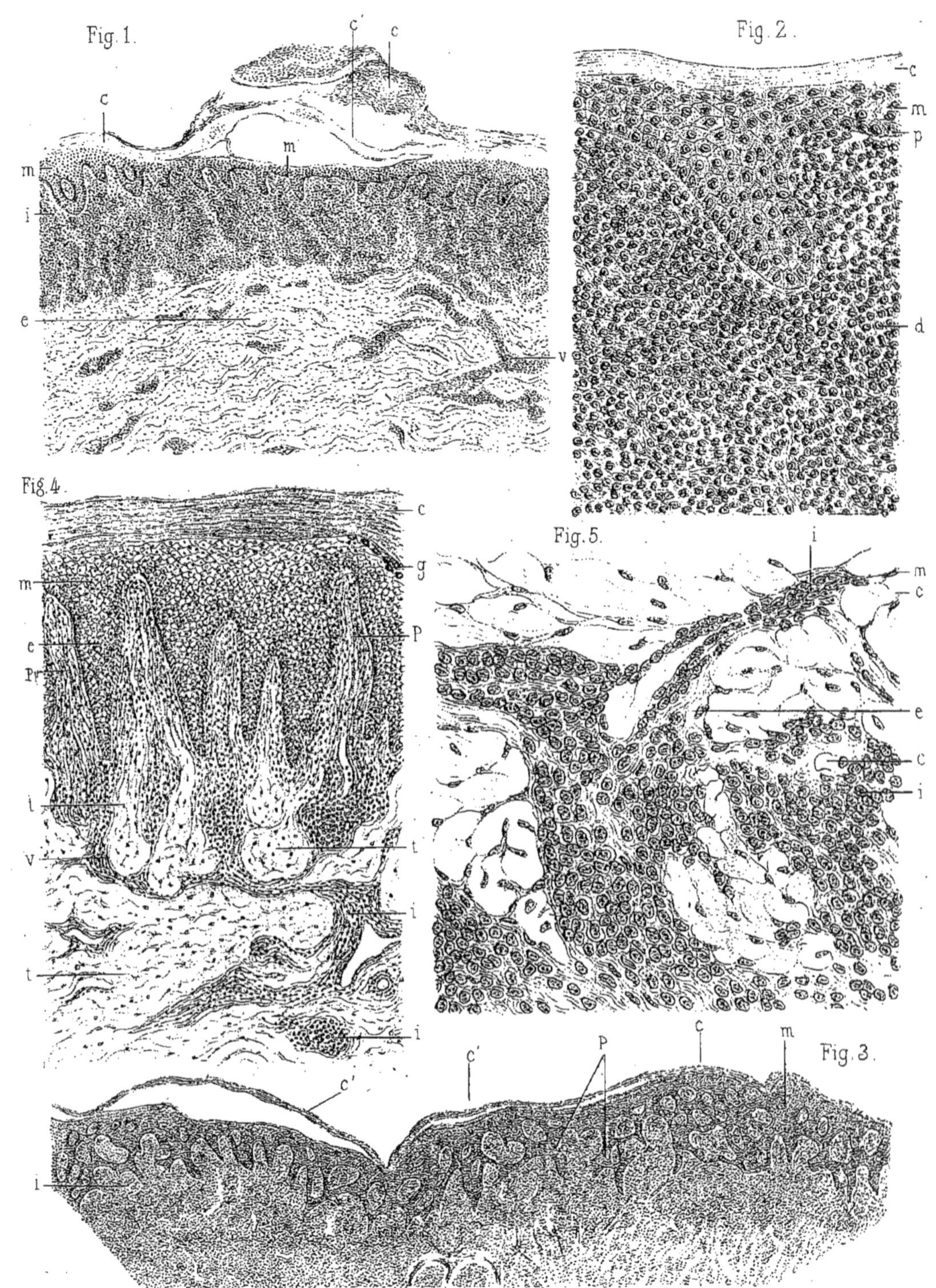
Fig. 1.
c
c
c
m
m
i
e
v
Fig. 2.
c
m
p
d
Fig. 4.
c
g
m
P
e
Pr
i
t
v
t
i
t
i
Fig. 5.
i
m
c
e
c
i
c'
P
c
m
c'
i
Fig. 3.

PLANCHE IX

ECTHYMA.

Fig. 1.

Cette figure représente une coupe de pustule d'ecthyma simple au début de la période pustuleuse recueillie sur le vivant et plongée aussitôt dans une solution d'acide osmique à 1/200°. Coloration au picro-carmin. Grossissement 100 diamètres.

On y remarque les différents degrés de l'altération cavitaire des cellules épidermiques qui préside au processus de pustulation, et la disparition de la couche granuleuse.

c, couche cornée de l'épiderme.

l, stratum lucidum.

n, petites cavités résultant de l'ouverture les unes dans les autres des cellules cavitaires et renfermant des cellules lymphatiques.

r', cavités résultant de l'ouverture les unes dans les autres de plusieurs cellules cavitaires et renfermant des globules de pus.

r'', *r'''*, cavités plus grandes ou cavités tertiaires résultant de l'ouverture les unes dans les autres des cavités précédentes et remplies de globules de pus.

c, cellules épithéliales du corps de Malpighi ayant subi l'altération cavitaire.

s, cellules cavitaires dépourvues de leur noyau.

p, couche des cellules perpendiculaires.

d, papilles du derme.

Fig. 2.

Cette figure représente une coupe de pustule d'ecthyma recueillie sur le vivant (ecthyma simple des membres inférieurs). Durcissement dans l'alcool absolu. Coloration au picro-carmin. Grossissement 140 diamètres.

On y remarquera : les différents degrés de l'altération cavitaire des cellules épidermiques qui préside au processus de pustulation, la disparition de la couche granuleuse, la légèreté de l'inflammation dermique qui est très peu accentuée et limitée seulement aux papilles.

c, couche cornée.

s, *s*, réticulum primaire provenant de l'altération cavitaire, mais où les cellules cavitaires ont perdu leurs noyaux, rappelant ainsi les « Kernlische Schollen de Weigert ».

a, *a*, cellules cavitaires.

r, *r'*, réticulum et cavités secondaires et tertiaires provenant de l'ouverture les unes dans les autres des cellules cavitaires.

m, corps de Malpighi.

p. papilles.

v. vaisseaux.

Fig. 3.

Cette figure représente une coupe de pustule d'ecthyma cachectique recueillie aussitôt après la mort. Durcissement dans l'alcool absolu. Coloration au picro-carmin. Grossissement 40 diamètres.

c, couche cornée de l'épiderme.

g, couche granuleuse.

g', couche granuleuse altérée, atrophiée, presque dépourvue d'éléidine, correspondant au sommet de la pustule.

m, corps de Malpighi.

m', corps de Malpighi altéré correspondant au foyer de la pustule et infiltrat de cellules embryonnaires.

p, papilles du derme infiltrées de cellules embryonnaires.

a, foyer de la pustule.

i, infiltrat de cellules purulentes correspondant à la base du foyer de la pustule.

d, derme.

v, vaisseaux entourés d'un manchon de cellules lymphatiques.

Fig. 4.

Cette figure représente un groupe de cellules épidermiques (corps de Malpighi) provenant d'une pustule d'ecthyma aigu simple. Le morceau de pustule recueilli sur le vivant avait été plongé immédiatement dans l'acide osmique à 1/100°. Coloration au picro-carmin. Grossissement 450 diamètres.

p, protoplasma d'une cellule cavitaire.

h, espace clair se formant autour du noyau et provenant de la dilatation pathologique de la zone hyaline périnucléaire (altération cavitaire).

n, noyau de la cellule épidermique.

s, cellule cavitaire dont le noyau a disparu et qui rappelle ainsi une « Kernlische Scholle de Weigert ».

Fig. 2.

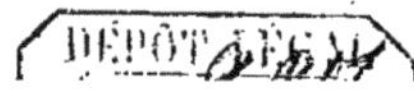

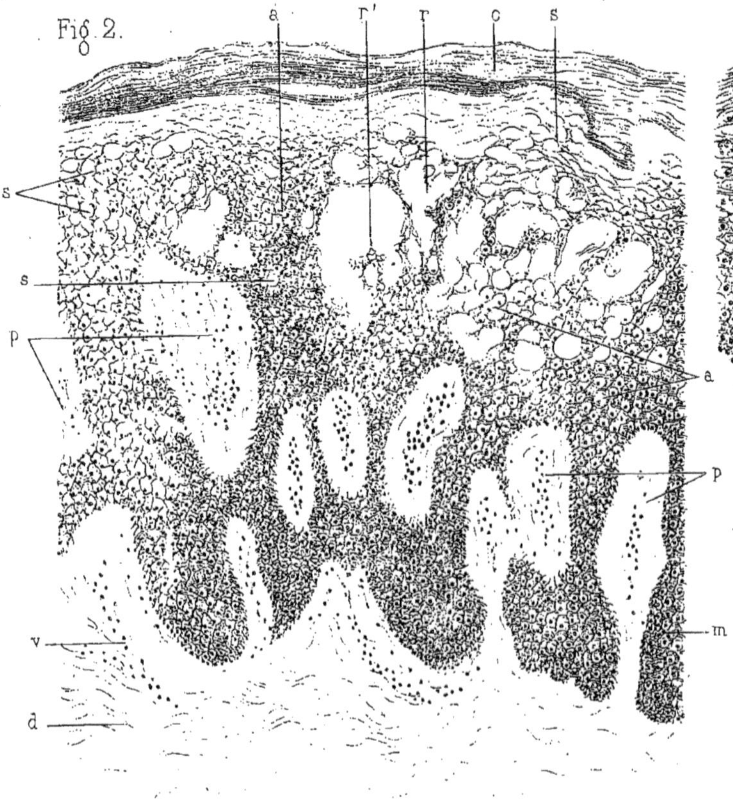

Fig. 1.

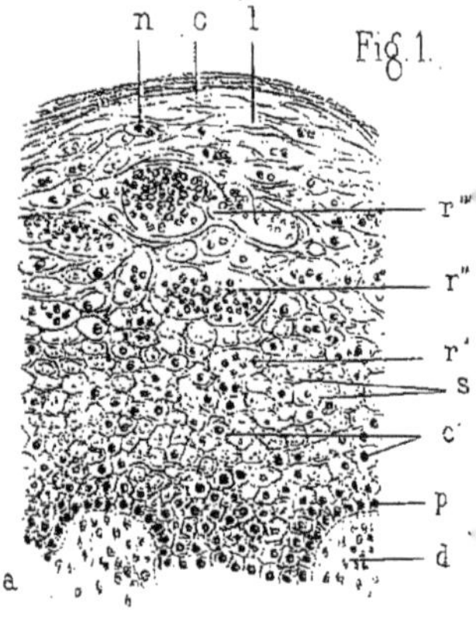

Fig. 4.

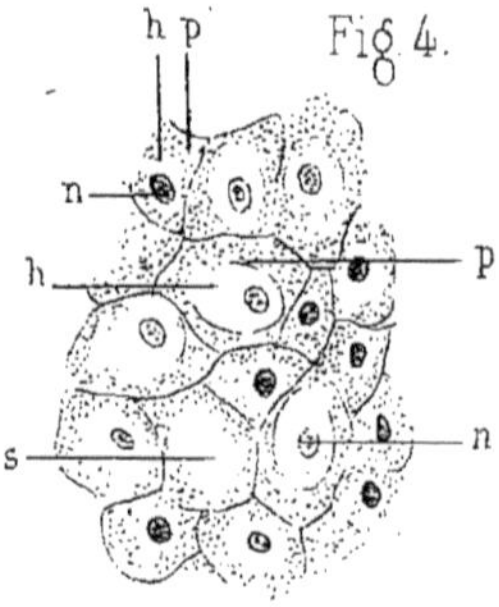

Fig. 3.

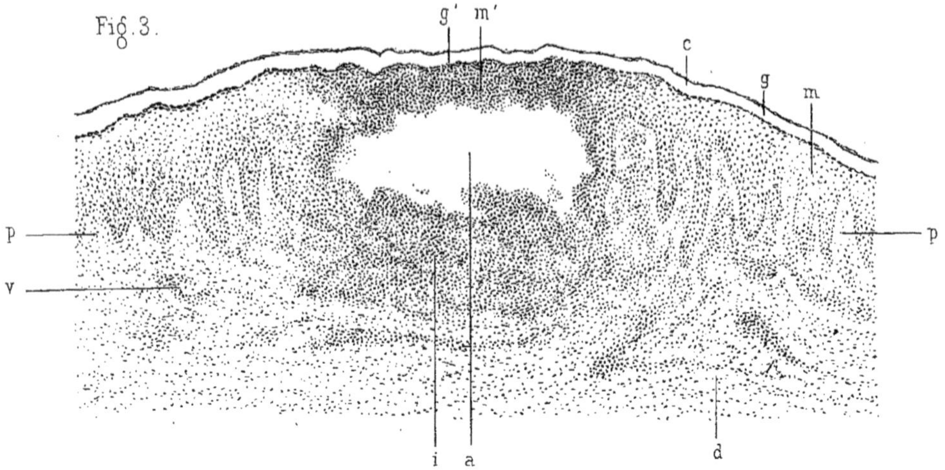

A. Karmanski del. et lith. Paris, G. Masson. Imp. Lemercier & Cie Paris.

ECZÉMA AIGU VÉSICULEUX.

Cette planche représente des préparations de lambeaux de peau atteinte d'eczéma aigu vésiculeux recueillis sur le vivant, au niveau de la région dorsale supérieure chez un homme de vingt-neuf ans. Durcissement dans l'acide osmique à 1/100° (six heures), puis dans l'alcool absolu. Coloration à l'hématoxyline.

Fig. 1.

La figure 1 représente une coupe de vésicule d'eczéma examinée à un grossissement de 100 diamètres.

On y remarquera tout d'abord que, si la formation de la vésicule eczémateuse est due en grande partie au processus de l'altération cavitaire, il n'en est pas moins vrai que le processus de phlycténisation entre aussi en ligne de compte dans la formation de la lésion élémentaire vésiculeuse, comme on peut le constater en K. La lésion élémentaire vésiculeuse de l'eczéma est donc dans le cas actuel une lésion mixte résultant de deux processus : en première ligne l altération cavitaire (vésiculation), en deuxième ligne le clivement (phlycténisation).

On y remarquera également la disparition de la couche granuleuse, l'envahissement du corps de Malpighi par les cellules migratrices, l'hypérémie œdémateuse des couches supérieures du derme.

c, couche cornée dont la plupart des cellules renferment encore des noyaux colorés par l'hématoxyline.

c′, portion de la couche cornée soulevée.

c″, tractus épithélial constitué par une portion de la couche cornée.

k, k, exsudation séreuse coagulée renfermant en plusieurs points des filaments fibrineux et des réticulums fibrineux.

m, corps de Malpighi.

d, d, derme.

l, cellules migratrices lymphatiques.

p, p, papilles du derme renfermant une assez grande quantité de cellules migratrices.

v, vaisseaux.

v′, vaisseau papillaire rempli de leucocytes.

v″, vaisseau sanguin entouré de nombreuses cellules lymphatiques extravasées qui lui forment une sorte de manchon épais surtout en *i*.

Fig. 2.

Cette figure représente un point de la préparation précédente examinée à un grossissement de 300 diamètres.

c, couche cornée et stratum lucidum.

c′, portion soulevée de la couche cornée.

r, réticulum épithélial primaire provenant en grande partie de l'altération cavitaire des cellules du stratum lucidum.

r', réticulum épithélial secondaire provenant de l'ouverture les unes dans les autres des cellules cavitaires.

r'', réticulum épithélial tertiaire provenant de la rupture des mailles du réticulum secondaire.

a, cellules lymphatiques.

m, corps de Malpighi.

l, cellules lymphatiques migratrices situées entre les cellules épidermiques du corps de Malpighi.

v, coupe d'un vaisseau papillaire bourré de globules rouges et renfermant trois leucocytes.

p, papille du derme.

e, papille du derme.

Fig. 3.

Cette figure représente un point du derme de la préparation précédente, où se trouve un follicule pilo-sébacé. Grossissement 150 diamètres.

On y remarquera la prolifération des cellules glandulaires et l'infiltration du follicule et du derme ambiant par les cellules lymphatiques. Ce sont là des lésions de l'eczéma folliculorum.

s, follicule sébacé.

m, cellules migratrices qui infiltrent le follicule sébacé.

d, derme ambiant.

i, infiltrat de cellules lymphatiques.

f, follicule pileux.

p, poil.

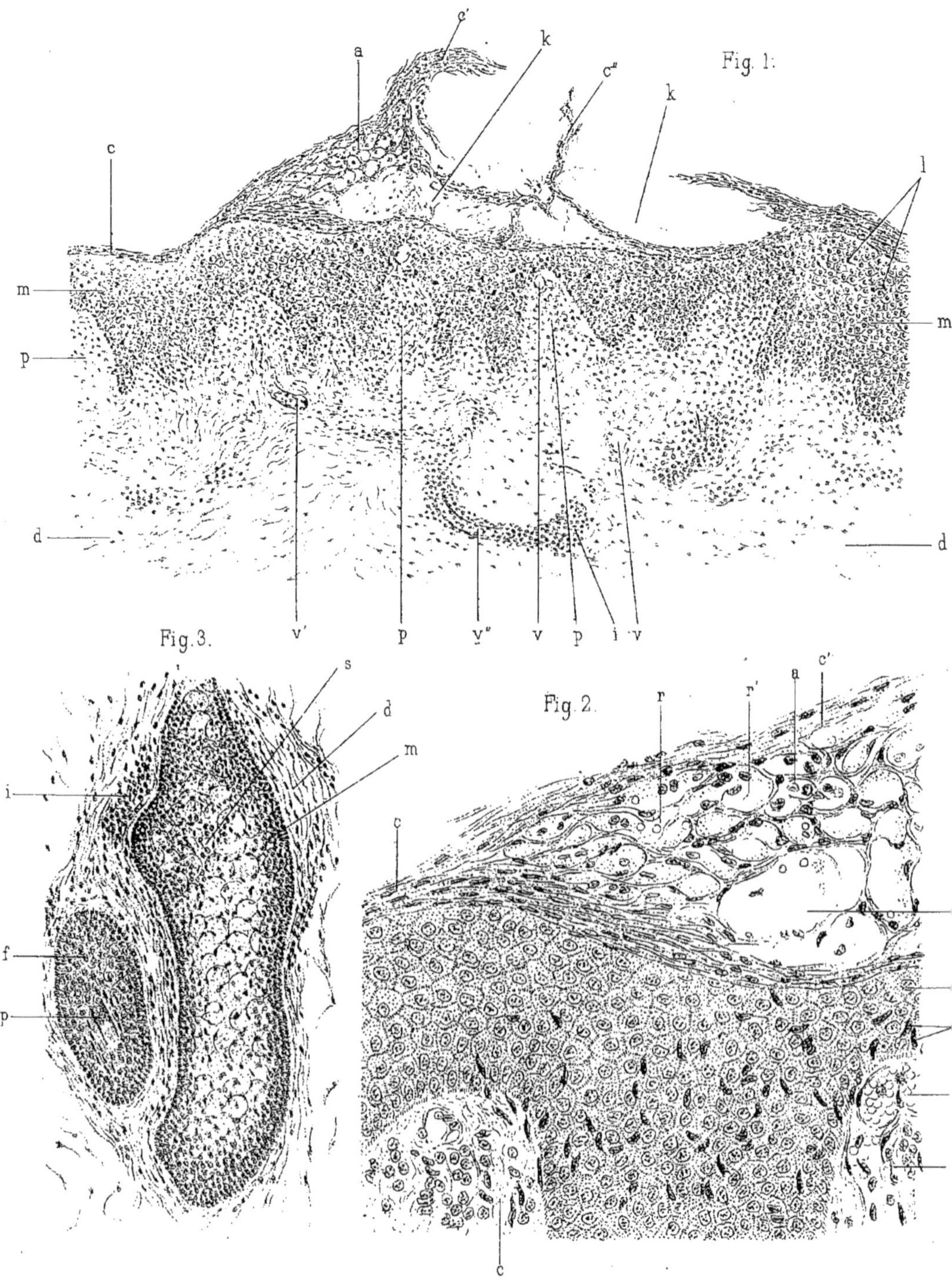

c'
a
k
c"
f
k
Fig. 1.
c
l
m
m
p
p
d
d
Fig. 3.
v'
p
v"
v
p
i v
s
d
m
Fig. 2.
r
r'
a
c'
i
c
f
p
c
c

PLANCHE XI

ECZÉMA SQUAMEUX SUBAIGU ET CHRONIQUE.

Fig. 1. — Eczéma chronique généralisé.

Cette préparation provient d'un lambeau de peau recueilli sur la cuisse d'un homme atteint d'eczéma chronique squameux, généralisé, datant de sept ans.

Durcissement dans l'alcool absolu. Coloration au picro-carmin. Grossissement 40 diamètres.

On remarquera dans cette préparation : la desquamation de la couche cornée dont la plupart des cellules présentent encore un noyau nettement coloré par le carmin ; la disparition absolue de la couche granuleuse; l'hypertrophie considérable du corps de Malpighi, dont les prolongements interpapillaires sont notablement allongés, élargis et souvent ramifiés; l'état légèrement hypérémique et œdémateux (œdème demi-dur) de la moitié supérieure du derme.

e, épiderme corné dont la plupart des cellules possèdent encore un noyau nettement coloré par le carmin.

m, corps de Malpighi.

v, vaisseau papillaire.

p, papilles.

v' vaisseau sanguin ascendant du derme. Il est dilaté et entouré de cellules embryonnaires.

g, glande.

s, coupe de glomérules de glandes sudoripares.

v", artères coupées transversalement.

Fig. 2. — Eczéma squameux subaigu localisé.

Cette préparation provient d'un lambeau de peau recueilli sur le dos d'un homme atteint d'eczéma sec, squameux, non circiné, de la région interscapulaire. Durcissement dans l'alcool absolu. Coloration au picro-carmin. Grossissement 50 diamètres.

On y remarquera : la prolifération et le tassement excessif des cellules épithéliales en certains points de la couche de Malpighi, ainsi qu'au niveau de la gaine externe des poils ; la disparition de la couche granuleuse en certains points, son existence en d'autres points où elle est toutefois amincie et moins riche en éléidine qu'à l'état normal; la très légère infiltration des couches supérieures du derme par des cellules lymphatiques, infiltration qui est surtout prononcée autour des vaisseaux sanguins.

c, couche cornée.

g, couche granuleuse.

m, corps de Malpighi.

t, points de la couche de Malpighi où il y a prolifération et tassement des cellules épithéliales.

n, amas de cellules lymphatiques dans les couches supérieures du derme.

h, légère extravasation de globules rouges dans les régions supérieures du derme.

v, vaisseau sanguin entouré d'un manchon de cellules lymphatiques.

f, follicules pileux.

s, conduit excréteur d'une glande sudoripare.

Un point de la préparation précédente examiné à un grossissement de 250 diamètres.

c, couche cornée.

l, partie profonde de la couche cornée dont un grand nombre de cellules possèdent
encore un noyau nettement coloré par le carmin.

m, corps de Malpighi.

e, couche des cellules perpendiculaires.

p, papilles.

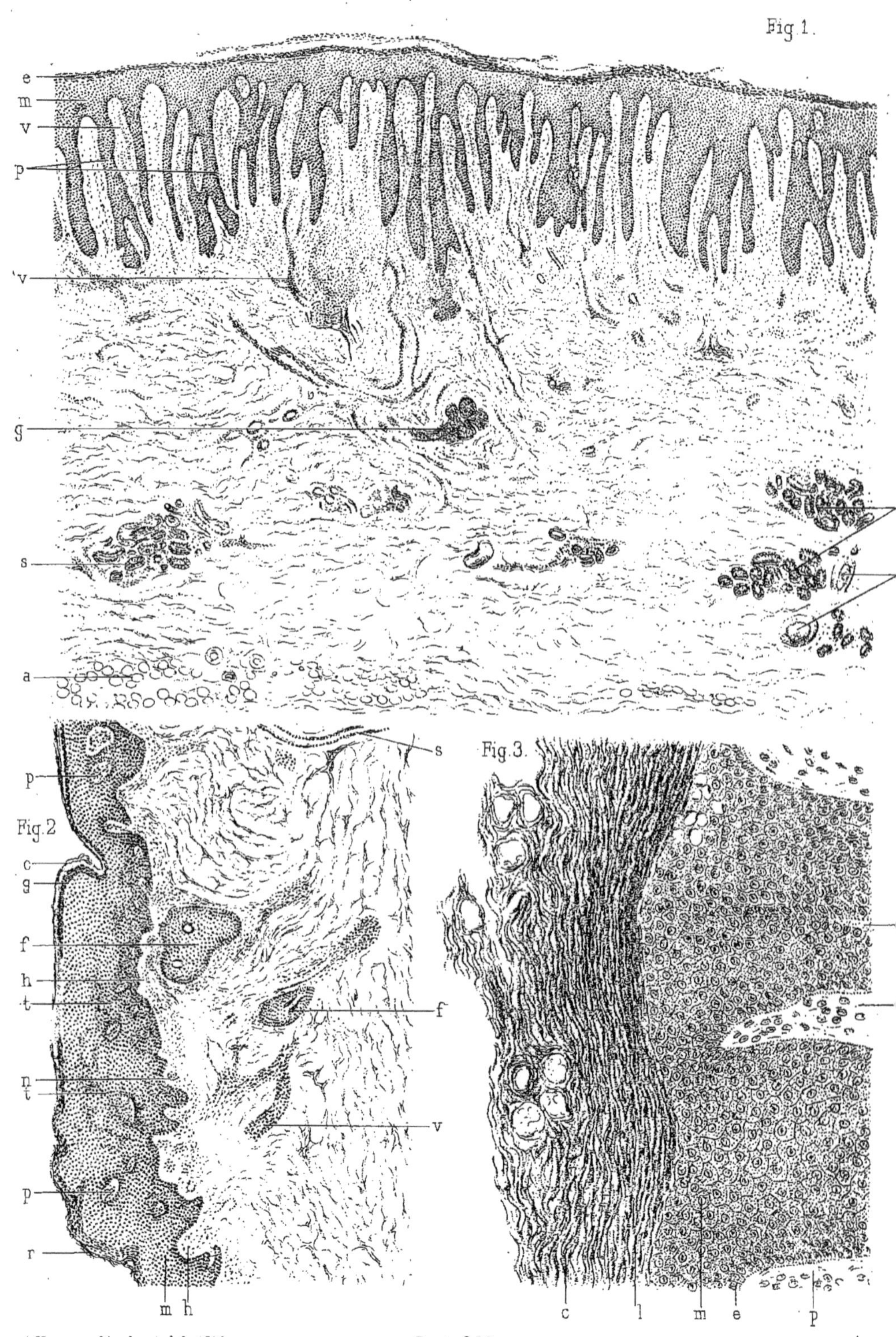
Fig.1.
e
m
v
p
v
g
s
a
Fig.2
p
c
g
f
h
t
n
t
p
r
m h
Fig.3.
s
f
v
c l m e p

ECZÉMA SÉBORRHÉIQUE.

Fig. 1.

La figure 1 représente une coupe d'eczéma séborrhéique, d'après une préparation qui nous a été obligeamment communiquée par P.-G. Unna. Coloration au picro-carmin après passage dans l'acide osmique. Grossissement 60 diamètres.

On y remarquera : l'infiltration des régions inférieures du corps de Malpighi, de la couche papillaire du derme, des conduits des glandes sudoripares et de quelques espaces du derme, par la graisse ; la légère infiltration de cellules embryonnaires dans les couches supérieures du derme, autour des vaisseaux papillaires dermiques ; la disparition de la couche granuleuse de l'épiderme.

m, corps de Malpighi.

g, g, gouttelettes graisseuses répandues dans la partie profonde du corps de Malpighi.

c, infiltration de cellules rondes autour des vaisseaux de la couche papillaire du derme.

g', gouttelettes graisseuses siégeant dans les lacunes du derme.

s, s, canaux excréteurs des glandes sudoripares, remplis de gouttelettes graisseuses.

Fig. 2.

La figure 2 représente une coupe d'eczéma séborrhéique avec inflammation assez notable des régions supérieures du derme, d'après une préparation qui nous a été obligeamment communiquée par P.-G. Unna. Coloration au picro-carmin après passage dans l'acide osmique. Grossissement 60 diamètres.

On y remarquera : l'envahissement par la graisse, de certains points des prolongements interpapillaires du corps de Malpighi ; l'infiltration assez abondante de cellules rondes dans la région supérieure du derme et en particulier le long des vaisseaux papillaires ; l'existence de quelques gouttelettes graisseuses dans cette infiltration inflammatoire du derme ; la disparition de la couche granuleuse de l'épiderme et l'état œdémateux de la couche cornée basale.

c, couche cornée.

m, corps de Malpighi.

g, g, gouttelettes de graisse infiltrant les régions inférieures du corps de Malpighi.

i, i, infiltrat inflammatoire de cellules rondes dans la région supérieure du derme.

g', gouttelettes graisseuses disséminées au milieu de l'infiltrat inflammatoire du derme.

Fig. 3.

Un point de la préparation précédente examiné à un grossissement de 210 diamètres.

Cette figure représente les extrémités de deux prolongements épidermiques interpapillaires, une partie limitée de la région papillaire du derme enflammée, infiltrée par des cellules rondes et entre lesquelles se voient quelques gouttelettes de graisse.

m, prolongement épidermique interpapillaire.

p, papille du derme.

i, infiltrat inflammatoire de cellules rondes dans les régions supérieures du derme.

v, vaisseau sanguin coupé transversalement.

g, gouttelettes graisseuses situées au milieu de l'infiltrat inflammatoire du derme.

Fig. 4.

La figure 4 représente une coupe du derme profond dans un cas d'eczéma séborrhéique. Durcissement dans l'acide osmique. Coloration au picro-carmin. Grossissement 210 diamètres.

On remarquera dans cette figure le conduit d'une glande sudoripare, rempli de gouttelettes graisseuses.

s, conduit excréteur d'une glande sudoripare. Il renferme de nombreuses gouttes de graisse.

t, derme.

a, artère coupée transversalement.

v, vaisseaux sanguins coupés transversalement.

g, gouttelettes de graisse.

Fig. 5.

La figure 5 représente une coupe d'eczéma séborrhéique papulo-squameux psoriasiforme. Le lambeau cutané a été enlevé sur le vivant. Durcissement dans l'alcool absolu. Coloration au picro-carmin. Grossissement 40 diamètres.

On remarquera dans cette figure : l'état œdémateux de la couche cornée basale ; la persistance de la couche granuleuse de l'épiderme ; la longueur et la ramification des prolongements épithéliaux interpapillaires ; l'allongement des papilles du derme ; l'infiltration cellulaire inflammatoire légère du derme qui se rencontre presque uniquement le long de ses vaisseaux papillaires et sous-papillaires ; la dilatation des lacunes lymphatiques du derme.

c, couche cornée en état de desquamation.

g, couche granuleuse.

v, vaisseaux sous-papillaires dilatés et entourés de manchons de cellules lymphatiques.

d, derme.

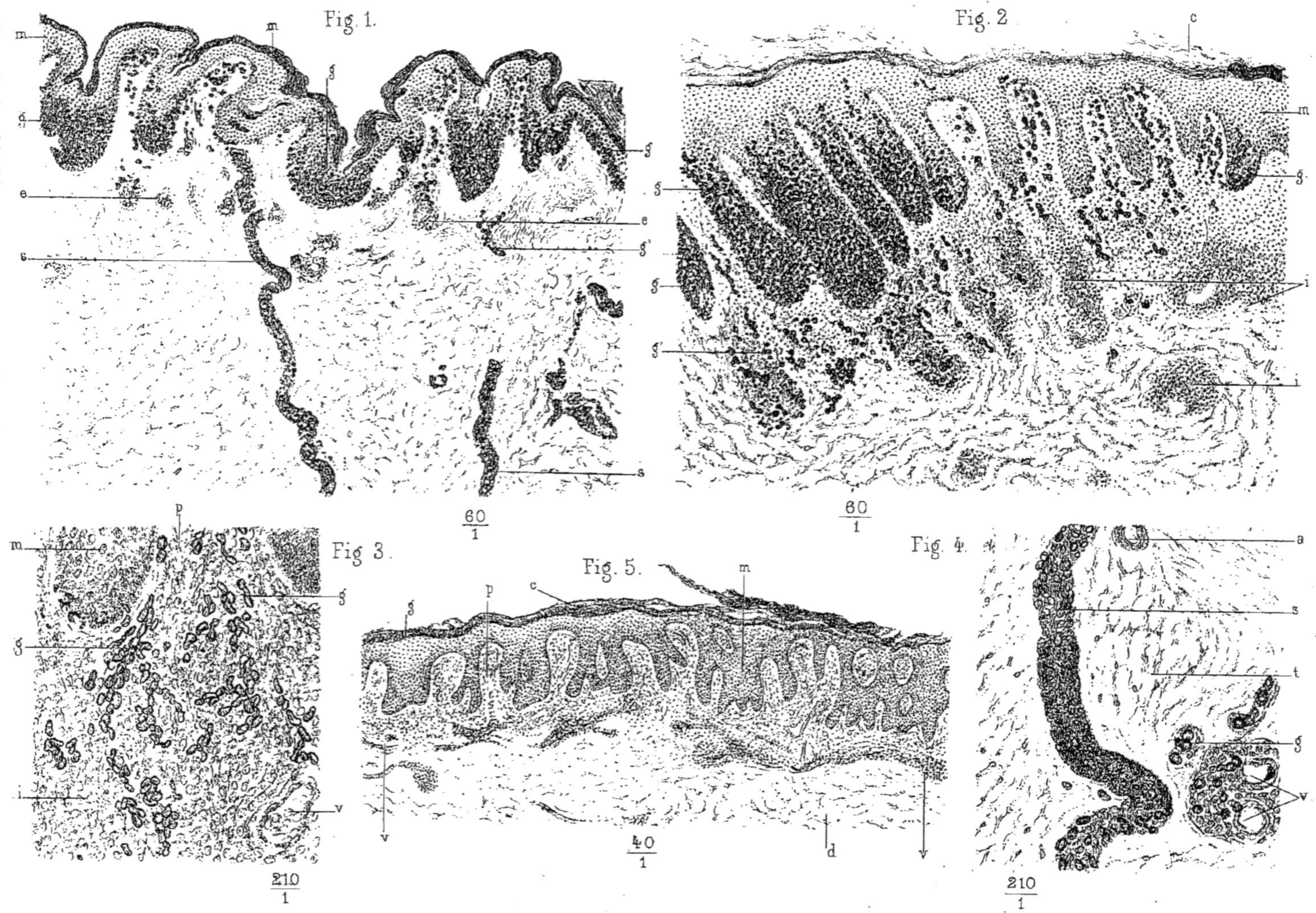

Fig. 1.
Fig. 2
Fig. 3.
Fig. 4.
Fig. 5.
60/1
60/1
40/1
210/1
210/1

ÉRYTHÈME POLYMORPHE.

Les figures de cette planche représentent les lésions histologiques de l'érythème polymorphe maculo-papuleux.

Ces préparations proviennent de lambeaux cutanés excisés sur le vivant, au niveau de la face dorsale de l'avant-bras, chez un homme de vingt-deux ans atteint d'érythème maculo-papuleux et papuleux.

Durcissement dans l'alcool absolu. Coloration au picro-carminate d'ammoniaque.

L'on peut constater dans ces figures que la lésion dermique de l'érythème polymorphe est constituée d'une façon générale par une hyperhémie œdémateuse siégeant surtout dans la moitié supérieure du derme, mais envahissant aussi les parties profondes de celui-ci. L'on remarquera en outre que cette hyperhémie œdémateuse est surtout accentuée autour des glandes cutanées et des vaisseaux sanguins. Ces préparations ont été présentées en 1884, par l'un de nous, à la Société anatomique. (H. Leloir, *Recherches sur l'anatomie pathologique des érythèmes et de l'érythème polymorphe en particulier. — 4 avril 1884.*)

Fig. 1.

oupe d'érythème maculo-papuleux. Grossissement 25 diamètres.

e, épiderme (corps muqueux de Malpighi). — On remarquera l'absence de la couche granuleuse et la disparition presque totale de la couche cornée.

d, région supérieure du derme. A ce niveau, le derme est infiltré de leucocytes et de quelques globules rouges extravasés.

v,v, vaisseaux sanguins dilatés et entourés de manchons de cellules lymphatiques.

f, follicule pileux.

s, u, glande sébacée infiltrée et entourée d'une grande quantité de cellules lymphatiques.

i, infiltrat de cellules lymphatiques.

l, lacune lymphatique fortement dilatée.

s, glomérule d'une glande sudoripare coupé transversalement, au niveau et autour duquel le tissu conjonctif cutané présente des signes d'hyrephémie œdémateuse notable et est infiltré d'une grande quantité de cellules lymphatiques.

Fig. 2.

Un point de la coupe précédente examiné à un grossissement de 300 diamètres, là où il persistait encore un vestige de la couche granuleuse.

c, couche cornée.

g, couche granuleuse réduite à une rangée de cellules, peu riches relativement en éléidine.

m, corps de Malpighi.

v,v, cellules lymphatiques migratrices qui ont envahi le corps de Malpighi.

p, couche des cellules perpendiculaires.

c, vaisseau papillaire dilaté.

n, cellules lymphatiques qui entourent ce vaisseau.

d, amas de cellules lymphatiques.

f, lacune lymphatique dilatée.

l, lacune lymphatique très dilatée et renfermant une grosse cellule endothéliale gonflée.

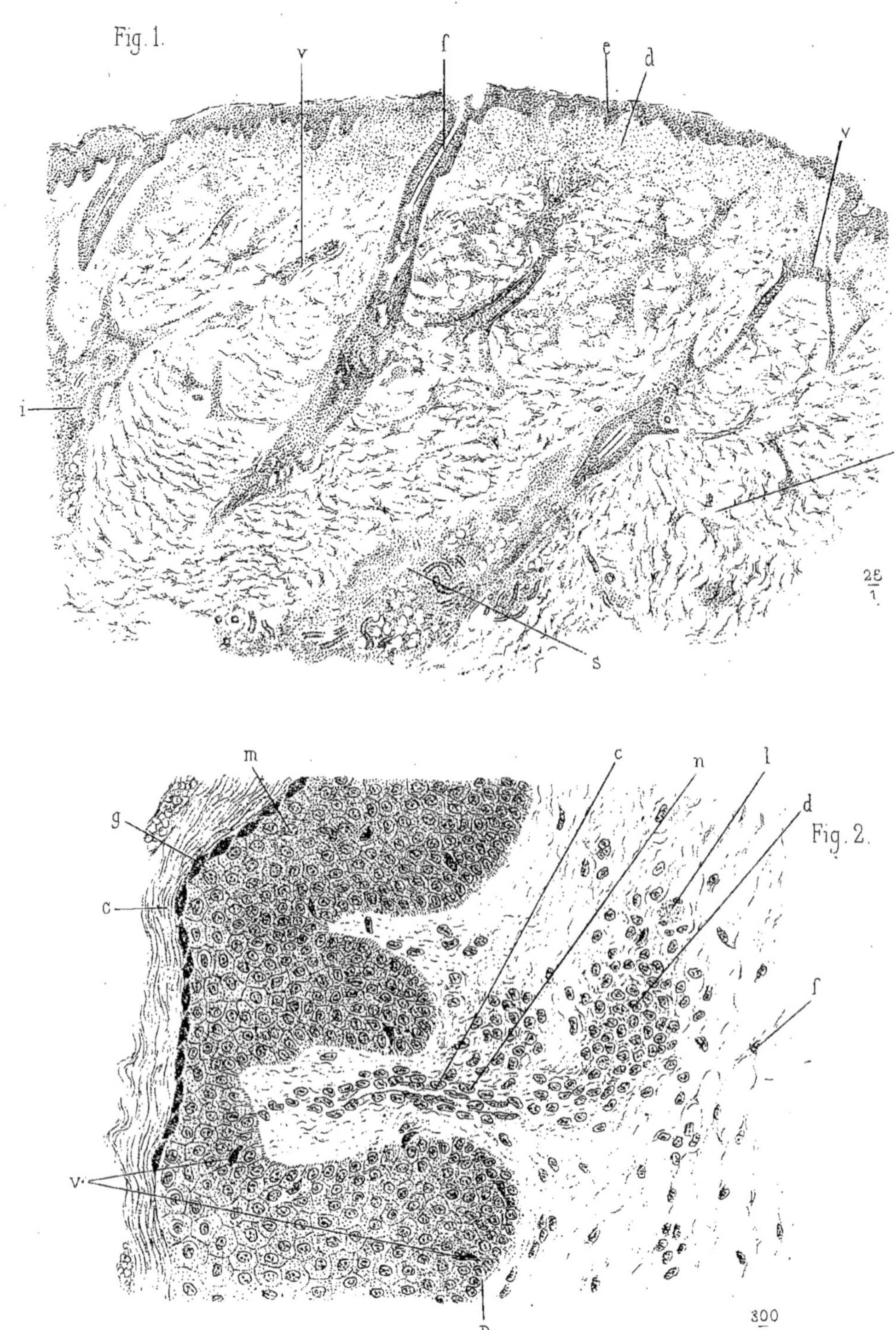
Fig. 1.
v
f
e
d
v
i
l
s
2E/1
m
c
n
l
d
Fig. 2.
g
c
f
v·
P
300/1

PLANCHE XIV

ERYTHÈME POLYMORPHE.

Ces préparations ont été présentées en 1884 par l'un de nous à la Société anatomique (Voir H. Leloir : *Recherches sur l'anatomie pathologique des érythèmes et de l'érythème polymorphe en particulier.* — Bulletins de la Société anatomique, 4 avril 1884.)

Fig. 1.

Cette figure représente une préparation d'érythème polymorphe maculo-papuleux. Le lambeau cutané malade a été recueilli sur la jambe d'un sujet vivant et plongé aussitôt dans une solution d'acide osmique à 1 p. 100. Puis il a été durci dans l'alcool absolu. Grossissement 60 diamètres.

On y remarquera : la dilatation considérable des vaisseaux sanguins du derme et l'infiltration abondante de globules blancs qui existe autour d'eux, la dilatation des espaces lymphatiques du derme.

c, couche cornée.

m, corps de Malpighi.

p, p, vaisseaux papillaires dilatés et entourés de cellules lymphatiques.

v,v, vaisseaux dilatés et entourés de manchons de cellules lymphatiques.

g, amas de cellules lymphatiques suivant le trajet d'un vaisseau.

Fig. 2.

Cette figure représente une préparation d'érythème polymorphe papulo-vésiculeux au début. Le lambeau cutané malade a été recueilli sur le bras d'un sujet vivant et plongé aussitôt dans l'alcool absolu. Grossissement 300 diamètres.

On y remarquera : le grand amincissement de la couche granuleuse, le début de l'altération cavitaire au niveau de la plupart des cellules malpighiennes, l'infiltration du corps de Malpighi par de nombreuses cellules migratrices, l'infiltration des couches supérieures du derme par de nombreuses cellules lymphatiques.

c, couche cornée.

g, couche granuleuse réduite à une seule rangée de cellules espacées.

m, corps de Malpighi dont la plupart des cellules sont atteintes du début de l'altération cavitaire.

l,l, cellules lymphatiques migratrices situées entre les cellules du corps de Malpighi.

p, couche des cellules perpendiculaires.

l', cellule lymphatique en train de pénétrer dans l'épiderme entre deux cellules perpendiculaires.

d, couche papillaire du derme infiltrée d'une petite quantité de cellules lymphatiques.

i, infiltration abondante de cellules lymphatiques dans la couche supérieure du derme.

Fig. 3.

Cette figure représente une préparation d'érythème polymorphe papulo-vésiculeux (varioliforme). Le lambeau cutané malade a été recueilli sur la face dorsale de l'avant-bras d'un sujet vivant, et plongé aussitôt dans une solution d'acide osmique à 1/100, puis il a été durci dans l'alcool absolu. Grossissement 350 diamètres.

On y remarquera : l'altération cavitaire d'un grand nombre de cellules malpighiennes; l'infiltration du corps de Malpighi par des cellules lymphatiques migratrices; le soulèvement en masse du corps de Malpighi par un exsudat fibrineux renfermant quelques leucocytes; la dilatation des espaces lacunaires lymphatiques du derme et l'infiltration légère de celui-ci par des cellules lymphatiques.

c, cellule malpighienne ayant subi l'altération cavitaire et renfermant un noyau refoulé à la périphérie.

p, couche des cellules perpendiculaires.

f, exsudat fibrineux.

g, cellules lymphatiques.

d, derme.

Fig. 4.

Cette figure représente un point du derme de la préparation précédente, examiné à un grossissement de 350 diamètres.

Elle représente un espace lymphatique cutané superficiel dilaté siégeant au niveau de la partie profonde de la couche papillaire.

f, faisceau de tissu conjonctif bordant l'espace lymphatique.

g, exsudat granuleux qui se trouve dans l'espace lymphatique dilaté.

l, cellule lymphatique.

n, noyau d'une cellule endothéliale tapissant l'espace lymphatique.

e, cellule endothéliale.

Fig. 5.

Cette figure reproduit un point du derme de la préparation représentée à la fig. 4. Elle montre un lymphatique lacunaire dilaté.

f, faisceau de tissu conjonctif dermique.

n,n, noyaux des cellules endothéliales.

l, espace lymphatique dilaté.

e, cellule endothéliale gonflée, granulo-graisseuse, avec noyau apparent.

g, matière granuleuse qui se trouve dans l'espace lymphatique dilaté.

Fig. 1.

Fig. 4.

Fig 2

Fig. 3

Fig. 5

A. Karmanski ad nat. del et lith. Paris, G. Masson. Imp. Lemercier & Cie Paris

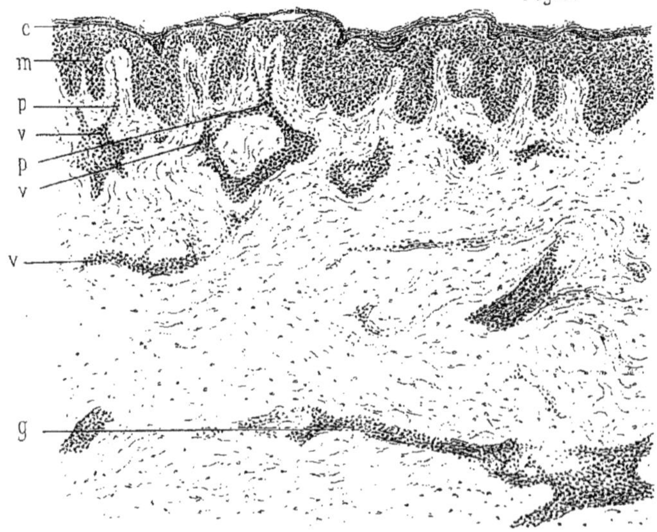

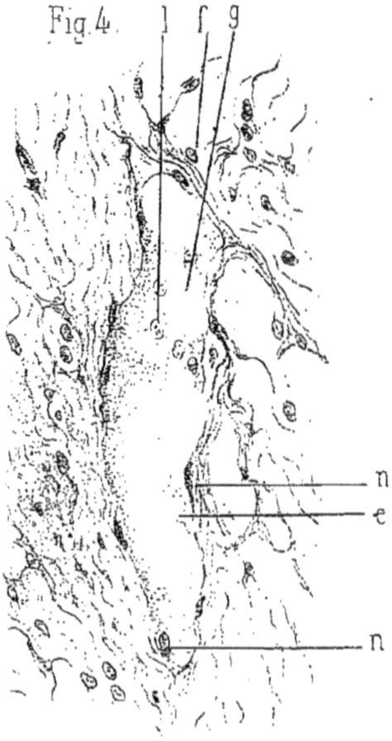

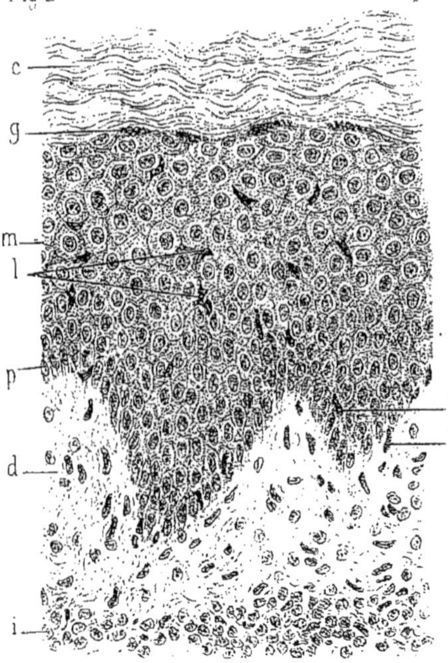

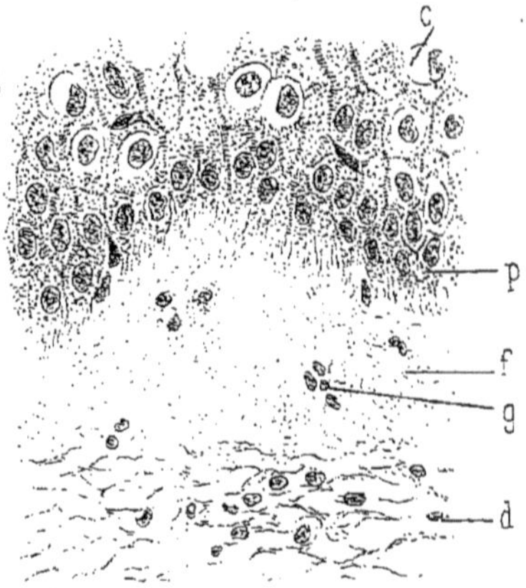

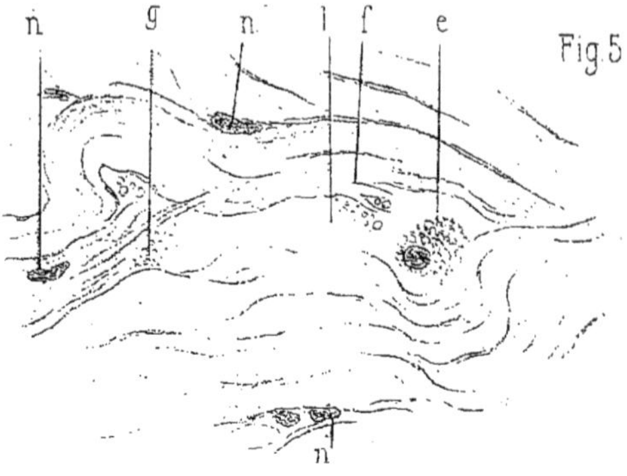

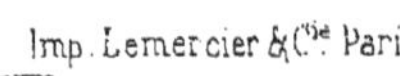

FAVUS.

Les préparations dont les figures de cette planche sont la reproduction, proviennent de lambeaux de cuir chevelu favique recueillis après la mort chez un garçon de douze ans. — Ils ont été aussitôt plongés dans l'alcool absolu, et les coupes ont été colorées au moyen de l'hématoxyline et montées dans la glycérine hématoxylique.

Fig. 1.

Cette figure représente une coupe de godet favique développé dans un follicule pileux du cuir chevelu. — Grossissement, 35 diamètres.

On remarquera : la dilatation énorme du follicule pileux par le godet favique ; l'infiltration du derme par un grand nombre de cellules rondes, infiltration due à l'irritation déterminée par le parasite.

c, couche cornée.

m, corps de Malpighi.

g, godet favique.

e, pellicule épidermique accolée à la partie inférieure du godet favique.

f, follicule pileux.

i,i, infiltration par de nombreuses cellules embryonnaires du derme qui entoure le follicule.

r, infiltrat de cellules rondes situé au niveau de la partie profonde du godet favique, on y peut également, à un fort grossissement, constater l'existence du champignon favique.

s, coupe du glomérule d'une glande sudoripare, au niveau duquel le derme est infiltré de cellules rondes.

h, tissu adipeux de l'hypoderme.

Fig. 2.

Cette figure représente une coupe de godet favique développé dans un follicule pileux du cuir chevelu. — Grossissement 35 diamètres.

s, région sporifère du godet favique.

t, région du godet favique surtout constituée par du mycélium.

i, infiltrat de cellules rondes dans le derme.

v,v, vaisseaux dilatés et entourés de cellules lymphatiques.

d, coupe du glomérule d'une glande sudoripare. Il existe à ce niveau une infiltration de cellules lymphatiques.

a, point du derme irrité et infiltré de cellules rondes, où l'on peut à un fort grossissement constater l'existence du champignon favique.

Fig. 3.

Secteur de la coupe du godet favique de la figure 1, examiné à un grossissement de 450 diamètres.

On y peut constater que le godet favique est essentiellement constitué par des tubes de mycélium, des tubes sporifères, des spores.

m, mycélium.

t,s, tubes sporifères.

s, spores.

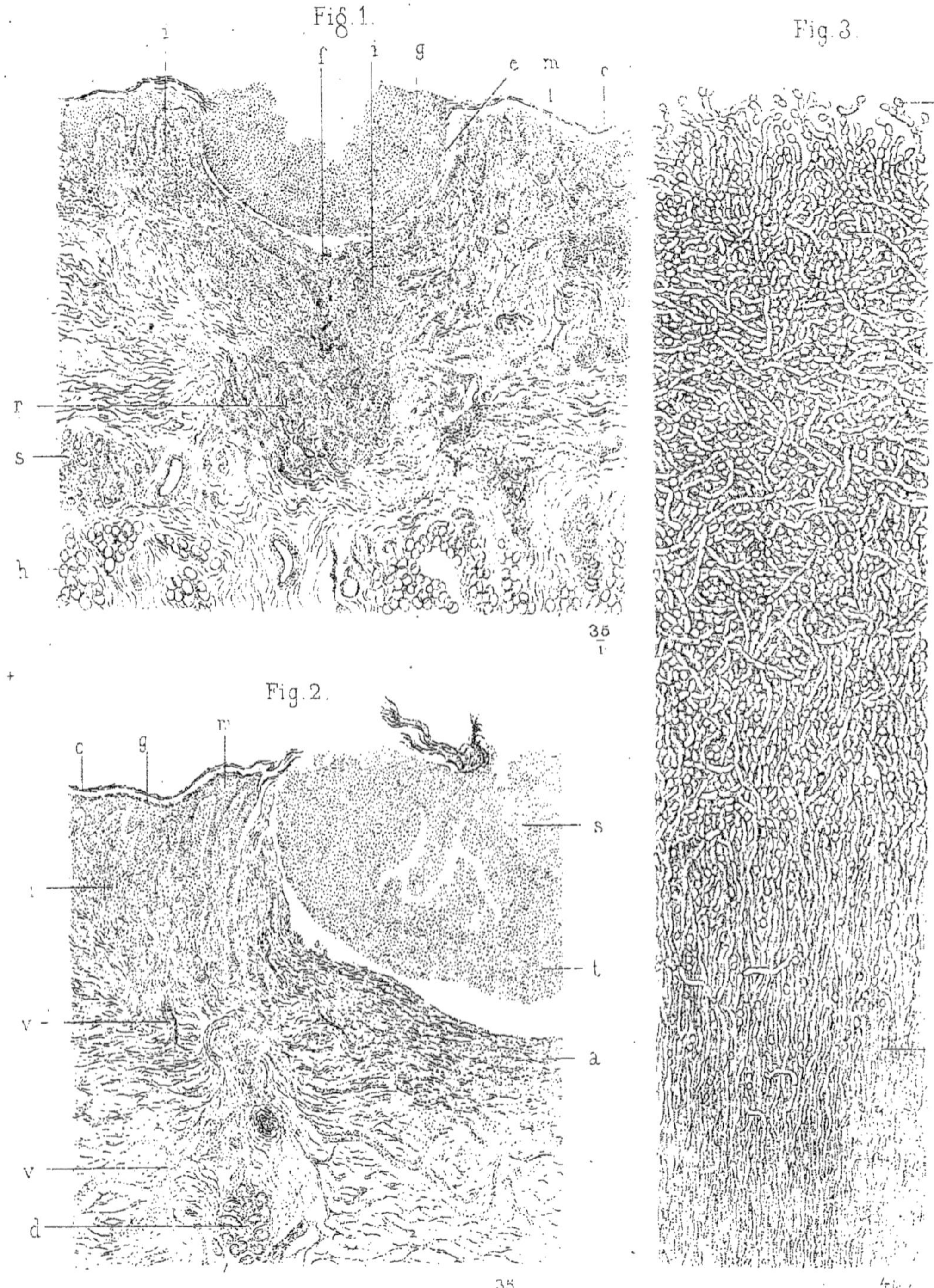

Fig. 1.
Fig. 2.
Fig. 3.
35/1
35/1

FAVUS.

Fig. 1.

Cette figure représente une coupe de favus du cuir chevelu passant au milieu d'un godet favique. Le lambeau cutané a été recueilli aussitôt après la mort chez un enfant de 10 ans, et plongé dans l'alcool absolu. Coloration à l'hématoxyline. Grossisement 50 diamètres.

On y remarquera : la dilatation énorme du follicule pileux par le godet favique ; l'infiltration par de nombreuses cellules embryonnaires du derme ambiant irrité ; la propagation de l'irritation et de l'infiltration de cellules embryonnaires jusque dans l'hypoderme ; la pénétration du champignon favique dans l'épaisseur du derme.

c, couche cornée de l'épiderme.

g, couche granuleuse.

m, corps de Malpighi.

d, derme.

i,i, infiltration de cellules embryonnaires dans le derme.

h, tissu adipeux de l'hypoderme.

p, poil situé dans un follicule pileux coupé obliquement. A un fort grossisement l'on constate au niveau de ce poil de nombreuses spores qui n'ont pas été bien figurées dans cette planche.

b, pointe que le godet favique envoit dans le follicule pileux.

e, paroi externe du godet favique, surtout constituée par des tubes de mycélium.

t, région du godet favique surtout constituée par des tubes sporifères.

s, région du godet favique surtout constituée par des spores.

F^3, point du derme envahi par le champignon favique qui a été représenté dans la figure 3.

F^4, point du derme envahi par le champignon favique qui a été représenté dans la figure 4.

Fig. 2.

Cette figure représente une section de follicule pileux siégeant profondément dans le derme, étudiée au niveau d'une coupe provenant du lambeau cutané malade dans lequel a été faite la préparation de la figure 1. Grossissement 400 diamètres.

On y remarquera : les spores du champignon favique au niveau du poil ; les cellules migratrices nombreuses qui pénètrent les cellules épidermiques de la couche malpighienne du follicule pileux.

p, poil et spores faviques.

f, couche malpighienne du follicule pileux.

m, cellules migratrices.

d, derme et hypoderme ambiants.

Fig. 3.

Cette figure représente le point F^3 (de la préparation dessinée dans la figure 1) examiné à un grossissement de 350 diamètres.

On y remarquera : l'infiltration et la dissociation des faisceaux conjonctifs du derme
par les spores du champignon favique ; l'infiltration, par des cellules embryonnaires,
du tissu conjonctif irrité.

c, faisceaux du tissu conjonctif dissociés par les spores du champignon favique.

s,s spores du champignon favique.

e, cellules embryonnaires.

c' cellules embryonnaires.

f, faisceaux du tissu conjonctif.

Fig. 4.

Cette figure représenté le point F^4 (de la préparation dessinée dans la figure 1) examiné à un grossissement de 350 diamètres.

On y remarquera l'infiltration et la dissociation des faisceaux conjonctifs du derme
par les spores du champignon favique ; l'infiltration, par des cellules embryonnaires,
du tissu conjonctif irrité.

t, faisceaux de tissu de conjonctif.

s,s, spores.

i, infiltration de cellules embryonnaires dans le derme.

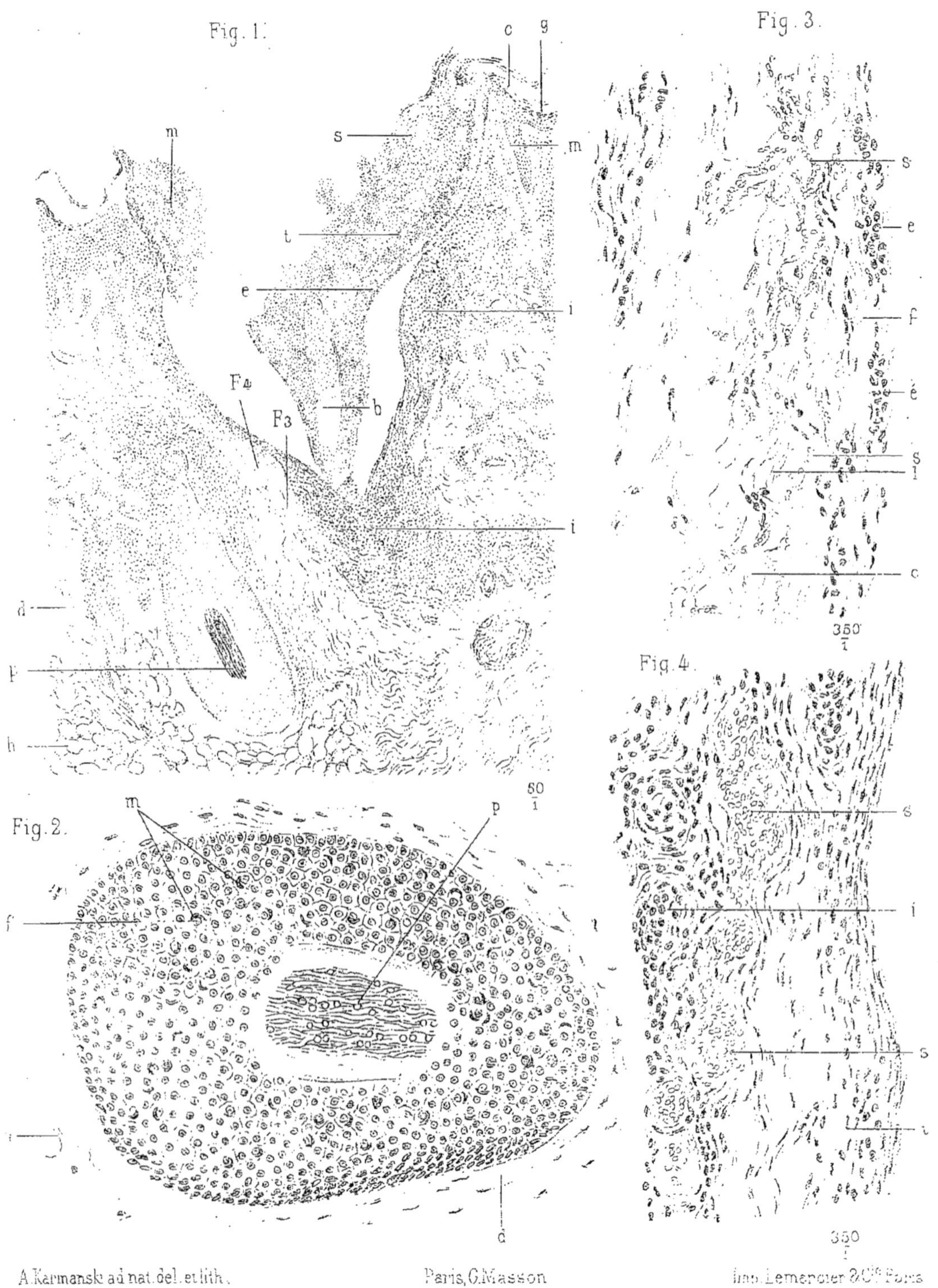
Fig. 1.
c g
s
m
t
e
i
m
F4
F3
b
i
d
f
h
80/1
Fig. 2.
m
p
f
c
Fig. 3.
s
e
f
é
s
1
s
c
350/1
Fig. 4.
s
i
s
350

PÉRIFOLLICULITES SUPPURÉES CONGLOMÉRÉES EN PLACARDS

Les figures de cette planche sont tirées du mémoire publié par l'un de nous en 1884 (H. Leloir, sur une variété nouvelle de perfolliculites suppurées, conglomérées en placards. *Annales de dermatologie*, 1884.)

Fig. 1.

La figure 1 représente une coupe de périfolliculites suppurées et conglomérées en placards, du dos de la main. Variété commune. Placard unique. Le lambeau cutané, excisé sur le vivant, a été immédiatement plongé dans l'alcool absolu. Coloration au picro-carminate d'amoniaque. Grossissement 60 diamètres.

f, follicule pileux légèrement dilaté et kystique, rempli d'un épithélium plus ou moins complètement kératinisé.

c', couche cornée superficielle.

c, couche cornée inférieure renfermant quelques cellules dont le noyau et le protoplasme se colorent par le carmin.

g, couche granuleuse.

m, corps de Malpighi.

p, papille du derme avec son vaisseau central dilaté.

v, vaisseau dermique dilaté.

d, derme infiltré d'une grande quantité de cellules embryonnaires.

Fig. 2.

La figure 2 représente une autre coupe du placard précédent de périfolliculite conglomérée. Grossissement 25 diamètres.

c', couche cornée superficielle,

c, couche cornée profonde renfermant des cellules encore vivaces, c'est-à-dire dont le noyau et le protoplasme se colorent encore par le carmin.

g, couche granuleuse.

m, corps de Malpighi.

d, derme enflammé et infiltré de cellules embryonnaires.

f, follicules pileux dilatés et remplis de produits épidermiques plus ou moins complètement kératinisés.

o, orifice dilaté d'un de ces follicules pileux.

f', petit follicule pileux.

f", follicule pileux dilaté et rempli de produits épidermiques.

r, fissure.

Fig. 3.

La figure 3 représente une coupe de périfolliculites suppurées conglomérées en placards, à tendance légèrement papillomateuse. Le lambeau cutané malade a été excisé sur l'avant-bras d'un sujet vivant, et plongé aussitôt dans l'alcool absolu. Coloration au picro-carmin. Grossissement 20 diamètres.

f, follicule enkysté et dilaté.

f', follicule enkysté et fortement dilaté.

f", follicule enkysté et dilaté qui s'est ouvert à l'extérieur.

f"', follicule profond enkysté et dilaté.

d, derme irrité et infiltré de cellules embryonnaires.

Fig. 4.

La figure 4 représente une partie du derme superficiel dans une coupe de périfolliculite suppurée conglomérée en placards siégeant à la face dorsale de la main (variété commune). Le lambeau cutané a été plongé aussitôt dans l'alcool absolu. Coloration au picro-carmin. Grossissement 300 diamètres.

m, corps de Malpighi.

cc', pseudo-cellules géantes constituées par des amas de micrococci et entourées de leur couronne de noyaux.

n, noyaux qui infiltrent le derme enflammé.

Fig. 5.

La figure 5 représente un point du derme profond de la préparation précédente au niveau du conduit excréteur altéré d'une glande sudoripare. Ce conduit, bourré de micrococci, est sectionné transversalement. Grossisement 1100 diamètres.

t, tissu conjonctif qui entoure le conduit excréteur de la glande sudoripare.

n, cellules embryonnaires qui infiltrent le tissu dermique.

n' noyau contenu dans le conduit excréteur altéré de la glande sudoripare.

m, microcci formant un gros amas zooglœique renfermé dans la lumière du conduit excréteur de la glande sudoripare.

m'm'', micrococci disséminés dans les mailles du derme enflammé.

Fig. 6.

La figure 6 représente un espace lymphatique profond du derme examiné dans une coupe provenant d'une périfolliculite suppurée et conglomérée en placards du dos de la main (variété commune). Le lambeau cutané excisé sur le vivant a été aussitôt plongé pendant trois heures dans une solution d'acide osmique à 1 p. 100, puis durci dans l'alcool absolu. Coloration au picro-carmin. Grossissement 1000 diamètres.

l, espace lymphatique contenant une assez grande quantité de micrococci isolés ou groupés.

n, cellules embryonnaires qui infiltrent le tissu conjonctif dermique.

t, tissu conjonctif dermique.

m, micrococci renfermés dans l'espace lymphatique.

c, micrococci disséminés entre les mailles du tissu conjonctif dermique.

Fig. 7.

La figure 7 représente des microbes de culture obtenus en ensemençant un bouillon de veau stérilisé avec quelques gouttes de sang provenant du doigt d'un malade atteint depérifolliculite suppurée et conglomérée en placard (variété commune). — 3e culture examinée vingt-quatre heures après l'ensemencement. Grossissement 1 000 diamètres.

i, micrococci isolés.

d, diplococci.

c, chaînettes de micrococci.

Fig. 8.

La figure 8 représenté la culture précédente au bout de douze jours. Une goutte de liquide de culture a été desséchée sur une lamelle couvre-objet, colorée au violet de méthyle et fixée par la solution iodo-iodurée. Grossissement 1000 diamètres.

d, diplococci.

z, amas zooglœiques.

Fig. 9.

La figure 9 représente une goutte de culture de micrococci obtenue en ensemençant un bouillon de veau stérilisé avec quelques gouttes de sang de la circulation générale recueillies en piquant le doigt d'un malade atteint de périfolliculite suppurée et conglomérée en placard de la région antérieure du poignet (variété anthracoïde), placard double. L'examen est pratiqué en faisant dessécher sur une lamelle couvre-objet une goutte de liquide de culture (4e culture, ensemencement datant de quatre jours), en colorant ensuite avec le violet de méthyle, puis en lavant avec la solution iodo-iodurée. Grossissement 1000 diamètres.

i, micrococci isolés.

d, diplococci.

s, micrococci en amas zooglœiques.

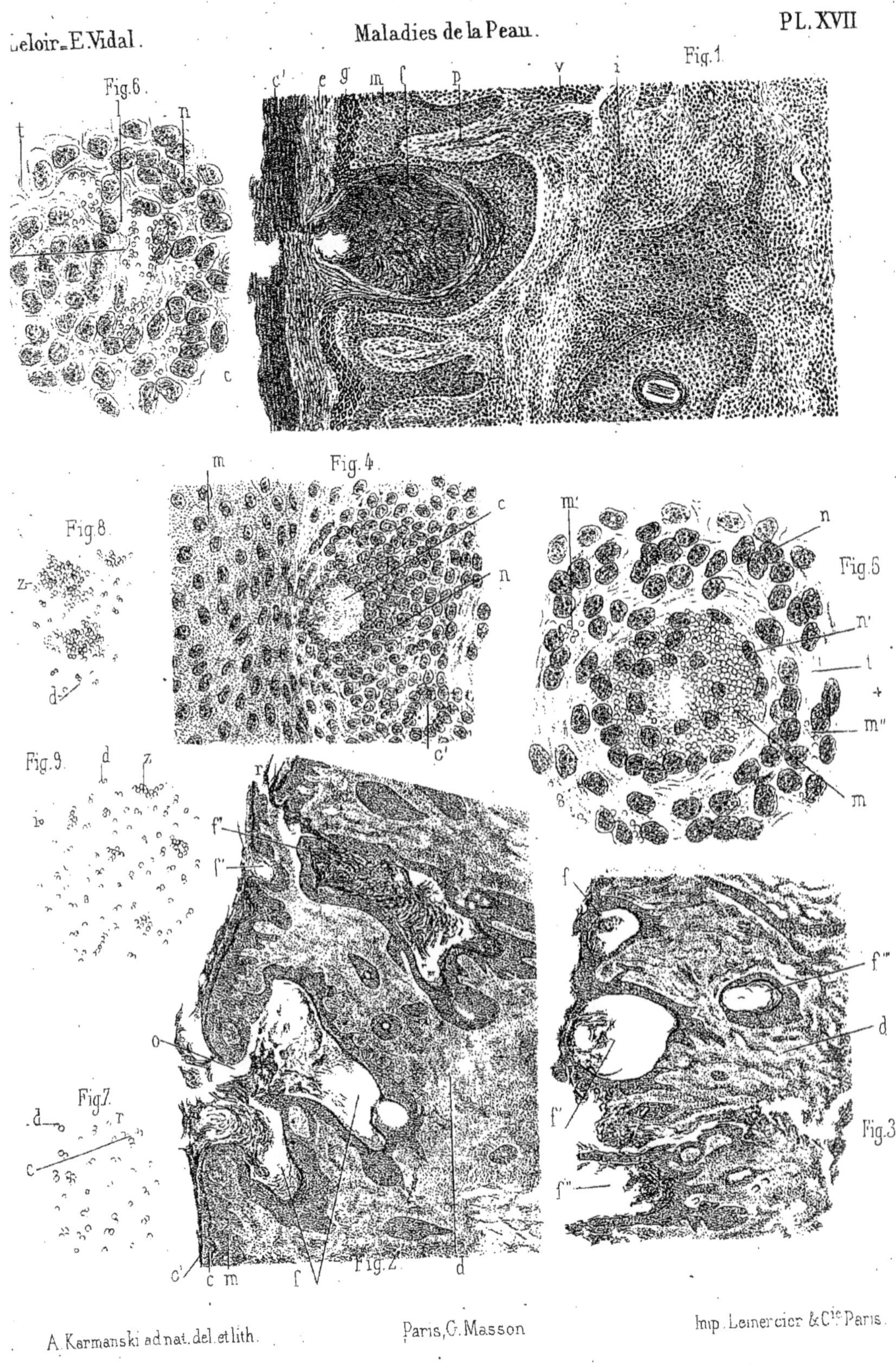

A. Karmanski ad nat. del. et lith.   Paris, G. Masson   Imp. Lemercier & Cie Paris.

FOLLICULITES.

Fig. 1.

La figure 1 et la figure 2 représentent les lésions histologiques de la folliculite des rattacheurs, telles qu'elles ont été décrites par l'un de nous dans son mémoire sur cette affection. (Voir H. Leloir, *De la folliculite et périfolliculite des fileurs et rattacheurs* (Bouton d'huile) — *Annales de dermatologie*, 1889.)

Les lambeaux cutanés malades ont été excisés sur le vivant et plongés dans l'alcool absolu. Coloration au picro-carmin. Grossissement, 35 diamètres.

On remarquera dans la figure 1 : l'inflammation périfolliculaire prononcée du derme ; l'altération du follicule pileux et de l'épiderme avoisinant.

c, couche cornée.

c' c' couche cornée un peu altérée desquamante.

g, couche granuleuse.— Elle disparaît totalement au niveau des régions épidermiques sus-jacentes à l'endroit où l'inflammation périfolliculaire est la plus intense.

m, corps de Malpighi.

f, gros follicule pileux altéré.

f', petit follicule pileux sain.

i, infiltration de cellules rondes abondantes autour du follicule (Inflammation périfolliculaire).

i', vaisseau dermique dilaté et entouré d'un manchon épais de cellules lymphatiques.

d, derme.

Fig. 2.

Grossissement, 35 diamètres.

On remarquera dans la figure 2 (qui représente également les lésions histologiques de la folliculite des rattacheurs), la profondeur de l'inflammation qui file vers l'hypoderme en suivant le tissu conjonctif dermique plus lâche qui existe normalement en dessous des gros follicules pileux et se continue avec celui de l'hypoderme.

c, couche cornée.

g, couche granuleuse, presque entièrement disparue au niveau des régions épidermiques sus-jacentes à l'endroit où l'inflammation périfolliculaire est la plus intense.

m, corps de Malpighi.

p, poil.

p', poil.

f, follicule pileux.

i, infiltration de cellules rondes abondantes autour du follicule — (Inflammation périfolliculaire).

i', infiltration de cellules abondantes filant de la partie profonde du follicule pileux jusque dans les régions profondes du derme.

d, derme.

GALE.

Fig. 3.

La figure 3 et la figure 4 représentent des coupes de peau d'un sujet atteint de gale croûteuse dite norvégienne, recueillies et rapportées d'un de ses voyages, par l'un de nous (Leloir). Les morceaux de peau ont été immédiatement plongés dans l'alcool absolu. Coloration au picro-carminate d'ammoniaque. Grossissement 40 diamètres.

On y remarquera : l'abondance et l'épaisseur des croûtes ; les acares et les embryons d'acares qui se trouvent emprisonnés dans ces croûtes ; la disparition de la couche granuleuse ; l'hypertrophie des prolongements interpapillaires du corps de Malpighi ; l'inflammation des régions supérieures du derme.

c,c, croûtes.

a, acare.

a',a", embryons d'acares.

m, corps muqueux de Malpighi.

p,p, papilles.

i, derme enflammé et infiltré de cellules embryonnaires.

Fig. 4.

Grossissement 40 diamètres.

On remarquera dans la figure 4, qui représente les lésions histologiques de la gale croûteuse dite norvégienne, l'épaisseur des croûtes remplies d'embryons d'acares.

c,c, croûtes.

c', couche cornée de l'épiderme.

a',a", embryons d'acares.

a,a, embryons d'acares.

m,m corps muqueux de Malpighi.

p, papilles du derme légèrement enflammées.

d, derme légèrement enflammé.

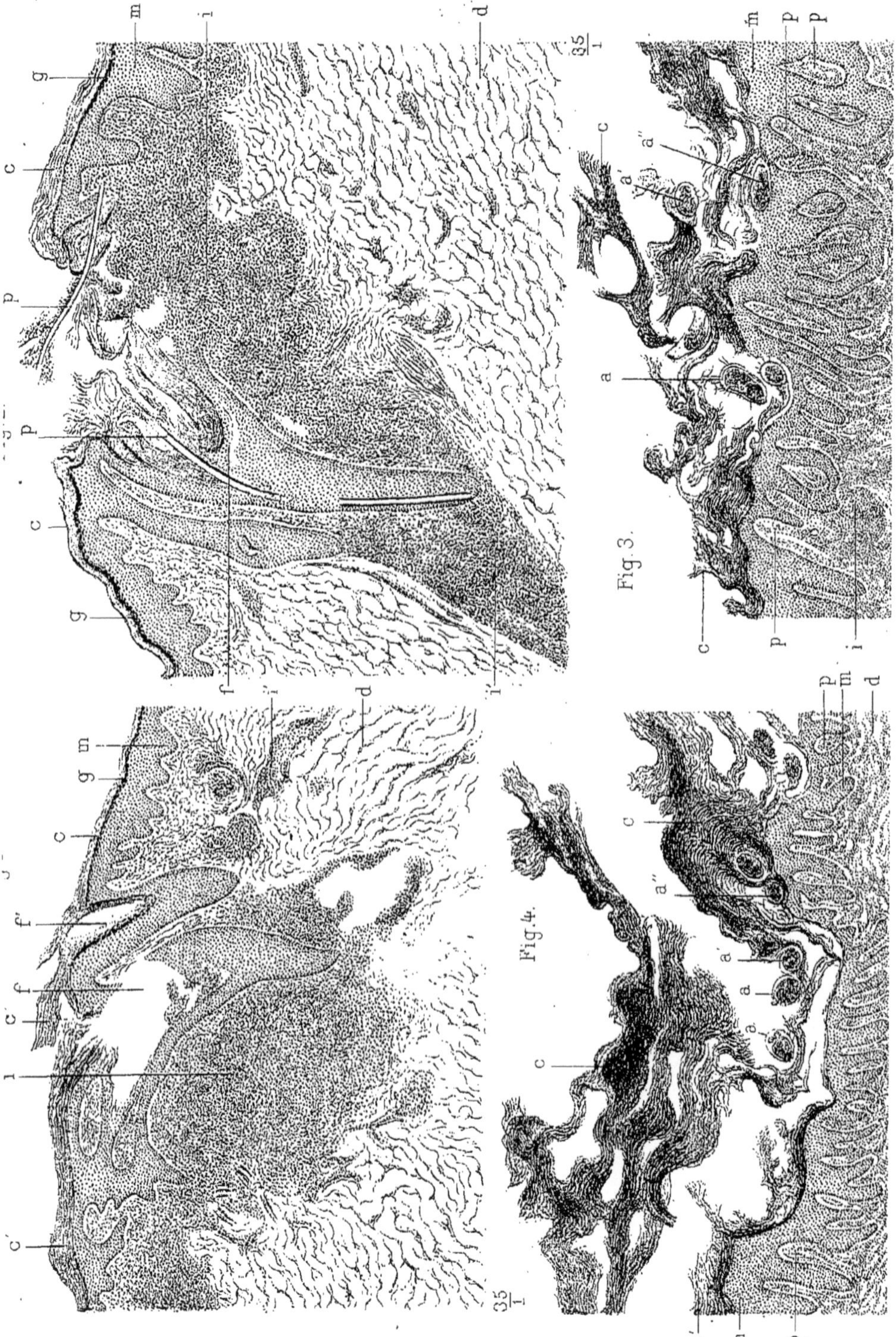

armanski ad.nat.del.et lith. Paris.G.Masson Imp.Lemercier & Cie

PLANCHE XIX

HERPÈS ZOSTER. ICHTHYOSE.

Fig. 1.

Cette figure représente une coupe de peau de la région antérieure de la cuisse recueillie sur un sujet atteint d'ichthyose serpentine.

Coloration au moyen du picro-carminate d'ammoniaque. Grossissement 40/1.

On remarquera dans cette figure : l'hypertrophie de la couche cornée; l'altération d'un follicule pileux qui est rempli de masses cornées renfermant un assez grand nombre de poils follets atrophiés; la disparition de la couche granuleuse de l'épiderme; l'atrophie du corps de Malpighi; l'atrophie du tissu conjonctif des couches supérieures du derme et la persistance du tissu élastique; l'atrophie du glomérule de la glande sudoripare.

f, f, poils follets englobés dans des masses cornées.

m, corps de Malpighi.

d, derme.

e, tissu conjonctif atrophié avec tissu élastique persistant au niveau des couches supérieures du derme.

s, conduit d'une glande sudoripare.

g, glomérule sudoripare atrophié.

Fig. 2.

Cette figure représente une coupe de peau recueillie chez un sujet atteint d'ichthyose serpentine généralisée (Voy. l'obs. XV de la page 270 dans le travail de l'un de nous (Leloir) intitulé : *Recherches cliniques et anatomo-pathologiques sur les affections cutanées d'origine nerveuse.* Paris, 1881. Cette figure est tirée également de ce travail).

Coloration au moyen du picro-carminate d'ammoniaque. Grossissement 20/1.

On remarquera l'épaississement de la couche cornée en certains points; la pigmentation de la couche granuleuse de Aufhammer et de Langerhans; l'hypertrophie des papilles du derme qui donne à la coupe de peau un aspect légèrement papillomateux; la dilatation des vaisseaux papillaires; l'épaississement du derme dont les fibres élastiques paraissent moins nombreuses qu'à l'état normal; la diminution de nombre et l'atrophie des follicules pileux et des glandes sébacées.

c, couche cornée.

g, couche granuleuse.

m, corps de Malpighi.

v, vaisseau du derme.

d, derme.

Fig. 3.

La figure 3 représente un nerf cutané altéré, sous-jacent à une plaque d'herpès zoster.

Cette préparation est l'une de celles qui ont servi de base à l'un de nous (Leloir) dans ses recherches sur les affections cutanées d'origine nerveuse.

Le nerf a été traité d'après la méthode indiquée en 1881 par l'un de nous dans son travail intitulé : *Recherches cliniques et anatomo-pathologiques sur les affections cutanées d'origine nerveuse.* Paris, 1881. Grossissement 500/1.

On remarquera dans cette préparation que les tubes nerveux présentent les altérations des différents stades de la névrite dite parenchymateuse.

Fig. 4.

Cette figure représente une coupe de bulle d'herpès zoster recueillie au niveau de la peau de la région thoracique.

Coloration au picro-carminate d'ammoniaque après fixation par l'acide osmique. Grossissement 47/1.

On remarquera dans cette préparation que la lésion élémentaire de l'herpès zoster est ici la résultante d'un processus de phlycténisation.

Par suite du clivement qui s'est produit au niveau des régions profondes du corps de Malpighi, probablement à la suite d'une nécrose de celui-ci d'origine trophoneurotique, il s'est développé une bulle minuscule.

c, couche cornée;

m, corps de Malpighi clivé dont une partie (m) constitue la paroi supérieure de la bulle;

e, cavité de la bulle remplie d'une masse finement granuleuse renfermant quelques globules blancs et quelques cellules épithéliales granuleuses.

d, derme.

v, vaisseau du derme dilaté et entouré de manchons de cellules lymphatiques.

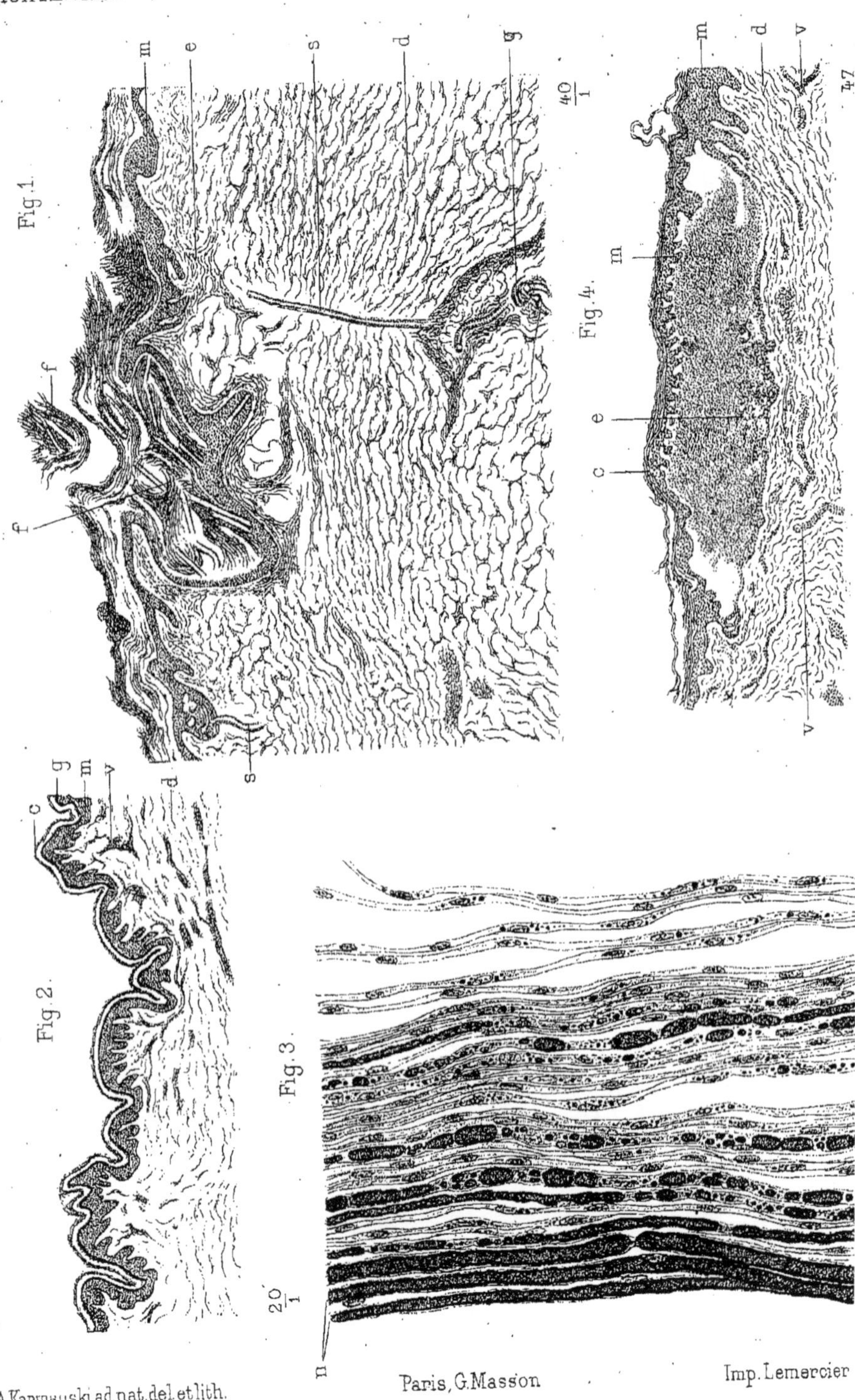

A. Karmanski. ad. nat. del. et lith.   Paris, G. Masson   Imp. Lemercier

LÈPRE. GANGRÈNE CUTANÉE D'ORIGINE TROPHIQUE.

Fig. 1.

Cette figure, tirée du travail de l'un de nous (Leloir) intitulé : *Recherches cliniques et anatomo-pathologiques sur les affections cutanées d'origine nerveuse*, Paris, 1881, représente une coupe de la peau d'un doigt d'un lépreux mixte, durci d'après les procédés ordinaires après injection préalable des artères collatérales au moyen d'une masse au bleu de Prusse.

Coloration consécutive à la purpurine. Grossissement 60/1.

d, épiderme corné.

s, stratum lucidum.

m, corps de Malpighi. L'épiderme est décollé par suite d'un défaut de préparation à gauche de la figure.

a, lépromes.

a', *a''*, infiltrations lépreuses plus profondes. On voit que ces lépromes se rencontrent surtout autour des vaisseaux.

l, lymphatique fortement dilaté.

v, espaces ou fentes lymphatiques en quelque sorte injectés par l'infiltrat lépreux.

e, *e*, artères presque complètement oblitérées et à parois excessivement épaissies.

Fig. 2.

Cette figure, tirée du travail de l'un de nous (Leloir) intitulé : *Recherches cliniques et anatomo-pathologiques sur les affections cutanées d'origine nerveuse*, Paris, 1881, représente une coupe du derme du doigt d'un lépreux (lèpre mixte) durcie d'après les procédés ordinaires.

Coloration à la purpurine. Grossissement 120/1.

a, artère fortement sclérosée dont la lumière est excessivement réduite.

a', artère excessivement sclérosée dont la lumière a disparu.

n, *n*, faisceaux nerveux dans lesquels les tubes nerveux ont presque complètement disparu.

i, périnévrite.

Fig. 3.

Cette figure, tirée du travail de l'un de nous (Leloir) intitulé : *Recherches cliniques et anatomo-pathologiques sur les affections cutanées d'origine nerveuse*, Paris, 1881, représente une portion d'une coupe d'un nerf collatéral du doigt d'un lépreux anesthésique. Le nerf collatéral a séjourné pendant vingt-quatre heures dans l'acide osmique. Grossissement 200/1.

On voit que les faisceaux nerveux ne contiennent plus que quelques tubes sains ; tous les autres sont complètement dégénérés.

a, légère infiltration lépreuse autour du périnèvre (périnévrite lépreuse).

d, périnèvre un peu épaissi.

n, les quelques tubes nerveux sains dont la myéline est colorée en noir par l'acide osmique.

Fig. 4.

Cette figure, tirée du mémoire de l'un de nous (Leloir) intitulé : *Recherches cliniques et anatomo-pathologiques sur les affections cutanées d'origine nerveuse*, Paris, 1881, représente un faisceau de tubes nerveux atteints de névrite dite parenchymateuse, dans un cas de gangrène cutanée d'origine trophique rappelant au plus haut degré la lèpre dite lazarine (Érythème lépreux bulleux et escharotique).

Les filets nerveux cutanés d'où provient la préparation, représentée partiellement dans cette figure, ont été traités par les procédés classiques : séjour pendant vingt-quatre heures dans l'acide osmique, puis vingt-quatre heures dans le picro-carmin. Grossissement 300/1 environ.

g, g, gaines vides.

m, m, tubes nerveux en voie d'altération.

n, tube nerveux sain.

Fig. 5.

Cette figure, tirée du mémoire de l'un de nous (Leloir) intitulé : *Recherches cliniques et anatomo-pathologiques sur les affections cutanées d'origine nerveuse*, Paris, 1881, représente un tube nerveux en voie d'altération provenant d'un point de la préparation précédente. Grossissement 350/1.

a, noyaux de la gaine qui ont considérablement proliféré.

m, myéline fragmentée en gouttelettes.

r, corps granuleux.

Fig. 6.

Cette figure, tirée du mémoire de V. Cornil intitulé : *Note sur le siège des parasites de la lèpre*, publié en 1881 à la Société médicale des hôpitaux, représente une coupe de léprome dermique avec les bacilles lépreux renfermés dans les cellules du léprome.

Durcissement dans l'alcool. Coloration au violet de méthylaniline avec lavage consécutif dans une solution de carbonate de soude à 1/400. Grossissement 300/1.

Fig. 7 et 8.

Ces figures, tirées du mémoire précité de Cornil, représentent une cellule du tissu conjonctif remplie de bacilles lépreux et de spores.

Durcissement dans l'alcool. Coloration au violet de méthylaniline, avec lavage consécutif dans une solution de carbonate de soude à 1/400. Grossissement 300/1.

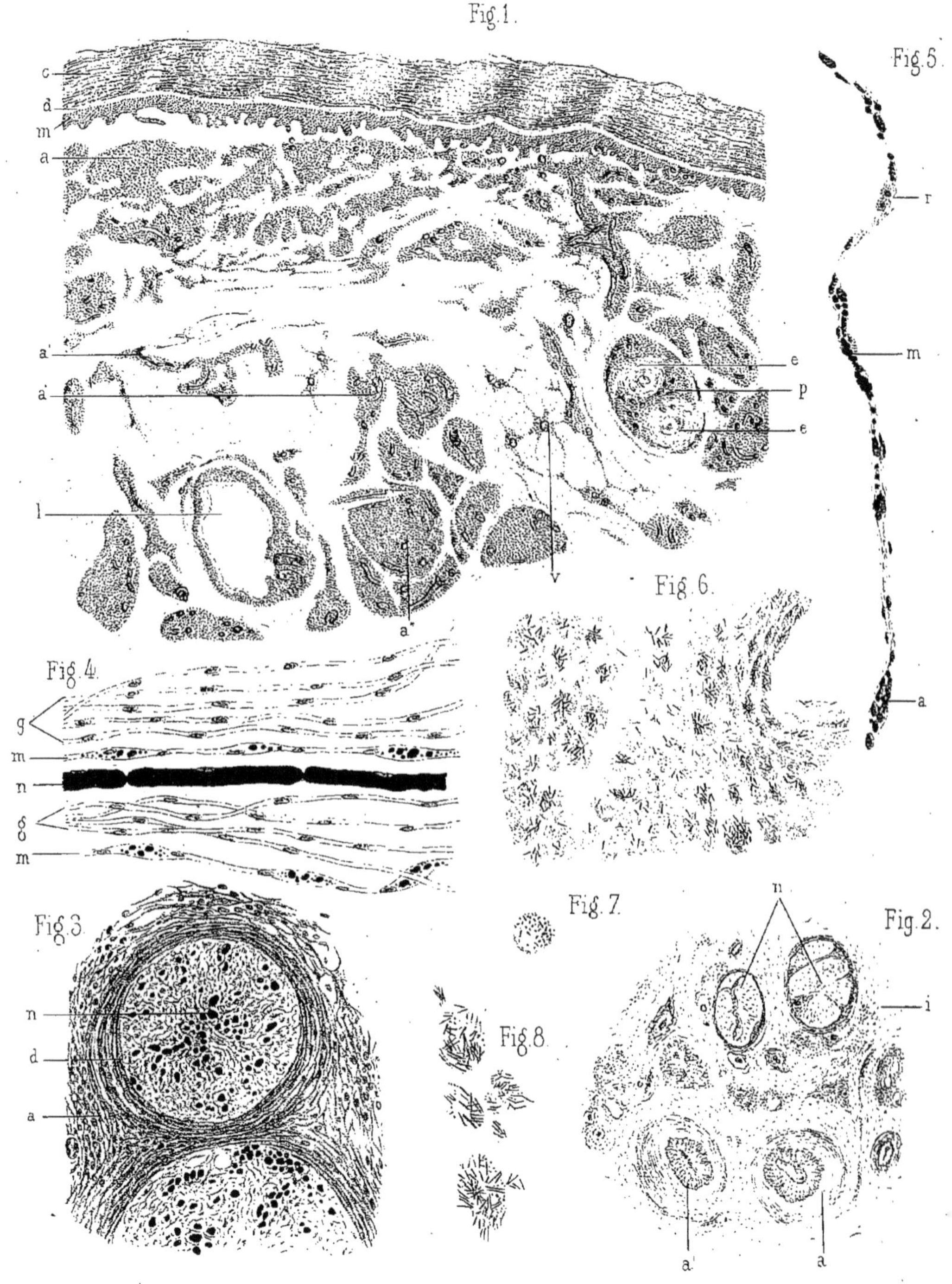
Fig.1.
c
d
m
a
a'
a'
l
e
p
e
Fig.5.
r
m
a
Fig.6.
Fig.4.
g
m
n
g
m
Fig.3.
n
d
a
Fig.7.
n
Fig.2.
i
Fig.8.
a'
a

PLANCHE XXI

LÈPRE.

Fig. 1.

Cette figure (tirée du *Traité de la lèpre*, publié par l'un de nous) (Leloir) représente la disposition des bacilles lépreux dans le derme).

Coloration d'après le procédé de Ehrlich. Grossissement 300 diamètres.

c, couche cornée de l'épiderme.

m, corps de Malpighi.

i, intervalle linéaire mince sans bacilles, qui sépare constamment l'épiderme (dépourvu de bacilles), du derme qui en est bourré.

b,b, bacilles réunis en groupes, en boules buissonneuses.

d, tissu conjonctif du derme.

v, vaisseau.

n, noyau.

Fig. 2.

Cette figure (tirée du *Traité de la lèpre*, publié par l'un de nous) (Leloir) représente une coupe longitudinale d'un nerf périphérique, lèpre mixte).

Coloration d'après le procédé de Ehrlich. Grossissement 400 diamètres.

t,t, tubes nerveux complètement dégénérés.

m,m, quelques vestiges de leur myéline sous forme de gouttelettes.

n, noyau.

b, bacilles réunis en groupes, en amas.

Fig. 3.

Cette figure (tirée du *Traité de la lèpre*, publié par l'un de nous) (Leloir) représente une coupe de langue atteinte de lèpre systématisée tégumentaire, examinée à un très fort grossissement).

Coloration d'après le procédé de Ehrlich. Grossissement 600 diamètres.

b, bacilles lépreux réunis en groupes.

z,z, amas zooglœiques, grosses boules de bacilles.

c, bacilles disposés en chaînettes.

Fig. 4.

Cette figure (tirée du *Traité de la lèpre*, publié par l'un de nous) (Leloir) représente une coupe de testicule atteint d'orchite lépreuse.

Coloration d'après le procédé de Ehrlich. Grossissement 600 diamètres.

c, coupe d'un tube séminifère renfermant des bacilles isolés ou groupés dans son intérieur.

b,b, bacilles isolés ou groupés situés dans l'infiltrat lépromateux *t, n*.

e, lacune produite par la chute de l'épithélium d'un tube séminifère (atteint ou non de nécrose de coagulation comme *c', c'*).

c', c'', tubes séminifères.

b', bacilles qui remplissent ce conduit.

c', tube séminifère avec bacilles.

n, infiltrat lépromateux avec bacilles.

Fig. 5.

Cette figure (tirée du *Traité de la lèpre*, publié par l'un de nous) (Leloir) représente une coupe de foie infiltrée de léprome à l'état diffus.

Coloration d'après le procédé de Ehrlich. Grossissement 500 diamètres.

h,h, cellules hépatiques.

h', cellules hépatiques ayant subi en partie la nécrose de coagulation.

h',h'', cellules hépatiques dont la zone hyaline centrale périnucléaire est en quelque sorte injectée par des bacilles et des spores.

b, bacilles situés entre les cellules hépatiques.

b', bacilles situés dans et à côté des cellules hépatiques.

t, tissu conjonctif.

Fig. 6.

Cette figure (tirée du *Traité de la lèpre*, publié par l'un de nous) (Leloir) représente une coupe de rate infiltrée de léprome à l'état diffus.

Coloration d'après le procédé de Ehrlich. Grossissement 600 diamètres.

l, cellules lymphatiques de la rate.

h, globules rouges.

t, tissu conjonctif splénique.

b, cellules lymphatiques infiltrées de spores et de bacilles.

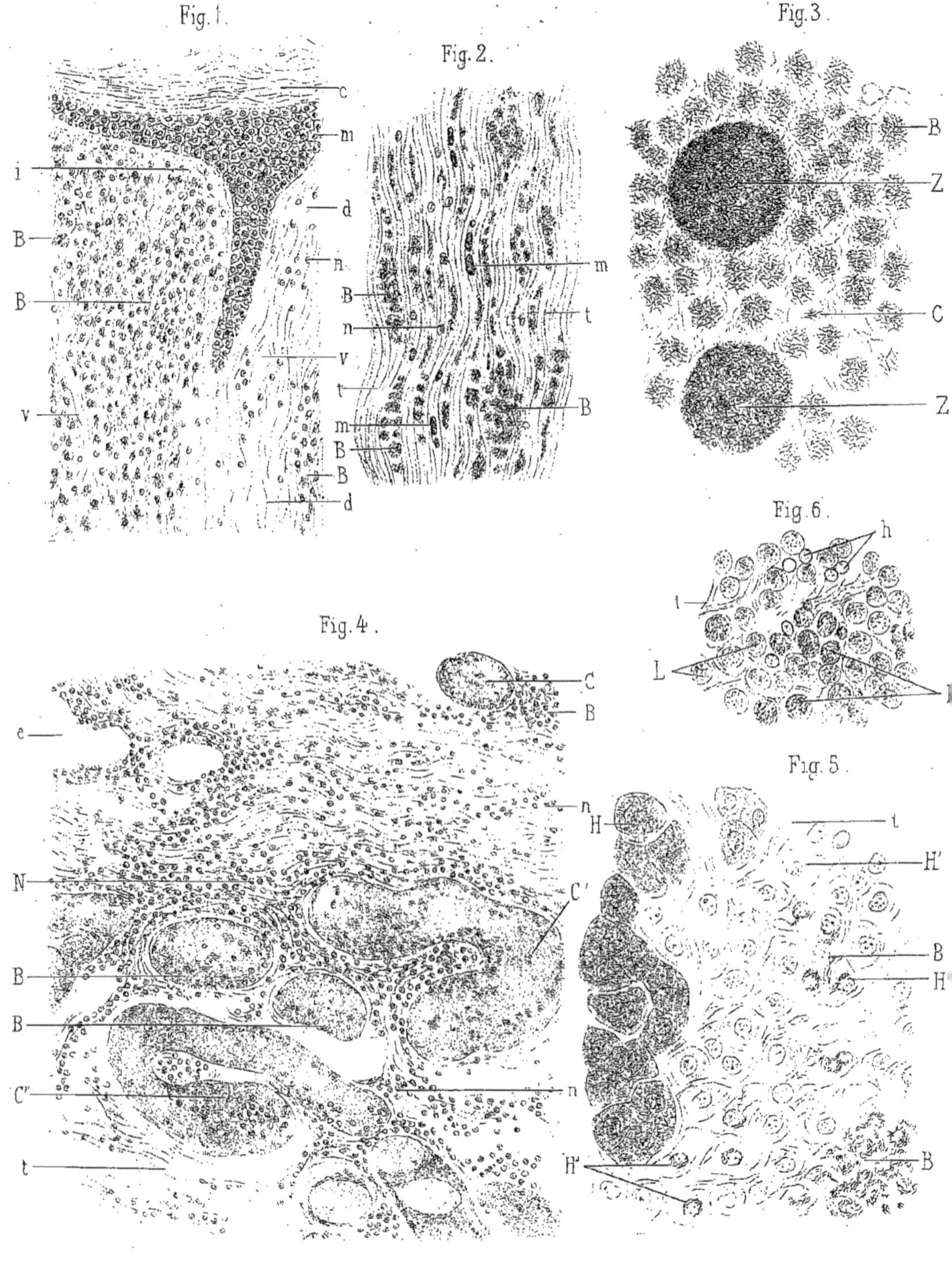

Karmanski ad nat del et lith.   Paris, G. Masson.   Imp. Lemercier & Cie Paris.

PLANCHE XXII

AFFECTION DÉSIGNEE SOUS LE NOM DE PRURIGO DE HEBRA.

Ces figures sont la reproduction des préparations et dessins qui ont été présentés en 1889, par MM. H. Leloir et A. Tavernier au Congrès international de dermatologie (Voy. H. Leloir et A. Tavernier, *Note sur l'anatomie pathologique et la nature de la lésion élémentaire de l'affection désignée sous le nom de prurigo de Hebra*, in *Annales de dermatologie*, 1889).

Fig. 1.

Fixation par l'acide osmique. Durcissement dans l'alcool absolu.

Coloration par le picro-carminate d'ammoniaque. Grossissement 45 diamètres.

Cette figure représente le début de la formation de la lésion élémentaire du prurigo de Hebra.

On voit qu'à ce moment elle est constituée par une petite cavité ronde ou un peu irrégulière, développée dans l'intérieur du corps de Malpighi.

c, couche cornée.

g, couche granuleuse.

m, corps de Malpighi.

v, paroi supérieure de la cavité.

e, cavité.

d, couche papillaire du derme.

s, vaisseau sanguin un peu dilaté et entouré de cellules embryonnaires.

Fig. 2.

Fixation par l'acide osmique. Durcissement dans l'alcool absolu.

Coloration au picro-carminate d'ammoniaque. Grossissement 45 diamètres.

Cette figure représente une coupe de la lésion élémentaire du prurigo de Hebra arrivée à un degré un peu plus avancé de son développement.

c', région supérieure de la couche cornée teinte en noir par l'acide osmique.

c, couche cornée.

g, couche granuleuse.

m, corps de Malpighi.

k, cavité de la lésion élémentaire remplie de cellules épithéliales altérées, de globules blancs, etc.

v,v, vaisseaux sanguins dilatés et entourés de cellules lymphatiques extravasées.

s,s, conduits des glandes sudoripares.

Fig. 3.

Fixation par l'acide osmique. Durcissement dans l'alcool absolu.

Coloration par le picro-carminate d'ammoniaque. Grossissement 45 diamètres.

Cette figure représente une coupe de la lésion élémentaire du prurigo de Hebra arrivée à un degré de développement à peu près analogue à celui de la figure 2.

c, couche cornée.

g, couche granuleuse.

m, corps de Malpighi.

k, cavité de la lésion élémentaire remplie de cellules épithéliales altérées, de globules blancs et d'un détritus granuleux.

v, vaisseau du derme dilaté et entouré de cellules lymphatiques.

s, conduit excréteur d'une glande sudoripore.

Fig. 4.

Fixation par l'acide osmique. Durcissement dans l'alcool absolu.

Coloration par le picro-carminate d'ammoniaque. Grossissement 45 diamètres.

Cette figure représente la lésion élémentaire du prurigo de Hebra arrivée à un degré plus avancé de son développement.

Ici la cavité que forme cette lésion élémentaire tend à se kératiniser au niveau de ses parois inférieure et latérales, de telle sorte que la lésion se présente plutôt sous l'aspect d'une sorte de petit kyste développé dans l'épiderme, kyste dont la paroi supérieure est la couche cornée, et les parois inférieure et latérales le corps de Malpighi, dont ce qui reste tend à se kératiniser à la surface.

c, couche cornée superficielle.

c', couche cornée profonde.

c,l, parois inférieure et latérale.

g, couche granuleuse.

m, corps de Malpighi.

k, cavité de la lésion élémentaire.

v, vaisseau sanguin dilaté et entouré de manchons de cellules lymphatiques.

Fig. 5.

Fixation par l'acide osmique. Durcissement par l'alcool absolu.

Coloration au picro-carminate d'ammoniaque. Grossissement 45 diamètres.

Cette figure représente la lésion élémentaire du prurigo de Hebra arrivée à un degré de développement à peu près analogue à celui de la figure 4.

c, couche cornée.

g, couche granuleuse.

m, corps de Malpighi.

k, cavité de la lésion élémentaire.

e, cellule épithéliale, cellules lymphatiques, substance granuleuse, renfermées dans la cavité de la lésion élémentaire.

v,v, vaisseaux sanguins dilatés et entourés de manchons de cellules lymphatiques.

Fig. 6.

Fixation par l'acide osmique. Durcissement dans l'alcool absolu.

Coloration au picro-carminate d'ammoniaque. Grossissement 45 diamètres.

Cette figure représente deux lésions élémentaires du prurigo de Hebra tout à fait au début de leur développement.

Il est à remarquer qu'elles siègent au niveau ou au voisinage immédiat des conduits excréteurs de deux glandes sudoripares.

c, couche cornée.

g, couche granuleuse.

m, corps de Malpighi.

k,k, cavité des lésions élémentaires du prurigo de Hebra.

s,s, conduits excréteurs des glandes sudoripares.

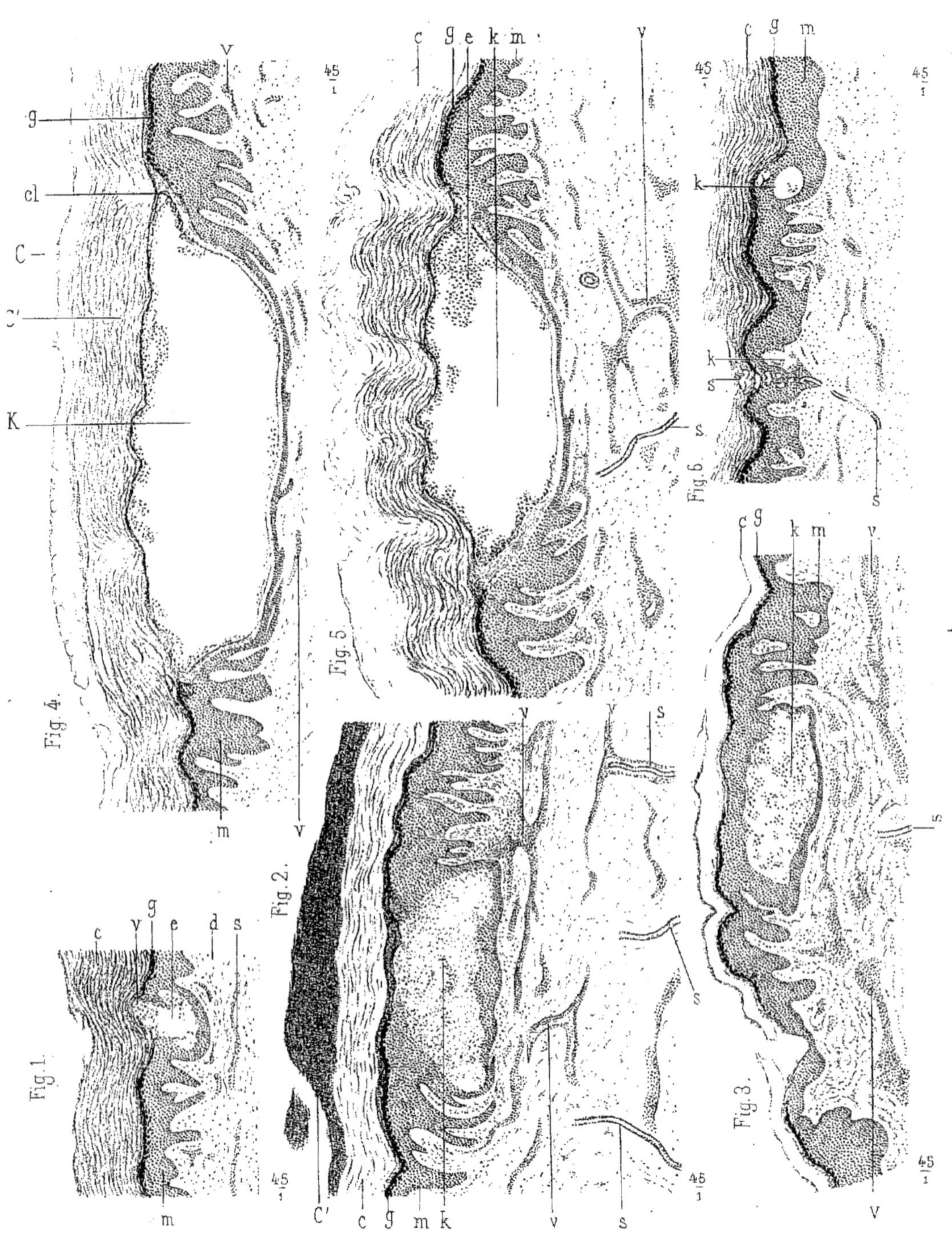
Fig. 1.
Fig. 2.
Fig. 3.
Fig. 4.
Fig. 5.
Fig. 6.

LICHEN PLAN.

Les préparations reproduites dans ces planches ont été présentées en mai 1883 à la Société de biologie, à propos d'un travail intitulé : *Recherches anatomiques sur le lichen plan,* publié par MM. H. Leloir et E. Vidal.

Fig. 1.

Fixation par l'acide osmique. Durcissement dans l'alcool absolu.

Coloration au moyen du picro-carminate d'ammoniaque. Grossissement 60 diamètres.

Cette figure représente la coupe d'une petite papule de lichen plan au début.

On remarquera dans cette figure la persistance de vitalité d'un certain nombre de cellules de la couche cornée ; la tendance à l'hypertrophie du corps de Malpighi et en particulier de ses prolongements interpapillaires ; l'infiltration légère des couches superficielles du derme et la dilatation des vaisseaux sanguins.

c, couche cornée dont un certain nombre de cellules présentent encore un noyau coloré par le picro-carmin.

g, couche granuleuse.

m, corps de Malpighi dont les prolongements interpapillaires sont hypertrophiés.

p, papille du derme légèrement infiltrée.

v, v, vaisseaux dilatés et entourées de manchons de cellules embryonnaires.

i, îlot d'infiltration.

d, derme moyen sain.

Fig. 2.

Fixation par l'acide osmique. Durcissement par l'alcool absolu. Coloration au moyen du picro-carminate d'ammoniaque. Grossissement 25 diamètres.

Cette figure représente une coupe de lichen plan corné.

On remarquera dans cette figure l'hypertrophie notable de la corche cornée ; la grande quantité d'éléidine diffuse que renferme la moitié inférieure de la couche cornée ; la persistance des noyaux des cellules cornées dans cette moitié inférieure ; l'hypertrophie de la couche granuleuse au niveau des prolongements interpapillaires du corps de Malpighi ; l'hypertrophie des prolongements interpapillaires du corps de Malpighi ; l'infiltration du derme qui, d'une façon générale, se montre surtout autour des vaisseaux dermiques dilatés et est surtout prononcée au niveau des régions supérieures du derme.

c', couche cornée superficielle teinte en noir par l'acide osmique.

c, couche cornée dont toutes les cellules sont mortes ;

v, couche cornée inférieure colorée en rose par l'éléidine diffuse et dont un grand nombre de cellules présentent encore un noyau coloré en rouge par le picro-carmin.

gg', couche granuleuse.

m, corps muqueux de Malpighi dont les prolongements interpapillaires sont hypertrophiés ;

p i, papilles du derme infiltrées de cellules, surtout autour des vaisseaux.

s, s, vaisseaux dilatés et entourés de manchons de cellules lymphatiques.

d, derme.

Fig 3.

Un point de la préparation précédente examinée à un plus fort grossissement, 100 diamètres.

c', couche cornée superficielle teinte en noir par l'acide osmique.

c, couche cornée dont toutes les cellules sont mortes.

v, couche cornée inférieure colorée en rose par l'éléidine diffuse et dont un grand nombre de cellules présentent encore un noyau coloré en rouge par le picro-carmin.

g, *g'*, couche granuleuse.

m, corps de Malpighi dont les prolongements interpapillaires sont hypertrophiés et multipliés.

p, couche des cellules perpendiculaires ;

i, *i*, papilles du derme hypertrophiées, allongées et infiltrées de cellules rondes disposées surtout le long du trajet des vaisseaux.

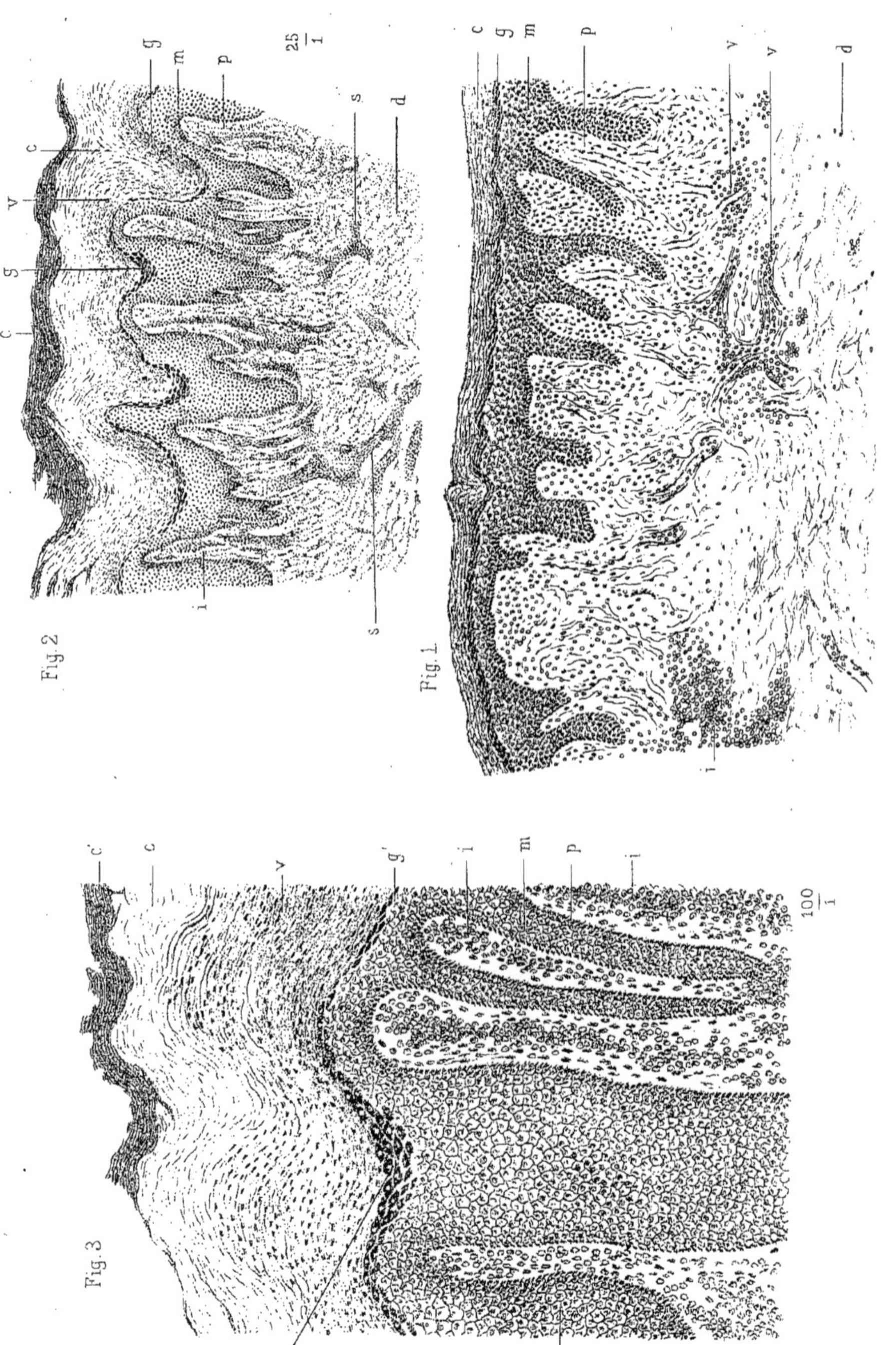

Paris G.Masson

LUPUS VULGAIRE.

Ces figures sont la reproduction des préparations publiées par l'un de nous (H. Leloir) dans la planche IX, figures 1 et 2 de son *Traité de la scrofulo-tuberculose de la peau et des muqueuses*. Paris, A. Delahaye, 1892.

Fig. 1.

Préparation colorée au moyen du picro-carminate d'ammoniaque. Grossissement : 30 diamètres.

Cette figure représente une coupe de lupus tuberculeux non exedens.

On remarquera dans cette préparation que l'infiltration lupeuse a envahi, soit sous forme diffuse, soit sous forme nodulaire tout le derme et une partie de l'hypoderme.

e, corps de Malpighi légèrement hypertrophié et dont les prolongements interpapillaires plus longs et plus larges qu'à l'état normal sont anastomosés en plusieurs points.

Au-dessus de ce corps de Malpighi se trouve une couche cornée sous laquelle il n'existe pas de couche granuleuse, comme cela s'observe dans les processus de dékératinisation aboutissant à l'exfoliation de l'épiderme. Il s'agit ici, en effet, d'un lupus exfoliatif.

m, m, m, infiltrations lupeuses.

n, n, infiltrations lupeuses.

c, c, cellules géantes.

h, hypoderme (tissu cellulaire adipeux sous-cutané) envahi par l'infiltration lupomateuse.

v, vaisseau papillaire dilaté.

d, derme dont les fentes lymphatiques sont infiltrées par le lupome.

Fig. 2.

Préparation colorée au moyen du picro-carminate d'ammoniaque. Grossissement : 60 diamètres.

Cette figure représente la coupe d'un nodule lupeux situé au niveau de la région moyenne du derme et l'envahissement du tissu ambiant par l'infiltrat lupeux.

On constate que le gros nodule clinique est constitué par la réunion d'un certain nombre de petits nodules histologiques entre lesquels on trouve disséminées les cellules embryonnaires.

c, c, tissu conjonctif plus ou moins envahi et dissocié par l'infiltration lupomateuse diffuse, *i, i, i*.

n, n, nodules lupeux primaires constituant par leur réunion un gros nodule lupeux *e*.

l, infiltration lupomateuse diffuse.

Fig. 1.

Fig. 2.

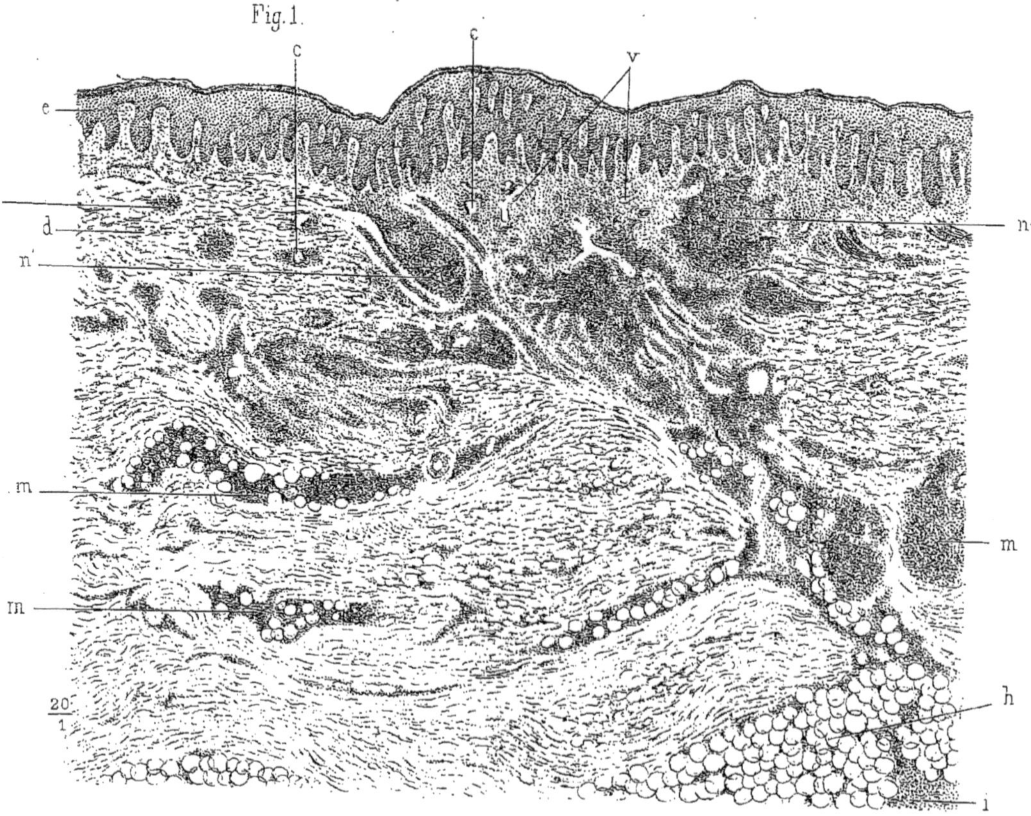

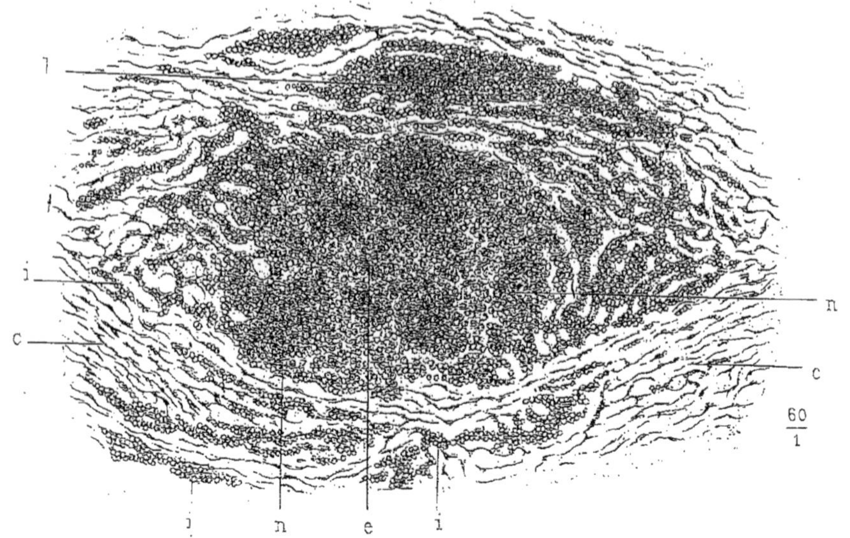

A. Karmanski ad nat. caméra lucida del et lith.

Imp. Lemercier & Cie Paris.

Paris G. Masson.

PLANCHE XXV

Cette planche, ainsi que les planches 26, 27, 28, représente des préparations histologiques du lupus vulgaire.

Par suite de la date, à laquelle elles ont été faites (1880), sauf la planche 26 qui a été faite en 1886 et de la limitation forcée des planches relatives au lupus dans un *Traité des maladies de la peau*, elles représentent seulement l'histologie cellulaire du lupus vulgaire classique et du lupus scléreux.

On trouvera des détails complets sur l'anatomie pathologique du lupus dans mon *Traité de la scrofulo-tuberculose de la peau et des muqueuses*, Paris, 1892, et dans l'Atlas qui accompagne ce traité, où se trouvent reproduites toutes les variétés cliniques et histologiques du lupus et la bactériologie détaillée de ces diverses variétés.

Fig. 1.

Coloration au picrocarminate d'ammoniaque. Grossissement 25/1.

Cette figure représente une coupe de lupus tuberculeux non exedens, légèrement papillomateux.

L'on remarquera dans cette préparation : l'hypertrophie considérable de l'épiderme dont les prolongements interpapillaires sont fortement hypertrophiés. Le derme est infiltré d'une façon diffuse par le lupome ; çà et là le lupome se réunit en nodules et l'on trouve en quelques points de la préparation de belles cellules géantes ; les vaisseaux sanguins sont dilatés et pleins de sang ; au niveau des petits vaisseaux, on peut constater une prolifération des parois vasculaires :

c, couche cornée hypertrophiée.

e, e, corps de Malpighi fortement hypertrophié.

e', grand prolongement épidermique interpapillaire coupé presque perpendiculairement et enfermé dans le derme.

v, v, vaisseaux sanguins dilatés et remplis de globules rouges.

e'', petits nodules épidermiques.

l, l, infiltrat lupeux.

g, cellule géante.

Fig. 2.

Coloration au picrocarminate d'ammoniaque. Grossissement 40/1.

Cette figure représente une coupe de lupus tuberculeux non exedens végétant.

On remarquera dans cette préparation : l'hypertrophie considérable du corps de Malpighi et de ses prolongements interpapillaires ; l'infiltration du derme par le lupome diffus et nodulaire ; la présence de nombreuses cellules géantes ; la dilatation des vaisseaux sanguins.

c, c, couche cornée fortement épaissie et dont la moitié inférieure (*l*) présente encore un grand nombre de cellules dont les noyaux sont nettement colorés par le picrocarmin.

m, m, m, corps de Malpighi fortement hypertrophié.

m', îlot épithélial.

i, i, infiltrat lupeux.

r, r, cellules géantes.

g, globe épidermique.

n, lupome nodulaire.

Fig. 3.

Coloration au picrocarminate d'ammoniaque. Grossissement 85/1.

Cette figure représente un nodule lupeux siégeant au milieu de l'hypoderme.

n, nodule lupeux.

g, cellule géante.

c, tissu conjonctif qui enveloppe le nodule lupeux.

a, cellules adipeuses.

i, infiltration lupomateuse diffuse.

Fig. 4.

Coloration au picrocarminate d'ammoniaque. Grossissement 150/1.

Cette figure représente un nodule lupeux entouré d'une zone de cellules épithélioïdes.

d, cellule géante.

c, couronne de cellules épithélioïdes.

e, zone embryonnaire.

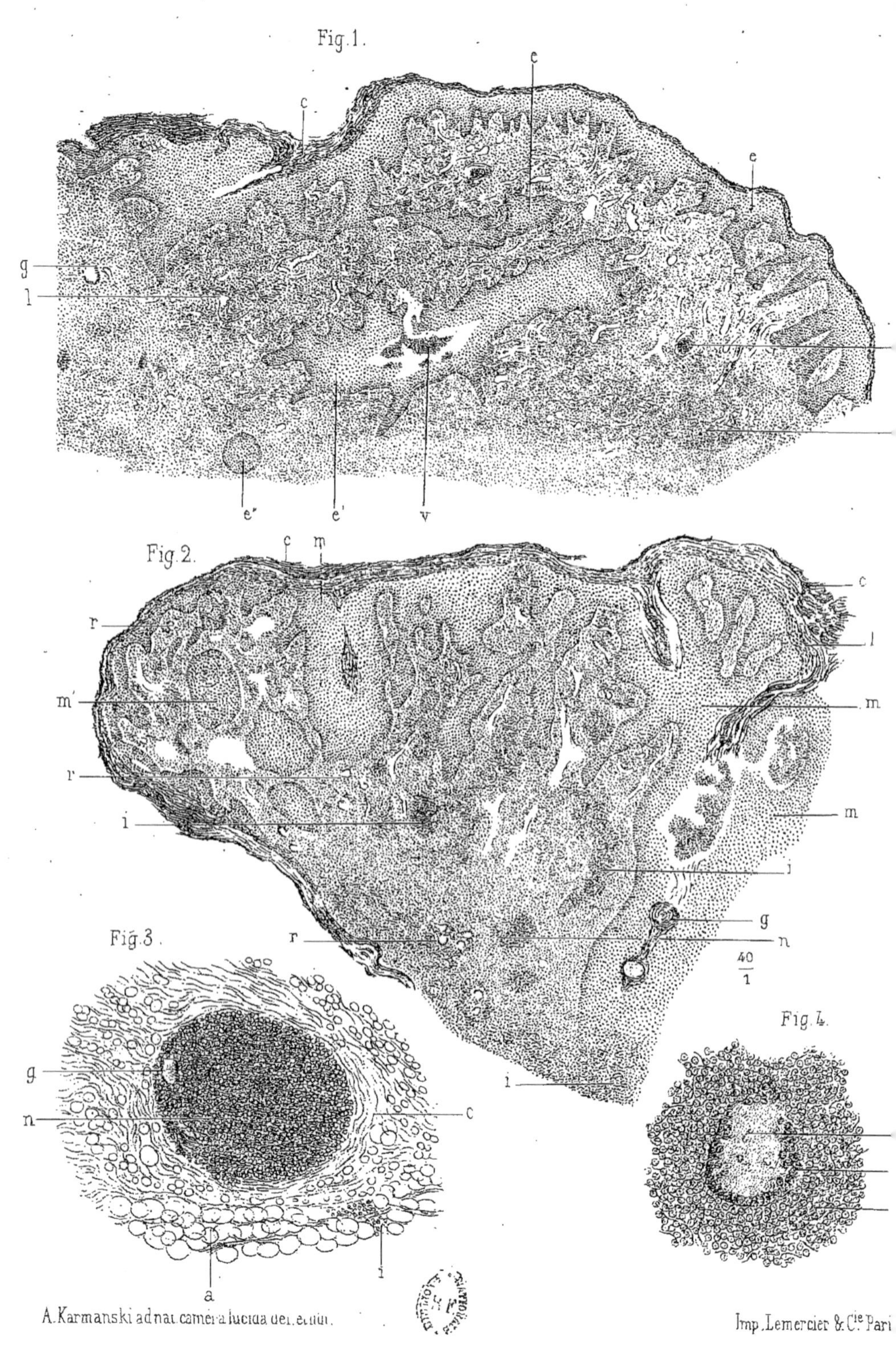

A. Karmanski ad nat. camera lucida del. etimp.

Imp. Lemercier & Cie Pari

Paris, G. Masson.

Fig. 1.

Cette figure, tirée du mémoire publié par l'un de nous (H. Leloir) (Voy. H. Leloir, *Recherches expérimentales et histologiques sur la nature du lupus*, en collaboration avec V. Cornil, *Archives de physiologie*, 1884), représente une coupe de lupus vulgaire de la peau de la face.

Coloration au picrocarminate d'ammoniaque. Grossissement 100/1.

On remarquera dans cette figure la grande abondance des cellules géantes et leur groupement.

p, poil.

c, couche cornée de l'épiderme.

d, couche granuleuse.

m, corps de Malpighi.

n, n, infiltration lupeuse nodulaire.

e, prolongement épithélial interpapillaire coupé obliquement.

g, cellules géantes remarquables par leur abondance et leur groupement.

Fig. 2.

Cette figure, tirée du mémoire publié par l'un de nous (H. Leloir) (Voy. H. Leloir, *Recherches expérimentales el histologiques sur la nature du lupus*, en collaboration avec V. Cornil, *Archives de physiologie*, 1884), représente l'œil d'un lapin inoculé 15 jours auparavant dans la chambre antérieure de l'œil au moyen d'une parcelle de lupus vulgaire.

On remarquera dans cette figure la grosse masse tuberculeuse qui, développée à la suite de l'inoculation dans la chambre antérieure de l'œil, a envahi l'iris, la cornée et la conjonctive bulbaire. On remarquera en outre les granulations grises dont cette masse tuberculeuse est farcie.

t, masse tuberculeuse.

v, injection vasculaire périkératique.

c, cornée.

Fig. 3.

Cette figure représente une coupe de lupus vulgaire compliqué d'épithéliome qui a été reproduite par l'un de nous (H. Leloir) dans la thèse d'un de ses éléves, M. Bidault (Voy. H. Leloir, in thèse de Bidault, *Du lupus compliqué d'épithélioma*, thèse de Lille, 1886).

Coloration au picrocarminate d'ammoniaque. Grossissement 45/1.

On remarquera dans cette figure les lobules épithéliaux (épithélioma pavimonteux lobulé) qui envahissent la peau infiltrée par le lupus.

On trouvera une étude détaillée du lupus compliqué d'épithélioma dans le *Traité pratique, théorique et thérapeutique de la scrofulo-tuberculose de la peau et des muqueuses*, Paris, A. Bataille et Cie, 1892).

d, masse d'épiderme corné située entre les lobules épithéliomateux.

e, tissu conjonctif séparant les lobules épithéliomateux.

c, derme infiltré par les lupomes et envahi à son tour par l'épithéliome.

v, vaisseau dilaté et rempli de sang.

Fig. 4.

Cette figure représente une coupe de lupus compliqué d'épithéliome qui a été représentée par l'un de nous (H. Leloir), dans la thèse d'un de ses élèves, M. Bidault (Voy. H. Leloir, *Du lupus compliqué d'épithélioma*, thèse de Lille, 1886).

Coloration au picrocarminate d'ammoniaque. Grossissement 100/1.

On remarquera dans cette figure l'envahissement du derme et de l'hypoderme infiltrés de lupomes par l'épithéliome pavimenteux lobulé.

e, *e*, lobules épithéliomateux.

t, *t*, infiltration lupomateuse.

h, *h*, tissu adipeux envahi par le lupome.

a, artère coupée transversalement.

v, veine coupée transversalement.

n, *n*, nerfs coupés transversalement.

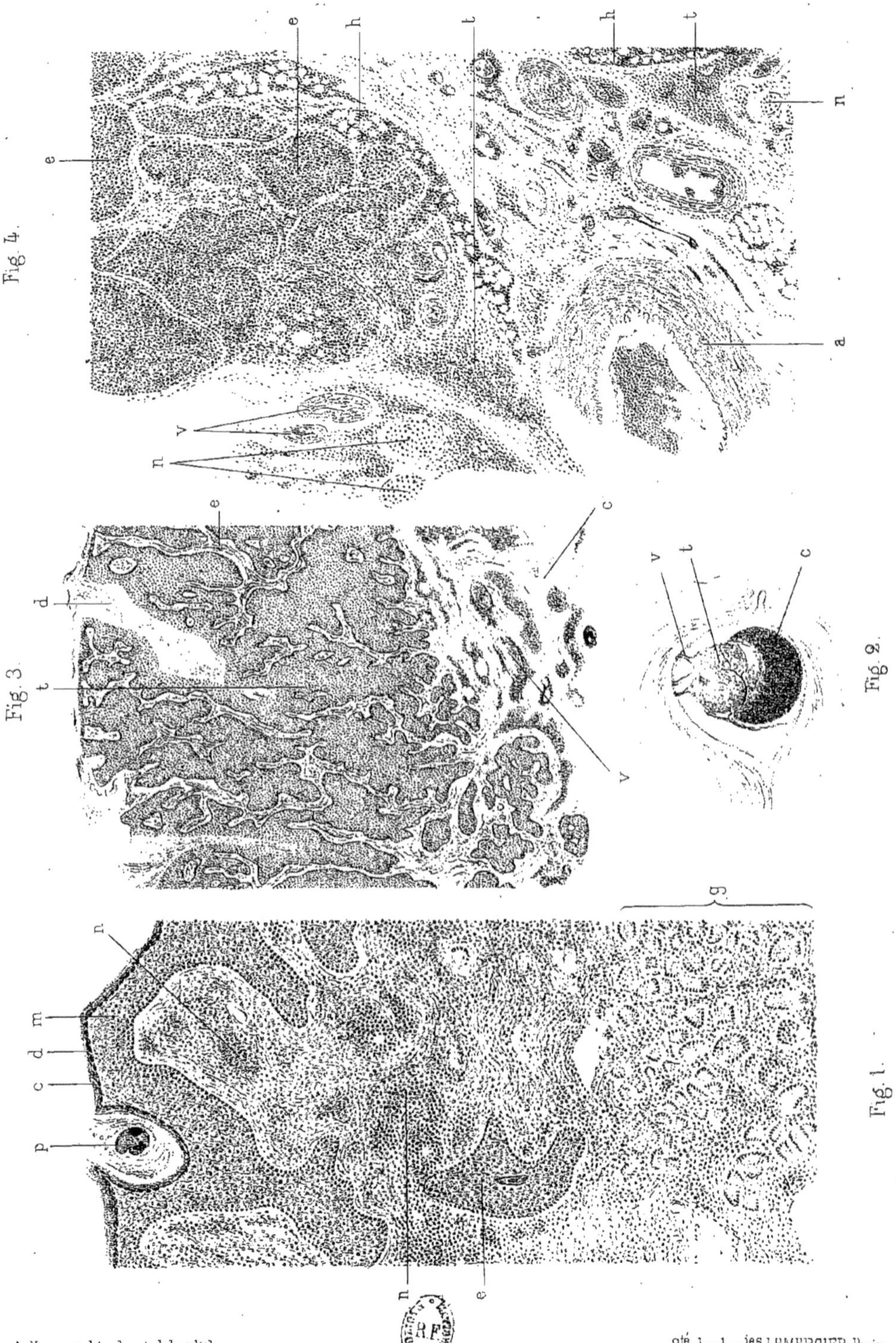

Fig. 4.
Fig. 3
Fig. 2.
Fig. 1.

A. Karmański ad. nat. del. et lith.

Sté des Impies LEMERCIER, Paris.

Paris. G. Masson.

Cette planche représente une coupe de lupus vulgaire végétant et papillomateux.
Coloration au picrocarminate d'ammoniaque. Grossissement 40/1.

On remarquera dans cette figure le développement excessif des prolongements épidermiques interpapillaires, qui pourrait en imposer au premier abord (si une étude clinique et anatomo-pathologique minutieuse n'était faite et si les coupes n'étaient pas pratiquées très profondément), pour un épithéliome. Voy. à cet égard le *Traité de la scrofulo-tuberculose*, publié par l'un de nous (H. Leloir). (Voy. H. Leloir, *Traité de la scrofulo-tuberculose de la peau et des muqueuses*. Paris, 1892.)

c, c, couche cornée.

b, b, b, prolongements épidermiques interpapillaires excessivement hypertrophiés et ramifiés.

p, p, p, papilles dermiques très hypertrophiées.

g, globe épidermique.

n, n, n, lupomes.

r, cellules géantes.

m, corps de Malpighi.

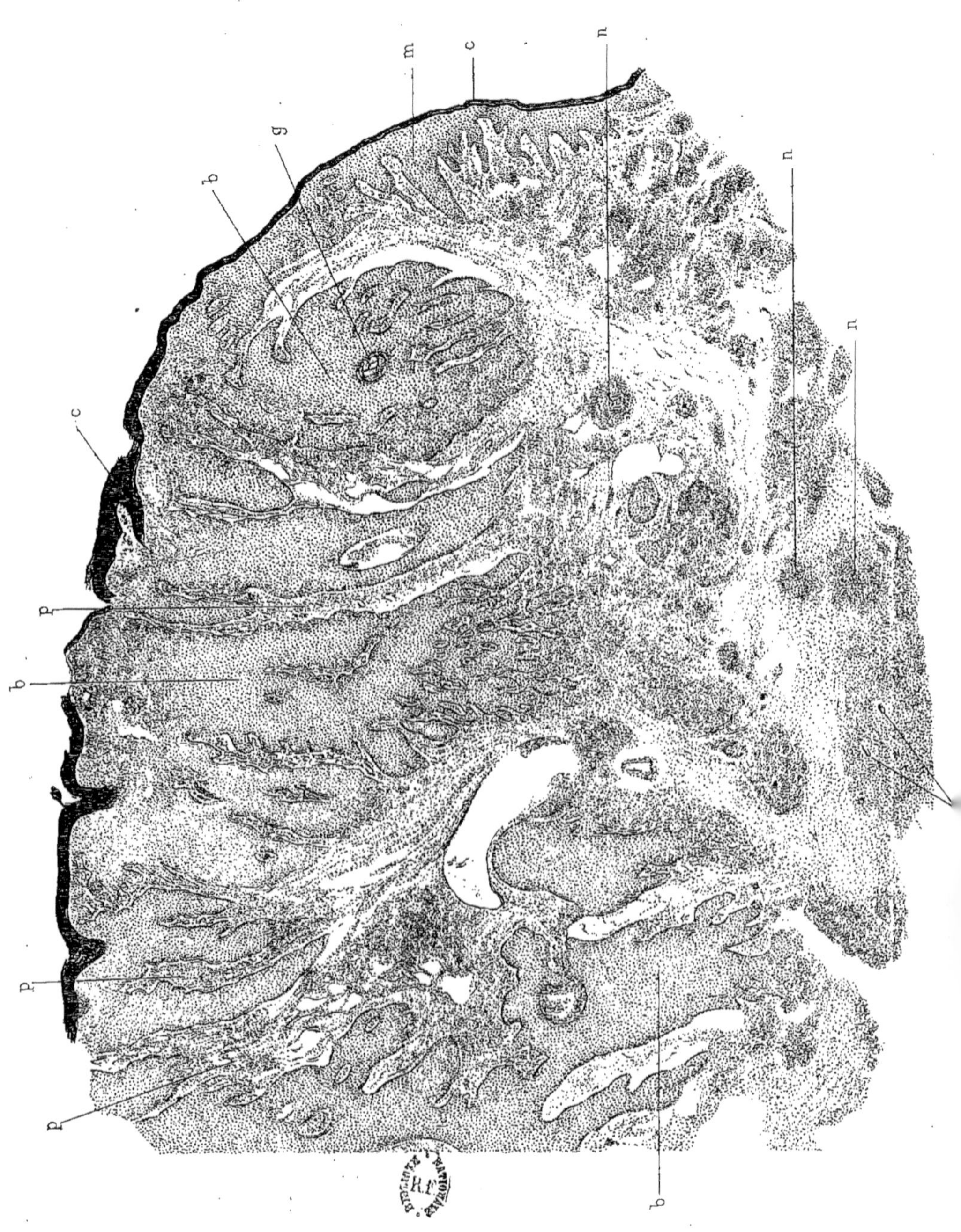

A. Karmanski ad. nat. del. et lith

S^té des Imp^ies LEMERCIER, Paris.

Paris. G. Masson.

Planche XXVIII

Cette planche représente les lésions histologiques du lupus scléreux, telles que nous les avons décrites en 1882, dans notre travail sur l'anatomie pathologique du lupus (Voy. H. Leloir et E. Vidal, *Anatomie pathologique du lupus, Comptes rendus de la Société de biologie*, 1882), et telles que l'un de nous les a décrites dans son *Traité de la scrofulo-tuberculose.*

Fig. 1.

Cette figure représente une coupe de lupus scléreux papillomateux de la peau.

Coloration au picrocarminate d'ammoniaque. Grossissement 40/1.

On y remarquera l'hypertrophie notable des papilles du derme envahies par le lupus scléreux ; la dilatation des vaisseaux papillaires et la sclérose de leurs parois ; l'hypertrophie de l'épiderme et en particulier l'hypertrophie et la ramification des prolongements interpapillaires du corps de Malpighi.

c, couche cornée dont un certain nombre de cellules présentent encore un noyau nettement coloré par le carmin.

g, g' g'', couche granuleuse.

m, m', corps de Malpighi hypertrophié.

p, p, papilles coupées obliquement.

v, vaisseau dilaté et à parois sclérosées.

n, n, derme envahi par le lupus scléreux.

Fig. 2.

Cette figure représente la coupe d'un nodule de lupus scléreux de la peau.

Coloration au picrocarminate d'ammoniaque. Grossissement 80/1.

On remarquera d'une façon générale la tendance du lupome à se transformer en tissu fibreux d'une façon en quelque sorte concentrique et la dissociation des cellules embryonnaires du lupome par le tissu fibreux. On remarquera en outre que la partie centrale du lupome demeure encore à l'état embryonnaire. A la partie inférieure de ce nodule lupeux demi-scléreux, se trouvent des masses complètement sclérosées.

e, e, épiderme hypertrophié, prolongements épidermiques interpapillaires hypertrophiés.

c, c, tissu fibreux venant dissocier les cellules du lupome nodulaire en couches concentriques.

j, partie centrale du lupome nodulaire non encore envahi par le lupome.

n, amas de cellules embryonnaires non encore envahies par la sclérose.

f, f, tissu complètement sclérosé.

Fig. 3.

Cette figure représente un point de la région moyenne du derme de la figure 1 envahi par le lupus scléreux.

Coloration au moyen du picrocarminate d'ammoniaque. Grossissement 200/1.

On y remarque la transformation fibreuse incomplète de l'infiltrat lupeux et la tendance à la sclérose des parois vasculaires.

d, infiltration cellulaire.

v, *v*, vaisseaux dont l'endothélium vasculaire tend à proliférer et dont les parois sont englobées par le tissu scléreux.

Fig. 4.

Cette figure représente un point de la préparation représentée à la figure 2.

Coloration au picrocarminate d'ammoniaque. Grossissement 150/1.

On remarquera dans cette figure la dissociation de l'infiltrat lupeux embryonnaire par les bandes de tissu fibreux et la formation de grosses masses de tissu fibreux dense.

e, infiltrat lupeux embryonnaire.

t, travées fibreuses.

f, îlots de tissu fibreux.

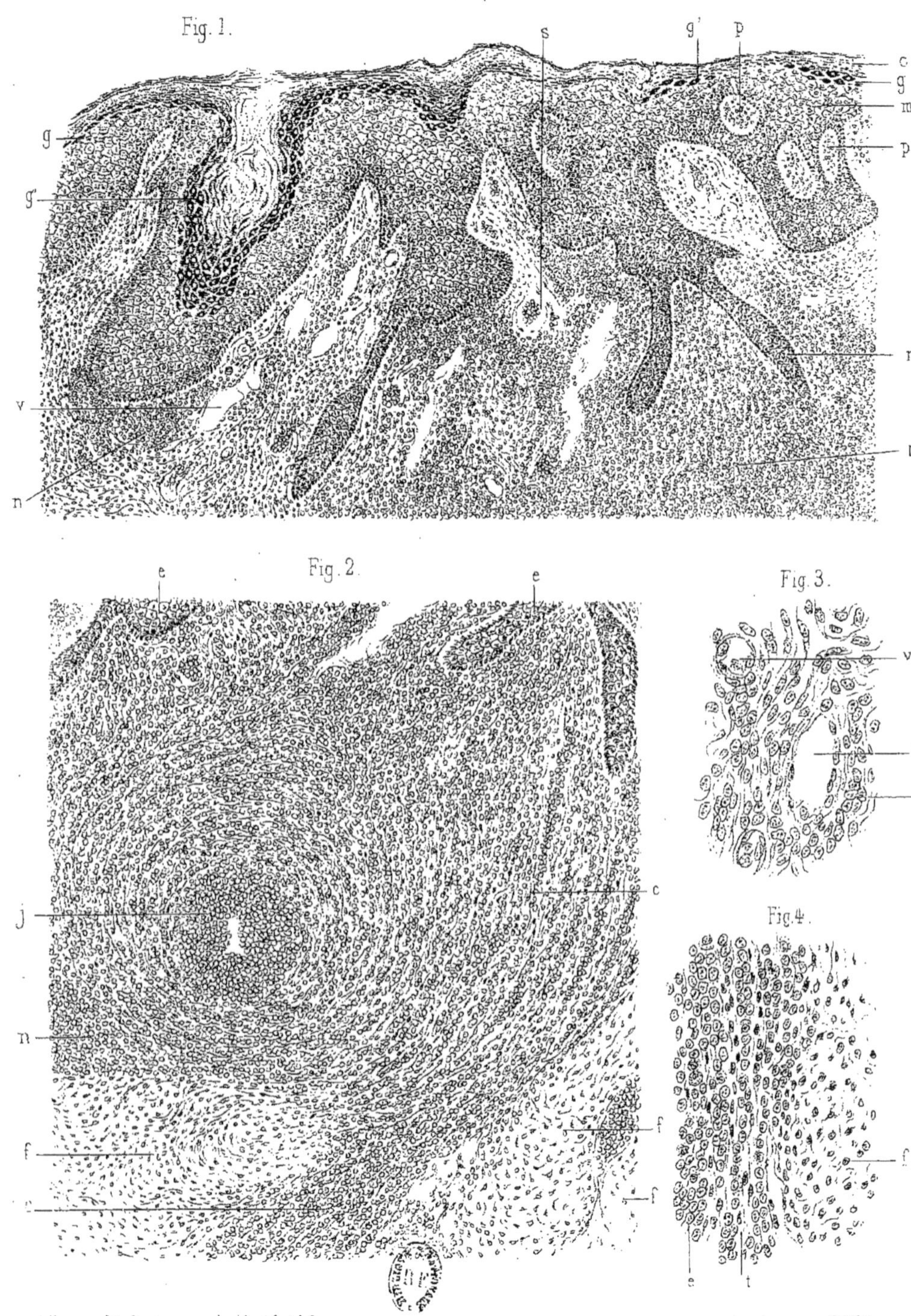

A. Karmanski ad nat. camera lucida del. et lith.   imp. Lemercier & C.ie Paris

Cette planche représente les lésions histologiques du lupus érythémateux.

On trouvera des détails précis sur l'histologie pathologique de cette affection dans le mémoire publié par l'un de nous (H. Leloir) (Voy. H. Leloir, *Recherches sur l'histologie pathologique et la nature du lupus érythémateux*, in Archives de Physiologie, octobre 1890).

Les figures ci-jointes sont la reproduction de quelques-unes des préparations qui ont été publiées dans ce mémoire.

Fig. 1.

Cette figure représente une coupe de lupus érythémateux de la joue.

Coloration au picrocarminate d'ammoniaque. Grossissement 25/1.

Elle montre le siège de l'infiltrat pathologique diffus, superficiel; sa tendance à la localisation autour des vaisseaux; la dilatation de ceux-ci et la tendance aux hémorrhagies. Elle montre également la tendance à la localisation de l'infiltrat autour des glandes sébacées et sudoripares.

e, épiderme.

f, follicule pilo-sébacé.

p, poil.

f', follicule pileux coupé obliquement.

p', poil.

c, c, conduits excréteurs des glandes sudoripares.

s, s, glomérules des glandes sudoripares.

m, fibres musculaires.

v, v, vaisseaux de la couche papillaire du derme dilatés et remplis de globules rouges.

i, i, i, i, i, infiltrat pathologique siégeant dans les régions superficielles du derme, diffus, situé le long des glandes et des vaisseaux, visible seulement vaguement à ce faible grossissement.

g, tissu cellulaire adipeux sous-cutané.

Fig. 2.

Cette figure représente une coupe de lupus érythémateux de la face.

Coloration au picrocarminate d'ammoniaque. Grossissement 90/1.

Elle montre que l'infiltrat qui siège surtout dans les couches supérieures et moyennes du derme est constitué par des cellules embryonnaires disposées d'une façon diffuse et dont une partie plus ou moins considérable subit la dégénérescence graisseuse ou colloïde, et cela d'une façon diffuse et irrégulière, en même temps que des cellules embryonnaires plus jeunes viennent envahir à leur tour les territoires tégumentaires altérés. Elle montre en outre que, parallèlement à l'envahissement du tissu conjonctif dermique par l'infiltration pathologique, on voit celui-ci présenter tous les signes de la dégénérescence granulo-graisseuse ou de la dégénérescence colloïde, se résorber, s'atrophier et disparaître. L'on peut constater en outre en plusieurs points de la préparation des hémorrhagies diffuses ou en petits foyers. Les vaisseaux sont assez fortement dilatés, remplis de globules rouges, entourés de manchons d'infiltrat et en beaucoup de points leurs parois prolifèrent et reviennent à l'état embryonnaire. L'infiltrat est prononcé autour des glandes, surtout des glandes sébacées, lesquelles sont un peu hypertrophiées et envahies par une plus ou moins grande quantité de cellules embryonnaires.

e, épiderme.

p, infiltrat diffus de la couche papillaire du derme.

l, infiltrat diffus de la couche moyenne du derme.

i, infiltrat diffus entourant les glandes sébacées.

h, h, hémorrhagie en foyers.

h', hémorrhagie diffuse. Les globules rouges sont mélangés aux cellules embryonnaires.

g, g, glandes sébacées.

m, m, fibres musculaires.

t, tissu conjonctif du derme.

v, vaisseau dilaté.

v', vaisseau dilaté dont les parois reviennent à l'état embryonnaire.

v'', v''', vaisseaux dilatés et pleins de globules rouges.

Fig. 3.

Cette figure représente une coupe de lupus érythémato-acnéique.

Coloration au picrocarminate d'ammoniaque. Grossissement 70/1.

Elle montre la diffusion de l'infiltrat lupeux ; ses rapports avec les follicules pilo-sébacés (lesquels sont plus ou moins altérés) et avec les vaisseaux.

c, épiderme corné.

m, corps de Malpighi.

i, infiltrat lupeux diffus de la couche papillaire du derme.

l, infiltrat lupeux plus profond.

v, vaisseau.

f, follicule pileux.

f', follicule pileux dilaté et devenu kystique.

Fig. 4.

Cette figure représente une coupe de lupus érythémateux de la joue.

Coloration au picrocarminate d'ammoniaque. Grossissement 45/1.

Elle montre le siège de l'infiltrat lupeux, lequel est diffus et très superficiel et siège surtout autour des vaisseaux lesquels sont dilatés et pleins de globules rouges, et la tendance aux hémorrhagies.

c, épiderme.

i, infiltrat pathologique superficiel.

h, hémorrhagie diffuse.

v, vaisseau dilaté, rempli de globules rouges et dout les parois tendent à proliférer.

e, manchon de cellules embryonnaires entourant le vaisseau.

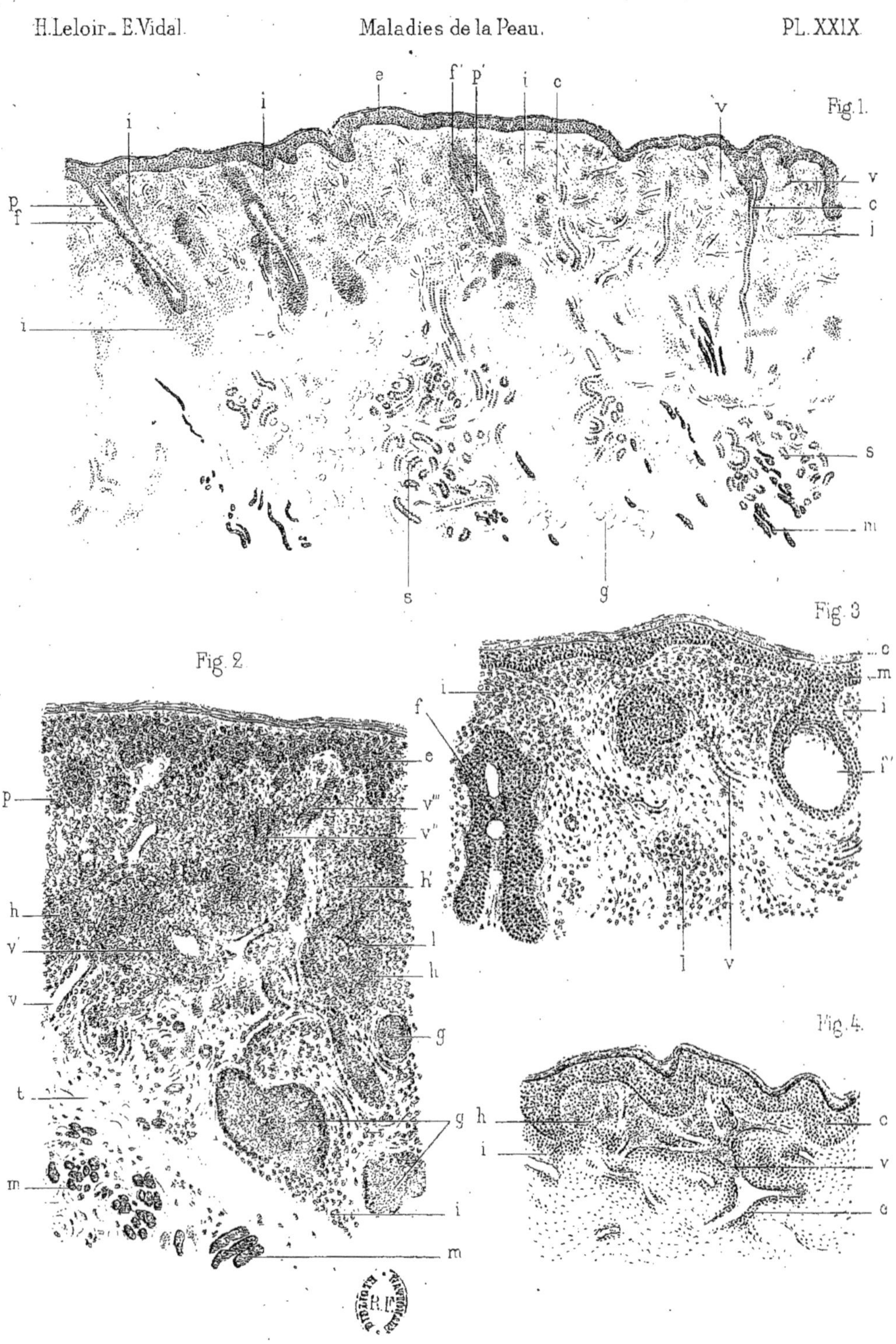

A. Karmanski ad. nat. del. et lith.   S.te des Imp.ies LEMERCIER Paris.

Paris. G. Masson

Planche XXX

Fig. 1.

Coloration au picrocarminate d'ammoniaque. Grossissement 50/1.

Cette figure représente les lésions du lupus érythémato-acnéique d'après une préparation que nous avons présentée en novembre 1882 à la Société de biologie (Voy. H. Leloir et E. Vidal, *Anatomie pathologique du lupus, Société de biologie*, novembre 1882).

L'on trouvera des détails sur l'*histologie pathologique* de cette affection dans le mémoire publié par l'un de nous sur l'*histologie pathologique et la nature du lupus érythémateux* (Voy. H. Leloir, *Recherches sur l'histologie pathologique et la nature du lupus érythémateux* in Archives de physiologie, octobre 1890).

La préparation représente une coupe de lupus érythémato-acnéique de la joue. Elle montre la diffusion de l'infiltrat pathologique ; la profondeur de celui-ci, qui s'étend jusque dans le tissu cellulaire sous-cutané ; l'hypertrophie des glandes sébacées qui sont altérées et un peu infiltrées par des cellules embryonnaires.

e, épiderme un peu hypertrophié.

ss, glandes sébacées hypertrophiées et un peu infiltrées de cellules embryonnaires.

v,v, vaisseaux dilatés.

a, artère coupée transversalement.

c, ilot de tissu adipeux.

i, infiltration pathologique diffuse mais prononcée surtout autour des glandes cutanées et des vaisseaux.

Fig. 2.

Coloration au picrocarminate d'ammoniaque. Grossissement 100/1.

Cette figure est la reproduction d'une coupe histologique représentée dans le mémoire de l'un de nous (H. Leloir, *Recherches sur l'histologie pathologique et la nature du lupus érythémateux*, in Archives de physiologie, 1890).

Elle représente une coupe de lupus érythémato-acnéique du front.

Elle montre l'hypertrophie de l'épiderme ; la diffusion de l'infiltrat lupeux ; la profondeur de celui-ci qui s'étend jusque dans l'hypoderme ; l'hypertrophie des glandes sébacées qui sont altérées et un peu infiltrées de cellules embryonnaires.

c, épiderme corné superficiel.

l, stratum lucidum.

g, couche granuleuse.

m, couche de Malpighi hypertrophiée.

e, conduit excréteur du follicule pilo-sébacé coupé obliquement.

s, s, glandes sébacées hypertrophiées et envahies par l'infiltrat pathologique.

i,i, infiltrat lupeux.

v, vaisseau coupé perpendiculairement.

k, hypoderme et cellules adipeuses.

Fig. 3.

Coloration au picrocarminate d'ammoniaque. Grossissement 300/1.

Cette figure représente une coupe de lupus vulgaire où, dans les couches profondes du derme on peut constater, au milieu de l'infiltrat lupeux, un réticulum conjonctif des plus nets.

Ce tissu conjonctif réticulé, dont l'existence avait été niée par Colomiatti dans les lupomes, alors qu'il le décrivait comme constant dans les tuberculomes, se voit très bien dans les préparations de lupus, pourvu que les coupes soient suffisamment fines et surtout lorsqu'elles ont été pinceautées.

r, tissu conjonctif réticulé.

l, cellules de l'infiltrat lupeux.

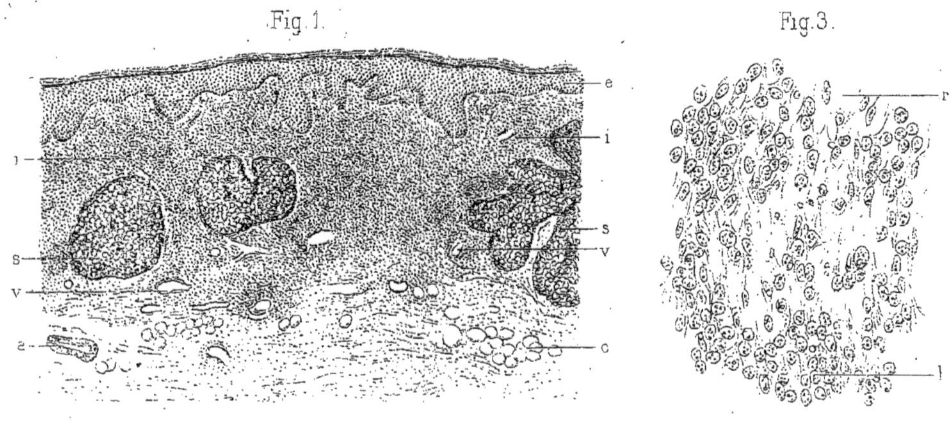
Fig. 1.
e
i
j
s
s
v
v
z
c
Fig. 3.
r
l
Fig. 2
e 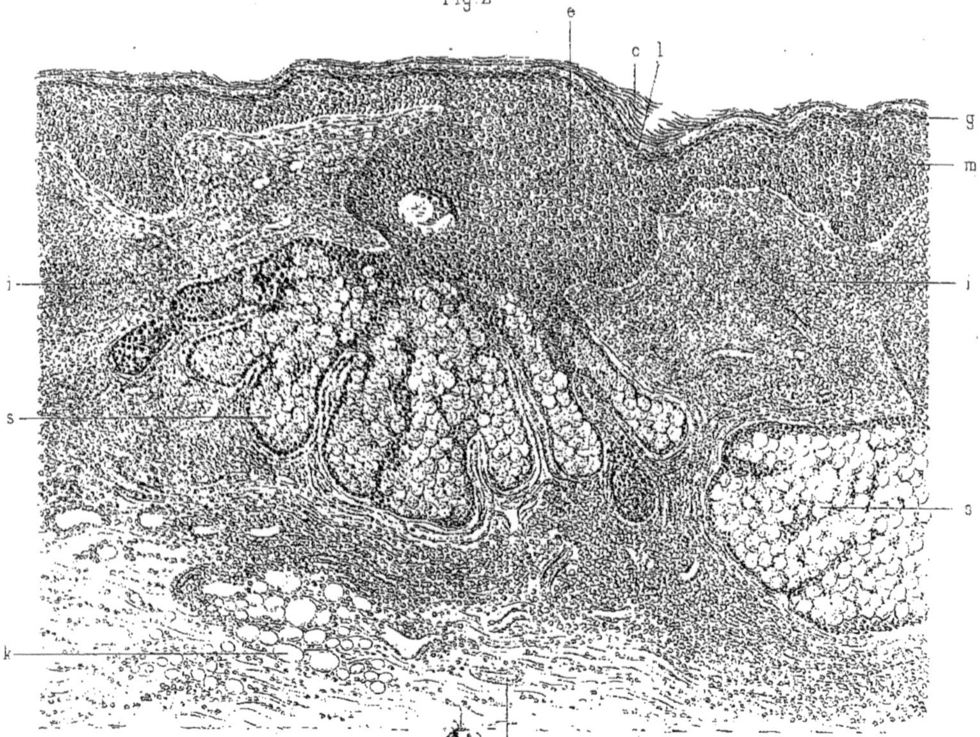
c l
g
m
j j
s
s
s
k
v

PLANCHE XXXI

Fig. 1.

Cette figure représente une coupe de molluscum pendulum fibreux de la peau du dos.
Coloration au picrocarminate d'ammoniaque. Grossissement 26/1.

On remarquera que la tumeur fibreuse se trouve recouverte par la peau amincie et qu'un faisceau vasculaire se trouve à la partie centrale du pédicule de la tumeur.

e, épiderme.

d, derme.

t, tumeur fibreuse.

v, faisceau vasculaire.

Fig. 2.

Cette figure représente un point de la tumeur du fibroma molluscum examiné à un fort grossissement.

Coloration au picrocarminate d'ammoniaque. Grossissement 200/1.

On remarquera que la tumeur présente la structure histologique d'un fibrome.

f, faisceau fibreux.

n, élément cellulaire.

Fig. 3.

Cette figure représente une phlycténule de dysidrosis.

Coloration au picrocarminate d'ammoniaque. Grossissement 56/1.

Il est à remarquer que la partie profonde de la préparation a été un peu déchirée par le rasoir, mais cela au niveau d'un *locus minoris resistentiæ* correspondant au conduit excréteur d'une glande sudoripare.

On remarquera dans cette préparation la dilatation considérable de la région intra-épidermique du conduit excréteur de la glande sudoripare, laquelle a produit dans l'épaisseur de l'épiderme par suite de sa distension et du soulèvement de la couche cornée une sorte de cavité uniloculaire.

On remarquera au niveau de la cavité résultant de la distension du conduit excréteur de la glande sudoripare la disparition de la couche granuleuse de l'épiderme.

c, couche cornée.

g, couche granuleuse.

m, corps de Malpighi.

d, derme dont les vaisseaux sont légèrement dilatés et présentent une certaine tendance à la diapédèse.

v, cavité résultant de la distension du conduit excréteur de la glande sudoripare.

Fig. 4.

Cette figure représente une préparation de pityriasis versicolor colorée à l'éosine après passage dans la potasse caustique et l'éther, et montée dans la glycérine éosinée. Grossissement 500/1.

On remarquera dans cette préparation, au milieu des lamelles épidermiques, les spores du Microsporon furfur réunies en grappes et les très longs filaments de mycélium plus ou moins ramifiés.

s, spores.

m, mycélium.

Fig. 5.

Cette figure représente une préparation de pityriasis versicolor montée dans la glycérine après passage dans la potasse caustique et l'éther.

On remarquera dans cette préparation les spores réunies en grappes et les nombreux et très longs filaments de mycélium du Microsporon furfur.

s, spores.

m, mycélium.

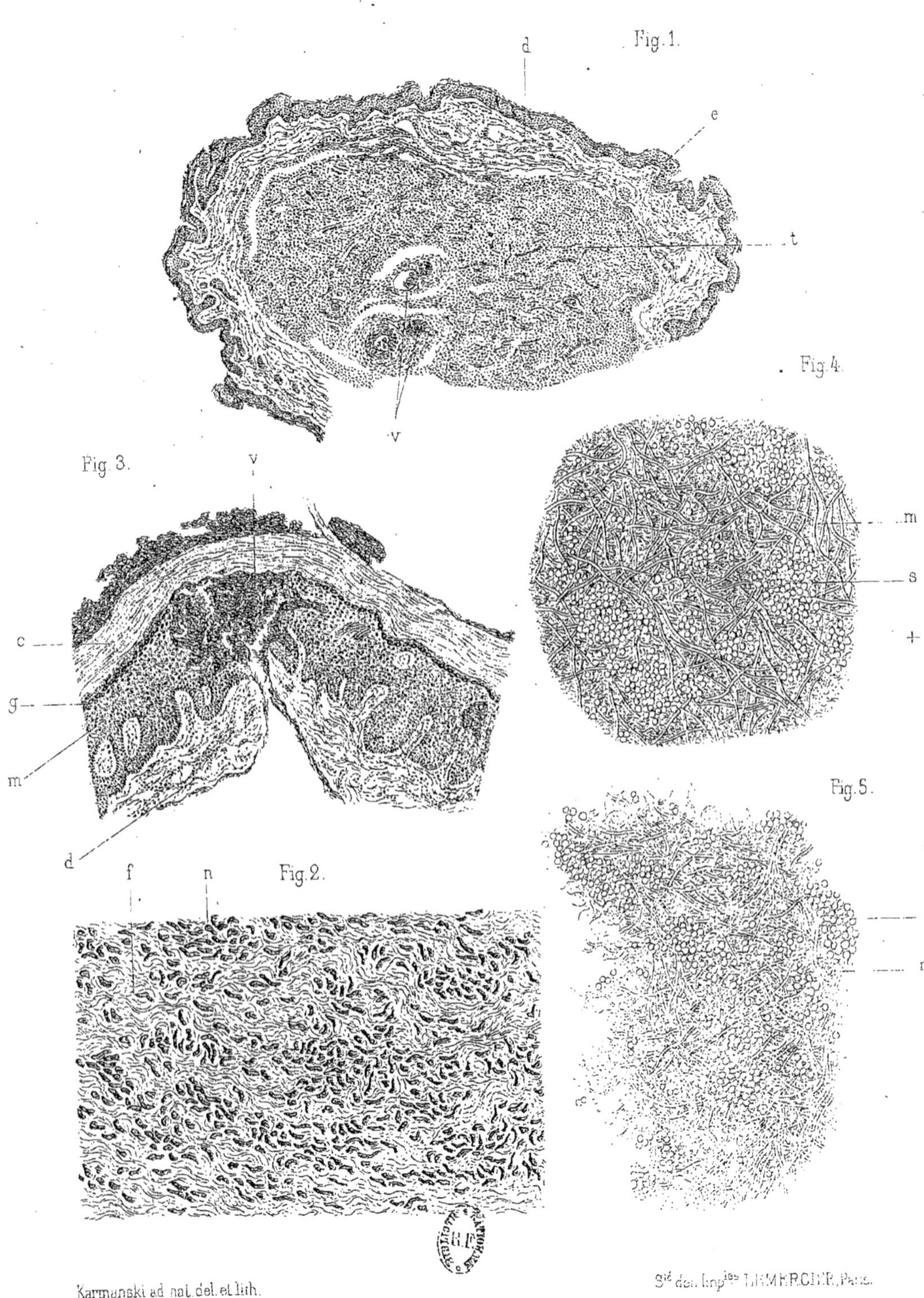

Karmanski ad nat. del. et lith.

Paris. G. Masson.

Imp. Lemercier, Paris.

Planche XXXII

Cette planche représente des préparations histologiques d'œdème dur (éléphantiasis nostras, variété lisse ou plane) de la grande lèvre.

Fig. 1.

Cette figure représente une coupe de la peau de la grande lèvre atteinte d'œdème dur (éléphantiasis nostras).

Coloration au picrocarminate d'ammoniaque. Grossissement 25/1.

On remarquera dans cette préparation que l'épiderme est épaissi, mais offre la succession de ses couches normales; que les papilles sont hypertrophiées sans toutefois donner à la surface de la peau l'aspect verruqueux; que les vaisseaux papillaires et les autres vaisseaux sanguins du derme sont dilatés et remplis de sang; que les vaisseaux lymphatiques sont très dilatés soit sous forme de fentes irrégulières, soit sous forme de canaux circulaires; que les vaisseaux sanguins sont en quelque sorte englobés par des faisceaux de tissu conjonctif ou par des manchons de cellules embryonnaires ayant subi plus ou moins complètement la dégénérescence fibreuse ; que le derme très épaissi présente des faisceaux de tissu conjonctif dense plus ou moins parallèles à la surface de la peau, se coupant plus ou moins obliquement, plus ou moins enchevêtrés et coupés plus ou moins perpendiculairement et obliquement par les faisceaux conjonctifs qui accompagnent les vaisseaux.

e, épiderme.

v, v, vaisseaux sanguins dilatés coupés longitudinalement.

v', vaisseau sanguin dilaté coupé perpendiculairement.

c, c, faisceaux conjonctifs à peu près parallèles à la surface de la peau.

c', faisceau conjonctif coupant presque perpendiculairement les précédents et accompagnant les vaisseaux.

f, f', faisceaux conjonctifs obliques.

Fig. 2.

Cette figure représente un point de l'hypoderme de la préparation précédente examiné à un plus fort grossissement.

Coloration au picrocarminate d'ammoniaque. Grossissement 150/1.

On remarquera dans cette préparation le manchon de cellules embryonnaires englobant un capillaire sanguin; l'infiltration du tissu conjonctif par les cellules rondes, produit de la diapédèse et de la prolifération des cellules fixes du tissu conjonctif; la dissociation du tissu conjonctif par l'œdème et par des amas de cellules migratrices.

c, capillaire sanguin coupé longitudinalement.

c', capillaire sanguin coupé perpendiculairement.

a, a, manchons de cellules embryonnaires entourant le capillaire sanguin.

a, a, cellules adipeuses.

t, tissu conjonctif.

i, îlot d'infiltration de cellules rondes.

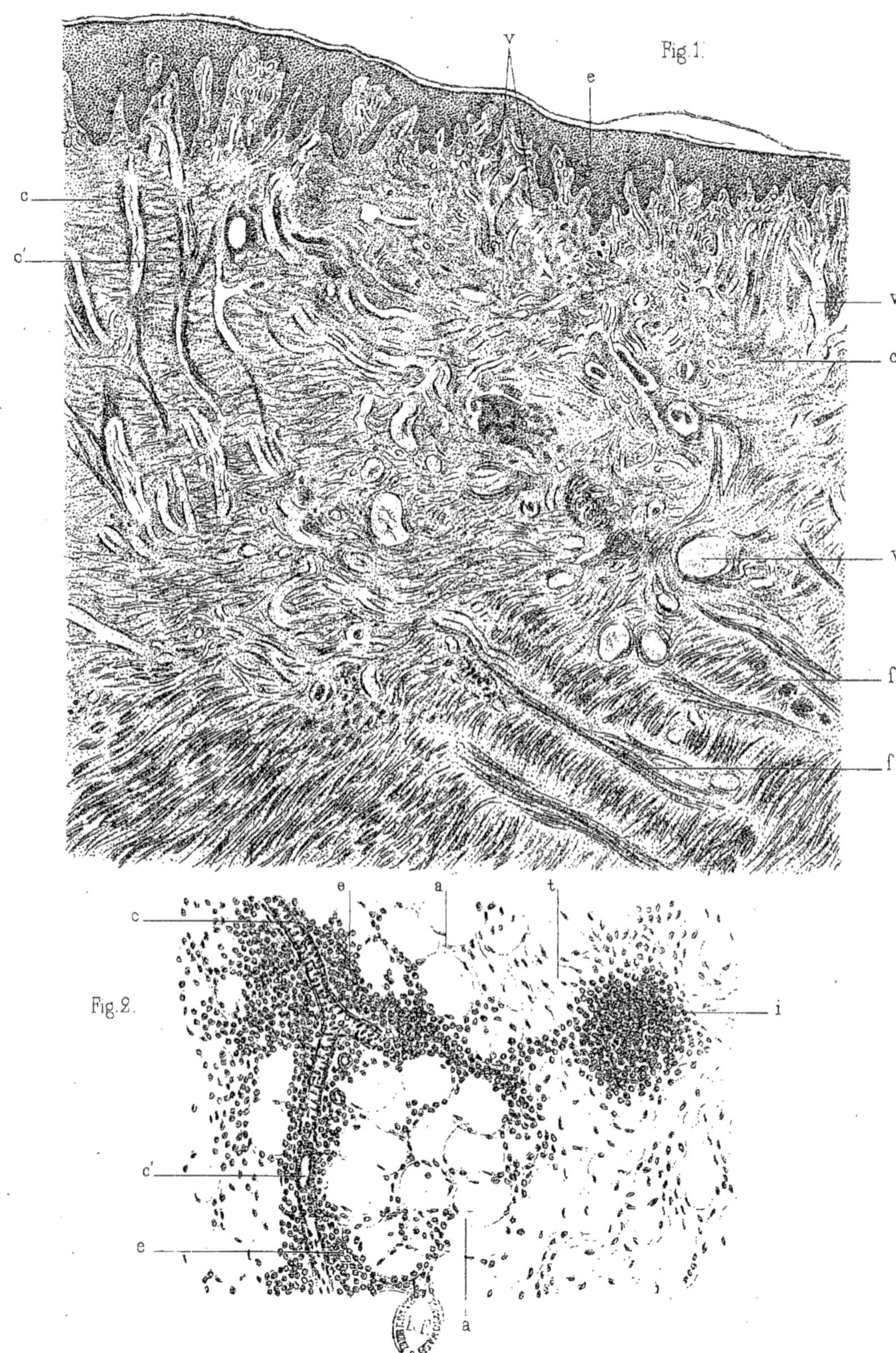
Fig.1.
v
e
c
c'
v
c
v'
f'
f
Fig.2.
c
e
a
t
i
c'
e
a

Planche XXXIII

Cette planche représente les lésions histologiques de l'œdème dur (éléphantiasis nostras, variété papillomateuse).

Fig. 1.

Cette figure représente une coupe d'œdème dur éléphantiasiforme (éléphantiasis nostras de la jambe, variété verruqueuse).

Coloration au picrocarminate d'ammoniaque. Grossissement 14/1.

On remarquera dans cette figure l'hypertrophie notable des papilles et de la couche cornée qui donnent à la surface de la peau un aspect papillomateux ; l'épaississement considérable du derme qui présente dans toute son épaisseur des faisceaux de tissu conjonctif dense plus ou moins parallèles entre eux et à la surface de la peau ; la dilatation considérable des vaisseaux papillaires et dermiques, lesquels sont accompagnés de faisceaux conjonctifs suivant leur direction ; l'épaississement des artères de la peau.

c, c, masses cornées qui coiffent les papilles hypertrophiées.

m, corps de Malpighi.

p, p, papilles hypertrophiées et excessivement allongées.

v, vaisseau papillaire dilaté.

s, s, glomérules altérés de glandes sudoripares.

v', vaisseau sanguin coupé perpendiculairement.

a, artère coupée transversalement et dont les parois sont épaissies.

g, g, tissu adipeux dissocié par le tissu conjonctif envahissant.

t, t, tissu conjonctif envahissant.

Fig. 2.

Cette figure représente une coupe d'œdème dur éléphantiasiforme du scrotum à la période de début, recueilli par l'un de nous (Leloir), dans ses voyages en Orient, sur un Arabe.

Coloration au picrocarminate d'ammoniaque. Grossissement 35/1.

On remarquera dans cette figure l'hypertrophie par groupe des papilles, qui donnait à la peau du scrotum un aspect verruqueux ; l'épaississement notable du derme qui est envahi par une grande quantité de cellules rondes non encore totalement organisées en tissu fibreux ; la dilatation notable des vaisseaux sanguins papillaires et dermiques, lesquels sont englobés par de volumineux manchons de cellules rondes provenant en grande partie de la diapédèse.

e, épiderme un peu hypertrophié.

c, vaisseau papillaire entouré d'un manchon de cellules migratrices.

i, i, vaisseaux sanguins englobés par de volumineux manchons de cellules migratrices qui les masquent plus ou moins complètement.

v, vaisseau sanguin entouré de cellules migratrices.

t, t, derme épaissi, infiltré, en train de subir la transformation fibreuse.

m, fibres musculaires.

a, tissu adipeux.

Fig. 3.

Cette figure représente un point de la préparation précédente examiné à un fort grossissement.

Coloration au picrocarminate d'ammoniaque. Grossissement 350/1.

On remarquera dans cette préparation la dilatation d'un capillaire plus ou moins rempli d'exsudat fibrineux, entouré d'un manchon de cellules migratrices et au niveau duquel on constate nettement le processus de diapédèse.

c, capillaire.

d, d, derme qui entoure le capillaire qui est infiltré de cellules migratrices.

l, l, cellules migratrices.

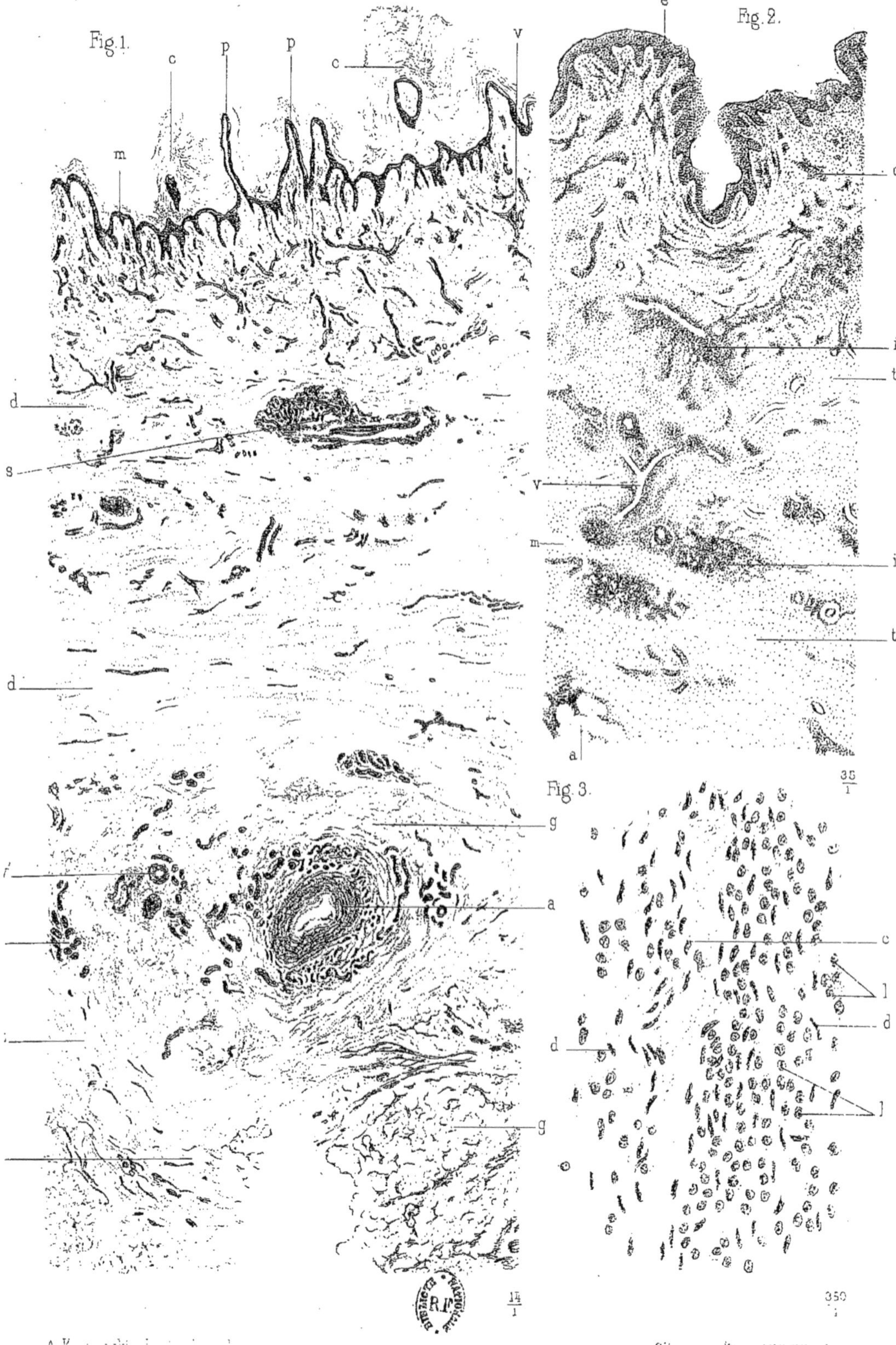
Fig. 1.
c
p
p
c
v
m
d
s
d
r
i
Fig. 2.
e
c
i
t
v
m
i
t
a
35/1
Fig. 3.
g
a
g
c
l
d
l
d
l
14/1
350

Fig. 1.

Cette figure représente une coupe de sciatique poplité externe dans un cas d'œdème dur éléphantiasiforme (éléphantiasis nostras) du membre inférieur.

Coloration au picrocarminate d'ammoniaque. Grossissement 25/1.

On remarquera dans cette figure l'épaississement prononcé du tissu conjonctif qui entoure les faisceaux nerveux et de la gaine lamelleuse ; l'intégrité apparente des tubes nerveux dont la plupart semblent avoir conservé leur cylindre-axe ; la dissociation du tissu adipeux par le tissu conjonctif envahissant.

n, n, n, faisceaux nerveux.

c, c, tissu conjonctif envahissant.

v, v, vaisseaux.

a, a, a, tissu adipeux.

Fig. 2.

Cette figure représente une coupe de glomérule de glande sudoripare dans un cas d'œdème dur éléphantiasiforme (éléphantiasis nostras) de la jambe.

Coloration au picrocarminate d'ammoniaque. Grossissement 150/1.

On remarquera dans cette figure l'altération de la glande sudoripare qui se trouvait située très profondément dans la peau épaissie, comme cela s'observe d'ordinaire dans l'éléphantiasis nostras ; ici la glande sudoripare se trouvait à plus de 2 centimètres de profondeur. On remarquera en outre l'augmentation du calibre des tubes du glomérule et des conduits excréteurs, lesquels contiennent plusieurs couches de cellules dont les plus internes sont parfois détachées et plus ou moins libres dans l'intérieur du glomérule. On remarquera enfin l'englobement de la glande sudoripare et des cellules adipeuses par le tissu conjonctif envahissant.

g, glomérule de la glande sudoripare.

c, conduit excréteur de la glande sudoripare.

a, a, cellules adipeuses.

f, tissu conjonctif envahissant.

v, vaisseau.

Fig. 3.

Cette figure représente une villosité de l'intestin grêle de chien (atteinte de purpura consécutivement à l'injection de sérum de sang de bœuf, dans les veines du chien en expérience, d'après la méthode de Hayem). (Voy. Hayem, *Revue scientifique*, 1883.)

On sait qu'Hayem a montré que le sérum de sang de bœuf injecté avec ses ferments, amène des coagulations, des embolies capillaires produisant une congestion intense, une stase énorme, la rupture vasculaire, l'hémorrhagie. Il est possible que dans ces cas le coagulum puisse amener des inflammations secondaires des vaisseaux et des endo-vascularites desquamatives, comme l'a observé l'un de nous (Leloir).

Coloration au picrocarminate d'ammoniaque. Grossissement 250/1.

c, c, tissu conjonctif.

v, vaisseau sanguin extrêmement dilaté et bourré de globules rouges.

v' vaisseau sanguin très dilaté et rempli de globules rouges.

s, foyer hémorrhagique.

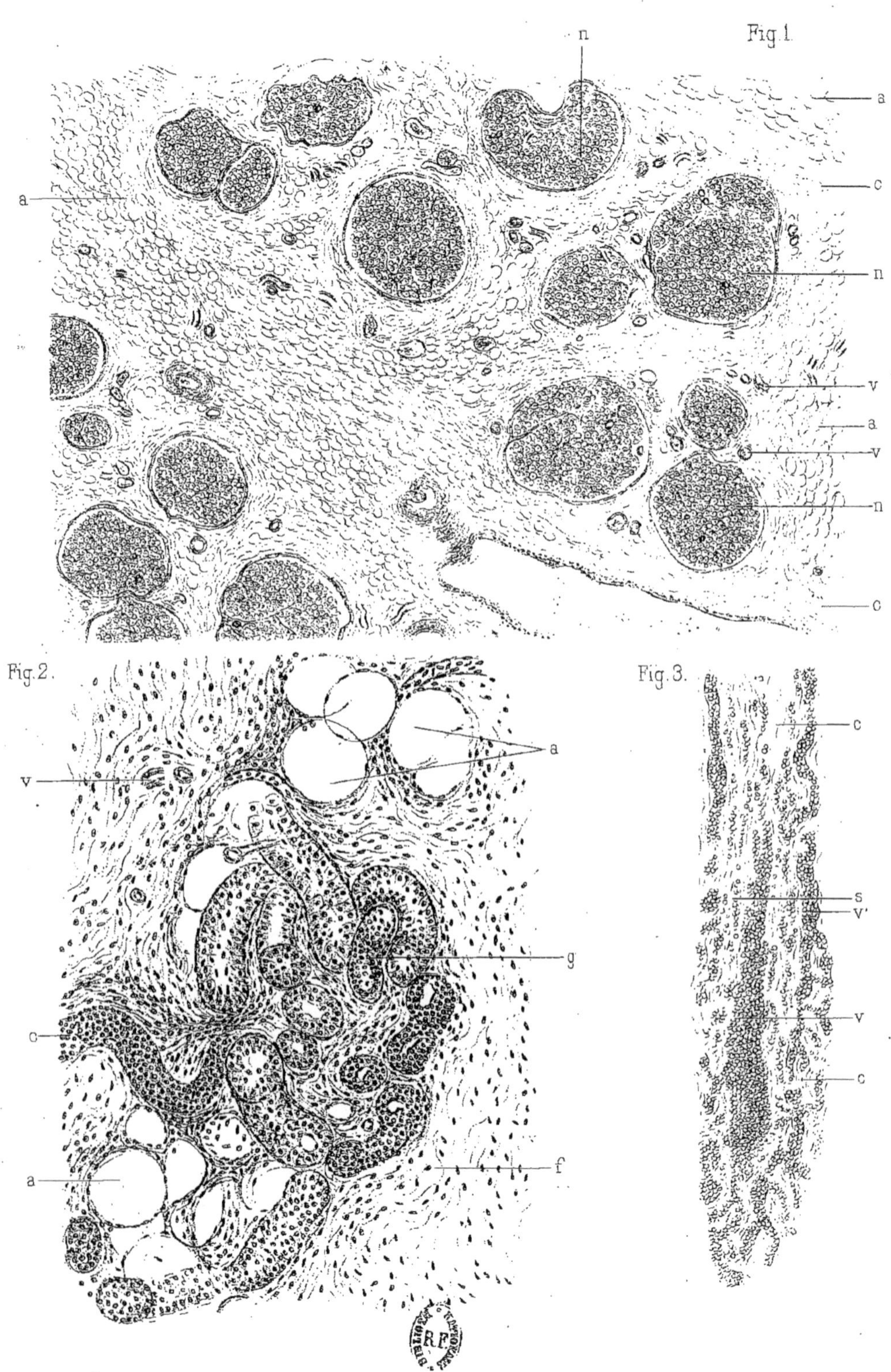
n
Fig.1
a
c
n
v
a
v
n
c
a
Fig.2.
a
v
g
c
f
a
Fig.3.
c
s
V'
v
c
R F

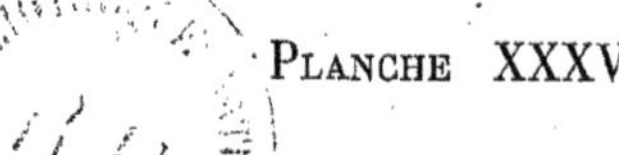

Cette planche représente les lésions histologiques de la phlycténisation.

Fig. 1.

Cette figure représente une bulle de pemphigus aigu excisée immédiatement après la mort chez un sujet atteint de pemphigus aigu.

Fixation par passage dans l'acide osmique à 1/400 pendant six heures. Durcissement dans l'acide picrique, la gomme et l'alcool.

Coloration au moyen du picro-carminate d'ammoniaque. Grossissement 24/1.

é, paroi supérieure de la bulle formée par l'épiderme corné, le stratum lucidum, la couche granuleuse et une partie du corps de Malpighi.

e, paroi inférieure de la bulle formée par une partie du corps de Malpighi.

a, exsudat albumino-fibrineux qui remplit la bulle.

c, couche cornée normale.

g, couche granuleuse normale.

m, couche de Malpighi normale.

d, derme rempli d'une assez grande quantité de cellules migratrices qui sont surtout abondantes autour des vaisseaux dilatés.

o, derme profond et pannicule adipeux.

Fig. 2.

Cette figure représente la partie gauche de la figure précédente, examinée à un plus fort grossissement 50/1.

c, couche cornée saine.

l, stratum lucidum sain.

g, couche granuleuse.

m, corps de Malpighi.

p, couche des cellules perpendiculaires.

v, vaisseau dilaté et entouré de cellules migratrices.

d, derme infiltré d'une certaine quantité de cellules migratrices.

e, exsudat albumino-fibrineux renfermant une certaine quantité de cellules migratrices. En *r*, la fibrine prend une disposition réticulée bien nette.

Fig. 3.

Cette figure représente une petite phlyctène de pemphigus bulleux chronique, excisée aussitôt après la mort.

Elle montre que la bulle au début, quelque petite qu'elle soit, et si semblable aux vésicules qu'elle soit, est toujours constituée par le clivement et le soulèvement en masse de la totalité ou d'une des parties des couches de l'épiderme.

Durcissement dans l'alcool absolu après passage dans l'acide osmique.

Coloration au picro-carminate d'ammoniaque. Grossissement 40/1.

e, épiderme soulevé en masse.

c, cavité de la bulle.

p, papilles du derme dont les vaisseaux sont dilatés et qui sont elles-mêmes infiltrées de cellules embryonnaires; elles ne sont plus recouvertes de cellules épidermiques, même des cellules de la couche perpendiculaire.

d, derme.

Fig. 4.

Cette figure représente une coupe d'érythème polymorphe bulleux. (Voir la communication de l'un de nous (Leloir) intitulée : *Recherches sur l'anatomie pathologique et la nature des érythèmes et de l'érythème polymorphe en particulier. Bulletins de la Société anatomique,* 4 avril 1884.)

Durcissement dans l'alcool absolu après passage dans l'acide osmique.

Coloration au picro-carminate d'ammoniaque. Grossissement 20/1.

cc, couche cornée soulevée par clivement.

m, corps de Malpighi.

m, corps de Malpighi correspondant à la paroi inférieure de la phlyctène, très mincie et dont les prolongements interpapillaires sont bien moins marquées qu'à l'état normal.

d, derme.

v, vaisseau sanguin dilaté.

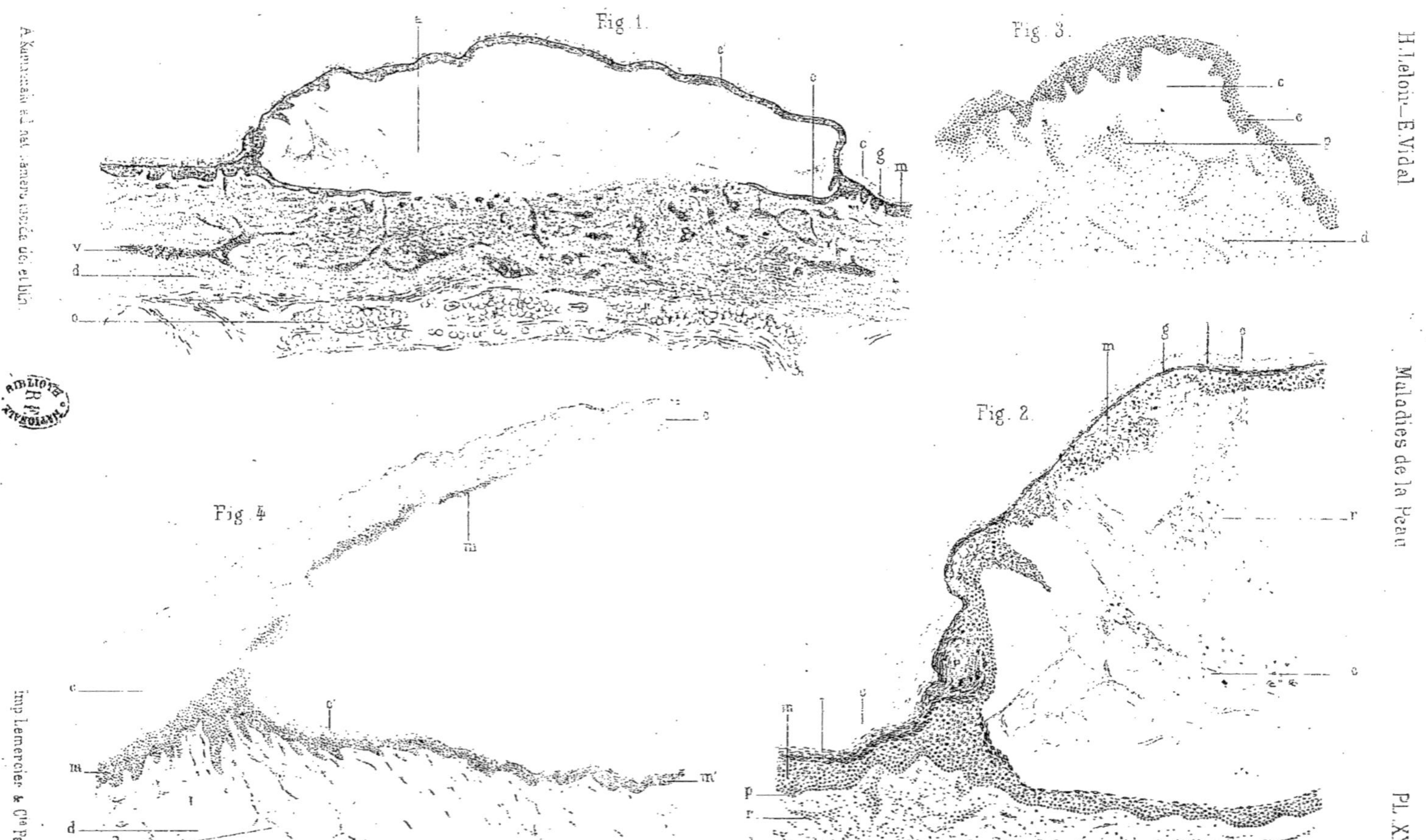
Fig. 1.
Fig. 3.
Fig. 2.
Fig. 4

PLANCHE XXXVI

PEMPHIGUS.

Fig. 1.

Cette figure représente une coupe de pemphigus des nouveau-nés siégeant au niveau d'un doigt.

Durcissement dans l'alcool absolu après passage dans l'acide osmique à 1/400. — Coloration au picro-carminate d'ammoniaque. Grossissement 13/1.

On remarquera l'infiltration du derme par un assez grand nombre de cellules migratrices ; la dilatation des vaisseaux du derme; le soulèvement de l'épiderme au niveau de la région antérieure du doigt en *o*.

o, ongle.

d, derme.

m, matrice de l'ongle.

Fig. 2.

Cette figure, tirée du travail de l'un de nous (H. Leloir, *Recherches cliniques et anatomo-pathologiques sur les affections cutanées d'origine nerveuse*, Paris, A.Delahaye,1881), représente une coupe de bulle récente de pemphigus diutinus. (Voir Observation XXVI du mémoire précité.)

Durcissement dans l'alcool absolu après passage dans l'acide osmique à 1/400. Coloration au picro-carminate d'ammoniaque. Grossissement 30/1.

c, couche cornée.

m, corps de Malpighi.

p, couche des cellules perpendiculaires.

d, derme infiltré de cellules embryonnaires.

Fig. 3.

Cette figure, tirée du mémoire de l'un de nous (H. Leloir, *Recherches cliniques et anatomo-pathologiques sur les affections cutanées d'origine nerveuse*, Paris, A. Delahaye,1881), représente une coupe de bulle ancienne et en voie de cicatrisation de pemphigus diutinus. (Voir Observation XXVI du mémoire précité.)

Durcissement dans l'alcool absolu après passage dans l'acide osmique à 1/400. — Coloration au picro-carminate d'ammoniaque. Grossissement 25/1.

a, épiderme.

b, derme plus ou moins infiltré de cellules embryonnaires ; ses vaisseaux superficiels fortement dilatés sont pleins de globules rouges.

s, coupe d'une glande sudoripare.

Fig. 4.

Cette figure tirée du mémoire de l'un de nous (H. Leloir, *Recherches cliniques et anatomo-pathologiques sur les affections cutanées d'origine nerveuse*, Paris, A. Delahaye, 1881), représente la coupe d'un nerf périphérique intra-cutané dans le pemphigus diutinus. (Voir Observation XXVI du mémoire précité.)

Durcissement dans l'alcool absolu après passage dans l'acide osmique à 1/200. — Grossissement 500/1.

On voit que ce faisceau nerveux ne contient plus que quelques tubes sains fortement colorés en noir par l'osmium. Tous les autres sont dégénérés.

a, légère infiltration de cellules embryonnaires autour du périnèvre.

b, Les quelques tubes nerveux dont la myéline est colorée en noir par l'osmium.

t, tubes dégénérés.

Fig. 5.

Cette figure tirée du mémoire de l'un de nous (H. Leloir, *Recherches cliniques et anatomo-pathologiques sur les affections cutanées d'origine nerveuse*, Paris, A. Delahaye, 1881. — Voir Observation XXVI), représente des nerfs cutanés dégénérés.

Coloration au picro-carmin après passage du nerf dans l'acide osmique d'après la technique indiquée par l'un de nous (Leloir) dans le mémoire précité. Grossissement 500/1.

A
B
C } Tubes nerveux atteints de dégénérescence wallérienne.
D

Fig. 6.

Cette figure représente des tubes nerveux cutanés dégénérés dans un cas de pemphigus foliacé.

Coloration au picro-carminate d'ammoniaque après passage dans l'acide osmique, d'après la technique observée par l'un de nous (Leloir) dans son mémoire intitulé : *Recherches cliniques et anatomo-pathologiques sur les affections cutanées d'origine nerveuse*.

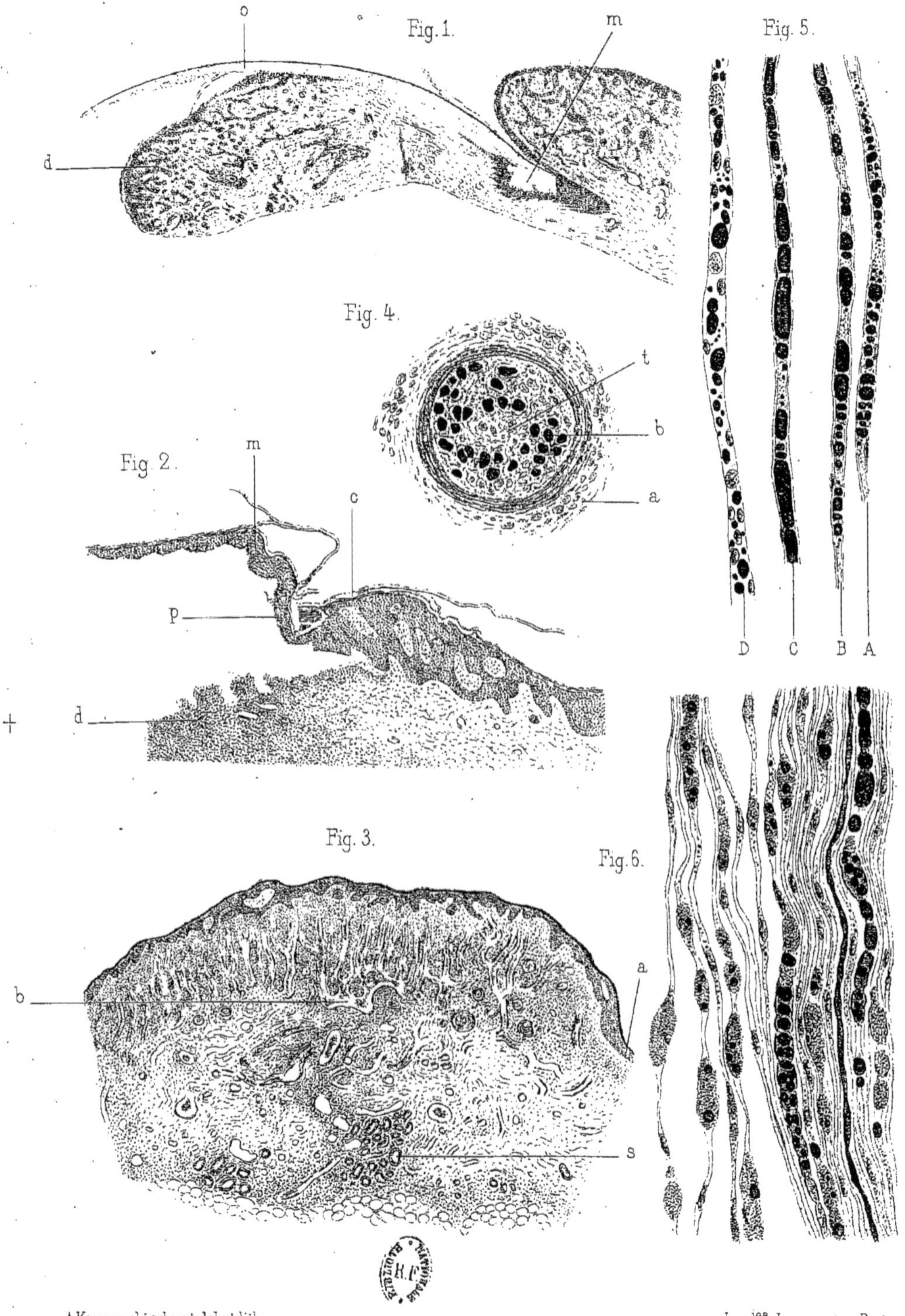

Paris. G. Masson.

Imp.ᵗⁱᵉˢ Lemercier, Paris.

ECZEMA MARGINÉ. — PITYRIASIS RUBRA.

Fig. 1.

Cette figure représente une coupe de peau atteinte d'eczéma marginé de la région interscapulaire.

Fixation par l'acide osmique. Durcissement dans l'alcool absolu.

Coloration au picro-carminate d'ammoniaque. Grossissement 200/1.

On remarquera dans cette figure en f la formation d'une vésicule avortée. (Voir le travail de l'un de nous : *De l'Anatomie pathologique de l'eczéma. Annales de Dermatologie*, H. Leloir, 1890.) ; le tassement et la révulation considérable des cellules de la couche cornée; la dilatation des vaisseaux du derme; la disparition de la couche granuleuse.

c', couche cornée superficielle.

c, couche cornée profonde.

m, corps de Malpighi.

p, papilles du derme.

v, vaisseau dilaté.

f, vésicule avortée.

Fig. 2.

Cette figure représente une coupe de peau de pityriasis rubra chronique recueilli aussitôt après la mort.

Durcissement dans l'alcool absolu. — Coloration au picro-carminate d'ammoniaque. Grossissement 25/1.

On remarquera dans cette figure l'atrophie de l'épiderme, de la couche papillaire du derme, et des éléments vasculaires et glandulaires qu'ils renferment.

c' couche cornée superficielle en état de desquamation.

c, couche cornée plus profonde.

g, couche granuleuse disparue par places.

d, derme profond altéré.

s, vestige d'une glande sudoripare.

v, vaisseau.

h, hypoderme.

Fig. 3.

Cette figure représente un point de la préparation précédente examiné à un plus fort grossissement 60/1.

Ou remarquera l'épaississement considérable de la couche cornée et l'hyperkératinisation du follicule pilo-sébacé qui se trouve au centre de la préparation; les lésions et l'atrophie du derme et de ses éléments vasculaires et glandulaires ; l'altération de ses fibres élastiques ; la production de granulations pigmentaires dans son épaisseur.

b, bouchon corné emplissant le follicule pilo-sébacé.

p, poil.

c, couche cornée d'épiderme fort épaissi et desquamant.

g, couche granuleuse atrophiée.

m, corps de Malpighi atrophié.

s, conduit d'une glande sudoripare.

v. vaisseau.

v', vaisseau papillaire devenu oblique et aminci.

$v. h$, vaisseaux fort allongés, atrophiés, devenus parallèles à la surface de la peau.

p, granulations pigmentaires.

h. hypoderme.

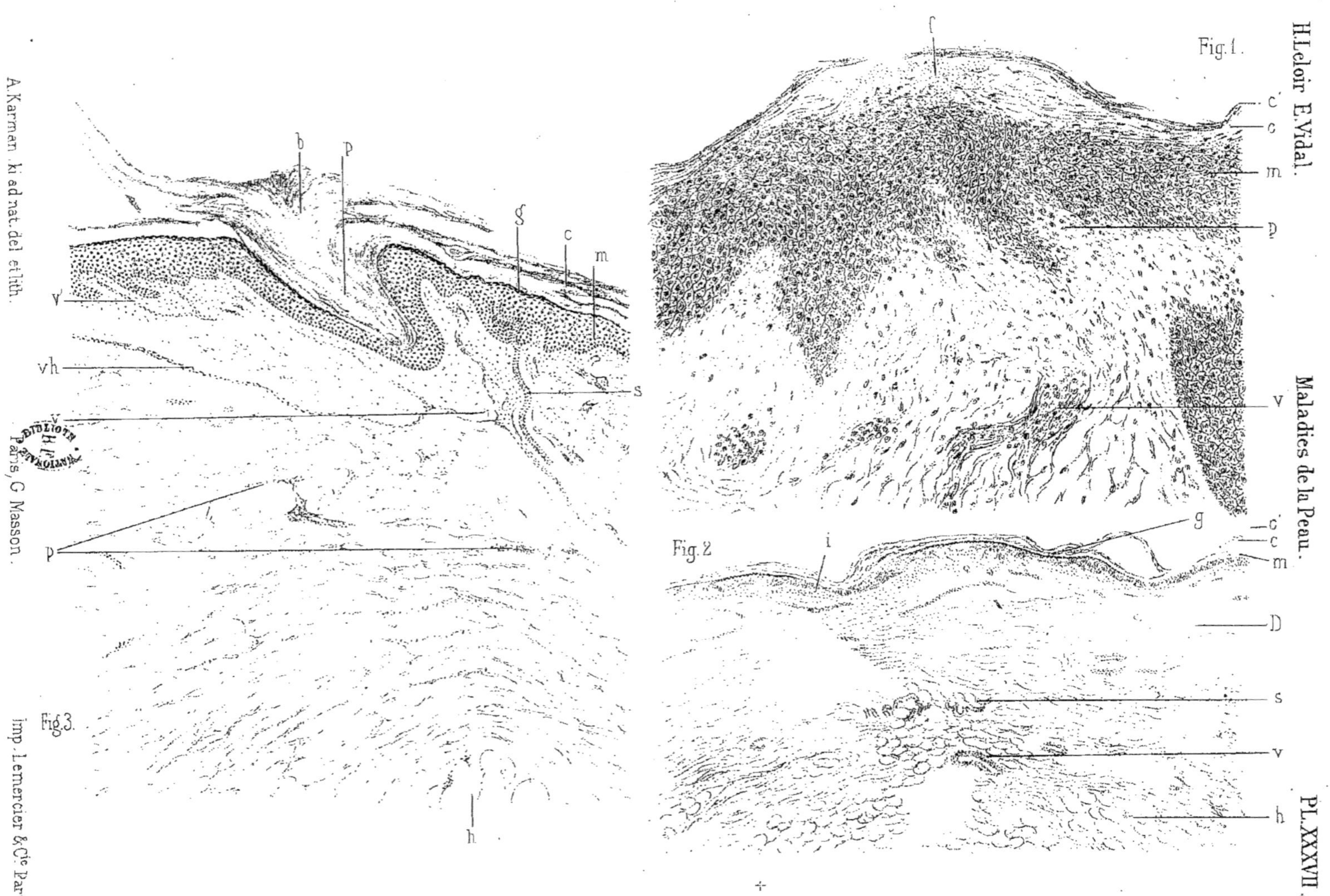

A. Karmanski ad nat. del et lith. Paris, G. Masson. imp. Lemercier & Cie Par

PRURIGO PARASITAIRE.

Cette planche représente les lésions histologiques de la papule de prurigo parasitaire (phthiriase) telles qu'elles ont été décrites par l'un de nous (Leloir) dans ses Cliniques de 1885.

Fig. 1.

Cette figure représente une coupe de papule de prurigo parasitaire (phthiriase), recueillie sur le vivant, fixée par l'acide osmique, et colorée à l'hématoxyline après durcissement dans l'alcool absolu. Grossissement 27/1.

On remarquera dans cette figure l'œdème et la congestion du derme et de l'hypoderme ; l'infiltration de la couche papillaire du derme au niveau du centre de la lésion élémentaire en i, par une grande quantité de cellules migratrices, produit de diapédèse des vaisseaux dilatés. Les lésions histologiques sont en somme ici celles de la papule congestive avec œdème.

c, couche cornée normale.

g, couche granuleuse normale.

m, corps de Malpighi normal.

c', couche cornée un peu œdémateuse.

g', couche granuleuse un peu atrophiée.

m', corps de Malpighi aplati par la pression provenant de l'exsudat séro-globulaire venant du derme.

f, follicule pilo-sébacé.

v, v', vaisseaux sanguins dilatés et entourés de manchons de cellules lymphatiques extravasées.

l, espace lymphatique dilaté.

s, s', glomérules de glandes sudoripares entourés d'une grande quantité de cellules lymphatiques.

e, conduit excréteur d'une glande sudoripare.

d, derme.

h, h, hypoderme, amas de cellules adipeuses infiltrées de nombreuses cellules embryonnaires.

Fig. 2.

Cette figure représente un point du centre de la préparation précédente situé au niveau de la partie profonde du corps de Malpighi et de la couche papillaire du derme examiné à un grossissement de 400/1.

On remarquera dans cette figure l'infiltration de la couche papillaire du derme par de nombreuses cellules lymphatiques migratrices ; l'envahissement du corps de Malpighi par des cellules migratrices qui cheminent dans les espaces interciliaires.

m, cellules du corps de Malpighi.

l, l', l'', cellules lymphatiques migratrices pénétrant dans le corps de Malpighi et cheminant dans les espaces interciliaires.

f, léger exsudat fibrineux siégeant dans le derme.

n, cellules lymphatiques qui ont envahi le corps papillaire.

Fig. 3.

Cette figure représente un espace lymphatique dilaté avec une partie du derme ambiant situé au niveau de la région moyenne du derme. Grossissement 400/1.

On remarquera dans cette figure les lésions histologiques de l'œdème aigu du derme.

l, espace lymphatique dilaté.

c, c, cellules endothéliales tapissant cet espace lymphatique, dont le protoplasme gonflé est devenu granuleux.

m, m', cellules lymphatiques migratrices.

p, p, prolongements de l'espace lacunaire lymphatique.

c, tissu conjonctif.

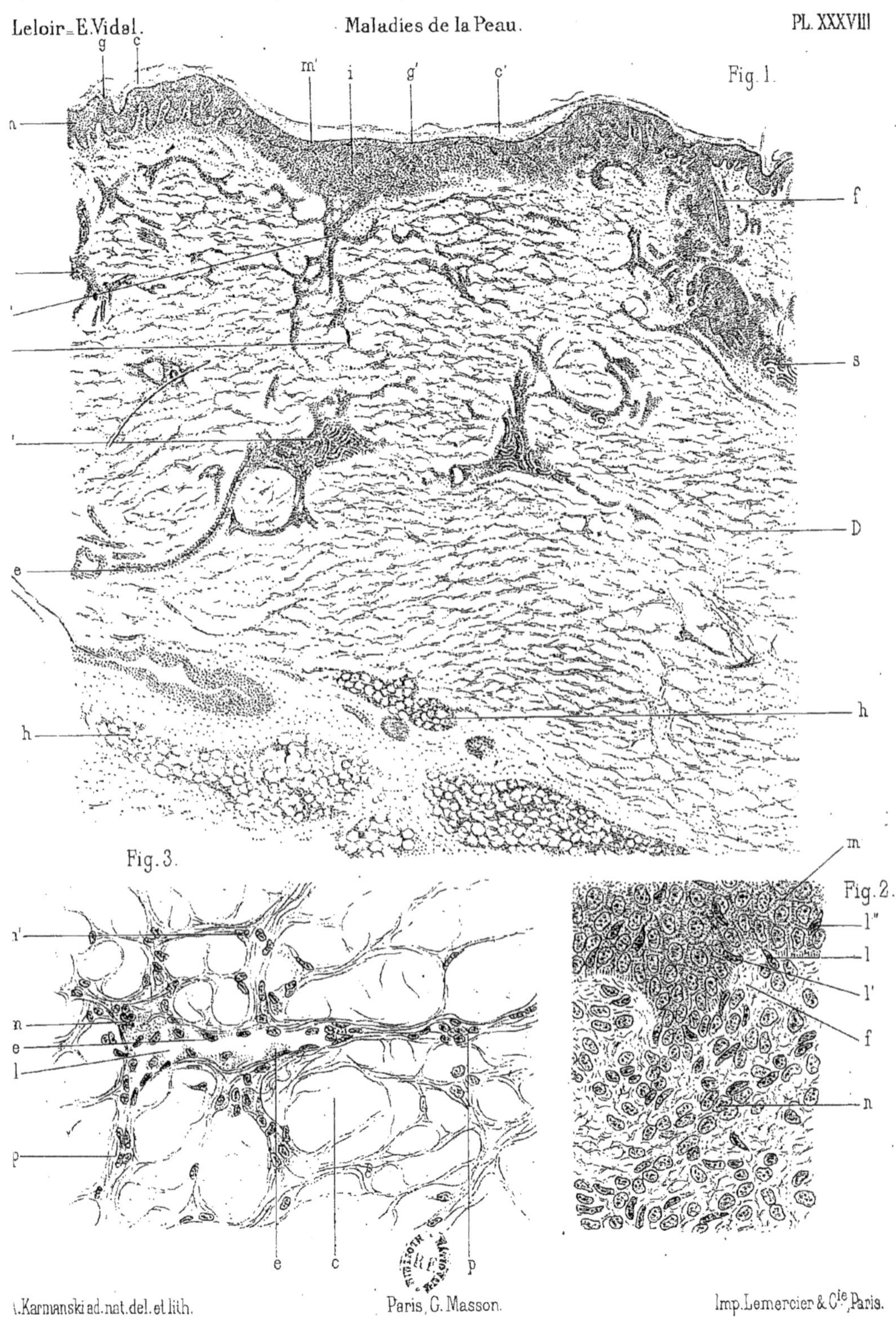

Leloir=E.Vidal.
Maladies de la Peau.
PL. XXXVIII
Fig. 1.
g
c
n
m'
i
g'
c'
f
m
s
D
e
h
h
Fig. 3.
m
Fig. 2.
l'
l"
l
l'
f
n
e
l
n
p
e
c
p
Karmanski ad. nat. del. et lith.
Paris, G. Masson.
Imp. Lemercier & Cie, Paris.

PSORIASIS.

Cette planche représente les lésions histologiques du psoriasis telles qu'elles ont été décrites dans un mémoire publié dans les Comptes rendus de la Société de biologie (H. Leloir et E. Vidal, *Note sur l'histologie du psoriasis. Comptes rendus de la Société de biologie,* mars 1882).

Fig. 1.

Cette figure représente une coupe de papule de psoriasis ancien.

Durcissement dans l'alcool absolu.

Coloration au picro-carminate d'ammoniaque. Grossissement 25/1.

On remarquera dans cette figure une infiltration considérable de la couche papillaire et du derme superficiel.

e, épiderme un peu hypertrophié.

p, papille infiltrée de cellules embryonnaires.

d, derme infiltré dans ses régions supérieures d'une quantité de cellules embryonnaires.

v, vaisseau dilaté rempli de sang et entouré de manchons de cellules embryonnaires.

Fig. 2.

Cette figure représente une coupe de papule de psoriasis encore jeune ; les lésions histologiques du poil et des glandes sébacées cutanées dans le psoriasis.

Durcissement dans l'acide picrique, la gomme et l'alcool.

Coloration au picro-carminate d'ammoniaque. Grossissement 55/1.

p, poil ancien.

p', poil nouveau.

m, fibres musculaires lisses qui s'attachent aux follicules pilo-sébacés.

i, gaine du follicule pilo-sébacé.

s, coupe d'une glande sébacée.

c, coupe du peloton d'une glande sudoripare.

Fig. 3.

Cette figure représente un point de la préparation de la figure 1 de la planche XI. examiné à un fort grossissement.

Elle montre l'état de l'épiderme et de la couche papillaire dans le psoriasis.

On voit de suite que toutes les couches épidermiques sont conservées, mais que la couche de Malpighi est un peu épaissie et que c'est surtout la couche cornée qui présente un degré notable d'épaississement. Il est à remarquer que les parties profondes de la couche cornée sont encore vivaces et présentent des cellules dont le protoplasme et le noyau sont fortement colorés en rouge par le carmin.

Durcissement dans l'alcool, après passage dans l'acide picrique et la gomme.

Coloration au picro-carminate d'ammoniaque. Grossissement 150/1.

c, couche cornée.

c', couche cornée profonde dont les cellules présentent un protoplasme et un noyau bien colorés par le carmin.

s, stratum lucidum coloré en rouge par l'éléidine diffuse.

g, couche granuleuse.

m, corps de Malpighi épaissi dont quelques cellules présentent une disparition du noyau par dilatation du nucléole.

p, couche des cellules perpendiculaires.

v, vaisseau papillaire dilaté rempli et entouré de cellules migratrices.

Fig. 4.

Cette figure représente une papille de la préparation précédente étudiée à un grossissement de 320/1.

p, couche des cellules perpendiculaires qui présentent 2, 3 et même 4 rangées de cellules au lieu d'une seule rangée comme à l'état normal.

t, cellules de la couche des cellules perpendiculaires aplaties par le tassement, comme l'a montré Neumann.

m, corps de Malpighi dont les cellules tendent à prendre un aspect horizontal et dont un grand nombre présentent l'atrophie du noyau par dilatation du nucléole.

c, papille renfermant un certain nombre de cellules migratrices.

Fig. 5.

Cette figure représente un point du derme moyen de la préparation précédente examiné à un grossissement de 450/1.

Elle montre un vaisseau dilaté rempli de globules rouges et entouré lui-même de nombreuses cellules lymphatiques sorties de ce vaisseau par diapédèse. Ici le processus de diapédèse est très net.

v, vaisseau entouré en *m* d'un véritable manchon de cellules lymphatiques et rempli lui-même de cellules lymphatiques.

e, endothélium vasculaire.

v', vaisseau.

v'', vaisseau coupé en travers.

l, cellules migratrices réunies en groupes plus ou moins nombreux dans les aréoles du derme.

Fig. 1.

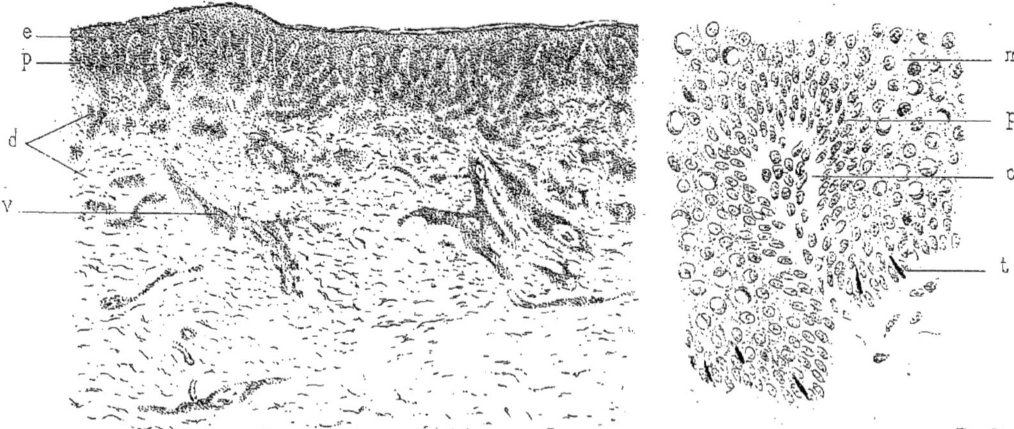

Fig. 4.

Fig. 3.

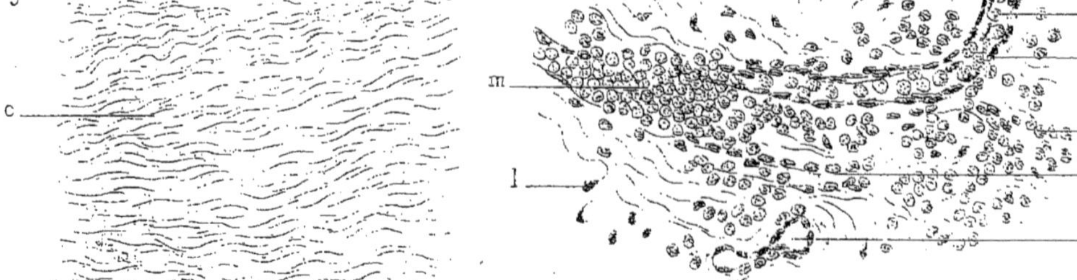

Fig. 5.

Fig. 2.

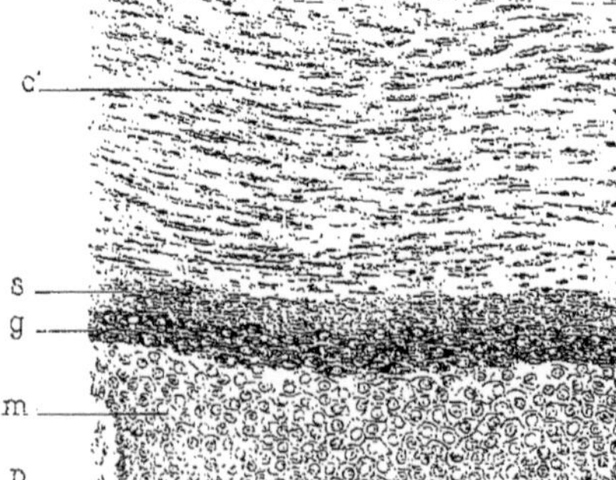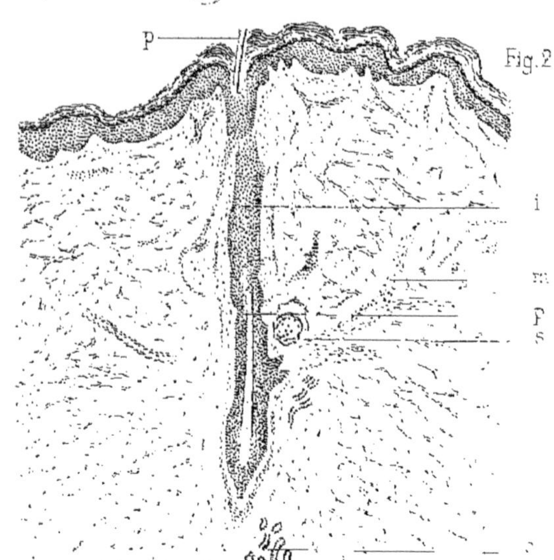

PLANCHE XL

PSORIASIS.

Fig. 1.

Cette figure représente une coupe de papule ancienne de psoriasis située à la région antérieure du genou.

Durcissement dans l'alcool après passage dans l'acide picrique et la gomme. Coloration au picro-carminate d'ammoniaque. Grossissement 30/1.

On remarquera dans cette préparation l'épaississement de l'épiderme, en particulier de l'épiderme corné, lequel a conservé dans ses couches profondes une certaine vitalité ; la persistance du stratum lucidum et de la couche granuleuse ; l'hypertrophie de la couche de Malpighi ; l'envahissement de la couche papillaire du derme par un certain nombre de cellules migratrices situées surtout autour des vaisseaux ; la dilatation des vaisseaux papillaires et des vaisseaux des couches supérieures du derme ; la disparition des glandes cutanées.

c, couche cornée.

c', couche cornée profonde dont les cellules ont conservé leur vitalité ainsi que l'indique la coloration de leur protoplasme et de leur noyau par le carmin.

e, stratum lucidum.

g, couche granuleuse.

m, corps de Malpighi hypertrophié.

d, derme.

v, v, vaisseaux entourés de manchons de cellules lymphatiques.

Fig. 2.

Cette figure représente une coupe de petite papule de psoriasis guttata du volume d'une lentille, excisée au niveau de la région postérieure du coude.

Durcissement dans l'alcool après passage dans l'acide picrique et la gomme. Coloration au picro-carminate d'ammoniaque. Grossissement 120/1.

On remarquera dans cette préparation la persistance de la vitalité des cellules de la partie profonde de la couche cornée : l'hypertrophie considérable du corps de Malpighi ; l'infiltration des papilles et du tissu conjonctif dermo-papillaire par des cellules lymphatiques ; la dilatation des vaisseaux papillaires et dermo-papillaires qui sont entourés de manchons de cellules lymphatiques ; la présence d'une plus ou moins grande quantité de globules rouges extravasés dans les papilles et même dans le tissu dermo-papillaire.

c, couche cornée dont les cellules ont conservé leur vitalité au niveau de ses parties profondes ainsi que l'indique la coloration de leur protoplasme et de leur noyau par le carmin.

s, couche granuleuse.

m, corps de Malpighi très épaissi.

p, couche des cellules perpendiculaires.

o, papille allongée et hypertrophiée dont le tissu est infiltré de cellules lymphatiques.

o', papille coupée en travers.

v, *v*, vaisseaux papillaires et dermo-papillaires dilatés et entourés de manchons de cellules lymphatiques extravasées et même de globules rouges.

d, couche dermo-papillaire et derme plus ou moins infiltrés de cellules migratrices qui en certains endroits se réunissent en nids (*e*) et sont souvent accompagnées de globules rouges.

Fig. 3.

Cette figure représente la coupe d'une artère de la préparation précédente située au niveau de la région moyenne du derme.

Grossissement 120/1.

On remarquera dans cette préparation la prolifération de l'endothélium vasculaire.

a, tissu conjonctif.

b, gaine du vaisseau.

c, endothélium vasculaire en voie de prolifération.

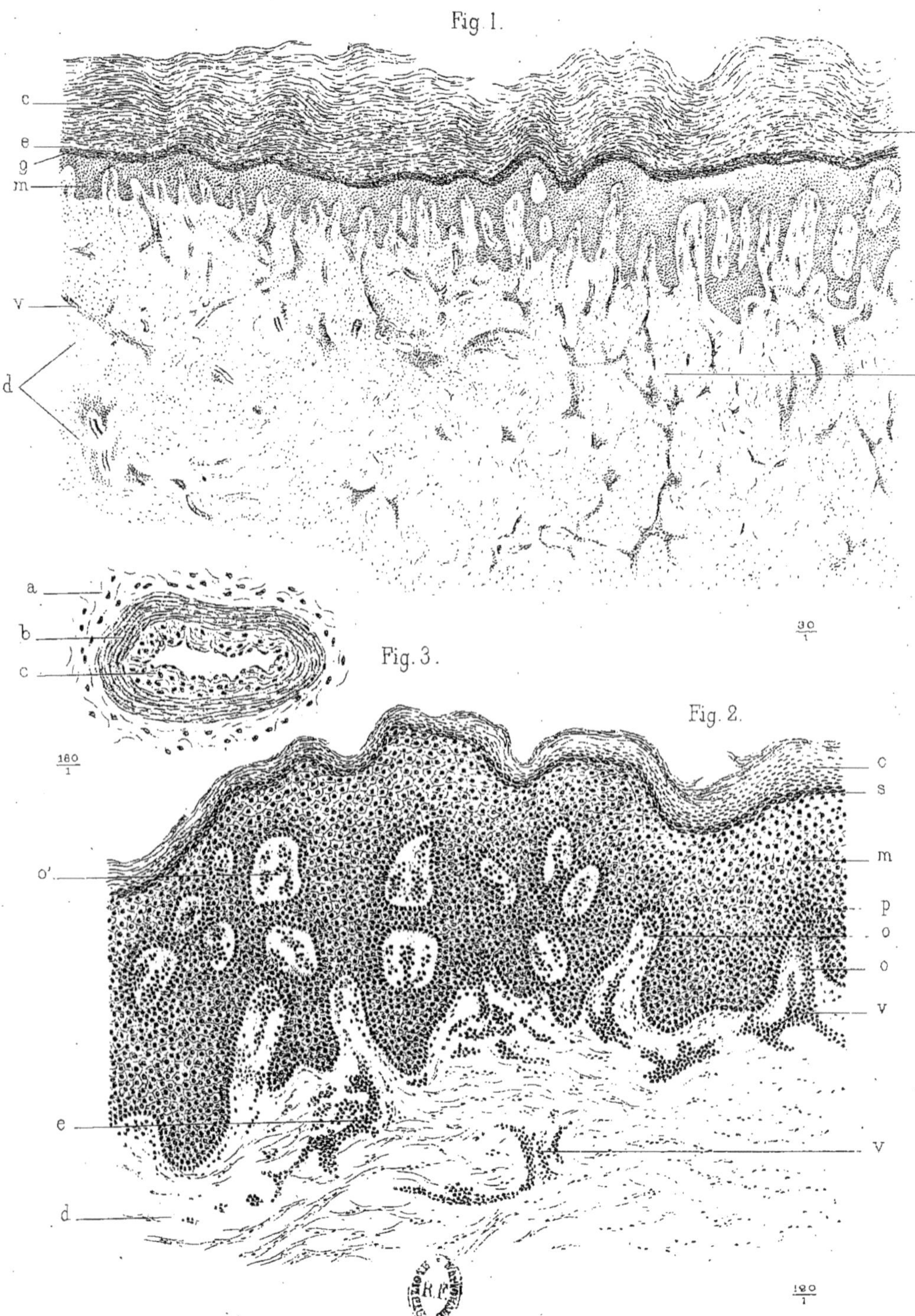

A. Karmanski ad. nat. caméra lucida del. et lith.   Imp.ies Lemercier, Paris.

Planche XLI

PURPURA.

Cette planche représente les lésions histologiques observées par l'un de nous (Leloir) dans un cas de purpura d'origine surtout vasculaire. (Voir pour les détails de cette observation les pages 2 et 3 du travail suivant : H. Leloir, *Contribution à l'étude du purpura. Annales de dermatologie*, janvier 1884.)

Fig. 1.

Cette figure représente une coupe de peau atteinte d'œdème avec phénomènes hyperhémiques et de purpura d'origine vasculaire.

Durcissement dans l'alcool absolu. Coloration au picro-carminate d'ammoniaque. Grossissement 45/1.

On remarquera dans cette figure l'intégrité de l'épiderme ; la présence de nombreux globules blancs dans les couches supérieures du derme et en particulier au niveau de la couche papillaire. Ces globules blancs sont surtout situés autour des vaisseaux sanguins.

Le derme présente une dilatation de ses lacunes lymphatiques et les autres lésions de l'œdème dermique ; tous les vaisseaux du derme sont dilatés, mais cette dilatation porte surtout sur les vaisseaux de la région papillaire du derme où elle est très prononcée ; ces vaisseaux sont gorgés de globules rouges. Tous les vaisseaux du derme sont entourés d'une grande quantité de globules blancs, résultat de la diapédèse. La plupart des vaisseaux présentent des parois normales qui sont tapissées par un endothélium dont les noyaux sont cependant plus volumineux qu'à l'état normal et tendent parfois à se diviser. Au centre de la plaque, là où la tache de purpura ne disparaissait pas par la pression, la plupart des vaisseaux papillaires présentent à un fort grossissement des altérations notables de leur parois. (Voir fig. 2.) Çà et là existent dans le derme, attenant immédiatement aux vaisseaux, de petits foyers hémorrhagiques.

c, couche cornée.

gr, couche granuleuse.

m, couche de Malpighi.

s, s, vaisseaux papillaires dilatés et remplis de globules rouges.

g, g, vaisseaux dilatés et entourés de manchons de cellules lymphatiques.

l, l, vaisseaux dilatés remplis de globules rouges et entourés de manchons de cellules hymphatiques.

gl, glande sébacée.

m, fibre musculaire de la peau.

Fig. 2.

Cette figure représente un point de la préparation précédente situé au centre de la plaque où la tache de purpura ne disparaissait pas par la pression.

Grossissement 170/1.

On remarque dans cette figure l'altération des vaisseaux de la couche papillaire du derme. Ces vaisseaux sont notablement dilatés, remplis de globules rouges ; en outre ils sont le siège d'une endocapillarite signalée par l'un de nous (Leloir : Voir travail précité, p. 1) dans le purpura; l'endothélium est en pleine prolifération et desquamation.

e, épiderme.

v, *v*, vaisseaux dilatés et remplis de globules rouges.

p, *p*, endothélium vasculaire en pleine desquamation et amas de cellules lymphatiques.

n, noyau de l'endothélium vasculaire.

g, *g*, cellules lymphatiques migratrices.

r, vaisseau fortement dilaté en partie dépouillé de son endothélium desquamant, et rempli de cellules lymphatiques.

Fig. 3.

Cette figure représente une coupe de follicule pileux de la préparation précédente. Grossissement 120/1.

On remarquera dans cette figure la présence de nombreux globules blancs dans le derme qui entoure le follicule pileux et de globules rouges en dehors de la gaîne externe du poil; la dilatation des capillaires ambiants qui sont remplis de globules rouges.

c, tissu conjonctif dermique.

g, cellule lymphatique.

h, globule rouge.

p, poil.

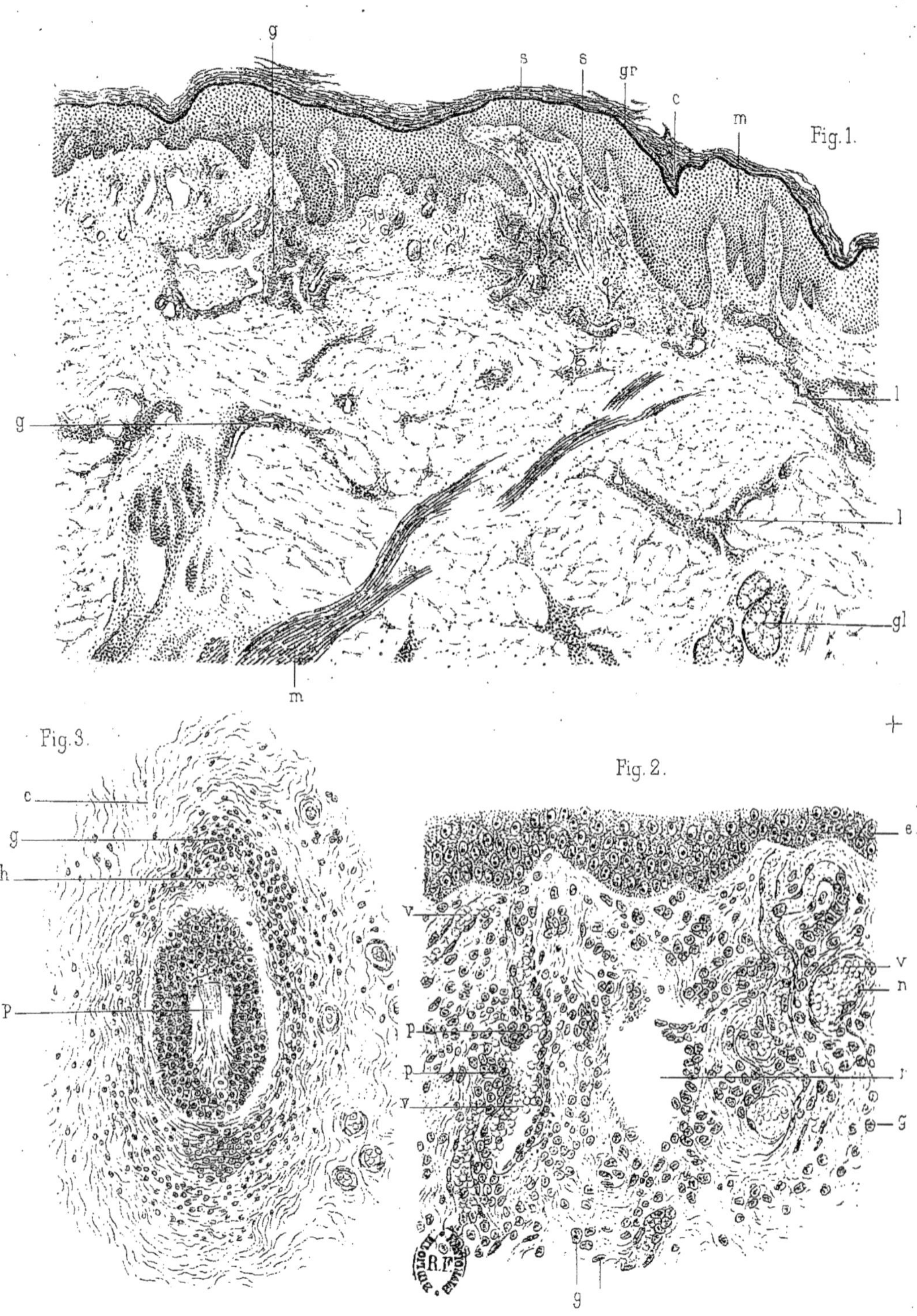

A. Karmanski ad. nat. del. et lith.   Imp.ies Lemercier, Paris.

PURPURA.

Fig. 1.

Cette figure représente les lésions histologiques du purpura hemorrhagica.

Le morceau de peau a été recueilli aussitôt après la mort.

Durcissement dans l'alcool absolu après passage dans l'acide osmique.

Coloration au picro-carminate d'ammoniaque. Grossissement 80/1.

Cette figure montre que dans le purpura hemorrhagica les hémorrhagies sont profondes, envahissent le derme moyen et le derme profond ; qu'elles sont larges et diffuses ; que de plus le derme, surtout au niveau de sa région supérieure et de la couche papillaire, est rempli d'une grande quantité de globules blancs sortis des vaisseaux par diapédèse.

e, épiderme.

g, g, globules blancs.

g', g', globules blancs constituant des manchons aux vaisseaux.

h, h, h, foyers hémorrhagiques.

m, m, fibres musculaires de la peau.

Fig. 2.

Cette figure représente un point du derme de la préparation précédente examiné à un grossissement de 260/1.

On remarquera dans cette préparation la dissociation des faisceaux conjonctifs du derme par l'infiltration hémorrhagique.

g, g, foyers hémorrhagiques.

g, g, globules rouges isolés.

c, c, tissu conjonctif dermique.

Fig. 3.

Cette figure représente un point de la préparation dessinée dans la figure 1, situé au niveau d'un faisceau de nerfs cutanés. Grossissement 260/1.

On remarquera la dissociation du tissu conjonctif qui entoure les faisceaux nerveux par l'infiltration hémorrhagique et de nombreux globules blancs qui l'accompagnent. Les faisceaux nerveux eux-mêmes sont respectés.

h, h, infiltration hémorrhagique.

g, globules blancs.

c, tissu conjonctif.

n, n, faisceaux nerveux.

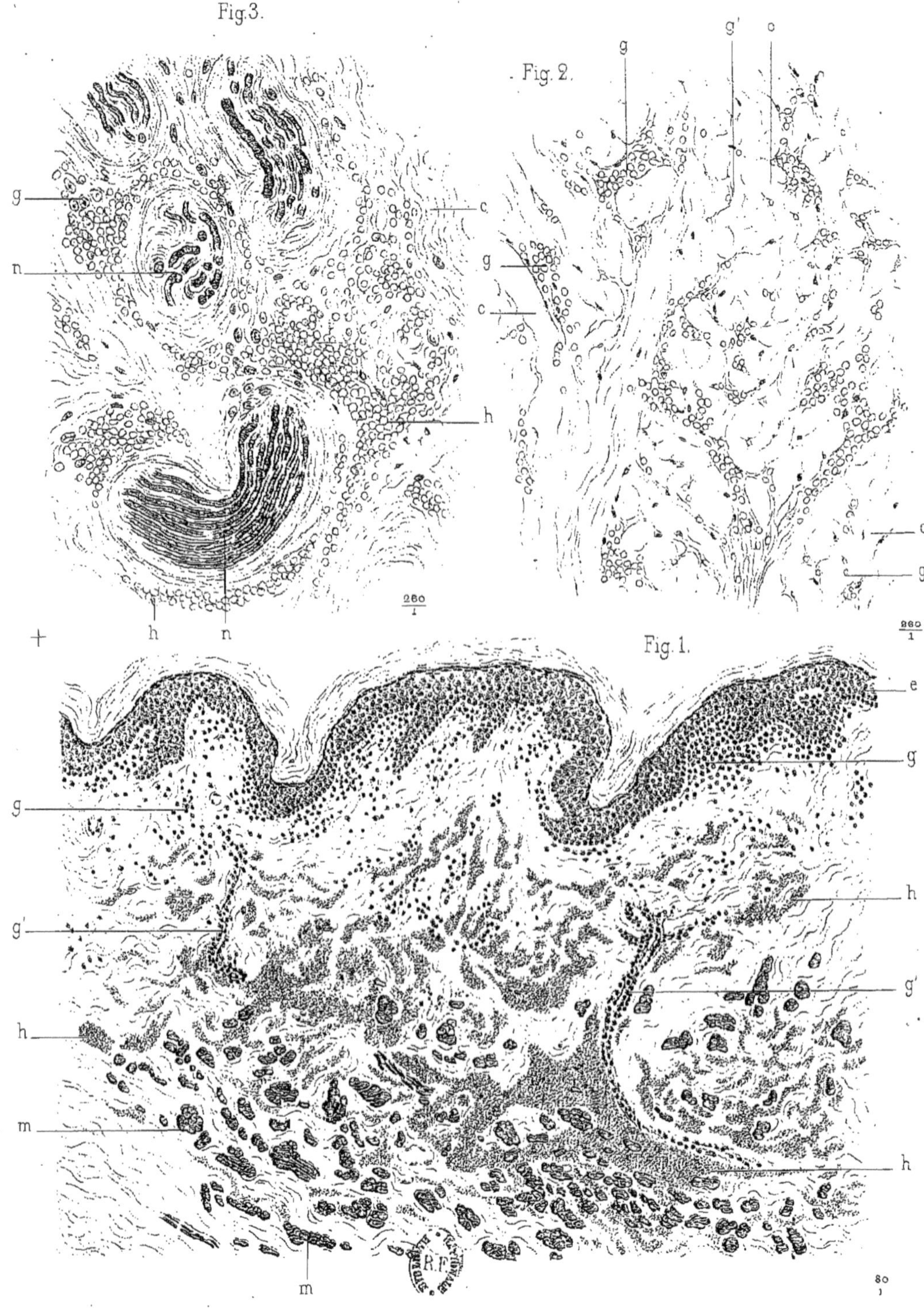

Paris. G. Masson.

PURPURA.

Fig. 1.

Cette figure représente une coupe de purpura télangiectasique d'après une préparation qui nous a été obligeamment communiquée par M. V. Cornil. (Voir Arragon, Du purpura télangiectasique. — Thèse de Paris, 1878.)

Coloration au picro-carminate d'ammoniaque. Grossissement, 30/1.

On remarquera dans cette figure la dilatation considérable des vaisseaux papillaires donnant lieu à la production de foyers hémorrhagiques par distension vasculaire.

v, *v*, vaisseaux papillaires dilatés d'une façon excessive et gorgés de globules rouges.

m, corps de Malpighi.

d, derme rempli d'une assez grande quantité de cellules lymphatiques.

Fig. 2.

Cette figure représente une coupe de phlyctène hémorrhagique dans un cas de purpura hémorrhagique d'après une préparation qui nous a été obligeamment communiquée par M. V. Cornil. (Voir Cornil et Rigal, Note sur un cas de purpura-hemorrhagica aigu survenu chez un malade atteint d'une affection du cœur ancienne. *Société médicale des hôpitaux*, 1879.)

Coloration au picro-carminate d'ammoniaque. Grossissement 80/1.

On remarquera dans cette figure la phlyctène remplie de globules rouges ; la dilatation considérable des vaisseaux papillaires du derme qui sont remplis de globules rouges.

c, couche cornée de l'épiderme.

m, *m*, corps de Malpighi.

i, *i*, prolongements interpapillaires épidermiques soulevés.

g, globules rouges renfermés dans la cavité de la bulle.

h, vaisseau distendu par l'hémorrhagie.

Fig. 3.

Cette figure représente une coupe de peau dans un cas de purpura hémorrhagique au voisinage d'un glomérule d'une glande sudoripare.

Durcissement dans l'alcool après passage dans l'acide picrique et la gomme.

Coloration au picro-carminate d'ammoniaque. Grossissement, 170/1.

On remarquera dans cette préparation l'obstruction d'un gros vaisseau sanguin par un coagulum fibrineux farci de globules rouges constituant un véritable infarctus hémorrhagique ; l'intégrité des canaux de la glande sudoripare.

t', gaîne du vaisseau sanguin dissociée par les globules rouges.

t, infarctus fibrineux et hémorrhagique obstruant la lumière du vaisseau dont l'endothélium est profondément altéré et constituant un véritable infarctus hémorrhagique.

d, derme.

h, *h*, hémorrhagies diffuses.

s, *s*, tubes de la glande sudoripare.

c, capillaires remplis de globules rouges.

Fig. 4.

Cette figure représente une coupe de purpura hémorrhagique d'après une préparation qui nous a été obligeamment communiquée par M. Variot. (Voir Variot, *Des purpuras, Journal de l'anatomie et de la physiologie*, 1882.)

Coloration à l'éosine. Grossissement 80/1.

On remarquera dans cette préparation l'injection en quelque sorte des espaces lymphatiques du derme par l'infiltration hémorrhagique.

c, couche cornée.

m, corps de Malpighi.

s, s, infiltration hémorrhagique.

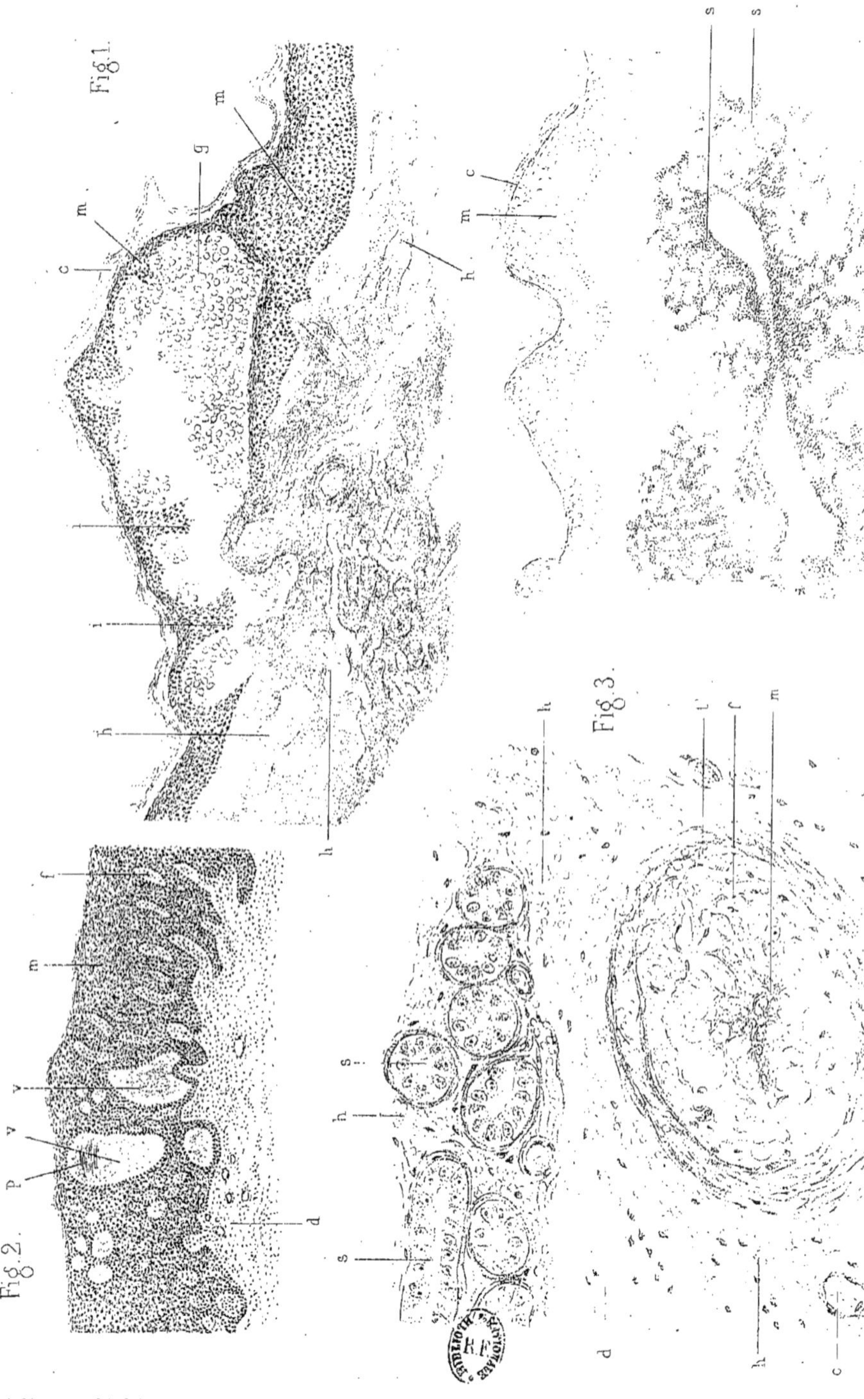
Fig. 1.
Fig. 2.
Fig. 3.

PLANCHE XLIV

SCLÉRODERMIE. — TRICHOPHYTIE.

Fig. 1.

Cette figure représente une coupe de la peau du doigt recueillie aussitôt après la mort chez un sujet atteint de sclérodermie en plaques, de sclérodactylie et d'ulcères perforants d'un doigt.

Durcissement dans l'alcool après passage dans l'acide picrique et la gomme. Coloration au picro-carminate d'ammoniaque. Grossissement 58/1.

On remarquera dans cette figure l'aplatissement et l'élargissement du corps papillaire du derme ; la sclérose du derme ; la disparition des glandes de la peau ; l'altération des vaisseaux.

c, couche cornée.

c', couche cornée profonde dont un certain nombre de cellules présentent un noyau encore nettement coloré par le carmin.

g, couche granuleuse.

m, m, corps de Malpighi.

d, derme.

v, vaisseau sanguin.

Fig. 2.

Cette figure représente une coupe de plaque sclérodermique du cou recueillie aussitôt après la mort chez un sujet atteint de sclérodermie.

Durcissement dans l'alcool après passage dans l'acide picrique et la gomme. Coloration au picro-carminate d'ammoniaque. Grossissement 62/1.

On remarquera dans cette figure l'atrophie des papilles dermiques et la sclérose du derme ; la disparition totale des glandes de la peau ; les altérations des vaisseaux.

e, épiderme.

t, derme.

Fig. 3.

Cette figure représente une coupe de plaque sclérodermique récente de la peau de la région plantaire recueillie aussitôt après la mort chez un sujet atteint de sclérodermie plantaire symétrique et mort d'artério-sclérose.

Durcissement dans l'alcool après passage dans l'acide picrique et la gomme.

Coloration au picro-carminate d'ammoniaque. Montage dans le baume du Canada. Grossissement 57/1.

On remarquera dans cette figure la sclérose du derme et les altérations des vaisseaux de celui-ci.

c, couche cornée.

g, couche granuleuse.

m, corps de Malpighi.

d, derme.

s, s', conduits excréteurs d'une glande sudoripare.

Fig. 4.

Cette figure représente une coupe de l'hypoderme du doigt du malade de la figure 1. Grossissement 57/1.

On remarquera dans cette figure l'hypertrophie et la sclérose des trabécules du tissu cellulo-adipeux ; les altérations artérielles caractérisées par une périartérite et une endartérite prononcées.

g, cellules graisseuses.

r, artère coupée perpendiculairement, atteinte de périartérite et d'endartérite et dont la lumière est presque totalement obstruée.

a, artère coupée transversalement et atteinte d'endartérite et de périartérite.

Fig. 5.

Cette figure représente un cheveu envahi par le trichophyton tonsurans.

Ce cheveu après dégraissage par l'éther, et séjour dans la potasse caustique à 4/10, a été monté dans la glycérine iodée.

On remarquera dans cette préparation l'infiltration et la dissociation des éléments du poil par le champignon trichophytique.

p, poil.

s, spores isolées.

e, épiderme mélangé de spores et de tubes de mycélium.

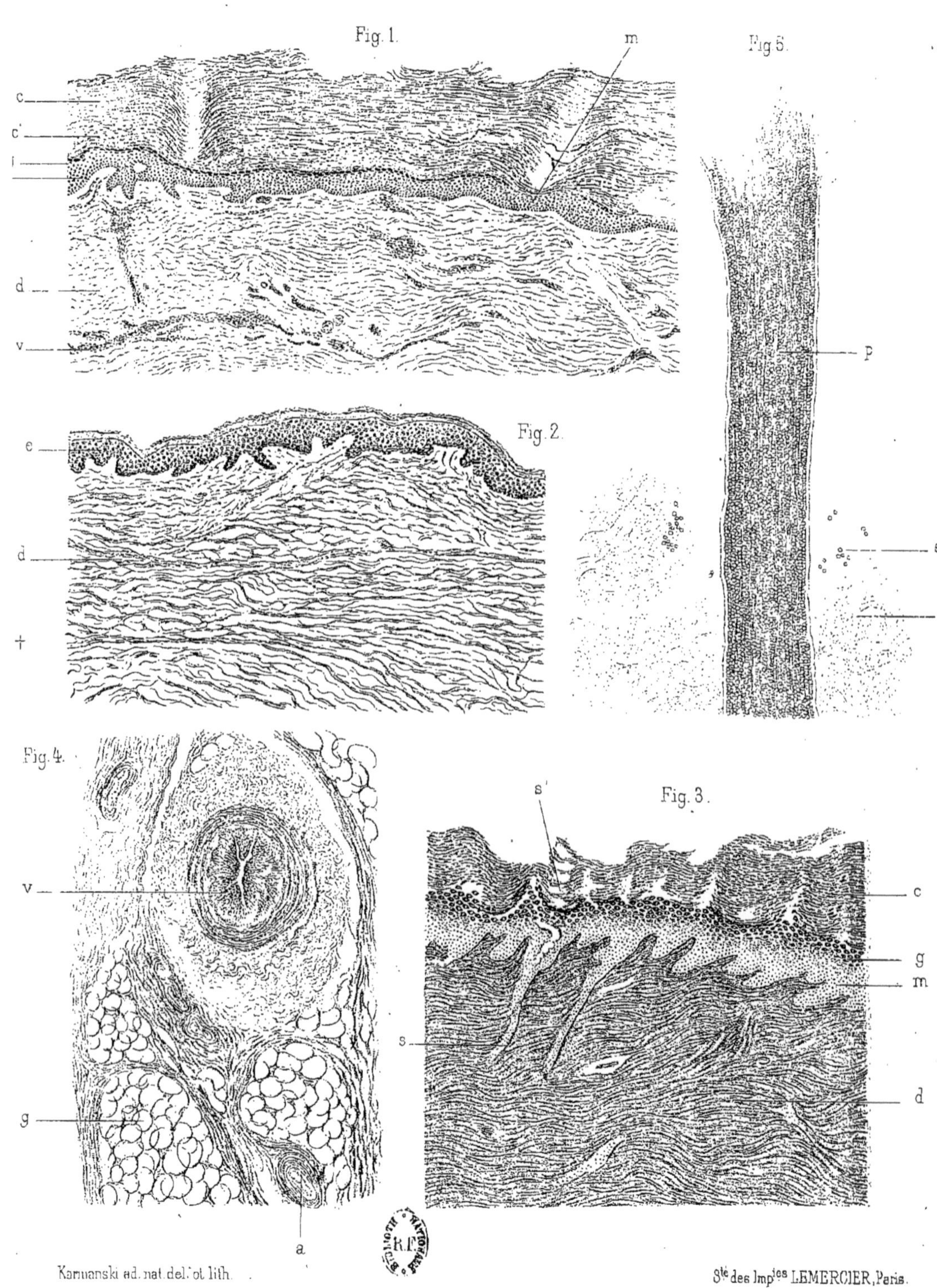

Fig. 1.
m
Fig 5.
c
c
i
d
v
p
Fig. 2.
e
d
†
s
Fig. 4.
s'
Fig. 3.
v
c
g
m
g
s
a
d

TRAITÉ DESCRIPTIF

DES

MALADIES DE LA PEAU

SYMPTOMATOLOGIE ET ANATOMIE PATHOLOGIQUE

PAR MM.

HENRI LELOIR | **ÉMILE VIDAL**
PROFESSEUR A LA FACULTÉ DE MÉDECINE DE LILLE | MEMBRE DE L'ACADÉMIE DE MÉDECINE
MEMBRE CORRESPONDANT DE L'ACADÉMIE DE MÉDECINE | MÉDECIN DE L'HOPITAL SAINT-LOUIS

Sommaire de la 1ʳᵉ livraison :

Achromie. — Acné. — Acrodynie. — Actinomycose.
— Aïnhum. — Alopécie. — Anémie cutanée. —
Atrophie cutanée. — Bouton des pays chauds.

PARIS

G. MASSON, ÉDITEUR

LIBRAIRE DE L'ACADÉMIE DE MÉDECINE

120, Boulevard Saint-Germain, en face de l'École de Médecine

—

1889

Voir au verso les conditions de la publication.

Cette livraison a été publiée le 15 juillet 1889.

CONDITIONS DE LA PUBLICATION

Le *Traité descriptif des maladies de la peau*, par MM. Leloir
et Vidal paraîtra en 9 livraisons dont chacune comprendra
6 planches avec 5 feuilles de texte et les explications des
planches.

Il sera complet dans un intervalle maximum d'une année.

Le prix de vente pour LES SOUSCRIPTEURS est de 90 francs,
payables à raison de 10 francs par livraison.

Quand l'ouvrage sera complet, le prix en sera porté à
100 francs.

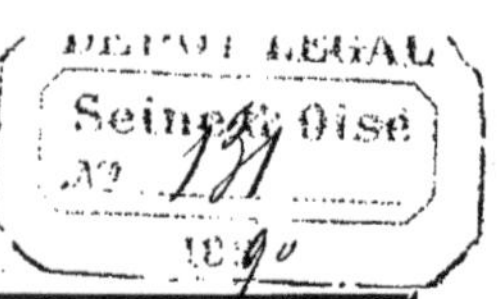

TRAITÉ DESCRIPTIF

DES

MALADIES DE LA PEAU

SYMPTOMATOLOGIE ET ANATOMIE PATHOLOGIQUE

PAR MM.

HENRI LELOIR
PROFESSEUR A LA FACULTÉ DE MÉDECINE DE LILLE
MEMBRE CORRESPONDANT DE L'ACADÉMIE DE MÉDECINE

ÉMILE VIDAL
MEMBRE DE L'ACADÉMIE DE MÉDECINE
MÉDECIN DE L'HOPITAL SAINT-LOUIS

Sommaire de la 2me livraison :

Bouton des pays chauds. — Canitie. — Charbon bactéridien. — Chéloïde. — Colloïd-milium. — Cor. — Cornes cutanées. — Cysticerque. — Dermatites exfoliantes.

PARIS

G. MASSON, ÉDITEUR

LIBRAIRE DE L'ACADÉMIE DE MÉDECINE

120, Boulevard Saint-Germain, en face de l'École de Médecine

—

1890

Voir au verso les conditions de la publication.

Cette livraison a été publiée le 15 mai 1890.

CONDITIONS DE LA PUBLICATION

Le *Traité descriptif des maladies de la peau*, par MM. Leloir
et Vidal paraîtra en 9 livraisons dont chacune comprendra
6 planches avec 5 feuilles de texte et les explications des
planches.

Il sera complet dans un intervalle maximum d'une année.

Le prix de vente pour les souscripteurs est de 90 francs,
payables à raison de 10 francs par livraison.

Quand l'ouvrage sera complet, le prix en sera porté à
100 francs.

TRAITÉ DESCRIPTIF

DES

MALADIES DE LA PEAU

SYMPTOMATOLOGIE ET ANATOMIE PATHOLOGIQUE

PAR MM.

HENRI LELOIR
PROFESSEUR A LA FACULTÉ DE MÉDECINE DE LILLE
MEMBRE CORRESPONDANT DE L'ACADÉMIE DE MÉDECINE

ÉMILE VIDAL
MEMBRE DE L'ACADÉMIE DE MÉDECINE
MÉDECIN HONORAIRE DE L'HOPITAL SAINT-LOUIS

PARIS

G. MASSON, ÉDITEUR

LIBRAIRE DE L'ACADÉMIE DE MÉDECINE

120, Boulevard Saint-Germain, en face de l'École de Médecine

—

1891

Cette livraison a été publiée le 30 mars 1891.

TRAITÉ DESCRIPTIF

DES

MALADIES DE LA PEAU

SYMPTOMATOLOGIE ET ANATOMIE PATHOLOGIQUE

PAR MM.

HENRI LELOIR
PROFESSEUR A LA FACULTÉ DE MÉDECINE DE LILLE
MEMBRE CORRESPONDANT DE L'ACADÉMIE DE MÉDECINE

ÉMILE VIDAL
MEMBRE DE L'ACADÉMIE DE MÉDECINE
MÉDECIN HONORAIRE DE L'HOPITAL SAINT-LOUIS

PARIS

G. MASSON, ÉDITEUR

LIBRAIRE DE L'ACADÉMIE DE MÉDECINE

120, Boulevard Saint-Germain, en face de l'Ecole de Medecine

—

1893

Cette livraison a été publiée le 6 février 1893.

TRAITÉ DESCRIPTIF

DES

MALADIES DE LA PEAU

SYMPTOMATOLOGIE ET ANATOMIE PATHOLOGIQUE

PAR MM.

HENRI LELOIR
PROFESSEUR A LA FACULTÉ DE MÉDECINE DE LILLE
MEMBRE CORRESPONDANT DE L'ACADÉMIE DE MÉDECINE

ÉMILE VIDAL
MEMBRE DE L'ACADÉMIE DE MÉDECINE
MÉDECIN HONORAIRE DE L'HOPITAL SAINT-LOUIS

LIVRAISON 5

(PLANCHES **25** A **34**. — TEXTE, PAGES **369** A **380**)

Voir au dos les nouvelles conditions de la publication

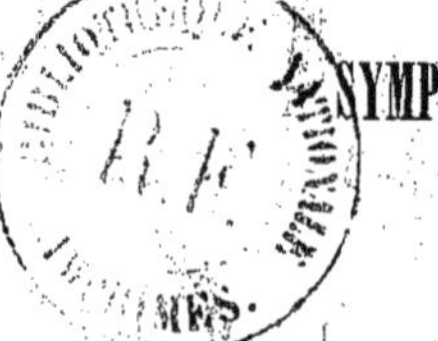

PARIS

G. MASSON, ÉDITEUR

LIBRAIRE DE L'ACADÉMIE DE MÉDECINE

120, Boulevard Saint-Germain, en face de l'École de Médecine

—

1893

Cette livraison a été publiée le 10 décembre 1893.

Avis de l'Éditeur

Ce fascicule 5 renferme 10 planches (25 à 34) accompagnées de leurs explications. Il contient en outre les pages 369 à 380 du texte du Traité descriptif. Ces pages terminent l'article Favus commencé dans la dernière livraison publiée avant la mort de M. E. Vidal.

Les 54 planches qui devaient d'après le plan primitif arrêté par les deux collaborateurs et exposé dans la préface, constituer l'Atlas proprement dit sont toutes terminées.

Le texte du *Traité descriptif* ne sera pas continué. Cette livraison contient le titre à placer en tête du volume de texte. Les planches 35 à fin paraîtront en 2 fascicules (6 et 7). Le prix des livraisons sera, pour les souscripteurs, maintenu à 10 francs.

Les souscripteurs ne paieront donc pour l'ensemble de l'ouvrage que **70 francs** au lieu de **90 francs**, prix primitivement fixé pour 52 planches et le volume de texte.

Corbeil. — Imprimerie Éd. Crété.

TRAITÉ DESCRIPTIF

DES

MALADIES DE LA PEAU

SYMPTOMATOLOGIE ET ANATOMIE PATHOLOGIQUE

PAR MM.

HENRI LELOIR
PROFESSEUR A LA FACULTÉ DE MÉDECINE DE LILLE
MEMBRE CORRESPONDANT DE L'ACADÉMIE DE MÉDECINE

ÉMILE VIDAL
MEMBRE DE L'ACADÉMIE DE MÉDECINE
MÉDECIN HONORAIRE DE L'HOPITAL SAINT-LOUIS

LIVRAISON 6

(PLANCHES **35** A **44**.)

PARIS

G. MASSON, ÉDITEUR

LIBRAIRE DE L'ACADÉMIE DE MÉDECINE

120, Boulevard Saint-Germain

—

1894

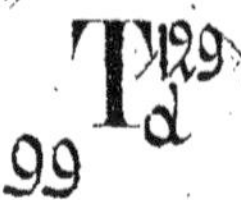

L'ouvrage sera complet en 7 livraisons. La septième et dernière livraison comprendra les planches 45 à 54, le titre et la table de l'atlas.

CORBEIL. — Imprimerie ÉD. CRÉTÉ.

www.ingramcontent.com/pod-product-compliance
Ingram Content Group UK Ltd.
Pitfield, Milton Keynes, MK11 3LW, UK
UKHW020114130726
13696UKWH00001B/35